案例式小儿内科临床实践入门

主编 陈正荣 范俊杰 周万平
宋晓翔 陆惠钢 潘 涛

U0395913

苏 州 大 学 出 版 社

图书在版编目(CIP)数据

案例式小儿内科临床实践入门 / 陈正荣等主编. —
苏州 : 苏州大学出版社, 2022.12
ISBN 978-7-5672-4240-1

Ⅰ. ①案… Ⅱ. ①陈… Ⅲ. ①小儿疾病-内科-病案
Ⅳ. ①R725

中国国家版本馆 CIP 数据核字(2023)第 001030 号

书　　名: 案例式小儿内科临床实践入门
Anli Shi Xiao'er Neike Linchuang Shijian Rumen

主　　编: 陈正荣　范俊杰　周万平　宋晓翔　陆惠钢　潘　涛
责任编辑: 吴　钰
助理编辑: 何　睿

出版发行: 苏州大学出版社(Soochow University Press)
社　　址: 苏州市十梓街 1 号　**邮编**: 215006
印　　刷: 江苏凤凰数码印务有限公司
邮购热线: 0512-67480030
销售热线: 0512-67481020

开　　本: 787 mm×1 092 mm　1/16　**印张**: 24. 25　**字数**: 561 千
版　　次: 2022 年 12 月第 1 版
印　　次: 2022 年 12 月第 1 次印刷
书　　号: ISBN 978-7-5672-4240-1
定　　价: 72.00 元

图书若有印装错误,本社负责调换
苏州大学出版社营销部　电话: 0512-67481020
苏州大学出版社网址　http://www. sudapress. com
苏州大学出版社邮箱　sdcbs@ suda. edu. cn

《案例式小儿内科临床实践入门》
编　写　组

主　　审：王晓东　黄　洁

主　　编：陈正荣　范俊杰　周万平　宋晓翔
陆惠钢　潘　涛

副 主 编：谢蓉蓉　张兵兵　陈　娇　孙慧明
柏振江

编　　者：陈正荣　柏振江　周万平　宋晓翔
范俊杰　陆惠钢　潘　涛　张兵兵
陈　娇　谢蓉蓉　孙慧明　储　矗
沈　洁　聂利华　陈秀丽　李　乐
王曼丽　蒋　玮　谈丹琳　林　强

编写秘书：孙慧明

前 言

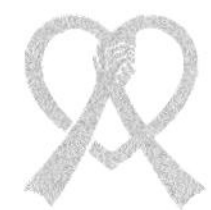

儿科医学教育正处于不断探索变革之中，正从一次性教育向终身教育方向过渡。儿科医学教育的目标是培养综合性、创新性儿科人才，为我国儿童健康保驾护航。

儿科是“哑科”，诊疗比较复杂。儿科医生主要通过仔细观察和反复询问家长来掌握病情，有时会出现“误诊”。儿童病症的治疗不是成人的缩小版，儿科医生要掌握儿童在发育过程中不同阶段的特点，才能为患儿提供更好的诊疗。儿童自身的特点使得儿科医生在诊断和治疗同一病症的不同年龄儿童时，所运用的判断标准和治疗手段都有所不同。鉴于此，由苏州大学附属儿童医院研究型医院办公室牵头，组织医院儿科各科室骨干编写本教材。遴选各专业常见且具有代表性的疾病，以案例式的形式呈现，辅以问题引导，层层推进，抽丝剥茧，细致地阐述儿科疾病的临床特征、疾病诊断和临床治疗，为儿科见习生、实习生和住院医师临床实践提供参考。

苏州大学附属儿童医院隶属于江苏省卫生健康委员会，是一所集医、教、研、防于一体的三级甲等儿童专科医院，于 1959 年由医疗界儿科学泰斗诸福棠老先生的弟子陈务民教授和血液病专家彭大恩教授选址景德路 303 号的“遂园”创立。医院目前年门诊量 260 余万人次，涵盖几乎所有儿内科疾病，为此教材的编写提供了坚实的临床素材。

本教材的编写体现了苏州大学附属儿童医院“遂园”之精神，并坚持教材的思想性、科学性、先进性、启发性和适用性原则。本教材可为临床、影像、护理、基础、预防、口腔、法医等专业学生提供学习参考。儿科教学工作任重道远，苏州大学附属儿童医院全体医护人员将积极响应党和国家对儿科医疗事业的号召，秉承“培养卓越儿科医生”的初心，脚踏实地，稳步向前，为我国的儿科教学事业奉献一份力量。书中可能存在一些不足之处，真心希望广大读者提出宝贵意见，以使我们不断修正、进步。

最后，全书能顺利完成，还要衷心感谢医院领导对本书的支持、帮助和关心。

苏州大学附属儿童医院
研究型医院办公室
陈正荣
2022 年 12 月于遂园

目 录

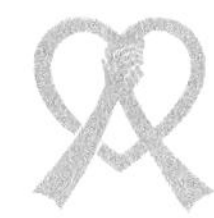

第一章　急诊科

第一节　心跳、呼吸骤停的救治

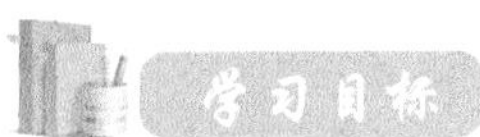

1. 了解心跳、呼吸骤停的可逆性病因。
2. 掌握如何进行心肺复苏。

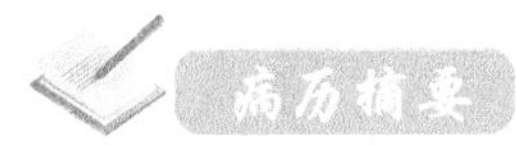

患儿，男，2 岁，因“溺水后心跳、呼吸骤停 30 分钟”由 120 送至抢救室。

门诊病史：患儿 30 分钟前被发现于小池塘落水，当时已无反应，无心跳、呼吸。面色青紫，无发热、抽搐，无呕吐、腹泻，抢救者拨打 120 后，患儿被送至我院急诊室。

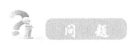

如果你在抢救室，你会如何进行救治？

◎ 心跳、呼吸骤停的救治

对溺水所致的心跳、呼吸骤停，迅速有效的团队合作对于救治至关重要。

（1）迅速评估患者的生命特征（10 秒内）：意识、呼吸、肤色。立刻启动应急反应系统。早期获得抢救车和除颤仪。

（2）判断患者的脉搏、呼吸（5～10 秒）：打开患者上半身衣服，暴露胸廓。跪在患者右侧，左手示指、中指放在患者右侧颈动脉部位，计数 1001、1002、1003、1004、1005、1006……同时查看患者胸廓起伏情况并感受其鼻腔呼出气流。最后判断该患者是否存在呼吸、脉搏。如果没有呼吸、脉搏，则开始心肺复苏。

（3）胸外心脏按压。

① 在患者背后放置按压硬板。

② 胸外心脏按压：按压部位在胸骨中下三分之一，按压深度为儿童 5 cm，成人 5～6 cm，按压频率为 100～120 次/分。按压时身体前倾，肘部伸直，以腰部为支点进行按压。每次按压后要让患儿胸廓充分回弹。控制按压中断时间小于 10 秒。

（4）开放气道：清理气道异物、分泌物，吸痰。确认颈部有无损伤。颈部无损伤时，采用仰头抬下颏法充分开放气道；颈部有损伤时，采用推举下颏法开放气道。

（5）人工呼吸/复苏囊加压给氧。

① 儿童单人施救：按压 30 次，给予 2 次通气。

② 儿童双人施救：按压 15 次，给予 2 次通气。

③ 对儿童可用口对口人工呼吸，对婴儿使用口对口鼻人工呼吸。采用复苏囊给氧时，使用 CE 手法。每次送气时间 1 秒，确保胸廓起伏。

（6）尽快给予心电脉氧血压检测：体温 35 ℃，心率 0 次/分，呼吸 0 次/分，血压测不出，经皮血氧饱和度（SpO_2）测不出，神志不清，深昏迷，刺激后无反应，双侧瞳孔直径 4 mm，对光反射迟钝。肢端凉，毛细血管充盈时间（CRT）5 秒。

（7）开放静脉通路，若无法开通静脉通路，可使用骨髓输液。给予生理盐水 10～20 mL/kg，5～10 分钟内快速输注。

（8）5 分钟内尽快使用盐酸肾上腺素 1∶10 000，0. 01 mg/kg，静推。3～5 分钟后可重复使用。

（9）检测患者心电图，若心电图显示为室颤，须尽早实施电除颤，初始能量 2 J/kg。若室颤无转复，3～5 分钟后可再次除颤，能量调整为 4 J/kg，最大能量为 10 J/kg。

（10）有条件的情况下尽快实施气管插管。插管后，胸外按压的频率为 100～120 次/分，通气的频率为 20～30 次/分。

（11）完善相关检查，包括血常规、血气、电解质、心肌三项、肝肾功能、凝血常规。若有代谢性酸中毒，则给予碳酸氢钠纠酸治疗。

（12）尽快请示上级医生，及时和患者家属沟通病情。

有效团队合作八要素：清晰的指令，明确的分工，闭环式沟通，互相尊重，建设性意见，知识共享，了解自身的不足，再评估和总结。

积极寻找引起心跳、呼吸骤停的可逆性病因（6H5T）：低血容量、低氧血症、酸中毒、低血糖、低钾血症或高钾血症、低体温，张力性气胸、心脏压塞、中毒、肺栓塞、冠脉栓塞。

第二节　过敏性休克

学习目标

1. 了解过敏性休克的病因。
2. 了解过敏性休克的病理生理。
3. 掌握过敏性休克的治疗。
4. 了解过敏性休克的评估要点。

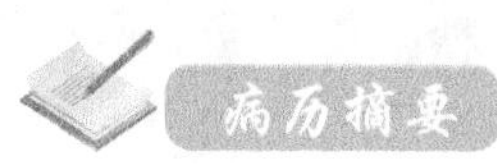

临床特点：患儿，男，5 岁 5 月，因“发热 2 天，皮疹半天”入院。2 天前患儿出

现发热，热峰 40.0 ℃，热前伴有畏寒、寒战，服用布洛芬后体温可降至正常。热退后精神尚可。间隔 6 小时体温再次升高，无咳嗽、喘息，无呕吐、腹泻，无烦躁、嗜睡。今来我院门诊治疗，考虑“上呼吸道感染”，予“头孢美唑”补液治疗。输液过程中，患儿颜面、躯干出现红色皮疹，伴有心慌、胸闷不适。

既往史：有“过敏性鼻炎”史，既往查有鸡蛋白过敏。

家族史：无特殊。

查体：体温 38.2 ℃，心率 178 次/分，呼吸 46 次/分，血压 58/32 mmHg（1 mmHg=0.133 kPa），SpO_2 88%（未吸氧），体重 15 kg。面色潮红，唇周发绀。面部、躯干可见风团样皮疹，肢端冰冷，皮肤花斑。神志清，精神萎靡，双侧瞳孔直径 3 mm，对光反射灵敏。四肢肌力和肌张力正常。生理反射存在，病理反射未引出。呼吸急促，双肺呼吸音对称，可闻及双相喘鸣音。心率 178 次/分，心律齐，心音低钝，未闻及杂音。CRT 3 秒。腹部平软，肝脾肋下未及，肠鸣音正常。

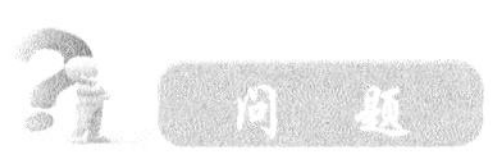

1. 该患儿可能发生了什么？

A. 高热惊厥　B. 过敏性休克　C. 哮喘发作　D. 感染性休克

2. 下列对该患儿的处理正确的有哪些？

A. 吸氧

B. 去除过敏原

C. 1∶1 000 肾上腺素静推

D. 1∶10 000 肾上腺素静推

E. 1∶1 000 肾上腺素肌注

F. 1∶1 000 肾上腺素皮下注射

3. 首选的药物是什么？

A. 甲泼尼龙　B. 开瑞坦　C. 肾上腺素　D. 异丙嗪

问题 1 解析：答案 B。

问题 2 解析：答案 ABE。

问题 3 解析：答案 C。

◎ 过敏性休克的早期识别

过敏性休克是急性全身过敏反应最严重的临床表现。过敏性休克是外界某些抗原性物质进入已致敏的机体后，机体通过免疫机制在短时间内发生的一种强烈的多脏器受累综合征。过敏性休克主要是由药物引起的，常发生得十分急骤，病人很快就会出现严重的休克反应，全身皮疹，呼吸困难，血压下降，甚至心跳停止而死亡。

◎ 常见过敏原因

食物引起的儿童过敏反应最常见的诱发因素是鸡蛋（在婴儿和学龄前儿童中）、牛奶、小麦和花生。在成人中，食物引起的过敏反应因地区和当地食物暴露而异。在北美和澳大利亚，花生和坚果是诱发成年人食物过敏反应的主要因素，然而在亚洲，贝类是引起食物过敏反应的常见因素。在中欧，最常见的引起食物过敏反应的诱发物是花生、坚果、芝麻、小麦和贝类等。

毒液引起的过敏反应也表现出地域性特征。在韩国，蜂毒是最常见的诱发物；在中欧（奥地利、德国和瑞士），黄蜂是引起过敏的主要昆虫；在澳大利亚，用于治疗蛇咬伤者的抗蛇毒血清是引起过敏反应的常见原因。

药物引起的过敏反应最常由抗生素和非甾体抗炎药（NSAID）引发，同样存在世界范围内的年龄和地域差异。药物一般被认为是造成成人过敏反应死亡的主要原因。

◎ 过敏性休克的发病机制

免疫球蛋白 E（IgE）介导的过敏反应被认为是经典和最常见的机制。在这种类型中，过敏反应是由过敏原（通常是蛋白质）与效应细胞（主要是肥大细胞和嗜碱性细胞）上表达的过敏原特异性 IgE/高亲和力受体复合物相互作用触发的。体内的肥大细胞和嗜碱性细胞迅速释放大量的组织胺、缓激肽、血小板活化因子等炎性介质，导致全身血管扩张和通透性增加，血浆外渗，从而导致有效循环血量下降。

非 IgE 介导的过敏反应可能是免疫性的或非免疫性的。最相关的非 IgE 介导的免疫机制可能涉及补体系统（过敏毒素、C3a 和 C5a）和凝血系统激活或免疫球蛋白 G（IgG）介导的过敏反应等途径的激活。

◎ 过敏性休克的临床表现

过敏性休克是一种极为严重的过敏反应，绝大多数为药物引起，如不进行及时的抢救，重者可以在 10 分钟内死亡。

（1）皮肤黏膜症状：最早且最常出现，主要表现为皮肤潮红、瘙痒，继以广泛的荨麻疹和（或）血管神经性水肿等。需要注意的是，有些过敏性休克患者不一定存在皮肤黏膜表现。

（2）呼吸道症状：最主要的死因，表现为喉头水肿、胸闷、气急、喘鸣、咽部充血、肺部湿啰音（肺水肿患者）、呼吸困难、发绀，患者可因窒息而死亡。

（3）循环系统症状：循环衰竭时先有心悸、出汗、面色苍白、脉速、四肢湿冷、CRT 延长、血压测不出，最终心跳停止。

（4）其他症状：球结膜充血、瞳孔散大或者缩小、对光反射迟钝、意识不清、严重腹痛呕吐、大小便失禁等，严重者可以出现昏迷。

◎ 过敏性休克的诊断

当满足以下两个标准中的任何一个时，患者极有可能发生了过敏性休克。

（1）急性起病（数分钟至数小时），累及皮肤或黏膜组织，或者两者皆累及（如全身荨麻疹、瘙痒或潮红、嘴唇-舌头肿胀），并至少有以下一种：呼吸损害（如呼吸困难、喘息-支气管痉挛、喘鸣、呼吸峰流速降低、低氧血症）；血压降低或终末器官功能障碍相关症状［如张力减退（虚脱）、晕厥、大小便失禁］；严重胃肠症状（如严重腹痛、反复呕吐），特别是接触非食物过敏原后。

（2）患者暴露于已知或极有可能的过敏原后（几分钟至几小时），即使没有典型的皮肤受累，也会出现急性低血压、支气管痉挛或喉部受累。低血压的定义为收缩压比基线低 30%以上。

① 婴儿和 10 岁以下儿童：收缩压低于（70+2×年龄）mmHg。

② 成人及 10 岁以上儿童：收缩压小于 90 mmHg。

◎ 过敏性休克的治疗

过敏反应是一种医疗紧急情况，需要迅速识别和治疗。

（1）尽快消除暴露的过敏原。

（2）评估气道、呼吸、循环、精神状态和皮肤，同时启动应急反应系统。

（3）向股四头肌、股外侧肌（大腿前外侧）内注射肾上腺素，剂量标准如下：

① 10 kg 以下婴儿 0.01 mg/kg=0.01 mL/kg（1∶1 000）。

② 1~5 岁儿童最大量 0.15 mg=0.15 mL/kg（1∶1 000）。

③ 6~12 岁儿童最大量 0.3 mg=0.3 mL/kg（1∶1 000）。

④ 青少年和成人最大量 0.5 mg=0.5 mL/kg（1∶1 000）。

（4）在过敏反应期间，除非有呼吸窘迫，否则大多数患者应采用仰卧位。在有呼吸窘迫的情况下，坐姿可使呼吸努力最大化。

（5）氧疗，给予高流量氧气，尽快建立静脉通路，心血管不稳定患者静脉输液（使用晶体液 20 mL/kg）。如有需要，可进行持续心脏按压心肺复苏。

（6）对于有过敏反应和支气管收缩症状的患者，可给予吸入用短效 β_2 受体激动剂（如沙丁胺醇）。然而，请注意，在出现持续症状时，通过吸入或雾化给予支气管扩张剂不能替代反复肌内注射肾上腺素。如上气道梗阻，可考虑雾化吸入肾上腺素，并定期和频繁地评估患者的血压、心率和灌注、呼吸和精神状态。如果有必要，可以考虑侵入性监测。

（7）二线药物包括 β_2 肾上腺素能受体激动剂、糖皮质激素和抗组胺药。抗组胺药在治疗速发型过敏反应中的作用有限，但有助于缓解皮肤症状。第二代抗组胺药可以克服不必要的副作用，如镇静，这可能在过敏反应中起反作用，但第一代抗组胺药是目前唯一可用的非肠道使用药物（如氯苯那敏、苯海拉明）。快速静脉注射第一代抗组胺药（如氯苯那敏）也可引起低血压。值得注意的是，在一些指南中，抗组胺药现在是三线治疗药物，因为它们的使用会推迟更紧急的措施，如反复肌注肾上腺素。

（8）糖皮质激素常用于治疗速发型过敏反应，其目的是预防延迟症状，特别是在有哮喘症状的患者中，也可预防双期反应（如静脉注射氢化可的松或甲基泼尼松龙）。然而，越来越多的证据表明，糖皮质激素对速发型过敏反应的急性治疗可能没有益处，甚至可能有害，它们的日常使用正变得颇具争议。

（9）大约一半的双相反应发生在过敏反应后最初的 6~12 小时内，需要观察过敏反应患者，特别是对于严重反应者和那些需要多次注射肾上腺素的患者。

（10）速发型过敏反应教育和管理应根据患者的临床病史和表现，考虑到患者的年龄、伴随疾病、同时用药和触发因素，进行个性化的教育和管理。对于早期自我管理，重要的是教育患者关于过敏反应的风险和复发的自我治疗。

第三节　脓毒血症和脓毒性休克

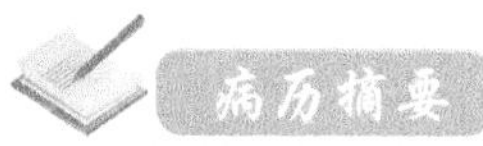

1. 掌握脓毒血症的定义。
2. 了解脓毒血症的病理生理。
3. 掌握脓毒血症的诊断。
4. 了解脓毒性休克的评估要点。
5. 掌握脓毒性休克的治疗。

病历摘要

临床特点：患儿，男，5岁5月，因“发热1天”入院。1天前，患儿出现发热，热峰39.2 ℃，无寒战、抽搐，予“布洛芬”口服后，体温可降至正常。4~5小时后又有反复。无呕吐、腹泻，无胸闷、胸痛，无头晕、头痛。食纳可，大小便无异常。

既往史：患儿2020年6月确诊“再生障碍性贫血”，2020年9月进行“干细胞移植”。平时口服“甲泼尼龙、阿昔洛韦、氟立康唑、磺胺甲噁唑（SMZ）”。

个人史：患儿系G_1P_1，足月顺产，无窒息抢救史，生长发育与正常同龄儿相仿，按时接种疫苗。

家族史：父母、哥哥身体健康，否认家族遗传性疾病史。

查体：体温38 ℃，心率110次/分，呼吸20次/分，血压105/65 mmHg，动脉血氧饱和度（SaO_2）98%（未吸氧下）。神志清，精神佳，呼吸平稳，两肺未闻及干、湿啰音，心律齐，四肢活动正常，生理反射存在，病理反射未引出。下肢少许红色皮疹（图1-3-1）。四肢末梢暖，CRT 1秒。

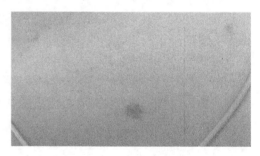

图1-3-1　下肢红色皮疹

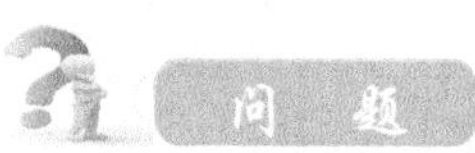

该患儿考虑什么诊断？需要进行哪些检查？

◎ 急性感染的早期识别

急性感染是指短时间内（<72小时）病原微生物导致机体组织、器官炎性改变的疾病。引起急性感染的病原体包括细菌、病毒、真菌、支原体或衣原体、寄生虫等。急性感染的临床表现包括全身表现和局部表现。

（1）体温变化：诊断感染最重要的临床依据是患者的体温变化，特别是急性发热，可占感染患者表现的90%以上。

（2）白细胞变化：外周血白细胞变化是急性感染的第二个特征性变化，也有助于区别不同的感染。

（3）感染生化标志物：感染生化标志物是近年来发展起来的对感染判断有益的临床检测指标，能够帮助急诊医生快速判断感染是否存在及推断可能感染的病原体的类型。目前常用的感染生化标志物包括血清C反应蛋白（CRP）、降钙素原（PCT）、白细胞介素-6、淀粉样蛋白及肝素结合蛋白。

（4）根据局部症状、体征确定感染：局部症状主要表现为皮疹。感染了脑膜炎奈瑟菌、铜绿假单胞菌时可有特异性皮疹。这些特征性皮疹对脓毒症的诊断有预测价值。

该患儿有基础疾病（血液病，干细胞移植后长期使用免疫抑制剂），容易并发感染，在出现高热时，应考虑存在感染。早期给予广谱抗生素，在使用抗生素前完善感染相关指标，如血常规、C反应蛋白、降钙素原、血培养等的检查。

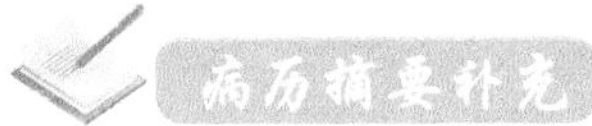

患儿入院后予“美罗培南、万古霉素”抗感染。完善血常规、C反应蛋白、降钙素原、血气、血培养等检查。入院4小时后出现呼吸急促，呕吐1次，非喷射性，呕吐物为胃内容物，解黄色稀便1次。

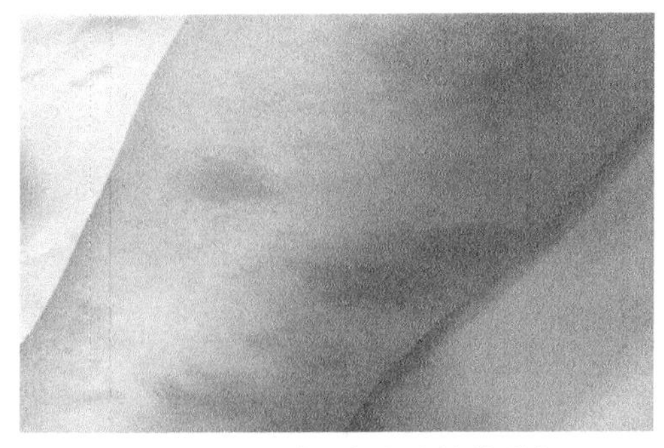

图1-3-2　下肢红色皮疹较前增多

查体：神志清，精神萎靡，皮疹较前增多（图1-3-2），心率140次/分，呼吸50次/分，血压75/34 mmHg，SaO_2 90%，两肺未闻及干、湿啰音，双侧瞳孔等大，对光反射灵敏。生理反射存在，病理反射未引出。CRT 3秒。转入PICU治疗。

实验室检查：凝血常规提示凝血酶原时间23.6秒，活化部分凝血活酶时间61.5秒，凝血酶时间16.1秒，D-二聚体2 880.0 μg/L；血常规示白细胞0.27×10^9/L，血红蛋白75 g/L，中性粒细胞百分比18.5%，C反应蛋白>200 mg/L；血气电解质示pH 7.114，钠133.0 mmol/L，乳酸16.0 mmol/L；心肌三项示肌钙蛋白T 66.01 pg/mL，肌红蛋白310.4 ng/mL；血培养发现铜绿假单胞菌；生化结果示谷丙转氨酶93.0 U/L，尿素氮11.19 mmol/L。

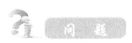

患儿目前出现了什么？如何分析实验室检查结果？如何进一步评估？下一步如何治疗？

◎ 脓毒症的定义

脓毒症（sepsis）是感染引起宿主反应失调，导致危及生命的器官功能损害的综合征，是一个高病死率的临床综合征。

脓毒症是全世界儿童发病、死亡和医疗资源利用的主要原因。据估计，全球范围内儿童脓毒症每年约为22例/10万人，新生儿脓毒症为2 202例/10万活产儿，也就是每年有120万例儿童脓毒症患者。大多数死亡患儿患有难治性休克和（或）多器官功能障碍综合征，且多数发生在治疗最初的48~72小时内，因此早期识别并进行恰当的复苏和管理对改善脓毒症患儿的结局至关重要。

◎ 脓毒症的诊断

Sepsis-3提出当患者达到“感染+SOFA评分≥2分”的标准时，可以诊断为脓毒症。SOFA评分计算方法见表1-3-1。

表1-3-1 SOFA评分计算方法

系统/器官	变量	评分				
		0分	1分	2分	3分	4分
呼吸系统	PaO_2/FiO_2（mmHg）	≥400	<400	<300	<200	<100
血液系统	PLT（$\times10^9$/L）	≥150	<150	<100	<50	<20
肝脏	TBil（μmol/L）	<20	20~32	33~101	102~204	≥205
中枢神经系统	GCS评分（分）	15	13~14	10~12	6~9	<6
肾脏	SCr（μmol/L）	<110	110~170	171~299	300~440	>440
	尿量（mL/d）	≥500			<500	<200
循环系统	MAP（mmHg）	≥70	<70			
	多巴胺（$\mu g \cdot kg^{-1} \cdot min^{-1}$）			≤5	>5	>15
	多巴酚丁胺			任何剂量		
	肾上腺素（$\mu g \cdot kg^{-1} \cdot min^{-1}$）				≤0.1	>0.1
	NE（$\mu g \cdot kg^{-1} \cdot min^{-1}$）				≤0.1	>0.1

注：SOFA为序贯器官衰竭评分，PaO_2/FiO_2为氧合指数，PLT为血小板计数，TBil为总胆红素，GCS为格拉斯哥昏迷评分，SCr为血肌酐，MAP为平均动脉压，NE为去甲肾上腺素；1 mmHg = 0.133 kPa；空白代表无此项。

然而，目前不推荐单独使用SOFA评分来筛查脓毒症、脓毒性休克。怀疑脓毒症时，推荐监测血乳酸。

◎ 脓毒性休克

休克是指机体遭受强烈的致病因素侵袭后，由于有效循环血量锐减，组织血流灌注广泛、持续、显著减少，致全身微循环功能不良，生命重要器官严重障碍的综合征。此时机体功能失去代偿，组织缺血缺氧，神经-体液因子失调。其主要特点是：重要脏器组织中的微循环灌流不足，代谢紊乱和全身各系统的功能障碍。简言之，休克就是机体对有效循环血量减少的反应，是组织灌流不足引起的代谢和细胞受损的病理过程。脓毒性休克是指脓毒症引起的休克，也是目前最常见的休克类型，属于分布性休克。

该患儿有严重感染基础，目前出现呼吸、循环、凝血等多器官功能障碍。心率快，血压低，精神差，CRT 时间延长。血常规提示白细胞、中性粒细胞明显降低，C 反应蛋白、降钙素原明显升高，血红蛋白、血小板降低。生化提示白蛋白明显降低、肝酶谱升高，凝血常规提示明显凝血紊乱。血培养提示病原菌为铜绿假单胞菌。

该患儿诊断为脓毒血症、脓毒性休克。

针对休克患儿，我们需要进一步评估各脏器灌注情况，首先通过心脏超声和超声心输出量监测仪（USCOM）监测血流动力学指标，如每搏输出量、外周血管阻力、中心静脉压、下腔容量等。然后完善肺部超声和影像学检查，评估呼吸功能，评估尿量、血肌酐等肾功能。最后完善昏迷评分、颅脑超声等脑灌注检查。

◎ 脓毒性休克的治疗

1. 初始复苏

脓毒症和脓毒性休克属于紧急医疗事件，建议立即开始治疗和复苏。对于需要进入 ICU 的脓毒症或脓毒性休克成人患者，建议在 6 小时内将患者送入 ICU。对于脓毒症引起的灌注不足或脓毒性休克患者，建议在复苏后的第一个 3 小时内输注至少 30 mL/kg 的晶体液。对于患脓毒症或脓毒性休克的成人，推荐使用晶体液作为复苏的一线液体。对于需要大剂量晶体液复苏的患者，推荐联合应用白蛋白，而非一味用晶体液。不推荐使用明胶和羟乙基淀粉。对于患脓毒症或脓毒性休克的成人，建议使用动态参数指导液体复苏，而不是单纯依靠体格检查或静态参数。建议使用 CRT 来指导复苏，作为其他灌注措施的辅助手段。对于使用血管加压素（升压药物）治疗的脓毒性休克成人，建议初始平均动脉压（MAP）目标为 65 mmHg，而不是更高的 MAP 目标。

2. 抗感染治疗

对于疑似脓毒症或脓毒性休克的成人，与单独的临床评估相比，建议不要使用降钙素原联合临床评估来决定何时开始使用抗生素。对于可能有脓毒性休克或脓毒症可能性较高的患者，建议立即使用抗生素，最好在识别后 1 小时内使用。在抗生素使用前尽早完善血培养检查。对于有耐甲氧西林金黄色葡萄球菌（MRSA）高风险的脓毒症或脓毒性休克的成人，建议经验性使用可覆盖 MRSA 的抗生素，而非使用不能覆盖 MRSA 的抗生素。对于患脓毒症或脓毒性休克的成人，推荐使用延长的 β-内酰胺输注进行维持（初始推注后），而不是常规推注。对于脓毒症或脓毒性休克成人患者，一旦明确了病原体和药敏结果，就不建议双重覆盖革兰氏阴性菌。对于患脓毒症或脓毒性休克的成人，推荐在建立其他血管通路后立即移除可能导致脓毒症或脓毒性休克的血管内通路装置。

3. 血流动力学监测

对于脓毒症或脓毒性休克的患者，推荐使用去甲肾上腺素作为一线血管活性药物。对于感染性休克时去甲肾上腺素不足以维持 MAP 水平的患者，推荐增加血管加压素，而不是增加去甲肾上腺素的剂量。当联合应用去甲肾上腺素和血管加压素仍不足以维持 MAP 水平时，推荐应用肾上腺素。成人脓毒性休克和心功能不全时，尽管有足够的容量状态和动脉血容量，但仍呈持续低灌注压状态，建议在去甲肾上腺素中加入多巴酚丁胺或单独使用肾上腺素。对于脓毒性休克的成人，如果有实践经验和实施条件，建议尽快有创监测动脉血压，而不是无创监测。

4. 机械通气

对于脓毒症所致低氧性呼吸衰竭的成人，建议使用经鼻高流量氧疗，而非无创通气。对于脓毒症诱导的成人急性呼吸窘迫综合征（ARDS）患者，建议使用低潮气量（6 mL/kg）而不是高潮气量（>10 mL/kg）通气策略。对于脓毒症诱导的中重度成人ARDS 患者，建议每天俯卧位通气超过 12 小时。

5. 其他治疗

对于脓毒性休克和持续需要血管加压素治疗的成人，推荐静脉使用皮质类固醇。对于脓毒症或脓毒性休克的成人，推荐使用限制性（非开放性）输血策略。建议不要静脉注射免疫球蛋白。没有足够的证据推荐使用其他血液净化技术。对于脓毒症或脓毒性休克的成人，以及有胃肠道（GI）出血危险因素的成人，推荐使用应激性溃疡预防措施。对于脓毒症或脓毒性休克的成人，推荐使用药物进行静脉血栓栓塞（VTE）预防，除非存在此类治疗的禁忌证。推荐低分子量肝素而非普通肝素用于深静脉血栓的预防。对于脓毒性休克和低灌注导致的高乳酸血症患者，不建议给予碳酸氢钠来改善血流动力学或减少血管活性药物的使用。

针对该患儿，首先予生理盐水 500 mL 扩容，予白蛋白、血浆扩容，予美罗培南、万古霉素抗感染，予去甲肾上腺素升压，再予甲泼尼龙抗炎治疗。

第四节　儿童嗜铬细胞瘤伴儿茶酚胺心肌病

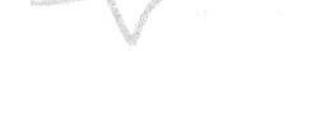

1. 了解嗜铬细胞瘤的定义。
2. 了解嗜铬细胞瘤引起心肌病的机制。

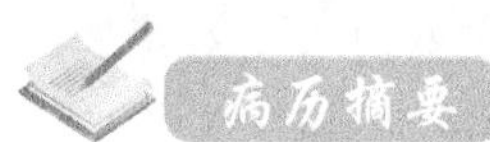

临床特点： 患儿，男，7 岁 5 月，因“乏力 1 月余，加重 1 天”于 2021 年 5 月 20 日入住苏州大学附属儿童医院重症医学科。患儿 1 月前无明显诱因出现乏力，易出汗，有口渴，偶有咳嗽，无胸闷、胸痛，无呼吸费力，无发热，无呕吐、腹泻，无头晕、头痛。1 天前患儿乏力、口渴加重，至我院门诊就诊。胸片提示两肺纹理加深、模糊，心影增大；心电图示 V_1—V_3 导联 ST 段抬高；血常规示白细胞计数 12.93×10^9/L，中性粒细胞百分比 74.5%，血小板计数 411×10^9/L，C 反应蛋白 26.03 mg/L；血气分析示 pH 7.447，钠 133 mmol/L，钾 5.2 mmol/L，氯 102 mmol/L，乳酸 2.3 mmol/L；心肌三项示肌酸激酶同工酶 4.6 ng/mL，超敏肌钙蛋白 58.27 pg/mL，肌红蛋白 25 ng/mL。予“头孢美唑”治疗，乏力未见好转，遂收住入院。病程中，患儿神志清，精神可，食纳欠佳，睡眠可，大小便未见异常。

既往史： 患儿 2021 年 3 月出现运动后耐力下降，4 月 13 日至 4 月 16 日有“上呼吸道感染”史，出现明显乏力，耐力进一步下降，日常活动后易出现气促。

个人史、家族史：无特殊。

查体：体温 37.3 ℃，脉搏 139 次/分，呼吸 57 次/分，体重 22 kg，血压 140/102 mmHg，SpO_2 99%。神志清，精神一般，皮肤苍白，双下肢可见瘀斑。双侧瞳孔对光反射灵敏。呼吸稍促，未见吸气性三凹征，双肺呼吸音清。心律齐，心音低钝，心界稍扩大，心尖部位于左锁骨中线外 2 cm。腹软，肝脾肋下未及。四肢肌张力正常，病理征阴性。

辅助检查：血常规、尿常规、粪常规、降钙素原、血氨、肺炎支原体抗体、肠道病毒检测、淋巴细胞亚群、体液免疫、男性肿瘤标志物、铁蛋白、双侧血培养、凝血功能、肾功能均无明显异常。C 反应蛋白 42.63 mg/L；肝功能示谷丙转氨酶 123.7 U/L，乳酸脱氢酶 490 U/L；心肌三项示超敏肌钙蛋白 T 61.88 pg/mL，氨基末端脑钠肽前体 24 048 pg/mL；高血压三项示肾素浓度 50.85 pg/mL；尿香草扁桃酸（VMA）20 mg/24 h；血浆儿茶酚胺三项示多巴胺 331.0 pmol/L，肾上腺素 142.9 pmol/L，去甲肾上腺素 120 039 pmol/L。心脏彩超示左心增大（左心室内径 50.1 mm），左室收缩功能减低［左室射血分数（LVEF）27%］，二尖瓣中度反流；心脏 MRI 未见明显异常，左右心室收缩功能明显减低；腹部超声示左侧肾上腺区稍低回声团（考虑占位）；腹部 CT（平扫+增强+CTA）示左侧肾上腺区占位，可见团块软组织密度影，可见不均匀强化，首先考虑神经源性肿瘤（图 1-4-1）；腹部 MRI（平扫+增强）示左侧肾上腺区占位，考虑“嗜铬细胞瘤”；头颅 MRI 示脑沟普遍略增深，两侧脑室形态稍饱满；颈部 MRI 未见异常。骨髓细胞学检查正常。

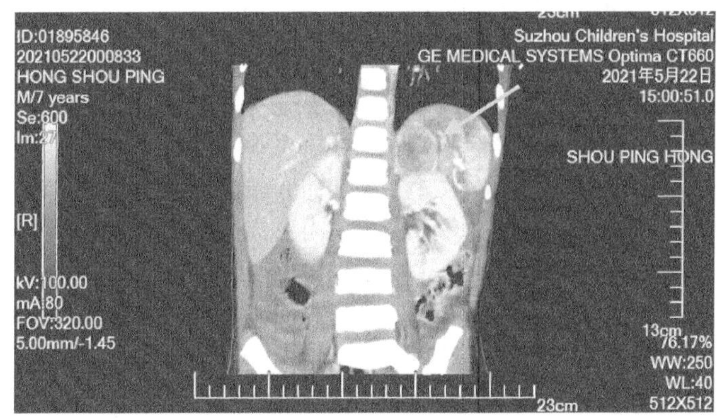

图 1-4-1　**腹部增强 CT**

诊治经过：患儿入院后初步考虑心肌炎或心肌病可能，床边 USCOM 提示每搏心输出量降低，外周血管阻力增加，予“米力农”强心扩血管、“甲泼尼龙”抗炎、“丙种球蛋白”封闭抗体、“磷酸肌酸”营养心肌等治疗。患儿呼吸急促，予呼吸机辅助通气治疗。患儿入院后出现持续的高血压，予口服“硝苯地平”及静滴“硝普钠”效果不佳，积极寻找高血压原因，完善高血压三项、血管及肾脏超声，发现患儿左侧肾上腺区肿瘤，进行了全身的影像学检查排除了肿瘤为转移的可能，考虑为肾上腺原发肿瘤。患儿血浆中儿茶酚胺三项多巴胺及去甲肾上腺素浓度明显升高；尿液中香草扁桃酸升高，考虑“嗜铬细胞瘤”可能。

积极行术前准备，予“酚妥拉明”及“硝苯地平”降血压，根据血压情况调整剂量，予口服“美托洛尔”降心率，同时每日予高蛋白饮食，晶体扩容治疗。治疗 2 周后血压稳定于 120/71 mmHg，行腹腔镜下后腹膜入路左侧肾上腺占位切除术。肿瘤包膜完整（图 1-4-2），术后病理证实为“嗜铬细胞瘤”。患儿血压及心率逐渐降至正常，术后第 4 天复查显示尿香草扁桃酸及血浆儿茶酚胺三项恢复正常。出院前心脏彩超示左心增大（左心室内径 52.1 mm），左心室收缩功能减低（LVEF 41%）。术后 2 个月门诊复查心脏彩超示左心增大（左心室内径 50.8 mm），左心室收缩功能减低（LVEF 54%）。

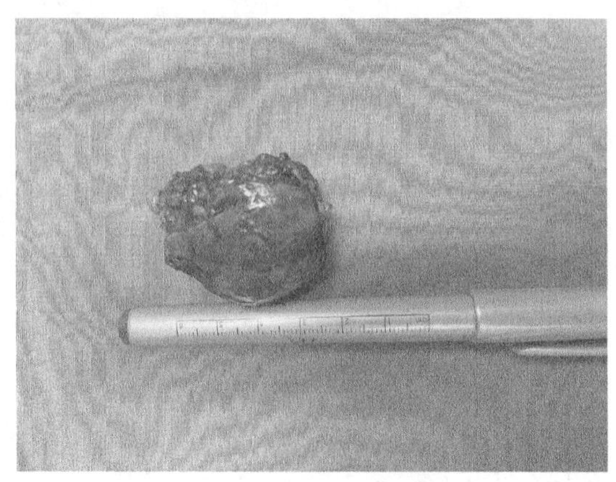

图 1-4-2　手术切除的肿瘤

◎ 儿童嗜铬细胞瘤

嗜铬细胞瘤（pheochromocytoma，PCC）是起源于肾上腺髓质并具有激素分泌功能的神经内分泌肿瘤，主要合成、分泌和释放大量儿茶酚胺，如去甲肾上腺素、肾上腺素和多巴胺，引起患者血压升高和代谢性改变等一系列临床综合征，并造成心、脑、肾、血管等严重并发症，甚至成为患者死亡的主要原因。PCC 的发病率为每年 2~8 例/百万人，其中儿童占 10%~20%，儿童发病的平均年龄为 11~13 岁，男性多见，男女比例为 2∶1。既往 PCC 的特征用“10s 规则”总结：10%是恶性的，10%是肾上腺外的，10%是双侧的，10%是遗传的，10%见于儿童。

PCC 的临床表现主要由儿茶酚胺大量释放所致。出汗、头痛、心悸是 PCC 患者高血压发作时最常见的三联征，对诊断具有重要意义。高血压是 PCC 患者的主要临床表现（占 90%~100%），可为阵发性、持续性或在持续性高血压的基础上阵发性加重。分泌肾上腺素的 PCC 由于慢性血管收缩可表现为直立性低血压，分泌多巴胺的 PCC 血压可正常。该患儿出现乏力、多汗等非特异性症状，临床上常常容易误诊或漏诊，直至病情加重，甚至出现 PCC 危象才引起临床医生的重视。高血压患儿中发现 PCC 的概率为 0.8%~1.7%，该患儿入院时存在持续性高血压，常规降压药效果不理想，结合心脏彩超和 USCOM 结果，初步判断患儿的血流动力学特征为低排高阻，同时患儿血浆去甲肾上腺素水平明显升高，伴有肾素浓度的轻微升高。PCC 引起高血压是因为其瘤体分泌大量的儿茶酚胺，其中起主要作用的是去甲肾上腺素，它激活血管平滑肌上的 α 受体，引起血管平滑肌收缩；还能激活 β 受体，延长心脏收缩时间及加大收缩力度，使心输出量增加，同时使抗利尿激素、肾素、血管紧张素、醛固酮分泌增加，进一步加重高血压。

该患儿以慢性心功能不全、心脏增大为表现入院，容易使人将注意力集中于心脏，从而忽略了其他脏器的病变。儿茶酚胺心肌病在成人 PCC 中的患病率约为 8.11%，儿童病例的报道更少。儿茶酚胺过量会导致氧自由基产生过多，心内钙超载，心脏 β 肾上腺素能受体下调和肌原纤维受损，引起心肌细胞损伤，导致儿茶酚胺心肌病。儿茶酚胺心肌病主要分为三种类型：扩张型心肌病、肥厚型心肌病及 Takotsubo 心肌病。该患儿心脏彩超提示左心扩张，LVEF 27%，血儿茶酚胺水平及尿儿茶酚胺代谢产物含量均明显升高，符合儿茶酚胺心肌病中的扩张型心肌病改变。目前认为 PCC 引起的儿茶酚胺心肌病是可逆的，经适当的药物治疗和手术切除瘤体后，心脏可得到改善，恢复时间最短 1~2 周，也可能长达数月。患儿出院后门诊随访中，术后 2 个月复查心脏彩超可见左室心腔较前缩小，心功能明显改善（LVEF 54%）。

实验室检查是定性 PCC 的直接依据。儿茶酚胺的甲氧基代谢物被认为是 PCC 的特异性标志物，指南推荐实验室检查首选血浆游离或尿液甲氧基肾上腺素（MN）、甲氧基去甲肾上腺素（NMN）浓度测定，可同时检测血或尿去甲肾上腺素、肾上腺素、多巴胺及其他代谢产物［如 3-甲氧基酪胺（3-MT）、高香草酸（HVA）和香草扁桃酸（VMA）］浓度以帮助诊断。

在生化检查确认儿茶酚胺过量后应进行影像学检查，超声可作为肿瘤筛查的首选检查，但会遗漏肾上腺小肿瘤或异位 PCC。考虑到 CT 的辐射暴露及敏感性，故 MRI 是儿童首选的方式，PCC 在 T1 加权呈低信号或等信号，T2 加权呈特征性的高信号。该患儿的 MRI 表现为左侧肾上腺区长 T2、压脂高信号影，增强后见不均匀强化。然而，无论是 CT 还是 MRI，诊断 PCC 的特异性都在 50%以下，须注意与神经母细胞瘤、肾上腺皮质肿瘤相鉴别。临床还有其他的影像学检查如间碘苄基胍（MIBG）、正电子发射计算机断层扫描（PET-CT）与 CT/MRI 联合用于定位和排除多灶性病变。

遗传因素在 PCC 的发病原因中所占比例越来越高，迄今为止已发现超过 20 种的易感基因突变，多数在两个细胞通路上起作用，据此可将它们分为两组：第一组包括 *VHL*、*SDHx*（A、B、C、D 及 AF2）、*FH*、*HIF*2α 等基因，主要影响缺氧通路；第二组包括 *NF*1、*RET*、*TMEM*127、*MAX* 等基因，主要与 PI3K/Akt、RAS/RAF/ERK 及 mTOR 等激酶信号通路的不正常激活有关。了解这些易感基因作用的通路，有助于今后在相关通路上寻找新的致病基因，以及制订新的针对性的治疗策略。

PCC 的治疗涉及多学科合作，一旦诊断明确，手术切除是主要的治疗方法。近年来，经腹腔镜行肾上腺肿瘤微创切除术由于创伤小、并发症少、疗效好而在临床广泛应用，但是 PCC 在术前、术中及术后均有可能因血压出现大幅度波动而危及生命，因此做好充分的术前准备是降低手术死亡率的关键。依据不同的个体差异，术前准备时间一般为2~4 周，包括使用 α 受体阻滞剂将血压控制在 140/90 mmHg 及以下，使用 β 受体阻滞剂减慢心率，输注大量晶体液恢复血容量。术中挤压瘤体可能会导致儿茶酚胺大量释放（儿茶酚胺风暴），可引起高血压危象、心律失常、心肌缺血、肺水肿和脑出血。术后应密切监测患者的血压和心率，并注意继发性肾上腺皮质功能减退的可能。

通过回顾病史资料，我们发现患儿在 3 月已出现多汗、乏力、运动耐量下降等症状，但是未引起家长及医生的重视，患儿尽管多次在门诊就诊，但未行相关检查，此次因发现心脏增大入院，接诊医生考虑为原发心脏疾病，入院后按照心肌炎的诊疗方案进行处理，但是大家都忽略了血压高这条关键的线索。对于某些异常的指标，临床医生有时会忽视，未深入地思考和探讨可能的原因；另外，临床上常常存在“同病异症”或“同症异病”的现象，需要临床医生用“火眼金睛”去甄别。值得庆幸的是，该患儿在入院后第二天即发现了左侧肾上腺区占位，并经过了一系列的生化和影像学检查明确为PCC，早期进行了微创手术治疗。早期诊断和早期治疗，为患儿心功能的恢复赢得了宝贵的时间。这个病例给我们的启发是细节决定成败，要善于思考，学会在临床工作中发现问题并解决问题。

第五节　呼吸衰竭

学习目标

1. 掌握呼吸衰竭的定义。
2. 熟悉呼吸衰竭的病理生理。
3. 熟悉呼吸衰竭的临床表现。
4. 掌握呼吸衰竭的治疗。

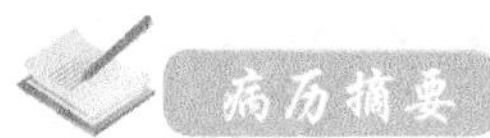

临床特点：患儿，男，5月13天，因“咳嗽5天，气促、发绀半天”入院。患儿5天前出现咳嗽，表现为阵发性咳嗽，夜间咳嗽明显。喉间有痰，不易咳出。自服“咳嗽糖浆”未见明显好转。咳嗽渐加重。半天前该患儿出现气促、发绀，烦躁哭闹时发绀明显，表现为口唇及指端青紫，安静时可缓解，无误吸呛咳，无发热、抽搐，无鼻塞、流涕，来我院就诊后收住院。发病以来，患儿食欲减退，精神欠佳，大小便无异常。

既往史、个人史、家族史：无特殊。

查体：体温37.8 ℃，心率162次/分，呼吸57次/分，血压99/65 mmHg，SpO_2 92%（鼻导管吸氧2 L/min），神志清，精神、反应差，鼻翼扇动，吸气性三凹征（+），双肺呼吸音对称，可闻及细湿啰音、喘鸣音；心脏、腹部、四肢及神经系统查体未见异常。肢端暖，无花纹，CRT 2秒。

辅助检查：心脏彩超未见异常。胸片可见两肺少许絮片影，考虑炎症。血常规+C反应蛋白示白细胞计数11.7×10^9/L，中性粒细胞百分比47.8%，淋巴细胞百分比48.2%，血红蛋白118 g/L，血小板95×10^9/L，C反应蛋白0.3 mg/L，降钙素原0.1 ng/mL。血气分析示pH 7.374，动脉血二氧化碳分压（$PaCO_2$）35.3 mmHg，动脉血氧分压（PaO_2）54 mmHg，碱剩余（BE）-4 mmol/L，乳酸2.9 mmol/L。

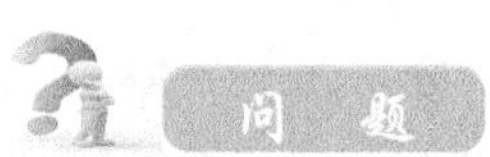

该患儿的诊断是什么？下一步该如何治疗？

◎ 呼吸衰竭

呼吸衰竭是各种原因引起的肺通气和（或）换气功能严重障碍，以致不能进行有效的气体交换，导致缺氧伴（或不伴）二氧化碳潴留，从而引起一系列生理功能和代谢紊乱的临床综合征。呼吸衰竭的病因众多，常见的病因包括呼吸道梗阻、肺部感染、急性呼吸窘迫综合征、急性感染性多发性神经根炎、胸廓与胸膜的病变、神经肌肉疾病等。

由各种原因导致的呼吸功能异常，使肺脏不能满足机体代谢的气体交换需要，造成缺氧和（或）二氧化碳潴留；在海平面静息状态呼吸空气条件下，$PaO_2 \leqslant 60$ mmHg 和（或）$PaCO_2 \geqslant 50$ mmHg，并且排除心源性因素的影响，诊断为呼吸衰竭。

根据血气指标，可以将呼吸衰竭分为 2 型：Ⅰ型呼吸衰竭，又称低氧血症型呼吸衰竭或换气障碍型呼吸衰竭，$PaO_2 \leqslant 60$ mmHg；Ⅱ型呼吸衰竭，又称通气功能衰竭，$PaO_2 \leqslant 60$ mmHg 和 $PaCO_2 \geqslant 50$ mmHg。

根据起始病因，可以将呼吸衰竭分为上气道梗阻、下气道梗阻、肺组织疾病、呼吸中枢控制障碍性疾病。

呼吸衰竭的主要病理生理是呼吸系统不能有效地在空气和血液间进行氧和二氧化碳的气体交换，包括通气功能障碍、气体弥散障碍和通气/血流比例（V/Q）失调，导致缺氧和二氧化碳潴留。低氧血症和高碳酸血症所引起的症状体征是呼吸衰竭的主要临床表现，如气促、发绀、心率增快、意识障碍等。呼吸衰竭的其他临床表现还包括原发病的特征，肺部疾病所致的呼吸衰竭表现为不同程度的呼吸困难、三凹征、鼻翼扇动等，呼吸频率多增快，晚期可减慢；中枢性呼吸衰竭主要表现为呼吸节律的改变，严重者可出现呼吸暂停。

本例患儿年龄小，病情进展快，以发绀、气促为主要表现，活动耐量下降，烦躁、哭闹时发绀加重；早期呼吸、心率、血压都有不同程度的升高；呼吸节律正常，但呼吸窘迫急剧加重；心脏彩超排除心源性因素；结合低氧血症和 $PaCO_2$ 在正常范围等血气特点，考虑Ⅰ型呼吸衰竭。病因首先考虑肺部因素，经胸部影像学检查进一步证实。结合病原学检查和胸部影像学特征，明确为耶氏肺孢子菌感染所致。

呼吸衰竭治疗的目的在于改善呼吸功能，纠正低氧血症和二氧化碳潴留。主要治疗措施包括：

① 治疗原发病：原发病的治疗效果决定患儿的远期预后。呼吸道感染是引起呼吸衰竭的原发病或诱因，也是呼吸衰竭治疗过程中的重要并发症，其治疗的成败是决定患儿预后的重要因素。

② 呼吸支持：主要是氧疗。发绀和呼吸困难都是给氧的临床指征。氧疗和呼吸支持的程度主要取决于临床症状的改善和氧合状态。缺氧早期可通过鼻导管、普通面罩、高流量吸氧（HFNC）、经鼻持续气道内正压通气或双水平气道内正压通气等无创性通气支持。严重时须通过气管插管机械通气同时改善通气和换气功能。

以呼吸衰竭为首发表现的疾病，治疗的首要任务在于改善呼吸功能，争取时间度过危机，积极寻找并治疗原发病。

第六节　急性坏死性脑病

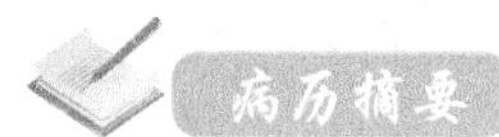

1. 掌握急性坏死性脑病的临床表现。
2. 熟悉急性坏死性脑病的诊断。
3. 掌握急性坏死性脑病的治疗。

病历摘要

临床特点：患儿，女，9岁11月，因“发热2天，抽搐1次”于2021年12月2日收入ICU。患儿12月1日无明显诱因出现发热，初为低热，伴头晕、乏力，偶有干咳，不剧，无鼻塞流涕，无呕吐、腹泻，自服“头孢克洛、柴胡颗粒”，体温反复。次日下午至外院就诊，测体温39.4 ℃，血常规示超敏C反应蛋白5 mg/L，白细胞计数3.62×10^9/L，中性粒细胞百分比84%，淋巴细胞百分比8.7%，血红蛋白136 g/L，血小板计数152×10^9/L，鼻咽拭子提示流感病毒B阳性，予“美敏伪麻溶液、硫酸奥司他韦颗粒”口服，暂未服用，晚上进食后出现喷射性呕吐，呕吐物为胃内容物，呕吐后精神萎靡，伴视物模糊，遂至我院急诊就诊，20：50左右出现抽搐，表现为双眼上翻，四肢不稳，精神萎靡，后逐渐发展为四肢强直伴抽动，持续3～5分钟，意识不清，呼之不应，口周无青紫，无大小便失禁，予“水合氯醛、氢化可的松琥珀酸钠”治疗，患儿四肢抽搐渐停止，立即收入ICU，22：00时患儿仍有双眼上翻，意识模糊，呼之不应。病程中，患儿食纳欠佳，睡眠可，大小便未见明显异常。

既往史：无特殊。

出生史：患儿系G_2P_2，足月产，剖宫产（羊水少）。出生时无窒息，无产伤，Apgar评分不详。

生长发育史：抬头、翻身、会坐同同龄儿，13个月时会走，体重、身高如同龄儿正常增长；营养状况良好。学习成绩优秀。

家族史：父母非近亲婚配，近期体健，G_1系14岁姐姐，体健。

查体：体温40.6 ℃，脉搏162次/分，呼吸34次/分，血压113/56 mmHg，身高134.0 cm，体重26.00 kg，SpO_2 98%，精神萎靡，反应差，双眼上翻，双侧瞳孔等大等圆，对光反射存在，咽红，双侧扁桃体Ⅰ度肿大，颈软无抵抗，颈部可触及数个黄豆大小的肿大淋巴结，无触痛，双肺呼吸音粗，未闻及啰音，心律齐，心音可，未闻及杂音，腹软，无压痛，未及异常包块，四肢末梢凉，病理征阴性。

辅助检查：血常规示白细胞计数4.72×10^9/L，中性粒细胞百分比64.9%，血红蛋白135 g/L，血小板110×10^9/L；血气分析+电解质提示葡萄糖11.7 mmol/L、pH 7.382、钾3.3 mmol/L，全血碱剩余（BEB）−7.2 mmol/L、实际碳酸氢根（AB）15.3 mmol/L，血钠135 mmol/L，乳酸6.7 mmol/L。

甲乙流快速抗原检测及病毒核酸检测：乙型流感抗原阳性。

肺炎支原体：IgM 及 IgG 均阳性。

脑脊液常规：脑脊液外观无色澄清，糖半定量 1—5 滴阳性，总细胞计数 10×10^6/L，白细胞计数 0×10^6/L，细菌检查未找到细菌。

脑脊液生化：氯 121.9 mmol/L，糖 6.5 mmol/L，脑脊液总蛋白 244 mg/L，乳酸 2.99 mmol/L。

床边心脏超声：左室收缩功能减低（LVEF 26%），心动过速，下腔静脉内径 8.3 mm，腹主动脉内径约 11.3 mm。

头颅 CT：两侧额顶叶脑沟和大脑镰可见少许密度增高影，两侧丘脑密度对称性减低，边界不清，脑干肿胀，密度减低（图 1-6-1）。

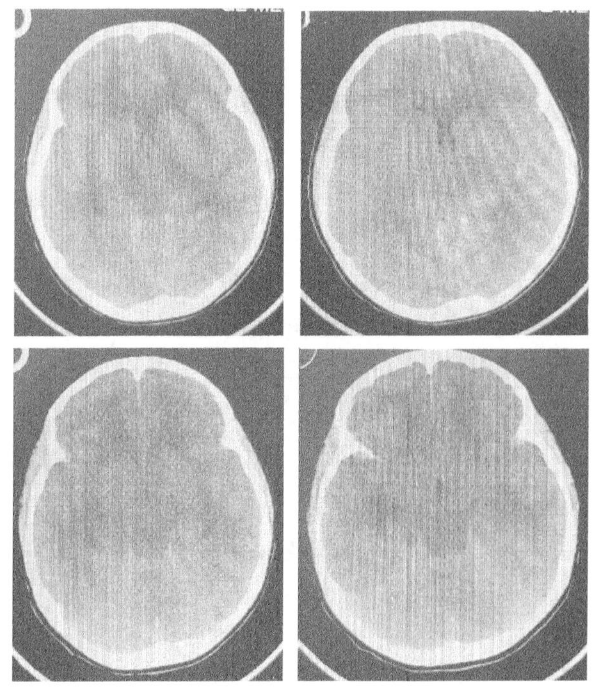

图 1-6-1　头颅 CT 影像

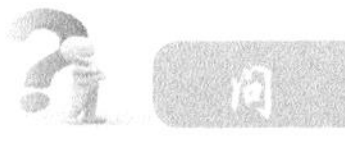

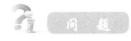

1. 该患儿需要考虑下列哪些疾病？

A. 化脓性脑膜炎　　B. 病毒性脑炎

C. 流感相关性脑病　　D. 急性坏死性脑病

2. 下列哪种治疗措施对于治疗该病是正确的？

A. 降颅压　　B. 脑保护　　C. 大剂量激素　　D. 丙种球蛋白

E. 抗生素　　F. 抗流感病毒

问题 1 解析：答案 BCD。

问题 2 解析：答案 ABCDF。

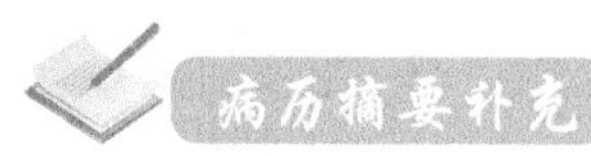

诊治经过： 患儿入院后予“奥拉西坦”营养神经，“头孢曲松、阿奇霉素”抗感染，“帕拉米韦、阿昔洛韦”抗病毒，“甘露醇”降低颅内压等综合治疗，予“甲泼尼龙、丙种球蛋白”抗炎症反应。

经治疗后，患儿目前处于心电监护下，体温不升，心率128~149次/分，呼吸16次/分，血压（94~136）/(57~90) mmHg［去甲肾上腺素0.08 μg/(kg·min)，盐酸肾上腺素0.18 μg/(kg·min)，米力农0.75 μg/(kg·min)］，SpO_2 维持在99%（PC模式吸入氧浓度50%，吸气分压14 cmH_2O，PEEP 3 cmH_2O），持续血液净化中。双侧瞳孔直径4 mm，对光反射无，格拉斯哥昏迷评分（GCS）3分，角膜反射与脑干反射消失，呼吸机辅助通气下呼吸尚平稳，两肺呼吸音粗，心律齐，心音中，腹平软，肠鸣音正常，四肢肌张力不高，病理反射未引出。

◎ 急性坏死性脑病概述

儿童急性坏死性脑病（acute necrotizing encephalopathy，ANE）常年可见，冬季高发，经常发生在病毒感染后，尤其是在流感病毒感染后最为多见。临床以高热后迅速出现抽搐、意识障碍为主要表现，可并发休克、多脏器功能障碍、弥散性血管内凝血（DIC）等，神经放射学特征是累及双侧丘脑等部位的多灶性、对称性脑部病变。ANE具有起病急、进展快、病死率高、大多伴随着不同程度的神经系统后遗症的特点，已经成为近年儿童重症流行性感冒的主要死亡原因之一。

◎ 流行病学和病因

ANE开始主要发生于亚洲国家，如日本、中国、韩国，后来欧洲和北美也均见报道，现在认为ANE分布范围几近全球。ANE全年均可发病，多见于冬季12月份至次年2月份，患儿年龄24日龄~13岁，发生高峰在6~18月龄婴幼儿。

本病多继发于病毒感染，包括甲型/乙型流感病毒、新型甲型流感病毒、副流感病毒、水痘-带状疱疹病毒、人类疱疹病毒-6、风疹病毒、麻疹病毒、博卡病毒、肠道病毒、轮状病毒、登革热病毒、柯萨奇病毒和人细小病毒B19等，其中最常见的是流感病毒和人类疱疹病毒-6。除上述病毒外，ANE还可能继发于肺炎支原体感染以及白喉、破伤风类毒素和全细胞百日咳疫苗接种等。前驱病毒感染在ANE的起病过程中起着重要作用，但多数学者认为ANE并不是病毒直接感染导致。

◎ 发病机制

ANE的发病机制不是十分清楚，目前最流行的假说是高细胞因子血症，即细胞因子风暴，是一种潜在的致命免疫反应，由细胞因子和白细胞之间的正反馈环组成。ANE患者对各种病毒产生过度的免疫反应，类似于全身炎性反应综合征。细胞因子风暴可导致全身症状，如肝功能异常、急性肾损伤、DIC等。在神经系统，细胞因子风暴通过改变血管壁通透性（血管壁未被破坏）而造成脑损伤。

ANE的主要病理改变为局灶性血管损伤所致血脑屏障破坏、血浆渗出，最终引起脑水肿、点状出血、神经元及胶质细胞坏死。

◎ 临床表现

ANE 多见于小儿，既无典型的临床症状，也无特殊的神经系统体征，与一般脑炎或脑病症状相似。

（1）前驱症状：大部分患儿出现病毒性前驱感染症状，如上呼吸道感染、病毒性胃肠炎、幼儿急疹等。

（2）全身感染中毒症状：表现为高热、咽痛、精神萎靡、皮疹、过度呼吸、肝大等。

（3）神经系统表现：多在前驱感染期的 1~3 天出现脑病症状。

① 惊厥：占 94%，发作频繁，多表现为全面强直阵挛发作，少数可表现为局灶性发作，持续时间不等，也可表现为惊厥持续状态。

② 意识障碍：可引起嗜睡、谵妄、意识模糊、昏迷等表现，发生率约为 98%。

③ 颅内压增高：频繁呕吐占 70%，视乳头水肿占 38%，昏迷、去大脑强直占 85%。

④ 神经系统体征：早期即可出现，73%的患儿可出现瞳孔缩小，66%的患儿巴宾斯基征阳性，66%的患儿腱反射亢进。

（4）病情迅速发展：高热持续 2~5 天后，出现肌张力减低、频繁呼吸暂停、瞳孔扩大、低血压、DIC、多器官功能障碍等。6~10 天后若病情不再进展，则以意识恢复为标志进入恢复期。神经系统功能恢复持续数月，少于 10%的患者可完全恢复，大多数患者留有不同程度的后遗症，一般认知功能较运动功能恢复好。

◎ 辅助检查

① 血液学检查可见外周血白细胞升高，以中性粒细胞为主。

② 多数患者于发病 6~12 小时生化有明显改变，转氨酶、乳酸脱氢酶增高。

③ 脑脊液无特殊改变，压力可增高，细胞数正常，蛋白增高或正常，糖氯化物正常。

④ 急性期脑电图可显示广泛性慢波。

⑤ 影像学检查具有诊断意义，对称性多灶脑损害是 ANE 的特征表现，主要分布在丘脑（100%）、上脑干被盖（61%）、侧脑室周围白质（56%）和小脑髓质（51%），其中丘脑病变最重要。

◎ 诊断标准

① 病毒感染相关性发热后出现抽搐、意识障碍等急性脑病症状。

② 脑脊液蛋白升高，无细胞数增多。

③ 影像学提示多部位对称性病变，主要累及双侧丘脑、基底节区、脑室周围白质、内囊、脑干被盖等。

④ 转氨酶不同程度升高，乳酸脱氢酶、肌酸激酶和尿素氮亦有增高，无高氨血症。

⑤ 排除相似疾病。

◎ 鉴别诊断

（1）流行性乙型脑炎（乙脑）：乙脑临床表现与 ANE 相似，且影像学上也可累及丘脑、大脑皮质、脊髓等处，但乙脑由蚊子传播，夏季发生，多发生于小于 10 岁儿童。

临床以高热、抽搐、意识障碍、脑膜刺激征等为特征。脑脊液和血白细胞升高以中性粒细胞为主，血清特异的 IgM 抗体可于发病 3~4 天检测到。虽然乙脑在影像学上可累及丘脑、大脑皮质、脊髓等处，但病灶分布不对称，脑干也较少受累。

（2）Reye 综合征：Reye 综合征是一种以急性脑病伴肝脏脂肪变性为主要临床特征的综合征，患者常在病毒感染后出现急性颅内压增高、意识障碍、惊厥等脑病症状，伴肝功能异常。生化检查可见血清转氨酶不同程度升高，血氨升高和血糖降低。影像学表现主要为弥散脑水肿征象，少有脑实质损害。此病来势凶猛，患儿可在 24 小时内死亡，幸存者多在 2~3 天后病情好转。

（3）急性播散性脑脊髓炎：多在感染或接种疫苗 1~3 周出现脱髓鞘病变，以脑症状、脊髓症状为主。MRI 上脑白质呈多发散在非对称长信号，较少累及丘脑和脑干，DWI 上损害灶 ADC 值高。本病对激素治疗反应较好，可有复发。

◎ 治疗

至今为止，尚无特殊治疗方法。

① 生命支持：呼吸循环支持。

② 甲泼尼龙联合丙种球蛋白抑制炎症反应，稳定免疫系统。

③ 脑保护：亚低温、降颅压治疗。

④ 病因治疗：针对特定病原体治疗。

⑤ 血浆置换。

◎ 诊治要点

ANE 是一种高致残率和致死率的疾病，全年均可发病，多见于冬季，多发生在流感病毒感染后，是儿童流感的主要死亡原因之一。发病机制可能与宿主感染病毒后产生过度免疫反应有关。其病理改变为局灶性血管损伤所致血脑屏障破坏、血浆渗出，最终引起脑水肿、点状出血、神经元及胶质细胞坏死。影像学改变具有诊断意义，为对称性多灶脑损害，双侧丘脑 100%受累。ANE 的治疗无特效药物，主要采用激素、免疫球蛋白和血浆置换等治疗。ANE 患儿的预后总体较差，但随时间推移，完全康复比例可能提高。临床医生需加强对该病的识别能力，早期诊断、早期治疗有助于改善患儿的预后。

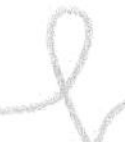

第七节　糖尿病高糖高渗状态

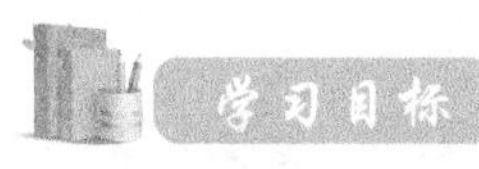

1. 掌握糖尿病非酮症昏迷的诊断和治疗。
2. 熟悉糖尿病非酮症昏迷与糖尿病酮症酸中毒的鉴别。

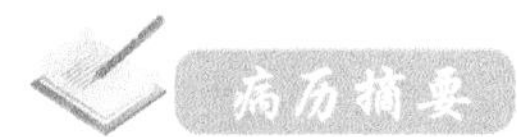

临床特点：患儿，女，11 岁 10 月，因“全身乏力 1 周，呕吐 2 天，晕厥 1 次”于 2017 年 11 月 26 日入住苏州大学附属儿童医院 ICU。患儿 1 周前受凉后出现打喷嚏、流涕，伴全身乏力、倦怠、食欲不振，每日饮水量和小便次数增多，无发热，无呕吐、腹泻，家属予“感冒药”（具体不详）口服 2 天，效果欠佳。2 天前患儿开始出现发热，热峰 38 ℃，口渴明显，尿多，并出现恶心、呕吐，呕吐为非喷射性，共十余次，每次量不多，呕吐物为胃内容物，于我院就诊，就诊过程中出现晕厥 1 次，持续 1~2 分钟后缓解，查末梢血糖过高，血气电解质示葡萄糖 80.8 mmol/L，血液 pH 7.207，予生理盐水 100 mL 静滴后收住我科进一步治疗。

既往史、个人史、家族史：无特殊。

查体：体温 37.2 ℃，脉搏 151 次/分，呼吸 24 次/分，血压 160/101 mmHg，体重 80 kg，意识模糊，精神萎靡，营养过剩，肥胖体型。面部潮红，皮肤弹性可，稍干燥，无花纹。双侧瞳孔等大等圆，直径约 0.3 cm，对光反射灵敏。口腔黏膜干燥，咽红充血。颈软，无抵抗。双侧呼吸音对称，双肺呼吸音粗，未闻及啰音。心率 151 次/分，心律齐，心音有力。腹软，按压无哭闹，肝脾触诊不满意，未及包块。四肢肌力、肌张力正常，病理征阴性。双下肢无水肿。会阴部皮肤红肿、糜烂。

辅助检查：血常规示白细胞计数 20.38×10^9/L，中性粒细胞百分比 86.8%，红细胞 5.90×10^{12}/L，血红蛋白 162 g/L，血小板 590×10^9/L。血气分析+电解质示葡萄糖 80.7 mmol/L、pH 7.207、钾 5.5 mmol/L，BEB −17.1 mmol/L、AB 9.21 mmol/L，血钠 140 mmol/L，乳酸 3.3 mmol/L，渗透压测不出。心肌三项示肌红蛋白 285.2 ng/mL。头颅 CT 未见异常。

诊治经过：入院后予告病危，心电监护监测生命体征，予扩容、“胰岛素”降糖、电解质液维持治疗，监测出入量，予鼻导管吸氧，“头孢呋辛”抗感染。入院后 11 小时左右，患儿出现谵妄表现，小便量减少，予“甘露醇”降颅压、“呋塞米”利尿后小便量仍少(80 mL)。入院后第 13~17 小时未解小便，拟行连续性血液净化（CRRT）治疗。入院第 18 小时，患儿出现呼吸费力、面色发绀，立即予气管插管、机械辅助通气治疗。入院第 21 小时，患儿出现心率下降，抢救无效死亡。

入院后复查各项实验室检查。血气分析+电解质示葡萄糖 58 mmol/L、pH 7.215、钾 4.1 mmol/L，BEB −15.7 mmol/L、AB 13.1 mmol/L，血钠 153 mmol/L，乳酸 5.3 mmol/L，渗透压 365 mOsm/(kg · H_2O)。尿常规示葡萄糖 800 mg/dL（++++），酮体 50 mg/dL（++），蛋白 50 mg/dL（+）。C 肽 0.29 ng/mL（正常），胰岛素 158.02 mU/L。肝肾功能示尿素氮 10.3 mmol/L，肌酐98 μmol/L，尿酸 1 017 μmol/L。

◎ 高糖高渗状态概述

高糖高渗状态（hyperglycemic hyperosmolar state，HHS）是糖尿病的一种并发症，特点为高血糖导致高渗，但无明显的酮症酸中毒，以前该并发症被称为高渗非酮症昏迷。该病可能发生在年轻的 2 型糖尿病患者、1 型糖尿病患者和婴儿，特别是那些与

6q24 相关的短暂性新生儿糖尿病患者。HHS 症状包括：烦渴、多饮、意识水平改变；神经体征，加视力模糊、头痛、局灶性癫痫、肌阵挛性抽搐、可逆性瘫痪；运动异常，如虚弱、反射抑制、震颤或痉挛；血液高黏度和增加血栓形成的风险；脱水；体重减轻；恶心，呕吐，腹痛；乏力；直立性低血压。发病时间通常为数天至数周，并发症可能包括癫痫发作、DIC、肠系膜动脉阻塞或横纹肌溶解。

与 HHS 相关的主要危险因素是 2 型糖尿病病史，但是 HHS 也会发生于无糖尿病病史者或 1 型糖尿病患者。其他风险因素包括缺乏足够的胰岛素（但足够预防酮症）、肾功能不全、液体摄入不足（脱水）、高龄、某些疾病（脑血管损伤、心肌梗死、败血症）、某些药物（糖皮质激素、受体阻滞剂、噻嗪类利尿剂、钙通道阻滞剂和苯妥英钠）等。常见诱导因素包括感染、打击、创伤、某些药物和心脏病发作等。

HHS 通常由感染、心肌梗死、中风或其他急性疾病引起。胰岛素相对缺乏导致血清葡萄糖通常高于 33 mmol/L 及血清渗透压大于 320 mOsm/(kg · H_2O)。这导致了过量的排尿（渗透性利尿），反过来又导致容量消耗和血液浓缩，从而导致血糖水平进一步升高。因为存在一些胰岛素抑制激素敏感的脂肪酶介导的脂肪组织分解，酮症可不明显或不存在。

◎ 诊断

HHS 诊断标准包括：血糖>30 mmol/L，血清渗透压>320 mOsm/(kg · H_2O)，静脉血气 pH>7. 20，碳酸氢盐>15 mmol/L，轻度或无酮尿，意识改变或惊厥。本例患儿，女，11 岁 10 月，因“全身乏力 1 周，呕吐 2 天，晕厥 1 次”入院，病程 1 周，家属诉既往史、家族史无特殊。入院后查血糖 80 mmol/L，静脉血 pH>7. 20，血清渗透压>320 mOsm/(kg · H_2O),血尿酮体不明显。查体示肥胖体型，神志模糊，精神萎靡，皮肤黏膜干燥，故可诊断为糖尿病、HHS。入院查体显示血压升高明显，与过高的渗透压及血浆儿茶酚胺、抗利尿激素（ADH）释放增加相关，它们通过 V_2 受体或者其他因素导致血压增加。患儿由于肾脏灌注时间过长，出现急性肾损伤伴无尿、高钠血症。虽然在病程中我们严密监测血清钠浓度，并调整补液中钠浓度以促进血清钠浓度的逐渐下降，但是患儿肾脏功能急剧恶化导致血清钠浓度下降失败。当面临此境况时，血液透析是挽救生命的最佳选择，我们有准备 CRRT 治疗，但是病情恶化过快并没有给予我们机会。已有研究显示，血液透析可以使患者达到 80%的存活率，但是治疗时机仍然不清楚，需要通过更多的研究去探索。当然，在临床中，当血糖下降水平没有达到预期效果时，我们也需要尽早地评估肾脏功能，从而尽早地给予肾脏替代治疗。由于肾损伤（无尿），治疗过程中患儿血糖下降明显、血钠出现上升（图 1-7-1），乳酸水平出现升高，循环不能维持机体需求，甚至发生血栓，最后患儿因多器官功能障碍而死亡。

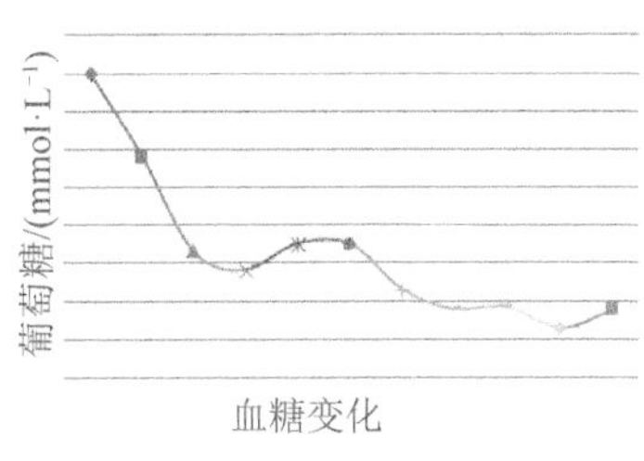

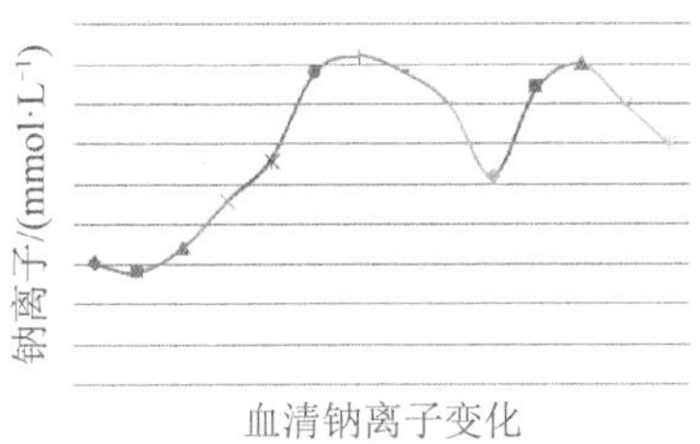

图 1-7-1 血糖和血清钠离子的变化

◎ 鉴别诊断

主要鉴别诊断为糖尿病酮症酸中毒（DKA）。DKA 和 HHS 均可出现脱水、口渴增加、排尿增加、饥饿增加、体重减轻、恶心、呕吐、腹痛、视力模糊、头痛、虚弱和直立性低血压等症状，两者的不同点见表 1-7-1。

表 1-7-1 HHS 与 DKA 的不同点比较

不同点	HHS	DKA
血糖水平	更高，通常大于 33 mmol/L	通常大于 17 mmol/L
代谢性酸中毒	无或轻度	明显
起病特点	数天内逐渐发生	迅速
酮症	轻度或无	明显
呼吸	可无特殊	呼吸深大，可有果香气味
基础病	常见于 2 型糖尿病患者	常见于 1 型糖尿病患者
精神错乱（谵妄）	常见	不常见
胰岛素水平	相对缺乏	缺乏
疾病恢复	慢	快
脱水	比 DKA 更明显，但由于高渗性维持血管内容量，故脱水的迹象可能不太明显	存在不同程度脱水
电解质紊乱	缺钾、缺磷和缺镁的情况比 DKA 严重	存在不同程度电解质紊乱

◎ HHS 管理与治疗

在治疗过程中，降低血清渗透压（由于糖尿增多和胰岛素介导的葡萄糖摄取增加）导致水从血管内排出，使血管内容量减少，在血糖浓度极度升高的患者中，渗透性利尿可持续数小时。在治疗的早期，通过尿液丢失的水量可能是相当大的。由于 HHS 患者在治疗期间血管内容量可能迅速减少，因此需要更积极地补液（与 DKA 儿童治疗相比），以避免血管塌陷。目前尚无前瞻性数据来指导儿童和青少年 HHS 的治疗。以下建议是基于对成人的治疗经验（图 1-7-2）以及对 HHS 和 DKA 之间病理生理差异的认识。

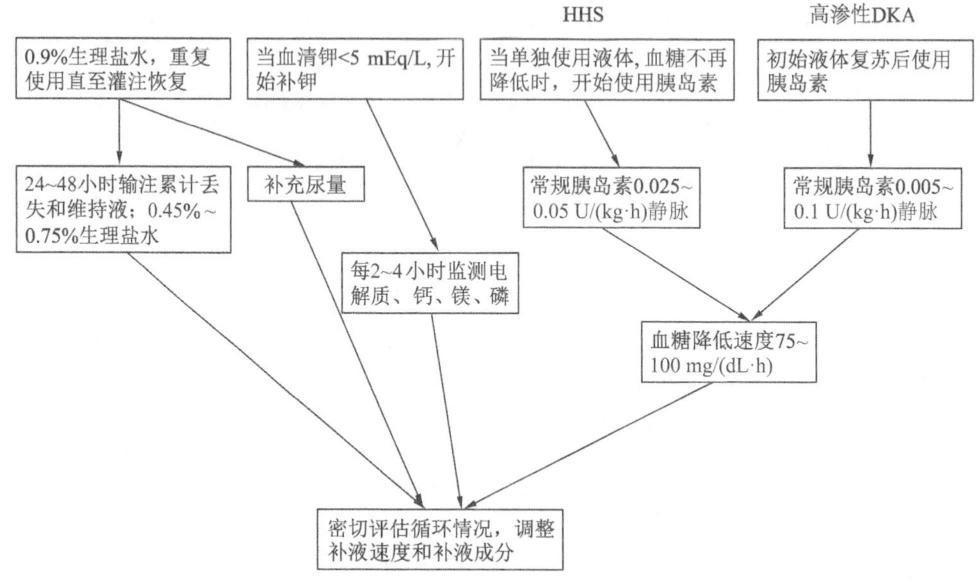

图 1-7-2　HHS 治疗流程

1. *液体治疗*

最初的液体治疗的目的是扩大血管内外的容量和恢复正常的肾灌注。液体置换的速度应该比 DKA 推荐的速度要快。

（1）等渗盐水（0.9% NaCl）初始剂量应≥20 mL/kg，并假定患者液体丢失量为体重的 12%~15%。如有必要，应给予额外的液体灌流以恢复周围灌注。

（2）在接下来的 24~48 小时内，继续予 0.45%~0.75% NaCl 补充液体，以促进血清钠浓度和渗透压的逐渐下降。

（3）当血清渗透压下降导致灌注和循环不足时，给予等渗液对维持循环容量更有效。

（4）应经常监测血清钠浓度，并调整液体中钠浓度，以促进血清钠浓度的逐渐下降（每小时 0.5 mmol/L）。

（5）单独进行足够的补液（即在开始胰岛素治疗前），血糖浓度每小时应降低4.1~5.5 mmol/L。

（6）在治疗的最初几个小时内，当血管扩张、肾脏灌注得到改善后，血清葡萄糖浓度加快下降是典型特征。如果在最初几小时后血糖持续快速下降［每小时>90 mg/dL（5 mmol/L）］，可考虑在补液时加入 2.5%或 5%的葡萄糖。如果血糖浓度未降低至预期，提示需要再评估肾功能。

2. *胰岛素治疗*

在 HHS 中，组织灌注不足通常会导致乳酸酸中毒，酮症通常是轻微的。单纯给予液体可使血糖浓度明显下降。葡萄糖在血管空间内施加的渗透压有助于维持血容量。除非补充足够的液体，否则胰岛素注射后血糖浓度和渗透压迅速下降可能导致循环障碍和血栓形成，因此早期注射胰岛素须慎重。

（1）当单独输液血糖浓度不再以每小时至少 50 mg/dL（3 mmol/L）的速度下降时，

应开始给胰岛素。

（2）对酮症和酸中毒严重的病人，胰岛素给药应该更早开始。

（3）最初可连续给药 0.025～0.05 U/(kg·h)，后调整至使血糖浓度每小时降低 3～4 mmol/L。

第八节　应激性高血糖

学习目标

1. 掌握应激性高血糖的定义。
2. 了解应激性高血糖的高危因素、发病机制。
3. 掌握应激性高血糖的诊断及鉴别诊断。
4. 掌握应激性高血糖的治疗方案。

病历摘要

临床特点：患儿，男，10月，因“声嘶3天，发热伴呕吐1天，意识不清4小时”入院。3天前患儿出现声音嘶哑，于当地治疗但无好转。1天前患儿频繁呕吐，量多，伴纳差、尿少、精神萎靡，予“头孢呋辛”补液治疗，输液时出现寒战，体温达38.1 ℃，输液后尿量增多。输液结束后约2小时，患儿出现大汗、精神萎靡、嗜睡、手足发凉、呼吸急促、喉鸣并呕吐血性物，遂来就诊。急诊床旁血糖监测提示血糖较高，既往无糖尿病，立即收住ICU进一步治疗。

个人史、既往史、家族史：无特殊。

查体：体温37.5 ℃，心率180次/分，呼吸65次/分，血压75/35 mmHg，SaO_2 88%（未吸氧下），呼吸急促，口周发绀，可及鼻扇，三凹征阳性，双肺可闻及中、粗湿啰音，皮肤湿冷，四肢末梢凉，CRT>3秒。

辅助检查：急诊血气分析+电解质示葡萄糖45.7 mmol/L、pH 7.020、PaO_2 70 mmHg，钾5.5 mmol/L，BEB －17.1 mmol/L、AB 9.21 mmol/L，红细胞比容50%，血钠140 mmol/L，乳酸5.3 mmol/L，渗透压320 mOsm/(kg·H_2O)。

诊治经过：入院后予给氧、吸痰、监护、开放静脉通路、生理盐水扩容、“头孢曲松”抗感染，同时送检血生化、血气、胰岛素、糖化血红蛋白（HbA1c）、C肽、凝血等。面罩加压给氧下口唇发绀好转不明显。患儿在持续给氧下氧饱和度仍继续下降，面色发绀，昏迷，血压下降，故行气管插管。插管成功后，管内吸出粉红色泡沫样液体；予“维生素K、止血敏”止血，“去甲肾上腺素、盐酸肾上腺素”维持；扩容1小时后复测静脉血糖为36 mmol/L，予“胰岛素”0.1 U/(kg·h)泵入。2小时后患儿心跳骤停，立即进行心外按压、生理盐水扩容、“肾上腺素”静脉推注等一系列抢救，最终抢救无效死亡。

问题

1. 患儿出现高血糖的原因是什么？

A. 应激性高血糖　　B. DKA

C. HHS

2. 上述疾病的高危因素有哪些？

A. 年龄　　B. 性别　　C. 重症颅脑损伤　　D. 重症胰腺炎

问题 1 解析：答案 A。应激性高血糖，符合诊断标准。

问题 2 解析：答案 ACD。老年人（≥60 岁），病因是颅脑损伤、脑梗死及重症胰腺炎，入院临床肺部感染评分（CPIS）（4. 77±2. 11 分）或急性生理与慢性健康评分（APACHE Ⅱ）（16. 23±5. 40）均为应激性高血糖的独立危险因素。

◎ 应激性高血糖概述

应激性高血糖（stress hyperglycemia，SH）是指当患者机体受到强烈刺激时（感染、休克、中毒），随即测定 2 次以上空腹血糖>6. 9 mmol/L 或随机血糖>11. 1 mmol/L 者，可诊断为应激性高血糖。

应激性高血糖分类：

（1）已知糖尿病：糖尿病病史。

（2）新诊断糖尿病：住院期间及出院后空腹血糖>6. 9 mmol/L 或随机血糖>11. 1 mmol/L。

（3）医源性高血糖：住院期间空腹血糖>6. 9 mmol/L 或随机血糖>11. 1 mmol/L，出院后血糖恢复正常。

应激性高血糖的高危因素：年龄≥60 岁，颅脑损伤、重症胰腺炎，入院评估 CPIS、APACHE Ⅱ升高。

◎ 机体受损机制

机体处于高血糖状态时容易引起氧化应激反应，主要表现为以下几点。

（1）白细胞趋化、黏附、吞噬功能减低，杀菌活性受损，感染概率增加。

（2）葡萄糖氧化分解不足，缺血缺氧使无氧酵解活跃，乳酸堆积和酸中毒，导致心肌、肝脏、脑组织损伤。

（3）严重高血糖导致细胞脱水，加剧炎症反应，损伤神经系统。

◎ 病理生理机制

应激性高血糖的发生是由反调节激素如儿茶酚胺、生长激素、皮质醇和细胞因子的高度复杂的相互作用引起的。一方面，反调节激素及细胞因子能够促进肝糖原、肌糖原的分解，并动员脂肪、蛋白质进行糖异生导致血糖水平上升。另一方面，尽管反调节激素以及细胞因子可以促进胰腺分泌胰岛素，但由于其同时降低胰岛素受体数目和受体结合效率，导致胰岛素功能受限，无法进行血糖负反馈调节。因此，机体可表现出高血糖及高胰岛素水平同时出现的反常现象。

临床上出现什么情况时应考虑应激性高血糖，并尽快检测血糖、血生化、尿糖及尿常规？

问题解析：重度脱水甚至休克患儿尿量仍较多，经常规补液等治疗循环状态无改善；用原发病不能解释的进行性意识障碍、惊厥甚至昏迷；用原发病不能解释的颅内出血或颅内出血经手术止血满意后又反复出血。本例患儿频繁呕吐、意识障碍后仍有尿，但皮肤湿冷，CRT>3 秒，经补液治疗后虽尿量增多但四肢末梢仍旧厥冷，且意识障碍逐渐加重，需考虑可能存在应激性高血糖。

◎ 临床表现

症状主要为气促、呕吐、腹痛、多尿、糖尿、精神萎靡等。体征主要包括意识障碍、呼吸增快、心率增快、皮肤苍白/花纹、四肢循环差、末梢凉等表现。

◎ 辅助检查

应激性高血糖的症状和体征与 HHS、DKA 相似，因此除了基于病史和体格检查的临床诊断，必要的实验室检查是不可或缺的。

应激性高血糖患儿血糖>11 mmol/L，且血胰岛素水平升高；HbA1c<6. 5%。患儿尿常规示葡萄糖 800 mg/dL（++++），酮体 50 mg/dL（++）；血气分析及电解质检查示葡萄糖 80. 70 mmol/L。

入院后辅助检查：复查血气示 pH 6. 931，PaO_2 36. 5 mmHg，$PaCO_2$ 63. 3 mmHg，BE −17 mmol/L，乳酸 15 mmol/L。X 线胸片示肺野透过度减低，双肺野内见磨玻璃状影，双上肺斑片影。心电图示窦性心动过速，ST 改变。B 超示心脏大小、结构无异常，左心收缩及舒张功能明显减低。尿常规示葡萄糖（++），酮体（++），蛋白（+）。C 肽 0. 29 ng/mL（正常），胰岛素 43. 02 mU/L。HbA1c<6. 5%。降钙素原 100 ng/mL。血培养示肺炎链球菌。肝肾功能示尿素氮 10. 3 mmol/L，肌酐 98 μmol/L，尿酸 1 017 μmol/L。

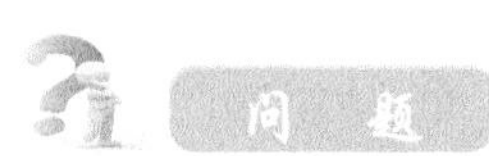

1. 患儿目前考虑什么诊断？

A. 脓毒血症

B. 应激性高血糖 HHS

C. 多器官功能障碍综合征（心、脑、肺、内分泌、消化系统）

D. 休克

E. 代谢性酸中毒

2. 该患儿血糖的控制水平应该维持在什么范围？

A. 4. 4~6. 1 mmol/L　　B. 6. 1~7. 8 mmol/L

C. 7. 8~10 mmol/L　　D. >10 mmol/L

问题 1 解析：答案 ABCDE。结合患儿辅助检查结果及相应症状体征，目前可诊断为脓毒血症、应激性高血糖 HHS、多器官功能障碍综合征（心、脑、肺、内分泌、消化系统）、休克、代谢性酸中毒。

问题 2 解析：答案 C。应激性高血糖和胰岛素抵抗是人体进化所保留的一种适应性反应，在机体遭受应激时激活，可以为免疫系统及大脑提供能量来源。因此，与糖尿病所带来的高血糖不同，重症患者应激反应所产生的轻中度应激性高血糖（7.8～10 mmol/L）反而可能对机体有保护作用。

◎ 鉴别诊断

本病主要与 HHS、DKA 鉴别（表 1-8-1）。

表 1-8-1　HHS、DKA 与应激性高血糖的鉴别要点

鉴别项目		HHS	DKA	应激性高血糖
临床特点	起病特点	数天内逐渐发生	迅速	急，一过性，短则 1～2 天
	呼吸	可无特殊	呼吸深大，可有果香味气息	可无特殊
	基础病	常见于 2 型糖尿病	常见于 1 型糖尿病	感染、中毒、休克等
	精神错乱（谵妄）	常见	偶见	可见
	疾病恢复	慢	快，降糖、纠正脱水后意识好转，酸中毒纠正	快，重症患者治疗效果较差
	脱水	可有严重脱水，但表现不明显	不同程度	不同程度
	是否依赖胰岛素	是	是	否
辅助检查	血糖水平	通常>33 mmol/L	通常>17 mmol/L	通常>11 mmol/L
	代谢性酸中毒	无或轻度	明显	基于基础疾病
	尿酮	轻度或无	明显	可轻可重
	尿糖	有	有	有
	胰岛素水平	相对缺乏	缺乏	增高
	电解质紊乱	缺钾、缺磷、缺镁较 DKA 严重	不同程度	不同程度
	HbA1c	≥6. 5%	≥6. 5%	<6. 5%

针对应激性高血糖危重症患者，是否应该严格控制血糖？

问题解析：存在争议，应当客观认识应激性高血糖的双重作用。多个文献表明，严格控制血糖在正常范围内并无良好的临床获益，且更容易出现低血糖风险。基于此，国内外多个临床指南推荐血糖控制目标为 7. 8～10 mmol/L，不推荐血糖低于 6. 1 mmol/L。

◎ 诊治要点

临床上对于应激性高血糖的治疗尚未达成共识，现结合国内外最新指南及文献，总结如下：

（1）去除病因：控制感染，纠正缺氧，恢复体温，抗休克，纠正酸中毒等。

（2）减少外源性糖输入。

（3）对脱水患者及时扩容，纠正电解质紊乱，使血液稀释，血糖下降。

（4）血糖仍持续升高并大于 17 mmol/L 时，予胰岛素 0.1 U/(kg · h)，半小时监测血糖 1 次；血糖在 12～17 mmol/L 时，胰岛素改为 0.05 U/(kg · h)，使血糖维持在 7.8～8 mmol/L 最佳，血糖下降速度控制在 4～5 mmol/(L · h)，过快易导致脑水肿和低血糖。

（5）动态监测血糖：血糖波动越大，氧化应激损伤越明显，因此治疗过程中维持血糖的稳定是十分重要的。

（6）定期随访：有学者分析了因创伤、心肌梗死、蛛网膜下腔出血、头部创伤、脓毒症和腹部手术收治急诊且确诊有应激性高血糖的非糖尿病患者出院后第 3 个月复查血糖的情况，发现其中 34%的患者确诊为糖尿病，而 25.8%的患者处于糖尿病前期，提示应激性高血糖与糖尿病的发展有着显著的联系。

◎ 总结

（1）血糖变化既是各种病理损害的结果，又是造成机体二次损害的新起点。

（2）对昏迷、呕吐、腹痛等症状患儿，尽快检测并持续监测血糖变化。极高或极低的血糖水平都是需要处理的紧急状态。

（3）发现血糖升高时，应通过 HbA1c、胰岛素水平和胰岛素治疗是否依赖等鉴别病因，明确是糖尿病相关或者应激性高血糖。

（4）进行目标血糖控制时，须警惕低血糖发生。

第二章 呼吸科

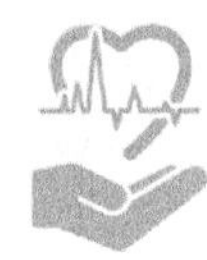

第一节 毛细支气管炎

学习目标

1. 掌握毛细支气管炎的诊断。
2. 掌握毛细支气管炎的病原学。
3. 掌握毛细支气管炎的病情严重度分级。
4. 掌握毛细支气管炎的治疗。

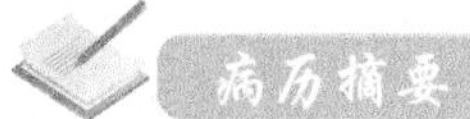

临床特点：患儿，男，江苏苏州人，5月8天，因“咳嗽3天，加重伴喘息1天”于2020年12月25日入院。3天前患儿无明显诱因出现咳嗽，为单声咳，不剧，家属未特殊治疗。1天前患儿咳嗽加剧，为阵发性连声咳，喉间有痰咳不畅，夜间咳嗽明显，伴有喘息，无气促，无发绀，无大汗淋漓，无发热，来我院门诊，门诊拟“咳嗽、喘息待查”收住入院。病程中患儿神志清，反应可，食纳较前下降约1/3，大小便无异常。

既往史、个人史、家族史：无特殊。

查体：体温36.8 ℃，脉搏120次/分，呼吸40次/分，体重10 kg，SpO_2 95%。神志清楚，精神反应可，面色红润，口周无发绀，呼吸尚平稳，三凹征（-），咽红，两肺呼吸音粗，可及呼气相为主的喘鸣音、少许痰鸣音，心律齐，心音中，心前区未及杂音，腹软，肝脾肋下未及，四肢温暖。

辅助检查：血常规示白细胞 10.79×10^9/L，中性粒细胞26.7%，淋巴细胞58.1%，血小板 412×10^9/L。病原学检查示痰鼻病毒检测阳性，血肺炎支原体抗体（IgM、IgG）均阴性。

影像学检查：胸部X线提示患儿肺纹理增多模糊，肺透亮度增加（图2-1-1）。

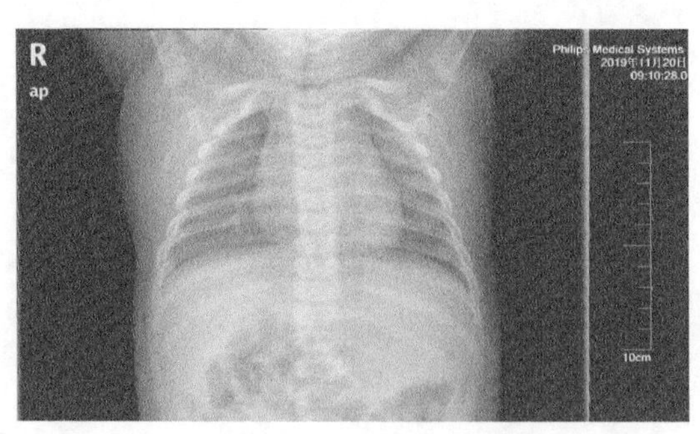

图2-1-1 胸部X线

诊治经过：入院后完善相关检查，予“干扰素”雾化抗病毒，吸入用“布地奈德、复方异丙托溴铵”雾化抗炎平喘。入院后第 2 日，患儿咳嗽、气喘较剧，伴有气促，呼吸 58 次/分，SpO_2 下降至 90%左右，查体可及吸气性三凹征，予吸氧 1 升/分，“甲泼尼龙”静脉注射抗炎。入院第 4 日患儿无气促，SpO_2 可维持在 96%以上，予停吸氧。入院第 6 日患儿食纳好转，咳嗽不剧，无明显喘息，听诊两肺未及啰音，予办理出院。

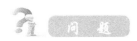

1. 该患儿最可能的诊断是什么？

A. 支气管肺炎　　B. 支气管哮喘

C. 毛细支气管炎　　D. 支气管肺发育不良

2. 该疾病在哪个季节好发？

A. 春季　　B. 夏季　　C. 秋季　　D. 冬季

3. 引起毛细支气管炎最常见的病毒是什么？

A. 鼻病毒　　B. 呼吸道合胞病毒

C. 腺病毒　　D. 偏肺病毒

4. 本病第几日达疾病高峰？

A. 1~3 日　　B. 3~5 日　　C. 5~7 日　　D. 7~9 日

5. 本病严重度分级为（　　）。

A. 轻度　　B. 中度　　C. 重度

6. 发生严重本病的危险因素有哪些？

A. 慢性肺疾病　　B. 早产儿

C. 年龄<3 月　　D. 左向右分流型心脏病

问题 1 解析：答案 C。该患儿 5 月 8 天，查体可及呼气相为主喘鸣音、少许痰鸣音，喘息首次发作，故诊断为毛细支气管炎。

问题 2 解析：答案 D。在北半球温带，毛细支气管炎通常在 10 月底开始流行，在次年 1—2 月达高峰，4 月份流行结束。

问题 3 解析：答案 B。呼吸道合胞病毒是最常见的病毒，占 41%~83%。

问题 4 解析：答案 C。毛细支气管炎患儿一般 3~4 天出现喘息，5~7 天时达疾病高峰。

问题 5 解析：答案 A。该患儿食纳较前下降 1/3，呼吸稍增快，SpO_2 95%，故为轻度。

问题 6 解析：答案 ABCD。慢性肺疾病、早产儿、年龄<3 月和左向右分流型心脏病均为严重毛细支气管炎的危险因素。

◎ 毛细支气管炎概述

毛细支气管炎，即急性感染性细支气管炎，主要发生于 2 岁以下婴幼儿，是婴幼儿中最常见的下呼吸道感染性疾病之一，峰值发病年龄为 2~6 月龄。本病临床以流涕、咳嗽、阵发性喘息、气促、胸壁吸气性凹陷、听诊呼气相延长、可闻及哮鸣音及细湿啰音为主要临床表现。感染累及 75～300 μm 的细支气管，导致管腔急性炎症、黏膜水肿、上皮细胞坏死、黏液分泌增多，致细支气管狭窄与阻塞是该病的病理基础。

◎ 流行病学

毛细支气管炎是季节性感染疾病，在北半球温带，毛细支气管炎通常在 10 月底开始流行，在次年 1—2 月达高峰，4 月份流行结束。在雨季或寒冷季节，拥挤的生活环境可促进病毒传播。此外，与气候有关的因素，如吸入寒冷和干燥的空气，可能损害纤毛功能、气道黏膜和抑制温度依赖的抗病毒反应，进而可能影响疾病的流行。海拔、气候与毛细支气管炎流行中度相关。此外，臭氧和烟雾也被报道与毛细支气管炎流行有关。气候环境可能通过影响毛细支气管炎病原进而影响其流行。苏州地区 2009 年至 2010 年毛细支气管炎流行与气候关系的调查表明，呼吸道合胞病毒、流感病毒 A 和偏肺病毒感染引起毛细支气管炎与平均温度呈负相关；肺炎支原体和副流感病毒 3 引起毛细支气管炎与平均温度呈正相关；日照时间与呼吸道合胞病毒、偏肺病毒毛细支气管炎流行呈负相关；风速与呼吸道合胞病毒毛细支气管炎流行呈负相关，与副流感病毒 3 毛细支气管炎流行呈正相关。

◎ 病理生理学

毛细支气管炎以气道黏膜急性炎症、黏膜水肿、黏液分泌增多和气道上皮细胞坏死为特征。病毒与气道上皮细胞结合并在其中复制，导致气道上皮细胞坏死和纤毛破坏，细胞坏死可以激发中性粒细胞和淋巴细胞炎症，导致黏膜下层和外膜组织水肿，使黏液分泌增加，在细支气管腔内形成由细胞碎片和黏液形成的堵塞，导致气体潴留和不同程度的小叶塌陷。

◎ 病原学

随着分子诊断技术的提升，越来越多的病毒被发现与毛细支气管炎发生有关。呼吸道合胞病毒感染是最常见的病毒，占 41%～83%。其他病毒包括鼻病毒、偏肺病毒、冠状病毒、博卡病毒、流感病毒、副流感病毒和腺病毒等。

目前临床研究热点主要是探讨毛细支气管炎病情严重程度（是否需要住院治疗、住院时间长短、是否入住 ICU 和是否有呼吸暂停）是否与某种特定病毒感染或混合感染有关。研究报道，呼吸道合胞病毒感染要比其他病毒感染引起毛细支气管炎病情重。高达 30%的毛细支气管炎患儿存在病毒混合感染，以呼吸道合胞病毒+鼻病毒混合感染最为常见，呼吸道合胞病毒（如鼻病毒、偏肺病毒）混合感染要比单独感染引起更重的临床表现。图 2-1-2 为苏州地区毛细支气管炎病原分布情况，呼吸道合胞病毒以单独感染最为常见，流感病毒 A 以混合感染常见。

除病毒外，肺炎支原体、肺炎衣原体、百日咳杆菌感染也可以引起毛细支气管炎。

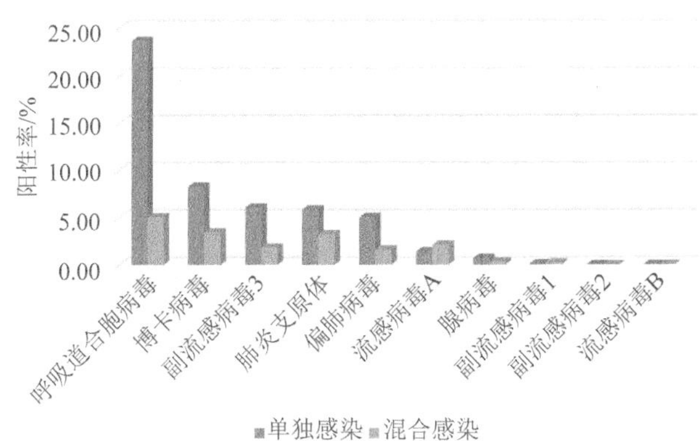

图 2-1-2 苏州地区毛细支气管炎病原单独感染和混合感染情况

◎ 临床表现

毛细支气管炎早期呈现病毒性上呼吸道感染症状（如流鼻涕），咳嗽，低至中度发热，数天后进展至下呼吸道，出现阵发性咳嗽，3~4 天出现喘息、呼吸困难，严重时出现发绀，5~7 天达疾病高峰。其他常见症状还包括呕吐、烦躁、易激惹、喂养量下降，年龄<3 月的小婴儿可出现呼吸暂停。

体征上可有体温升高，呼吸频率增快，呼气相延长，可闻及哮鸣音、细湿啰音，严重时可出现发绀、心动过速、脱水、胸壁吸气性凹陷（三凹征）及鼻翼扇动等表现。

病情严重度分级见表 2-1-1。

表 2-1-1 病情严重度分级

项目	轻度	中度	重度
喂养量	正常	下降至正常一半	下降至正常一半以下或拒食
呼吸频率	正常或稍增快	>60 次/分	>70 次/分
胸壁吸气性三凹征	轻度（无）	中度（肋间隙凹陷较明显）	重度（肋间隙凹陷极明显）
鼻翼扇动或呻吟	无	无	有
血氧饱和度	>92%	88%~92%	<88%
精神状况	正常	轻微或间断烦躁、易激惹	极度烦躁不安、嗜睡、昏迷

注：中-重度毛细支气管炎判断标准为存在其中任何 1 项。

发生严重毛细支气管炎的危险因素包括：慢性肺疾病、早产（胎龄<37 周）、低出生体重、年龄<3 月、囊性纤维化、先天性气道发育畸形、咽喉功能发育不协调、左向右分流型心脏病、神经肌肉疾病和免疫缺陷等。需要注意的是，胎龄<32 周的早产儿可在没有其他临床症状的情况下出现呼吸暂停。

◎ 辅助检查

毛细支气管炎是基于病史和体格检查的临床诊断，对于典型的毛细支气管炎患儿，不建议行常规的影像学和实验室检查，因为它们不仅会增加费用，而且对诊治无明显益处。

1. SpO_2 监测

建议在疾病早期（最初 72 小时内）或对有重症毛细支气管炎危险因素的患儿进行血氧饱和度监测。当血氧饱和度低于多少时须进行给氧治疗，目前国内外尚无统一标准。

2. 鼻咽部抽吸物病原学检测

病毒病原学检测对治疗毛细支气管炎和疾病预后判断并无益处，因此国外许多国家制定的毛细支气管炎指南并不推荐对毛细支气管炎患儿常规开展病毒病原学检测。有文献报道，采用定量 PCR 检测呼吸道合胞病毒载量，高病毒载量组比低载量组患儿住院时间长、较大比例需要呼吸支持、较大比例入住 PICU 和更易患反复喘息。有些指南认为，检测毛细支气管炎患儿病毒病原谱有助于隔离预防，然而病毒性毛细支气管炎传播方式大体类似，如通过气溶胶传播或直接接触病毒污染媒介物传播，因此对感染的控制可能不依赖于识别特定的病毒，而是采取如严格手卫生、住院病房中床位间隔 1 米等措施。此外，临床上对 PCR 检测结果解释须慎重，如鼻病毒，其可能源于某种不相关的疾病或者定植，因为病毒脱落而被检测出，而其他病毒如呼吸道合胞病毒和偏肺病毒，几乎总是与急性感染相关。

3. 胸部影像学检查

典型的毛细支气管炎胸部 X 线检查表现为肺部过度充气征或斑片状浸润阴影，支气管周围炎，局部肺不张。不推荐常规行胸部 X 线检查，仅当患儿临床表现与典型毛细支气管炎不一致时，如高度怀疑患儿异物吸入、病情严重即将发生呼吸衰竭时，行胸部 X 线检查。

也有研究报道，胸部超声检查可用于婴儿毛细支气管炎诊治，但样本量较小，未来需要大样本临床研究探讨胸部超声在婴儿毛细支气管炎诊治中的价值。

4. 血液和尿液检查

在毛细支气管炎诊治过程中，不推荐常规行血液和尿液检查。当患儿病情较重可能发生呼吸衰竭时可行血气检查。婴幼儿毛细支气管炎发生严重细菌感染（败血症、细菌性脑膜炎）的比例很低，多个国家的毛细支气管炎指南也不推荐婴儿毛细支气管炎常规行血常规检查，除非为 1~2 月婴儿毛细支气管炎合并发热。毛细支气管炎婴幼儿泌尿道感染的发生率为 1%~7%，不推荐对毛细支气管炎婴儿常规进行尿常规和尿培养检查，但对小于 60 天的婴儿和有泌尿道感染症状的年长儿童须行尿常规等检查。

◎ 鉴别诊断

（1）急性支气管炎：主要由病毒、细菌感染所致，以病毒感染多见。以发热、咳嗽为主要临床表现，无喘息症状。查体两肺可及不固定的干、湿啰音。胸片结果多显示正常或两肺纹理增多。与毛细支气管炎的鉴别要点主要为急性支气管炎无喘息症状，胸部查体两肺可及不固定的干、湿啰音。

（2）婴幼儿哮喘：以反复发作的咳嗽、喘息、气促和胸闷为主要临床表现，症状常在夜间和清晨发作或加剧，查体两肺可及呼气相为主的喘鸣音伴有呼气相延长，肺功能检查提示可变性呼气气流受限及气道反应性增加，支气管扩张剂治疗有效。患儿本人常有湿疹史，家族有哮喘史。鉴别要点主要是哮喘的咳嗽、喘息往往有反复发作性，时间有节律性，个人有湿疹史及家族有哮喘史，哮喘患儿往往对支气管扩张剂治疗反应佳。

（3）支气管异物：以突然发作的咳嗽、喘息和气促为主要临床表现，发病前往往无打喷嚏、流涕等上呼吸道感染前驱症状。查体可闻及气管拍击音，两肺呼吸音不对称。胸部CT可有肺不张、肺气肿征象。抗感染治疗效果欠佳。鉴别要点主要是本病可有异物吸入史，无上呼吸道感染前驱症状，结合胸部CT结果可予鉴别。

（4）先天性喉喘鸣：又称为喉软化，可能与呼吸、消化道的神经发育不成熟有关，吸气时勺状软骨向内塌陷，堵塞喉腔上口而发生吸气性喘鸣。多数患儿在出生后2~3周出现症状，安静时症状轻，活动或哭闹后症状明显，多在2岁时症状自然缓解。鉴别要点是本病新生儿时期即可发病，听诊可及吸气性喉喘鸣。

（5）其他：其他须与毛细支气管炎鉴别的疾病有支气管淋巴结结核、纵隔占位和气管支气管发育畸形等。

◎ 治疗

毛细支气管炎的基本处理原则包括监测病情变化、供氧及保持水电解质内环境稳定。

（1）细致观察并随时评估病情变化情况。临床医师需要反复查看患儿病情，评估变化。对处于疾病急性期的住院患儿，运用脉搏血氧监护仪进行SpO_2监测。

（2）保证呼吸道通畅，保证足够的供氧，海平面、呼吸空气条件下，睡眠时血氧饱和度持续低于88%，或清醒时血氧饱和度持续低于90%者有吸氧指征。给氧前宜先吸痰清理气道、摆正体位，以保证气道通畅。对于有慢性心肺基础疾病的患儿需要积极用氧。

（3）保证足够碳水化合物供应。患儿若能正常进食母乳，应鼓励其继续母乳喂养；若患儿呼吸频率>60次/分，且呼吸道分泌物多，容易发生吐奶、呛奶致误吸时，可考虑鼻胃管营养摄入，必要时予以静脉营养。

（4）药物治疗。

① 支气管扩张剂：可以试验性雾化吸入β_2受体激动剂或联合应用M受体阻滞剂，尤其是当患儿有过敏性疾病，如哮喘、过敏性鼻炎等疾病家族史时。

② 糖皮质激素：不推荐常规使用全身糖皮质激素治疗，可选用雾化吸入糖皮质激素治疗。

③ 3%高渗盐水雾化吸入：有效性尚未完全明确，使用中若出现患儿咳喘加重须立即停用，并注意吸痰、保持气道通畅。

④ 抗菌药物：除非有合并细菌感染证据，否则不作为常规使用。

⑤ 利巴韦林：不推荐常规使用。

（5）胸部物理治疗不能缩短住院时间，不推荐应用。

◎ 诊治要点

（1）当诊断毛细支气管炎时，需要考虑的是本病发生于<2岁婴幼儿，1岁以内婴幼儿多见，最多见于3~6月婴儿。

（2）当诊断毛细支气管炎时，需要考虑的是本病以病后 3～5 天症状较重，约 90% 的患儿咳嗽症状在 3 周内缓解。

（3）当诊断毛细支气管炎时，需要注意的是<6 周的本病患儿可能仅表现为呼吸暂停而无其他临床症状。

（4）当有以下症状时需要警惕肺炎：发热>39.0 ℃或肺部可持续闻及湿啰音。

（5）当毛细支气管炎患儿有以下症状时需要立即入住 ICU 进一步治疗：呼吸暂停（家长报告或观察到）；严重呼吸困难，如显著三凹征，呼吸频率>70 次/分；中枢性发绀。

（6）当毛细支气管炎患儿有以下症状时需要入院治疗：呼吸频率>60 次/分；母乳喂养困难，液体摄入量下降至原来的 50%～75%；有脱水症状；呼吸空气条件下，SpO_2 持续<92%。

（7）毛细支气管炎患儿有以下因素时容易进展为重症：慢性肺疾病（支气管肺发育不良），先天性心脏病，年龄<3 月，早产儿（特别是胎龄<32 周的早产儿），神经肌肉基础疾病，免疫缺陷。

第二节　肺炎支原体肺炎

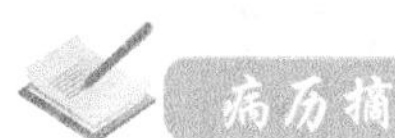

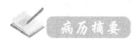

学习目标

1. 了解肺炎支原体肺炎的流行病学特征。
2. 了解肺炎支原体肺炎的发病机制。
3. 掌握难治性肺炎支原体肺炎的诊断标准。
4. 掌握肺炎支原体肺炎的治疗方案。

病历摘要

临床特点：患儿，男，9 岁 5 月，因“咳嗽 9 天，加重伴发热 6 天”入院。患儿 9 天前无明显诱因出现咳嗽，初为单声干咳，不剧，伴有鼻塞、流涕，家属未特殊治疗。6 天前患儿咳嗽加剧，为阵发性刺激性呛咳，干咳为主，昼夜均咳，无气促，无喘息，无发绀，伴有发热，热峰 39.6 ℃，热型不规则，热前无寒战，热极无抽搐，来我院门诊，查血常规示白细胞 9.8×10^9/L，中性粒细胞百分比 78%，C 反应蛋白 12 mg/L，考虑为“支气管炎”，予口服“头孢丙烯、川贝散和柴黄”等治疗 5 天，患儿咳嗽、发热无明显好转。今复来我院门诊，摄胸部 CT 示右中肺炎，门诊拟“右中肺炎”收住我科。病程中患儿食纳欠佳，夜眠一般，大小便无异常。

既往史：既往体质可，有湿疹史。

个人史、家族史：无特殊。

查体：体温 36.0 ℃，心率 122 次/分，呼吸 30 次/分，体重 26 kg，SpO_2 95%（未吸氧下），血压 112/65 mmHg，神志清，精神可，咽红，扁桃体Ⅰ度肿大，双肺呼吸音粗，未及啰音，心律齐，心音有力，腹软，肝脾肋下未及，末梢暖。

辅助检查： 血常规示白细胞计数 8.72×10^9/L，血小板计数 318×10^9/L，中性粒细胞百分比 67%，超敏 C 反应蛋白 32.7 mg/L。生化全套示乳酸脱氢酶 516.9 U/L。病原学检查示痰肺炎支原体 DNA 2.5×10^7 copies/mL，血肺炎支原体抗体 IgM 阳性。胸部 CT 检查右肺中叶见大片状高密度影，可见支气管充气征（图 2-2-1 中箭头），提示肺实变。

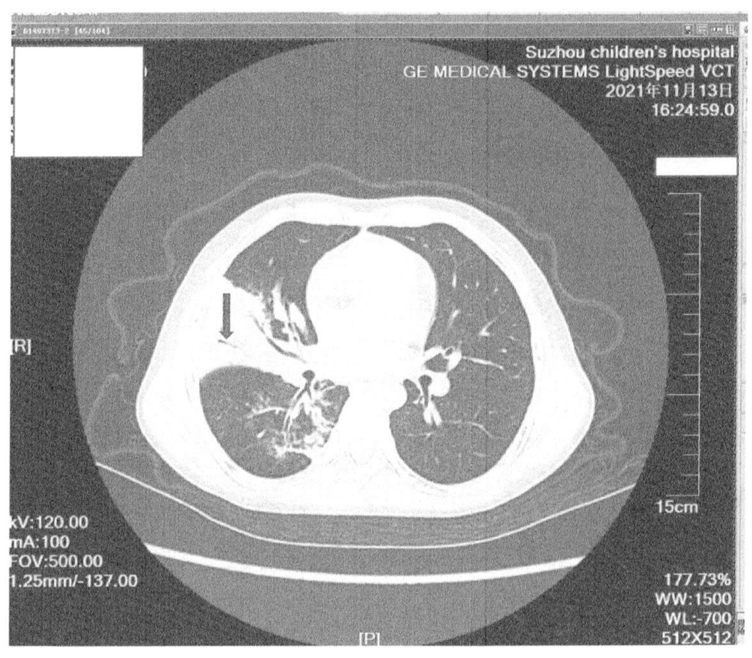

图 2-2-1 胸部 CT

诊断： 右中肺炎（肺炎支原体感染）。

依据： 患儿 9 岁 5 月，因“咳嗽 9 天，加重伴发热 6 天”入院。咳嗽为刺激性干咳，查体两肺未及啰音，胸部 CT 示右肺中叶炎症。检查示痰肺炎支原体 DNA 为 2.5×10^7 copies/mL，血肺炎支原体抗体 IgM 阳性。

◎ 病原学

肺炎支原体属于柔膜体纲支原体属，革兰氏染色阴性，显微镜下观察呈油煎蛋状，电镜下观察由 3 层膜结构组成，内外层为蛋白质及多糖，中层为含胆固醇的脂质成分，形态结构不对称，细胞膜一端向外延伸形成黏附细胞器，黏附于呼吸道上皮。肺炎支原体直径为 2~5 μm，是最小的致病微生物，缺乏细胞壁，故对于作用于细胞壁的抗菌药物固有耐药。肺炎支原体显微镜照片见图 2-2-2，电镜形态见图 2-2-3。

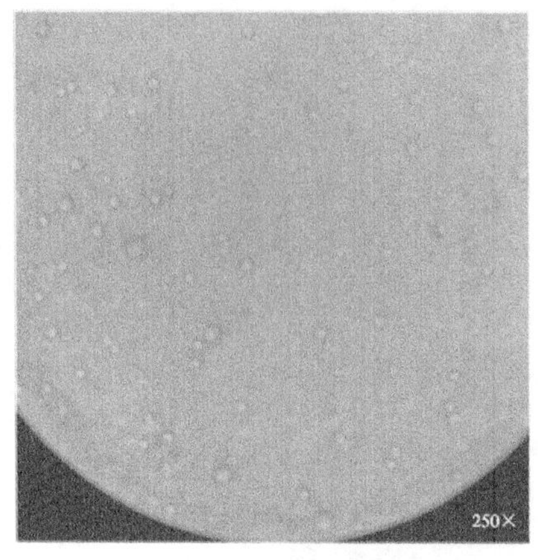

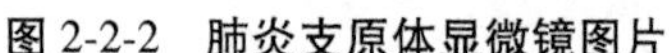
图 2-2-2　肺炎支原体显微镜图片

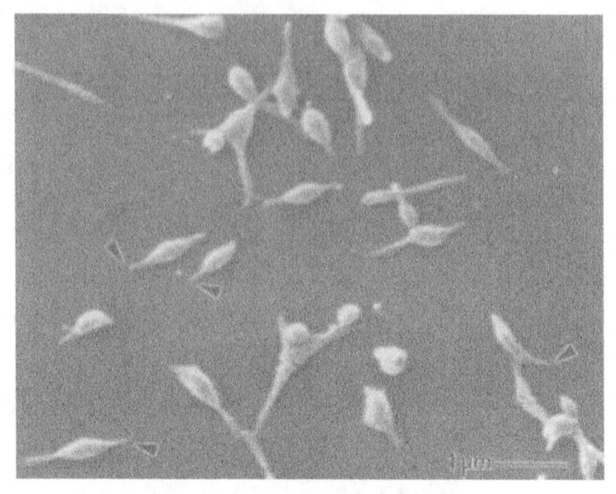

图 2-2-3　肺炎支原体电镜图片

◎ 致病机制

肺炎支原体感染致病机制复杂，可能与以下因素有关：

① 肺炎支原体侵入呼吸道后，借滑行运动定位于纤毛之间，通过黏附细胞器上的P1 黏附素等黏附于上皮细胞表面，抵抗黏膜纤毛的清除和吞噬细胞的吞噬。

② 肺炎支原体黏附于宿主细胞后，其合成的过氧化氢可引起呼吸道上皮细胞的氧化应激反应，并分泌社区获得性肺炎呼吸窘迫综合征毒素等对呼吸道上皮造成损伤。

③ 肺炎支原体感染除引起呼吸系统症状外，同时也能引起其他系统的表现，提示免疫因素包括固有免疫及适应性免疫的多个环节在肺炎支原体感染中起重要的作用。

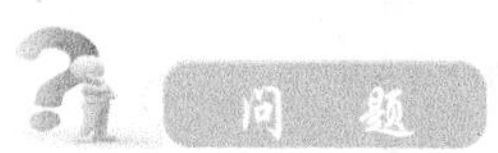

肺炎支原体肺炎好发于哪些人群？

A. 儿童及青年人　　B. 中年以上男性

C. 免疫力差者　　D. 老年人

E. 过敏体质者

问题解析：答案 A。肺炎支原体肺炎好发于儿童及青年人。

◎ 流行病学

肺炎支原体是社区获得性呼吸道感染的常见病原之一，尤其易感染学龄期儿童和年轻人群体。肺炎支原体广泛存在于全球范围，感染从密切接触的亲属及社区开始流行，容易在幼儿园、学校等人员密集的环境中发生。肺炎支原体经飞沫和直接接触传播，潜伏期 1~3 周，潜伏期内至症状缓解数周均有传染性。肺炎支原体流行具有周期性，每 3~7 年出现 1 次流行高峰，每次流行持续 1~2 年。在儿童肺炎中，10%~30%的病例由肺炎支原体感染引起，在流行高峰年肺炎支原体肺炎所占比例可高达30%~50%。苏州地区的研究均发现，肺炎支原体检出率与月平均温度呈正相关，与其他气候因素关系不大。肺炎支原体肺炎好发于学龄期儿童，但近些年来 5 岁以下儿童肺炎支原体肺炎报道也逐渐增多。无呼吸道感染症状人群鼻咽部也可携带肺炎支原体。

◎ 临床表现

1. 呼吸系统表现

起病可急可缓，以发热和咳嗽为主要表现，中高度发热多见，也可为低热或无热。部分患儿发热时伴畏寒、头疼、胸痛、胸闷等症状。病初大多呈阵发性干咳，少数有黏痰，偶有痰中带血丝，咳嗽会逐渐加剧，个别患儿可出现百日咳样痉咳，病程可持续2周甚至更长。多数患儿精神状况良好，多无气促和呼吸困难，而婴幼儿症状相对较重，可出现喘息，年长儿肺部湿啰音出现相对较晚，可有肺部实变体征。

肺炎支原体肺炎重症病例可合并胸腔积液和肺不张，也可发生纵隔积气、气胸和坏死性肺炎等。少数患儿表现危重，发展迅速，可出现呼吸窘迫，甚至需要呼吸支持，可发生死亡。

2. 其他系统表现

肺炎支原体感染患儿中，45.0%~48.8%的患儿会出现肺外表现，包括神经系统、皮肤、消化系统、心血管系统、血液系统、泌尿生殖系统和肌肉骨骼系统等表现。

(1) 神经系统并发症：脑炎为最常见的一种类型，儿童脑炎病例中有5%~10%归因于肺炎支原体感染。罕见并发症包括急性横贯性脊髓炎、眼阵挛-肌阵挛综合征等。

(2) 皮肤：肺炎支原体感染导致的皮肤异常主要涉及体表皮肤、口咽部黏膜及泌尿生殖道等，主要见于荨麻疹、过敏性紫癜和多型性红斑等。罕见并发症包括Stevens-Johnson综合征（图2-2-4）和白细胞碎裂性血管炎等。

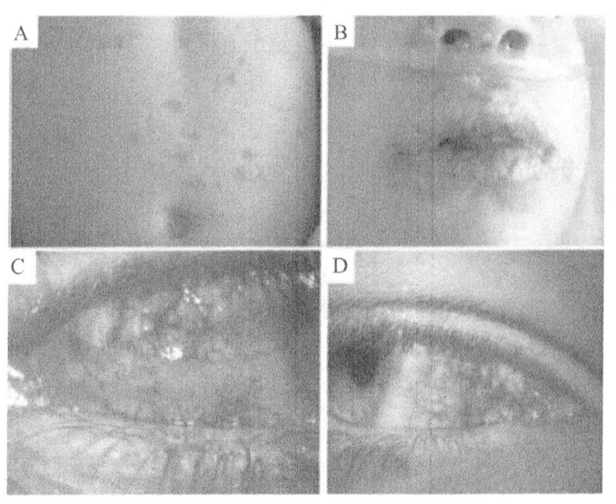

皮肤表面 (A) 轻度病变，伴有严重的口咽 (B) 和结膜 (C 和 D) 病变。

图2-2-4 肺炎支原体相关的Stevens-Johnson综合征患儿病变图像

(3) 消化系统并发症：肺炎支原体感染后通常伴有多种非特异性的胃肠道症状，如肝炎、胰腺炎等。

(4) 心血管系统：肺炎支原体感染后的心包炎、心脏压塞、心内膜炎和心肌炎虽然较少见，但也有相关报道，病情严重程度不一，从病情轻微到危及生命均可能发生。肺炎支原体感染后可见血栓形成，常见部位为左心房、右心室和主动脉，血栓形成主要与肺炎支原体感染后血管闭塞有关。肺炎支原体感染后血液中可检测出抗磷脂抗体，可能与血栓形成有关，大多数会在恢复期消失，凝血功能可在数月后恢复正常。肺炎支原体感染引起川崎病亦有报道。

（5）血液系统：以自身免疫性溶血性贫血较为常见，其他还有血小板减少性紫癜、单核细胞增多症、噬血细胞综合征和 DIC 等。

（6）其他：肾小球肾炎、IgA 肾病、中耳炎、突发性耳聋、结膜炎、虹膜炎、葡萄膜炎、关节炎及横纹肌溶解等。

3. 难治性肺炎支原体肺炎临床表现

难治性肺炎支原体肺炎目前尚无明确定义，普遍接受的是肺炎支原体肺炎经大环内酯类抗生素正规治疗 7 天及以上，临床征象加重、仍持续发热、肺部影像学加重者，可考虑为难治性肺炎支原体肺炎。难治性肺炎支原体肺炎年长儿多见，病情较重，发热时间及住院时间长，常表现为持续发热、咳嗽剧烈、呼吸困难等，胸部影像学表现呈进行性加重，表现为肺部病灶范围扩大、密度增高、可见胸腔积液，甚至有坏死性肺炎和肺脓肿。难治性肺炎支原体肺炎容易累及其他系统，引起多器官功能障碍。

◎ 影像学表现

（1）胸部 X 线检查：肺炎支原体肺炎患儿的影像学表现与临床症状间并不完全吻合，感染早期肺部常无阳性体征而胸片改变已较明显。胸片影像学特点多种多样，缺乏足够特异性，不易与病毒或细菌感染区分。可有表现包括节段性或大叶性实变、斑片状浸润、间质性浸润、结节样浸润、肺门/纵隔淋巴结肿大、肺不张、肺脓肿及胸腔积液等。肺炎支原体肺炎胸片异常表现可仅出现在单侧肺，也可同时累及左右两肺，但以单侧肺受累多见，右肺病变多于左肺，下肺病变多于上肺，以右肺下叶最多见，原因可能与肺部解剖结构有关。右肺下叶支气管相对较长且管径较小，分泌物容易堵塞，继而该部位出现异常影像学表现更常见。胸片影像学表现不同，可能还与年龄、病程等因素有关。

（2）胸部 CT 检查：CT 检查可更好地显示肺内细微结构，易于观察间质病变、肺内病灶轮廓及范围，故对部分患儿采用胸部 CT 检查协助诊断。肺炎支原体肺炎胸部 CT 可表现为结节状或小斑片状影、磨玻璃影、支气管壁增厚、马赛克征、树芽征、支气管充气征、支气管扩张、淋巴结大和胸腔积液等。

肺实质病变较间质病变吸收慢，合并混合感染时吸收亦慢。病变一般在 4 周时大部分吸收，8 周时完全吸收；也有症状消失 1 年后胸部 X 线表现才完全恢复的报道。

◎ 实验室诊断

1. 病原学诊断

（1）血清抗体检测：肺炎支原体感染人体后产生相应的 IgA、IgM、IgG 类抗体，不同类型抗体的出现、达峰和维持时间不同，因此根据病程长短，结合不同类型血清抗体结果，有助于了解肺炎支原体感染的临床类型。IgM 类抗体在肺炎支原体感染 1 周内开始出现，2~3 周达高峰，4 周后下降，2~3 个月降至最低。IgA 抗体变化与 IgM 基本一致，早期迅速上升，7~14 天达峰值水平，但回落较 IgM 和 IgG 更早。因此，IgA 或 IgM 抗体阳性均提示肺炎支原体现症或近期感染，可作为早期诊断肺炎支原体感染的依据。

IgG 抗体一般于肺炎支原体感染 14 天左右出现，较 IgA 和 IgM 出现晚，5 周达高峰，上升速度较慢，且在体内维持时间较长。单次肺炎支原体 IgG 阳性可提示有过肺炎支原体感染，但不能区分现症和既往感染，如恢复期和急性期双份血清肺炎支原体 IgG 抗体滴度呈 4 倍及 4 倍以上改变，可诊断肺炎支原体现症感染。

需要注意的是，肺炎支原体血清抗体主要适用于 6 月龄以上和免疫功能正常儿童。由于血清抗体产生的时间不同，因此同时检测肺炎支原体的 IgM 和 IgG 抗体，有利于提高肺炎支原体临床诊断率。由于肺炎支原体 IgA 出现早，持续时间短，且与 IgM 检测相比，儿童 IgA 检出率较低，因此儿童 IgA 抗体作为补充检测项目，一般不作为常规检测。

（2）抗原检测：用于直接检测样本中肺炎支原体特异性抗原。目前以肺炎支原体黏附相关 P1 蛋白或肺炎支原体 50S 核糖体 L7/L12 核糖体蛋白特异性单克隆抗体，经抗原抗体反应检测肺炎支原体抗原。肺炎支原体抗原检测阳性是肺炎支原体早期感染依据。

（3）分子生物学检测：临床上有 DNA 和 RNA 两种检测。分子生物学检测方法具有特异性高、样本周转时间短、检测速度快等优点，联合血清抗体检测，可为诊断肺炎支原体提供明确依据。但两种检测的意义有所区别。肺炎支原体失活后，其 DNA 成分仍可在部分患者体内检测到，时间最长可达 7 个月，因此肺炎支原体 DNA 检测阳性仅提示有肺炎支原体携带或感染，不能区分现症或既往感染，也不能很好地评估治疗效果。RNA 只能由活体 DNA 产生，肺炎支原体死亡后不再产生，且 RNA 在病原体外会快速降解，因此肺炎支原体 RNA 检测阳性常提示肺炎支原体现症感染，同时也可用于评价肺炎支原体感染治疗转归和药物疗效，其检测结果与肺炎支原体感染的严重程度有较好的相关性。

（4）分离培养法检测：合格的呼吸道标本分离出肺炎支原体是诊断肺炎支原体感染的最可靠标准，但肺炎支原体菌株生长缓慢，且自身无法合成甾醇，因此需要经过多次传代培养才出现阳性反应，培养成本高，故很难在临床推广。

2. 血氧饱和度测定

低氧血症是肺炎死亡的危险因素，因此在有条件的单位，对肺炎支原体肺炎患儿应监测 SaO_2。SpO_2 测定提供了非侵入性检测 SaO_2 的手段，动脉血气分析则有助于判断呼吸衰竭类型、程度及血液酸碱失衡情况，可根据病情进行选择。

3. 其他相关检查

（1）外周血细胞计数：白细胞计数多正常，重症患儿的白细胞计数可 $>10\times10^9/L$ 或 $<4\times10^9/L$，部分患儿出现血小板增多。

（2）C 反应蛋白：C 反应蛋白是急性时相炎症指标，难治性肺炎支原体肺炎患儿及重症肺炎支原体肺炎患儿 C 反应蛋白增多。

（3）血清学检查：难治性肺炎支原体肺炎和重症肺炎支原体肺炎患儿血清乳酸脱氢酶多明显升高，可作为给予全身使用糖皮质激素治疗的参考指标，少数患儿抗球蛋白（Coombs）试验阳性。

◎ 诊断与鉴别诊断

临床上有肺炎的表现和（或）影像学改变，结合肺炎支原体病原学检查即可诊断肺炎支原体肺炎。

肺炎支原体肺炎须与细菌性肺炎、肺结核、支气管异物、肺炎衣原体肺炎、病毒性肺炎等疾病鉴别。值得注意的是，部分肺炎支原体肺炎可以混合细菌和病毒感染。

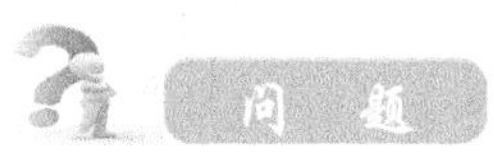

肺炎支原体肺炎首选什么药物治疗？

A. 头孢唑肟　　B. 青霉素　　C. 红霉素　　D. 链霉素

问题解析：答案 C。大环内酯类抗生素，包括红霉素，是肺炎支原体肺炎首选治疗药物。

◎ 治疗

1. 治疗原则

肺炎支原体肺炎一般治疗和对症治疗同儿童社区获得性肺炎。普通肺炎支原体肺炎采用大环内酯类抗生素治疗，对于难治性肺炎支原体肺炎耐大环内酯类抗生素者，可考虑其他抗菌药物。对难治性肺炎支原体肺炎和重症肺炎支原体肺炎，可能需要加用糖皮质激素及支气管镜治疗。

2. 药物治疗

（1）抗菌药物：肺炎支原体感染有一定自限性，轻症病例可在门诊治疗，以阿奇霉素为首选的大环内酯类药物是抗肺炎支原体感染的一线药物，其他常用的大环内酯类药物包括红霉素、克林霉素等。停药依据临床症状、影像学表现及炎症指标决定，不宜以肺部实变完全吸收、抗体阴性或肺炎支原体 DNA 转阴作为停药指征。

（2）非大环内酯类药物：四环素类、喹诺酮类药物都表现出对肺炎支原体感染的有效性，临床益处主要为缩短症状持续时间和快速退热。需要注意的是，这些药物在儿童中应用受到限制，如四环素类药物仅限用于 8 岁以上儿童，而喹诺酮类药物禁用于儿童，临床医师在选择这些药物时应权衡风险及益处，并充分知情告知。混合感染是引起难治性肺炎支原体肺炎和重症肺炎支原体肺炎的重要原因，故当初始大环内酯类药物治疗效果欠佳时，应注意鉴别是耐药菌株的因素还是混合感染的因素。

（3）免疫调节剂：近年来难治性肺炎支原体肺炎比例不断增高，考虑与肺炎支原体存在直接损伤和过度免疫反应两方面致病机制有关。糖皮质激素具有抗炎、抗过敏及调节免疫等广泛的药理作用，全身使用糖皮质激素是治疗难治性肺炎支原体肺炎和重症肺炎支原体肺炎的重要选择之一，首选甲泼尼龙或泼尼松。在肺炎支原体肺炎治疗中，糖皮质激素使用的最佳时机尚不明确，一般认为应用大环内酯类药物 7 天仍有发热或病情进展时开始应用，多数能取得良好疗效。有学者发现乳酸脱氢酶为 306~364 IU/L 时，为防止病情恶化可考虑使用糖皮质激素，但当乳酸脱氢酶>410 IU/L 时提示此患儿将发生难治性肺炎支原体肺炎，应常规使用糖皮质激素。糖皮质激素是治疗儿童难治性肺炎支原体肺炎的有效药物，剂量和疗程不是一成不变的，应根据疾病的严重程度进行个体化治疗。

（4）静脉用丙种球蛋白：鉴于肺炎支原体感染可致过度免疫反应，静脉用丙种球蛋白作为免疫调节剂，是治疗难治性肺炎支原体肺炎和重症肺炎支原体肺炎的方法之一。通常在治疗难治性肺炎支原体肺炎合并肺外损害时，静脉用丙种球蛋白可作为糖皮质激素的替代治疗，尤其是糖皮质激素治疗效果欠佳、存在激素使用禁忌证或考虑到其不良反应时。

（5）抗凝剂：肺炎支原体感染可导致血管内皮细胞破坏，进而影响凝血机制和纤溶激活系统的正常调节，使凝血功能紊乱，从而导致血液高凝状态。抗凝药物主要包括肝素类药物和维生素 K 拮抗剂。但目前肺炎支原体肺炎合并高凝状态使用抗凝药物的有效性和安全性尚缺乏高级别循证依据，应根据具体情况权衡利弊后酌情使用。

3. 支气管镜的应用

纤维支气管镜或电子支气管镜下支气管灌洗治疗目前已成为治疗肺炎支原体肺炎的重要方法。支气管镜可清除痰栓及坏死黏膜阻塞，还可收集肺泡灌洗液进行病原分析，甚至局部介入治疗，解决难治性肺炎支原体肺炎并发的气道狭窄问题。关于支气管镜治疗时机，推荐尽早采用，其可明显缩短热程及住院时间。

4. 其他并发症治疗

4%～20%的肺炎支原体肺炎可合并胸腔积液，多预后良好，经过抗感染及糖皮质激素治疗后积液可吸收，积液量多时可进行胸腔穿刺，较少需要胸腔闭式引流及外科手术治疗。坏死性肺炎是重症肺炎支原体肺炎患儿持续高热的重要因素，多数患儿不需要侵入性操作或外科手术即可治愈，需要手术切除病变肺组织的报道较少。

◎ 诊治要点

（1）肺炎支原体肺炎见于各年龄组，但以学龄期儿童最为多见，临床表现为刺激性干咳，肺部体征不明显，影像学表现明显。

（2）单纯鼻咽部分泌物肺炎支原体 DNA 阳性或者血清肺炎支原体抗体 IgM 阳性均不能明确为肺炎支原体感染，如二者均阳性，可考虑肺炎支原体感染。

（3）肺炎支原体肺炎患儿如有乳酸脱氢酶和（或）C 反应蛋白明显增高，须警惕难治性肺炎支原体肺炎可能。

第三节 腺病毒肺炎

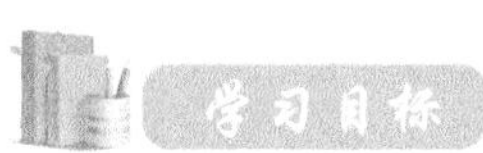

1. 了解腺病毒肺炎的流行病学特征。
2. 掌握腺病毒肺炎的临床特征。
3. 了解腺病毒肺炎的治疗方案。

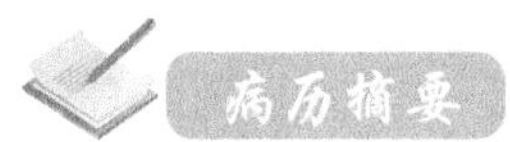

临床特点：患儿，男，1岁11月，因“发热4天，咳嗽2天”入院。4天前患儿无明显诱因出现发热，热型不规则，热峰39.8 ℃，热前无寒战，热极无抽搐，口服“布洛芬混悬液”体温可暂退，热退后精神尚可，起病后来我院门诊，血常规示白细胞计数 8.48×10^9/L，中性粒细胞百分比78%，淋巴细胞百分比17%，超敏C反应蛋白18.8 mg/L。考虑患儿为“急性上呼吸道感染”，予“金蝉口服液、羚羊角颗粒”口服治疗2天，患儿仍有发热，热峰较前相仿，出现咳嗽，为阵发性连声咳，干咳为主，白天较剧，无气促，无喘息，无呼吸困难。今复来我院门诊，胸片示支气管肺炎，为进一步治疗，门诊拟“支气管肺炎”收住我科。病程中患儿食纳欠佳，夜眠一般，大小便无异常。

既往史：既往体质尚可，有湿疹史。

个人史、家族史：无特殊。

查体：体温38.9 ℃，心率125次/分，呼吸34次/分，体重15 kg，SpO_2 97%（未吸氧下），神志清，精神反应一般，双眼结膜充血，咽红，扁桃体Ⅱ度肿大，双肺呼吸音粗，可闻及细湿啰音，心律齐，心音有力，腹软，肝脾肋下未及，末梢暖。

辅助检查：痰腺病毒（+++）。胸片提示支气管肺炎。

诊断：腺病毒肺炎。

诊断依据：患儿1岁11月，因“发热4天，咳嗽2天”入院，查体双眼结膜充血，听诊两肺可及湿啰音，入院后查痰腺病毒（+++），胸片示支气管肺炎。

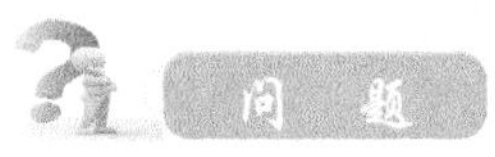

腺病毒肺炎发病最多见于哪个年龄？

A. 新生儿　　B. 2~6月婴儿　　C. 6~12月婴儿　　D. 6~24月婴幼儿

问题解析：答案D。腺病毒肺炎最多见于6~24月婴幼儿。

◎ 腺病毒肺炎概述

腺病毒自1953年从儿科患者的腺样体淋巴组织中分离出来以后，至今已发现有100多种类型。腺病毒是引发呼吸道感染的重要病原，可发生于任何年龄，但80%以上的感染发生在4岁以下儿童，最多见于6~24月婴幼儿。腺病毒感染占儿童病毒性呼吸道感染的2%~7%，而在腺病毒呼吸道感染中，肺炎占4%~20%，其中重症肺炎占6%~7%。免疫功能低下的腺病毒肺炎患者病死率可高达50%~60%，在器官移植和干细胞移植患者中，腺病毒是机会感染性病原，常引起播散性感染，甚至死亡。

◎ 病原学

腺病毒是一种无包膜的双链DNA病毒，直径70~90 nm，目前发现腺病毒有70多种血清型，共A—G 7个亚属。

腺病毒感染可引起多种疾病，包括肺炎、支气管炎、膀胱炎、眼结膜炎、胃肠道疾病及脑炎等。与呼吸道感染相关的腺病毒主要有B亚属、C亚属和E亚属。重症肺炎以腺病毒3型和7型多见。

◎ 流行病学

人腺病毒感染潜伏期一般为2~21天，平均为3~8天，潜伏期末至发病急性期传染性最强。有症状的感染者和无症状的隐性感染者均为传染源。传播途径包括以下三种。

（1）飞沫传播：呼吸道感染腺病毒的主要传播方式。

（2）接触传播：手接触被腺病毒污染的物体或表面后，未经洗手而触摸口、鼻或眼睛。

（3）粪口传播：接触腺病毒感染者的粪便。

不同地域的腺病毒流行季节不同，我国北方地区腺病毒肺炎流行高峰为冬季，而南方地区为春夏季。我国北方地区腺病毒流行型别为B亚属的3型和7型，南方地区为B亚属的3型和C亚属的2型。

◎ 肺损伤机制

腺病毒肺炎肺损伤的机制尚未完全阐明，可能有以下致病机制：

① 腺病毒直接导致细胞溶解坏死引起肺损伤。

② 腺病毒在感染急性期介导一系列免疫应答反应加重肺损伤，在感染后期诱导组织修复，导致遗留肺部后遗症可能。

③ 腺病毒通过逃避免疫监视不被机体清除，慢性持续感染导致肺部后遗症。

④ 腺病毒的DNA整合到肺组织细胞DNA上，干扰细胞的正常基因表达等。

腺病毒肺炎的临床特点有哪些？

A. 早期即有全身中毒症状　　B. 肺部体征出现较晚

C. 可并发渗出性胸膜炎　　D. 多为稽留热

问题解析：答案ABCD。ABCD内容均是腺病毒肺炎临床特点。

◎ 临床表现

起病急，常在起病初即出现39 ℃以上的高热，可伴有咳嗽、喘息，轻症一般在7~11天体温恢复正常，其他症状也逐渐消失。重症患儿高热可持续2~4周，以稽留热多见，也有不规则热型，一些患儿热峰可超过40 ℃，呼吸困难多始于病后3~5天，伴全身中毒症状，精神萎靡或烦躁，易激惹，甚至抽搐。部分患儿有腹泻、呕吐，甚至出现严重腹胀。少数患儿有结膜充血、扁桃体分泌物。

肺部细湿啰音多于3天后出现，可伴有哮鸣音。重症患儿一般情况差，面色苍白或发灰，精神萎靡或者烦躁，容易激惹，呼吸增快或困难，口唇发绀，鼻翼扇动，三凹征明显，心率增快，可有心音低钝，肝脏肿大，意识障碍和肌张力增高。

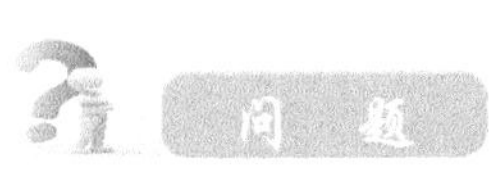

腺病毒肺炎易发生什么并发症？

A. 中毒性脑病　　B. 肺脓肿　　C. 脓胸　　D. 气胸

问题解析：答案A。腺病毒肺炎易并发中毒性脑病。

◎ 并发症

（1）呼吸衰竭：表现为气促、鼻翼扇动、三凹征、喘憋及口唇发绀，血氧饱和度<90%，PaO_2<60 mmHg，$PaCO_2$>50 mmHg。

（2）急性呼吸窘迫综合征：以顽固性低氧血症为特征，缺氧症状用鼻导管或面罩吸氧等常规氧疗方法无法缓解；影像学表现为双肺弥漫性渗出，听诊肺部有细湿啰音；血气分析早期多为不同程度的低氧血症和呼吸性碱中毒，随着病情加重，P/F 进行性下降，由于急性呼吸窘迫综合征晚期无效腔通气增加，因此出现二氧化碳潴留，表现为呼吸性酸中毒。

（3）纵隔气肿或皮下积气：易发生于黏液栓形成塑型及坏死物堵塞气道的患儿或合并哮喘的患儿，呼吸困难加重或存在顽固性低氧血症者应考虑该并发症。

（4）胃肠功能障碍：可出现腹泻、呕吐，严重时出现中毒性肠麻痹和胃肠衰竭。可并发消化道出血，出血量一般不大。

（5）中毒性脑病或脑炎：表现为一般情况差，精神萎靡，或嗜睡、易激惹，有时烦躁与萎靡相交替，重者出现惊厥或昏迷。

（6）脓毒症：腺病毒可引起病毒性脓毒症，除引起肺部严重感染和损伤外，还可引起肺外器官损伤和功能障碍。当循环、神经、血液、消化等肺外系统功能障碍时需考虑合并脓毒症的可能，病死率可显著增加。

（7）噬血细胞性淋巴组织细胞增多症：患儿多于高热 7~10 天后出现外周血二系或三系细胞减少，可伴有脾肿大，血清铁蛋白升高≥500 μg/L，骨髓、脾或淋巴结活检可见噬血细胞现象，自然杀伤（NK）细胞活性降低或消失，高甘油三酯血症（≥3.0 nmol/L）和（或）低纤维蛋白原血症（≤1.5 g/L），以及血浆可溶性 CD25≥2 400 U/mL 等，满足以上 8 条诊断标准中的任意 5 条可诊断。

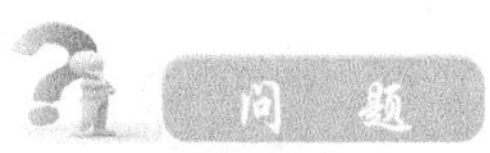

腺病毒肺炎患儿易出现哪种胸片表现类型？

A. 肺出血　　B. 脓气胸　　C. 肺实变　　D. 胸腔积液

问题解析：答案 C。腺病毒肺炎患儿易发生肺实变。

◎ 实验室检查

（1）血常规和生化检查：血常规可见白细胞正常、升高或下降；C 反应蛋白可正常或升高，腺病毒 3 型感染儿童的血清 C 反应蛋白水平较其他型更高；重症患儿降钙素原可超过 0.5 mg/mL；7 型腺病毒感染者易出现贫血、血小板减少和肝肾功能受损。合并心肌损伤者肌钙蛋白和肌红蛋白可升高，危重患儿更明显。一般轻型腺病毒肺炎的炎症反应不突出，白细胞计数正常或降低，以淋巴细胞分类为主，C 反应蛋白正常。而重症腺病毒肺炎的炎症反应强烈，在病程中常见白细胞计数升高并以中性粒细胞为主，C 反应蛋白和降钙素原升高，但起病初期 3 天内一般白细胞计数和 C 反应蛋白正常，而降钙素原可升高。

（2）病原学检查：常用的病原学检查包括病毒分离、特异性腺病毒抗原和核酸检测及特异性抗体检查。

（3）病毒分离：大多数腺病毒可利用原代人胚肾细胞培养进行分离，其方法可靠，阳性率高，利用标准血清可鉴定血清型，被认为是传统的诊断腺病毒感染的“金标准”，但需时7~14天。

（4）腺病毒抗原：采用放射免疫法、免疫荧光法或酶联免疫吸附试验等方法检测呼吸道样本中特异性腺病毒抗原，已广泛用于临床。与病毒分离相比较，其特异性高，可达95%以上，但敏感性相对较低。

（5）腺病毒核酸：目前已有数种PCR技术用于检测腺病毒感染，并迅速成为有用的快速诊断手段，其特异性和敏感性均较高。常用方法有实时定量PCR、多重PCR和巢式PCR。

（6）腺病毒特异性抗体：腺病毒特异性抗体是腺病毒感染的间接指标，其结果判断可遵循传统的血清学诊断标准。血清腺病毒特异性IgM抗体提示急性腺病毒感染，但阳性率不高；急性期和恢复期双份血清显示特异性IgG抗体滴度≥4倍增高可回顾性诊断近期感染。

◎ 影像学表现

1. 胸部X线表现

胸部X线表现可有以下几种类型和特点。

（1）支气管炎：见于病程2~3天，表现为两肺纹理增多、粗厚、毛糙，以两肺中内带明显。细小支气管由于渗出物和坏死物的填充出现严重狭窄，80%~90%患者有严重肺气肿，X线示呼吸时心影呈反常大小，符合支气管炎和毛细支气管炎的表现。

（2）肺内实变：分为小病灶（腺泡小叶性）型、融合型、大病灶型及假大叶型四种类型。小片状融合型多见，表现为大小不等、密度不均等的融合灶。病变进一步发展呈现范围较大、密实而均匀的假大叶病变，提示出现大片坏死。小病灶型以两下肺内带多见，融合病变多见于右上肺及两下肺，中等致密而均匀的大病灶以左中下肺野多见。

（3）肺门阴影：肺门阴影模糊、致密和增宽，偶见结节状增大，多为双侧或以肺实变侧较重。

（4）胸腔积液：并不多见，可为单侧或双侧少量积液，随病变吸收而消退。

（5）心影：一般正常，偶有轻度增大。

（6）恢复期患儿复查：胸片一般表现为肺纹理增粗或肺部少许斑片状渗出。

2. 胸部CT表现

由于胸部CT分辨率高，对病变的发现、性质、部位、大小等识别方面明显优于普通X线摄片，因此成为诊断、病情评估及判断预后的主要手段。当胸部X线改变与呼吸困难等表现不平行时，应当及时行CT检查。以肺气肿和多肺叶受累的肺实变为主要特征，急性期肺实变多以双肺团簇状影为主，呈向心性分布，实变密度较高，多数实变影中可见支气管充气征，增强后强化较均匀。部分患儿以肺不张为主，也有一些患儿主要表现为大、小气道（细支气管）的炎症，包括充气不均匀、磨玻璃影、马赛克征、小叶中心性结节、支气管壁增厚、支气管扩张等。可合并气胸、纵隔气肿和皮下气肿。

◎ 诊断

根据流行病学史、临床和影像学表现以及腺病毒病原学进行诊断。强调在病原学诊断之前根据临床表现对本病进行早期识别，并及时进行病原学检查，采取隔离措施及恰当的经验性治疗。若当地有腺病毒感染病例，患儿高热持续3天以上、面色苍白、精神反应差、肺部有啰音、心率增快，应该高度警惕本病的可能，尽早行病原学检查，以早期诊断。

◎ 重症病例的早期识别

根据临床特征、影像学表现及实验室检查，早期识别或预测重症病例。研究报道，4岁以下儿童，持续发热、肺部广泛病变和白细胞介素-6水平明显增高者常与重症相关。

（1）临床特征：合并基础疾病，包括慢性心肺疾病、移植后或免疫功能低下、营养不良、神经发育障碍和肌肉病变等患儿；早产儿及3月龄以下婴幼儿；高热3~5天以上，伴有精神萎靡、面色发灰、肝脏明显肿大、低氧血症；持续喘息；双肺密集湿性啰音和哮鸣音。

（2）影像学表现：肺部阴影进展迅速，双肺多灶实变；双肺以细支气管炎为主，伴或不伴肺不张；有大叶性肺不张或肺气肿。

（3）实验室检查：白细胞明显升高或降低，血小板下降，中度以下贫血，C反应蛋白和降钙素原明显升高，白蛋白降低，铁蛋白和乳酸脱氢酶明显升高。

（4）塑型支气管炎的识别：塑型支气管炎是引起呼吸衰竭、气胸、纵隔和皮下气肿的主要原因，可危及生命。表现为呼吸困难，喘息，鼻扇和三凹征，患侧呼吸音减低，可有哮鸣音，危重者出现沉默肺，影像学表现为肺不张或肺气肿，伴黏液栓征，支气管镜检查可见支气管树样塑型。

（5）闭塞性支气管炎/细支气管炎的预测：持续喘息，尤其存在个人或家族过敏史；双肺以细支气管炎为主，伴或不伴大气道炎症和肺不张；机械通气治疗；存在混合感染；支气管镜下可见黏液栓阻塞管腔。

◎ 鉴别诊断

（1）细菌性肺炎：喘息少见，影像学多合并胸膜积液和脓胸，一般病初3天内外周血白细胞和中性粒细胞明显升高，血、胸腔积液和痰液细菌培养可阳性。

（2）肺炎支原体肺炎：患儿年龄多在3岁以上，一般无面色差、精神萎靡和肝肿大表现，多无双肺啰音，病初降钙素原常不高。

◎ 治疗

（1）治疗原则和要点：一般治疗同儿童社区获得性肺炎诊疗规范；轻度患者多呈自限性，避免过度治疗，如使用广谱抗生素、使用糖皮质激素、进行支气管镜检查等；对重症患儿的治疗需要掌握广谱抗生素、糖皮质激素、支气管镜检查、机械通气等的应用指征和时机，体外膜肺氧合和血液净化的治疗更需要严格把控；治疗过程中应当密切评估病情变化，多学科团队协作及时调整治疗方案；重症患儿治疗关键是保持气道通畅、适当氧疗、抑制过度炎症反应、保护脏器功能、及时治疗噬血细胞综合征；严格执行隔离措施和院感防控措施，避免交叉感染。

（2）评估病情：治疗过程中，应当及时识别重症病例和易发生闭塞性细支气管炎病例，必须密切动态观察病情变化。

（3）隔离：对于腺病毒肺炎患儿，应当进行早期隔离，避免交叉感染。

（4）脏器功能支持：如出现循环功能障碍，应制订合理的液体复苏和循环支持方案；对合并急性肾损伤者当及时行持续血液净化；注意液体管理，避免容量不足和液体过负荷。

（5）抗病毒治疗：目前的抗病毒药物，如利巴韦林、阿昔洛韦、更昔洛韦对腺病毒疗效不确切，不推荐使用。

（6）氧疗和呼吸支持治疗：同儿童社区获得性肺炎诊疗规范。

（7）免疫调节治疗：静脉用丙种球蛋白可用于重症腺病毒肺炎的治疗，推荐1.0 g/(kg・d)，使用两天。糖皮质激素可增加排毒时间，延长病毒血症期，引起混合感染，临床上应慎重选择。可用于中毒症状明显、有脑炎或脑病、噬血细胞综合征等并发症；有脓毒症的情况；有持续喘息，影像学以细支气管炎为主的情况。一般短疗程使用。

（8）支气管镜检查和治疗：有明显气道阻塞者，不排除并存异物、支气管畸形者，肺炎控制后怀疑继发性支气管软化或支气管腔闭塞者，推荐使用。

（9）混合感染的治疗：混合感染多见于发病7天以后，在发病的初期阶段少见，不推荐在疾病早期阶段使用广谱抗生素。

（10）抗凝治疗：对于高热、影像提示大叶实变、D-二聚体明显升高、有栓塞危险或已发生栓塞者，须给予抗凝治疗。

（11）其他：气胸、纵隔气肿、急性肾损伤、噬血细胞综合征和闭塞性细支气管炎等须及时对症治疗。

◎ 诊治要点

（1）当婴幼儿肺炎患者出现稽留高热，全身中毒症状重，肺部啰音出现相对晚时，须警惕腺病毒肺炎。

（2）腺病毒肺炎易有重症病例，易发生闭塞性细支气管炎，必须密切动态观察病情变化。

第四节 支气管哮喘

学习目标

1. 掌握支气管哮喘的定义。
2. 了解支气管哮喘的发病机制。
3. 掌握支气管哮喘的诊断及鉴别诊断。
4. 了解支气管哮喘的治疗。

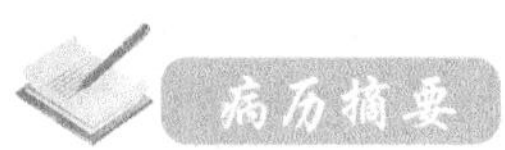

临床特点：患儿，女，9岁6月，因“反复咳喘5年，加重伴气促1天”入院。患儿5年前开始出现喘息，运动可诱发，每年发作4~5次，门诊雾化治疗后喘息可好转。1天前患儿咳嗽加剧，为阵发性连声咳，喉间有痰，昼夜均咳，伴有喘息、气促，安静时有呼吸费力，说话成短句，喜坐位，可平卧，伴胸骨正中刺痛，持续数分钟后可自行缓解。今至我院就诊，予“布地奈德、特布他林”雾化等治疗后症状稍好转，现为进一步治疗，急诊拟“喘息待查”收住入院。

既往史：有湿疹史，查血过敏原提示尘螨及鸡蛋白过敏。

个人史：无特殊。

家族史：爷爷有“支气管哮喘”史。

查体：体温36.0 ℃，心率126次/分，呼吸38次/分，体重31.2 kg，SpO_2 93%，血压98/60 mmHg，神志清，精神尚可，呼吸稍促，可及吸气性三凹征，咽红，扁桃体Ⅰ度肿大，双肺呼吸音粗，可及呼气相为主的喘鸣音，心律齐，心音有力，腹软，肝脾肋下未及，末梢暖。

辅助检查：血过敏原检测普通豚草1级，猫毛2级，霉菌组合1级，葎草1级，鸡蛋白2级，牛奶1级，花生2级，黄豆1级，海鱼组合1级，余0级。肺功能检查支气管舒张试验第1秒用力呼气容积（FEV_1）由56.3%升高至72.1%，超过12%（图2-4-1）。呼出气一氧化氮（FeNO）检测，结果为37 ppb（图2-4-2）。

	Pred	R	R/P	A1	A1/P	chg%R	A2	A2/P	chg%2	A3	A3/P	chg%3
日期 时间		21-5-1 13:48:		21-5-1 14:12:			21-5-1 14:13:			21-5-1 14:17:		
FVC [L]	2.21	1.50	67.8	1.54	69.7	2.7	1.61	72.7	7.1	1.68	76.1	12.2
FEV 1 [L]	1.89	1.07	56.3	1.22	64.3	14.4	1.25	65.9	17.2	1.37	72.1	28.1
FEV 1 % FVC[%]	84.81	71.16	83.9	79.21	93.4	11.3	77.82	91.8	9.4	81.26	95.8	14.2
FEV 1 % VC MAX	84.81	71.16	83.9	79.21	93.4	11.3	77.82	91.8	9.4	81.26	95.8	14.2
PEF [L/s]	4.51	2.62	57.9	2.97	65.8	13.5	2.81	62.3	7.5	3.22	71.4	23.1
FEF 25 [L/s]	4.04	2.03	50.1	2.54	62.8	25.3	2.28	56.5	12.7	2.92	72.2	44.1
FEF 50 [L/s]	2.85	0.87	30.5	1.34	46.8	53.3	1.31	45.8	49.9	1.64	57.5	88.1
FEF 75 [L/s]	1.46	0.20	13.7	0.44	30.1	118.9	0.45	30.7	123.9	0.60	41.0	198.5
MMEF 75/25[L/s]	2.50	0.57	22.8	0.95	38.2	67.6	0.99	39.6	73.9	1.26	50.5	121.4
V backextrap[%]		1.94		2.27		17.5	1.99		3.0	2.08		7.6
MVV [L/min]	40.17	22.39	55.7									

图2-4-1　肺功能检查报告单

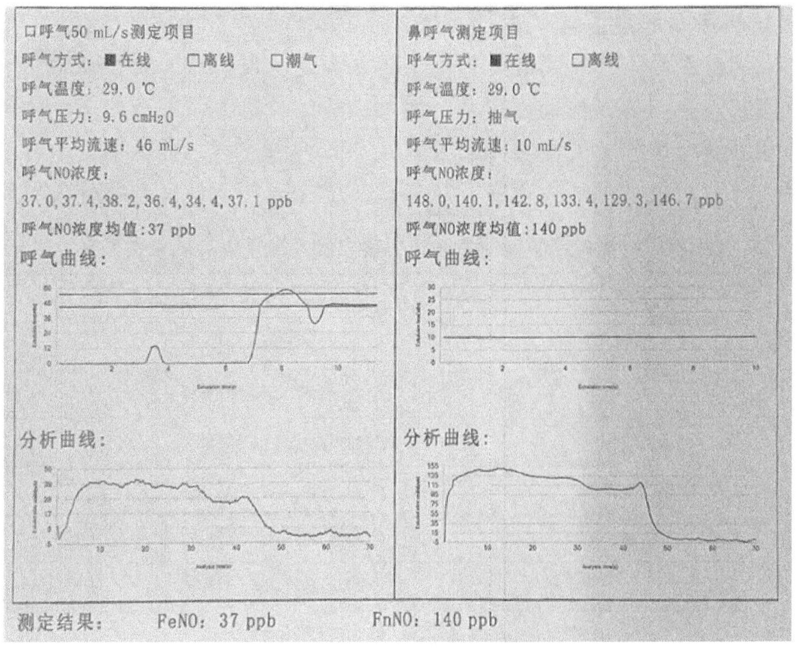

口呼气50 mL/s测定项目
呼气方式：■在线 □离线 □潮气
呼气温度：29.0 ℃
呼气压力：9.6 cmH2O
呼气平均流速：46 mL/s
呼气NO浓度：
37.0, 37.4, 38.2, 36.4, 34.4, 37.1 ppb
呼气NO浓度均值：37 ppb
呼气曲线：
分析曲线：

鼻呼气测定项目
呼气方式：■在线 □离线
呼气温度：29.0 ℃
呼气压力：抽气
呼气平均流速：10 mL/s
呼气NO浓度：
148.0, 140.1, 142.8, 133.4, 129.3, 146.7 ppb
呼气NO浓度均值：140 ppb
呼气曲线：
分析曲线：

测定结果： FeNO：37 ppb FnNO：140 ppb

图 2-4-2 FeNO 检测报告单

诊治经过：患儿入院后完善相关检查，告病重，予“布地奈德混悬液、特布他林”雾化吸入，“硫酸镁、甲泼尼龙”补液抗炎平喘，口服“孟鲁司特”等治疗。3 天后患儿咳嗽不剧，无气促，无明显喘息，查体两肺未及喘鸣音，予办理出院。

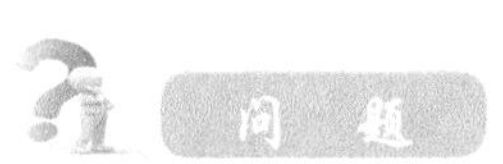

1. 该患儿最可能的诊断是什么？

A. 支气管哮喘　　B. 支气管内膜结核

C. 支气管异物　　D. 先天性心脏病

2. 增加该病发病风险的危险因素有哪些？

A. 个人过敏史　　B. 家族哮喘史　　C. $PM_{2.5}$　　D. 烟雾

问题 1 解析：答案 A。该患儿反复发生喘息发作，雾化平喘治疗后可缓解，有湿疹史，查血过敏原提示对吸入性物质、食入物过敏，故支气管哮喘可能性大。

问题 2 解析：答案 ABCD。个人过敏史、哮喘家族史、$PM_{2.5}$和烟雾均可增加支气管哮喘的发病风险。

◎ 支气管哮喘概述

支气管哮喘（简称“哮喘”）是儿童期最常见的慢性呼吸系统疾病，是一种以慢性气道炎症和气道高反应性为特征的异质性疾病，以反复发作的喘息、咳嗽、气促、胸闷为主要临床表现，常在夜间和（或）凌晨发作或加剧。呼吸道症状的具体表现形式和严重程度具有随时间而变化的特点，并常伴有可逆性呼气气流受限和阻塞性通气功能障碍。

◎ 哮喘的发病机制及危险因素

哮喘的发病机制尚未完全明确，目前主要认为是免疫机制、神经调节机制和遗传机制等多种机制共同参与了气道炎症启动、慢性炎症持续过程及气道重塑。影响儿童哮喘发生、发展和发作严重程度的危险因素见表 2-4-1，需要注意 $PM_{2.5}$对儿童呼吸健康的多重负面影响，环境污染物可加重哮喘儿童症状，增加哮喘急性发作和住院风险。

表 2-4-1　影响儿童哮喘发生、发展和发作严重程度的相关因素

危险因素	影响结果
存在个人过敏史	增加哮喘发病风险
存在哮喘家族史	增加哮喘发病风险
存在特应性皮炎和（或）过敏性鼻炎	增加哮喘发病风险
有喘息史，IgE 水平升高	增加哮喘发病风险
$PM_{2.5}$，NO_2，SO_2	降低肺功能和增加哮喘发病风险
黑炭	增加哮喘住院风险
烟雾	增加哮喘发病风险
急性上呼吸道感染	增加哮喘发作风险
肥胖	增加哮喘发病风险

◎ 儿童哮喘的临床特点

（1）喘息、咳嗽、气促、胸闷为儿童期非特异性的呼吸道症状。典型哮喘的呼吸道症状具有以下特征：

① 诱因多样性：常有上呼吸道感染、过敏原暴露、剧烈运动、大笑、哭闹、气候变化等诱因。

② 反复发作性：遇到诱因时突然发作或呈发作性加重。

③ 时间节律性：常在夜间及凌晨发作或加重。

④ 季节性：常在秋冬季节或换季时发作或加重。

⑤ 可逆性：平喘药通常能够缓解症状，可有明显缓解期。

（2）湿疹、变应性鼻炎等其他过敏性疾病病史，或哮喘等过敏性家族史，增加哮喘诊断的可能性。

（3）哮喘患儿最常见的异常体征为呼气相哮鸣音，但慢性持续期和临床缓解期患儿可能没有异常体征。重症哮喘急性发作时，患儿由于气道阻塞严重，呼吸音可明显减弱，哮鸣音减弱甚至消失，此时通常存在呼吸衰竭的其他相关体征，甚至危及生命。

（4）哮喘患儿肺功能变化具有明显特征，即可变性呼气气流受限和气道反应性增加，前者主要表现为肺功能变化幅度超过正常人群，不同患儿的肺功能变异度很大，同一患儿的肺功能随时间变化亦不同。

◎ 哮喘诊断标准

哮喘的诊断主要依据呼吸道症状、体征及肺功能检查，证实存在可变的呼气气流受限，并排除可引起相关症状的其他疾病。哮喘的临床诊断流程见图 2-4-3。

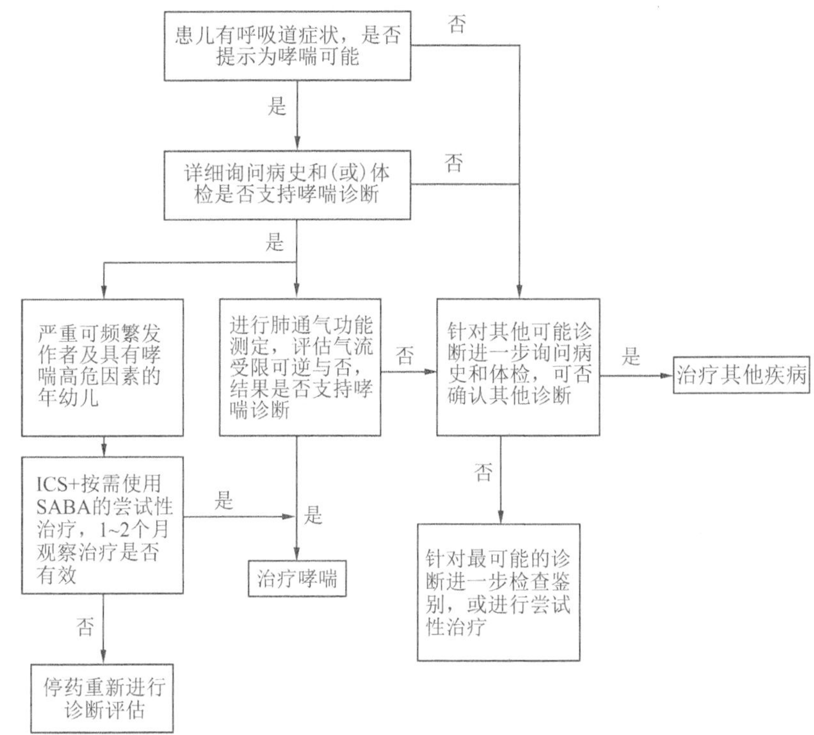

ICS：吸入性糖皮质激素；SABA：短效 β_2 受体激动剂。

图 2-4-3　儿童哮喘临床实践诊断流程

（1）反复咳嗽、喘息、气促、胸闷，多与接触过敏原、冷空气、物理或化学性刺激、呼吸道感染、运动及过度通气（如大笑和哭闹）等有关，常在夜间和（或）凌晨发作或加剧。

（2）发作时两肺可闻及散在或弥漫性、以呼气相为主的哮鸣音，呼气相延长。

（3）上述症状和体征经抗哮喘治疗有效，或自行缓解。

（4）排除其他疾病所引起的喘息、咳嗽、气促和胸闷。

（5）临床表现不典型者（如无明显喘息或哮鸣音者），应至少具备以下 1 项：证实存在可逆性气流受限，如支气管舒张试验阳性，吸入速效 β_2 受体激动剂后 15 分钟 FEV_1 增加≥12%，或抗炎治疗后肺通气功能改善［给予吸入糖皮质激素和（或）抗白三烯药物治疗 4～8 周，FEV_1 增加≥12%］；支气管激发试验阳性；最大呼气峰流量（PEF）日间变异率（连续监测 2 周）≥13%。

符合第（1）至第（4）条或第（4）、（5）条者，可诊断为哮喘。

◎ 咳嗽变异性哮喘（CVA）的诊断

CVA 是儿童慢性咳嗽最常见原因之一，以咳嗽为唯一或主要表现。诊断依据包括以下几点：

① 咳嗽持续>4 周，常在运动、夜间和（或）凌晨发作或加重，以干咳为主，不伴

有喘息。

② 临床上无感染征象，或经较长时间抗生素治疗无效。

③ 抗哮喘药物诊断性治疗有效。

④ 排除其他原因引起的慢性咳嗽。

⑤ 支气管激发试验阳性和（或）PEF 日间变异率（连续监测 2 周）≥13%。

⑥ 个人或一、二级亲属有过敏性疾病史，或过敏原检测阳性。

以上第①至④项为诊断基本条件。

◎ 哮喘诊断和病情监测评估的相关检查

1. 肺通气功能检测

肺通气功能检测是诊断哮喘的重要手段，也是评估哮喘病情严重程度和控制水平的重要依据。哮喘患儿主要表现为阻塞性通气功能障碍，且为可逆性。对疑诊哮喘儿童，如其出现肺通气功能降低，可考虑进行支气管舒张试验，评估气流受限的可逆性；如果肺通气功能未见异常，则可考虑进行支气管激发试验，评估其气道反应性。

2. 过敏状态检测

吸入过敏原致敏是儿童发展为持续性哮喘的主要危险因素，儿童早期食物致敏可增加吸入过敏原致敏的危险性，吸入过敏原的早期致敏（≤3 岁）是预测发生持续性哮喘的高危因素。因此，对于所有反复喘息怀疑哮喘的儿童，均推荐行过敏原检测，以了解患儿的过敏状态，协助哮喘诊断。过敏原检测也有利于了解导致哮喘发生和加重的个体危险因素，有助于制订环境干预措施和确定过敏原特异性免疫治疗方案。需要注意的是，过敏状态检测阴性不能作为排除哮喘诊断的依据。

3. 气道炎症指标检测

嗜酸性粒细胞性气道炎症可通过诱导痰嗜酸性粒细胞分类计数和 FeNO 水平等无创检查方法进行评估。

（1）诱导痰嗜酸性粒细胞分类计数：学龄期儿童通常能配合进行诱导痰检查操作。诱导痰嗜酸性粒细胞水平增高程度与气道阻塞程度及其可逆程度、哮喘严重程度以及过敏状态相关。

（2）FeNO 检测：FeNO 水平与过敏状态密切相关，但不能有效区分不同种类过敏性疾病（如过敏性哮喘、变应性鼻炎、变应性皮炎）人群，且哮喘与非哮喘儿童 FeNO 水平有一定程度重叠，因此 FeNO 是非特异性的哮喘诊断指标。

虽然尚无前瞻性研究证实诱导痰嗜酸性粒细胞分类计数和 FeNO 等无创气道炎症指标在儿童哮喘诊断中的确切价值，但这些指标的连续监测有助于评估哮喘的控制水平和指导哮喘治疗方案的制订。

4. 胸部影像学检查

哮喘诊断评估时，在没有相关临床指征的情况下，不建议常规行胸部影像学检查。对反复喘息或咳嗽儿童，怀疑哮喘以外其他疾病，如气道异物、结构性异常、慢性感染及其他有影像学检查指征的疾病时，依据临床线索所提示的疾病选择进行胸部 X 线平片或 CT 检查。

5. 支气管镜检查

反复喘息或咳嗽儿童，经规范哮喘治疗无效，怀疑其他疾病，或哮喘合并其他疾病，如气道异物、气道局灶性病变（如气道内膜结核、气道内肿物等）和先天性结构异常（如先天性气道狭窄、食管气管瘘）等，应考虑予以支气管镜检查以进一步明确诊断。

6. 哮喘临床评估工具

此类评估工具主要基于临床表现进行哮喘控制状况的评估，临床常用的哮喘评估工具有哮喘控制测试、儿童哮喘控制测试、哮喘控制问卷以及儿童呼吸和哮喘控制测试等，应根据患儿年龄和就诊条件，选用合适的评估工具，定期评估。

该患儿哮喘急性发作严重程度分级应为（ ）。

A. 轻度　　B. 中度　　C. 重度　　D. 危重度

问题解析：答案 B。该患儿安静时有呼吸费力，说话成短句，喜坐位，查 SpO_2 93%，可及吸气性三凹征，符合中度标准。

◎ 哮喘分期与分级

1. 分期

根据临床表现，哮喘可分为急性发作期、慢性持续期和临床缓解期。急性发作期是指突然发生喘息、咳嗽、气促、胸闷等症状，或原有症状急剧加重；慢性持续期是指近 3 个月内不同频度和（或）不同程度地出现过喘息、咳嗽、气促、胸闷等症状；临床缓解期指经过治疗或未经治疗症状、体征消失，肺功能恢复到急性发作前水平，并维持 3 个月以上。

2. 分级

哮喘的分级包括哮喘控制水平分级、病情严重程度分级和急性发作严重程度分级。

（1）哮喘控制水平分级：哮喘控制水平的评估包括对目前哮喘症状控制水平的评估和未来危险因素的评估。依据哮喘症状控制水平，哮喘控制分为良好控制、部分控制和未控制。通过评估近 4 周的哮喘症状，确定目前的控制状况。肺通气功能监测是哮喘未来风险评估的重要手段，启动控制药物治疗前、治疗后 3~6 个月以及后续定期风险评估时均应进行肺通气功能监测。

（2）哮喘病情严重程度分级：哮喘病情严重程度应依据达到哮喘控制所需的治疗级别进行回顾性评估分级，因此通常在控制药物规范治疗数月后进行评估。哮喘的严重程度并不是固定不变的，会随着治疗时间而变化。

（3）哮喘急性发作严重程度分级：哮喘急性发作常表现为进行性加重的过程，以呼气流量降低为其特征，常因接触过敏原、刺激物或呼吸道感染诱发。其起病缓急和病情轻重不一，可在数小时或数天内出现，偶尔可在数分钟内即危及生命，故应及时对病情做出正确评估，以便即刻给予有效的紧急治疗。根据哮喘急性发作时的症状、体征、肺功能及血氧饱和度等情况，进行严重程度分级。<6 岁儿童哮喘急性发作严重程度分级标准见表 2-4-2，≥6 岁儿童哮喘急性发作严重程度分级标准见表 2-4-3。

表 2-4-2　<6 岁儿童哮喘急性发作严重程度分级

症状	轻度	重度[c]
精神意识改变	无	焦虑、烦躁、嗜睡或意识不清
血氧饱和度（治疗前）[a]	≥0. 92	<0. 92
讲话方式[b]	能成句	说单字
脉率/(次·分$^{-1}$)	<100	>200（0~3 岁）；>180（4~5 岁）
发绀	无	可能存在
哮鸣音	存在	减弱，甚至消失

注：[a] 血氧饱和度是指在吸氧和支气管扩张剂治疗前的测得值；[b] 需要考虑儿童的正常语言发育过程；[c] 判断重度发作时，只要存在一项就可归入该等级。

表 2-4-3　≥6 岁儿童哮喘急性发作严重程度分级

临床特点	轻度	中度	重度	危重度
气短	走路时	说话时	休息时	呼吸不整
体位	可平卧	喜坐位	前弓位	不定
讲话方式	能成句	成短句	说单字	难以说话
精神意识	可有焦虑、烦躁	常焦虑、烦躁	常焦虑、烦躁	嗜睡、意识模糊
辅助呼吸肌活动及三凹征	常无	可有	通常有	胸腹反常运动
哮鸣音	散在，呼气末期	响亮、弥漫	响亮、弥漫、双相	减弱乃至消失
脉率	略增加	增加	明显增加	减慢或不规则
PEF 占正常预计值或本人最佳值的百分数	SABA 治疗后：>80%	SABA 治疗前：50%~80% SABA 治疗后：60%~80%	SABA 治疗前：≤50% SABA 治疗后：≤60%	无法完成检查
血氧饱和度（吸空气）	0. 90~0. 94	0. 90~0. 94	0. 90	0. 90

注：(1) 判断急性发作严重程度时，只要存在某项严重程度的指标，即可归入该严重程度等级；(2) 幼龄儿童较年长儿和成人更易发生高碳酸血症（低通气）。PEF，最大呼气峰流量；SABA，短效 $β_2$ 受体激动剂。

◎ 鉴别诊断

（1）反复病毒性呼吸道感染：反复咳嗽、流涕（通常不超过 10 天），感染时伴轻微喘息，两次感染之间无症状。

（2）胃食管反流病：进食时或餐后咳嗽，反复肺部感染，特别在大量进食后易呕吐。

（3）异物吸入：在进食或玩耍期间剧烈咳嗽和（或）喘鸣，反复肺部感染和咳嗽，局部肺部体征。

（4）迁延性细菌性支气管炎：持续湿性咳嗽，抗菌药物治疗可有效，抗哮喘药物治疗无效。

（5）气管软化：哭闹、进食时或上呼吸道感染期间有单音调哮鸣音，可伴有双向喘鸣，自出生后经常出现这些症状。

（6）闭塞性细支气管炎：急性感染或肺损伤后出现慢性咳嗽、喘息和呼吸困难，运动不耐受。

（7）肺结核：咳嗽伴低热、食欲不振、消瘦、盗汗，对常用抗菌药物治疗无反应，淋巴结肿大，有结核接触史。

（8）囊性纤维化：出生后不久就开始咳嗽，反复肺部感染，生长发育异常（吸收不良），可见杵状指及大量松散油腻大便。

（9）原发性纤毛运动障碍：咳嗽，反复肺部轻度感染，耳部慢性感染和脓性鼻涕，对哮喘治疗药物反应差，50%患儿有内脏转位。

（10）血管环：往往存在持续性呼吸音异常或单音调哮鸣音，或吸气性喘鸣，症状严重者可以出现喂养困难和呼吸困难。

（11）支气管肺发育不良：主要见于早产婴儿，出生体重低，出生时呼吸困难，需要长时间机械通气或吸氧。

（12）免疫缺陷病：反复发热和感染，生长发育异常。

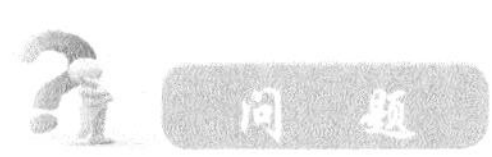

儿童哮喘急性发作的首选治疗药物是什么？

A. 吸入型速效 β_2 受体激动剂　　B. 孟鲁司特

C. 糖皮质激素　　D. 硫酸镁

问题解析：答案 A。吸入型速效 β_2 受体激动剂是目前最有效的哮喘缓解药物，是所有年龄儿童急性哮喘的首选治疗药物。

◎ 治疗

1. 治疗目标

达到并维持症状的控制；维持正常活动水平，包括运动能力；维持肺功能水平尽量接近正常；预防哮喘急性发作；避免因哮喘药物治疗导致的不良反应；预防哮喘导致的死亡。

2. 防治原则

哮喘控制治疗应尽早开始。要坚持长期、持续、规范、个体化治疗原则。治疗包括：急性发作期应快速缓解症状，如平喘、抗炎治疗；慢性持续期和临床缓解期应防止症状加重和预防复发，如避免触发因素、抗炎、降低气道高反应性、防止气道重塑，并做好自我管理。

3. 长期治疗方案

根据年龄分为≥6 岁儿童哮喘的长期治疗方案和<6 岁儿童哮喘的长期治疗方案，分别分为 5 级和 4 级，从第 2 级开始的治疗方案中都有不同的哮喘控制药物可供选择。对以往未经规范治疗的初诊哮喘患儿，参照哮喘控制水平，选择第 2 级、第 3 级或第 4 级治疗方案。在各级治疗中，每 1~3 个月审核一次治疗方案，根据病情控制情况适当调

整治疗方案。

在儿童哮喘长期治疗方案中，除每日规则地使用控制治疗药物外，还根据病情按需使用缓解药物。吸入型速效 β_2 受体激动剂是目前最有效的缓解药物，是所有年龄儿童急性哮喘的首选治疗药物。

≥6 岁儿童哮喘的长期治疗方案（图 2-4-4）：分为 5 级，通过对儿童哮喘症状控制水平及急性发作次数和严重程度的综合评估，考虑适时升级或降级治疗。初始治疗 1~3 个月后，根据症状重新评估是否需转诊至专科门诊。吸入糖皮质激素+长效 β_2 受体激动剂联合治疗是该年龄段儿童哮喘强化治疗或初始治疗控制不佳时的优选升级方案。

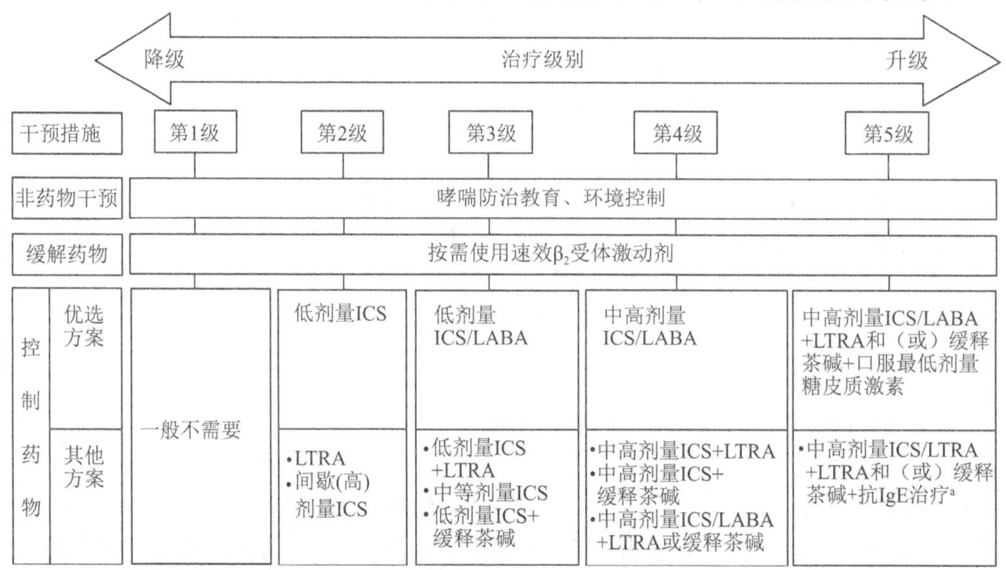

ICS：吸入性糖皮质激素；LTRA:白三烯受体拮抗剂；LABA:长效 β_2 受体激动剂；ICS/LABA：吸入性糖皮质激素与长效 β_2 受体激动剂联合制剂；[a]抗IgE治疗适用于≥6岁儿童。

图 2-4-4　≥6 岁儿童哮喘的长期治疗方案

<6 岁儿童哮喘的长期治疗方案（图 2-4-5）：分为 4 级，最有效的治疗药物是吸入性糖皮质激素。对大多数儿童可从低剂量糖皮质激素（第 2 级）开始进行控制治疗，或选择白三烯受体拮抗剂治疗方案。如果低剂量吸入性糖皮质激素不能控制症状，那么优先考虑加倍吸入性糖皮质激素剂量。根据喘息情况按需使用吸入型速效 β_2 受体激动剂快速缓解症状。

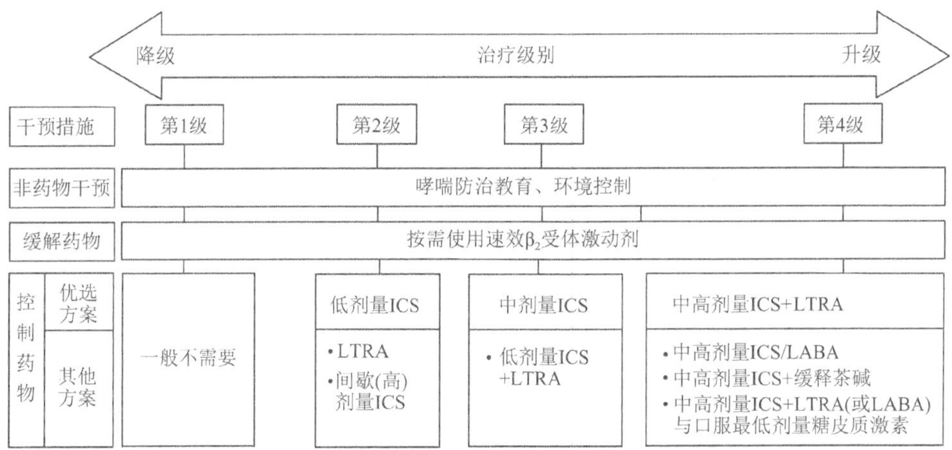

ICS：吸入性糖皮质激素；LTRA：白三烯受体拮抗剂；LABA：长效β_2受体激动剂；ICS/LABA：吸入性糖皮质激素与长效β_2受体激动剂联合制剂。

图 2-4-5　<6 岁儿童哮喘的长期治疗方案

4. 哮喘急性发作期治疗

儿童哮喘急性发作起病缓急和病情轻重不一，可在数小时或数天内出现，偶尔也在数分钟内危及生命。哮喘急性发作须在第一时间予以恰当治疗，以迅速缓解气道阻塞症状。哮喘急性发作经合理应用支气管扩张剂和糖皮质激素等哮喘缓解药物治疗后，仍有严重或进行性加重者，称为哮喘持续状态。干预措施如下：

（1）氧疗：有低氧血症者，采用鼻导管或面罩吸氧，以维持血氧饱和度在94%以上。

（2）吸入型速效 β_2 受体激动剂：治疗哮喘急性发作的一线药物，第 1 小时可每 20 分钟 1 次，之后根据治疗反应逐渐延长给药间隔，根据病情每 1~4 小时重复吸入。

（3）糖皮质激素：全身应用糖皮质激素是治疗儿童哮喘重度发作的一线药物，早期使用可以减轻疾病严重程度，给药后 3~4 小时即可显示明显的疗效。

（4）抗胆碱能药物：短效抗胆碱能药物是儿童哮喘急性发作联合治疗的组成部分，可以增加支气管舒张效应，尤其是对 β_2 受体激动剂治疗反应不佳的中重度患儿应尽早联合使用。

（5）硫酸镁：有助于危重哮喘症状的缓解，安全性良好。不良反应包括一过性面色潮红、恶心等，通常在药物输注时发生，如过量可静注 10%葡萄糖酸钙拮抗。

（6）茶碱：由于茶碱平喘效应弱于吸入型速效 β_2 受体激动剂，而且治疗窗窄，从有效性和安全性角度考虑，在哮喘急性发作的治疗中，一般不推荐静脉使用茶碱，如哮喘发作经上述药物治疗后仍不能有效控制，可酌情考虑使用。

（7）辅助机械通气：经合理联合治疗，但症状持续加重，出现呼吸衰竭征象时，应及时给予辅助机械通气治疗。

◎ 诊治要点

（1）CVA 是慢性咳嗽常见原因之一。

（2）哮喘控制治疗应尽早开始。

（3）吸入型速效 β_2 受体激动剂是哮喘急性发作首选治疗药物。

第五节　闭塞性细支气管炎

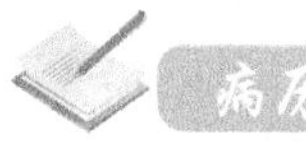

学习目标

1. 了解闭塞性细支气管炎的病因。
2. 了解闭塞性细支气管炎的临床表现。
3. 掌握闭塞性细支气管炎的诊断。
4. 了解闭塞性细支气管炎的治疗方案。

病历摘要

临床特点：患儿，男，5岁4月，因“活动后气促3年，咳嗽10天”入院。3年前患儿患“重症肺炎”后出现活动后气促，运动和爬楼后明显，休息3~5分钟后气促可缓解，我院门诊曾诊断为“闭塞性细支气管炎”，平素予“氟替卡松气雾剂”雾化吸入、间断口服“阿奇霉素”和“孟鲁司特”等治疗，患儿气促症状较前有缓解。平素易咳嗽，干咳，不剧。近10天患儿无明显诱因出现咳嗽加剧，为阵发性连声咳，喉间有痰咳不出，白天咳嗽明显，伴有喘息，活动后仍伴有气促，无呼吸困难，无烦躁不安，无发热。今来我院门诊，为进一步治疗，门诊拟“闭塞性细支气管炎”收住我科。病程中患儿食纳欠佳，夜眠一般，大小便无异常。

既往史：患儿既往体质欠佳，有重症肺炎史，有湿疹史。

个人史和家族史：无特殊。

查体：体温36.2 ℃，心率135次/分，呼吸40次/分，体重19.5 kg，SpO_2 93%，神志清，精神可，可及轻度吸气三凹征，咽稍红，扁桃体Ⅰ度肿大，双肺呼吸音粗，可及喘鸣音，心律齐，心音有力，腹软，肝脾肋下未及，末梢暖。

辅助检查：肺功能示轻度阻塞性下呼吸道通气功能障碍，支气管舒张试验阴性；胸部高分辨CT可见马赛克灌注征（图2-5-1上方箭头）、支气管扩张（图2-5-1下方箭头）。

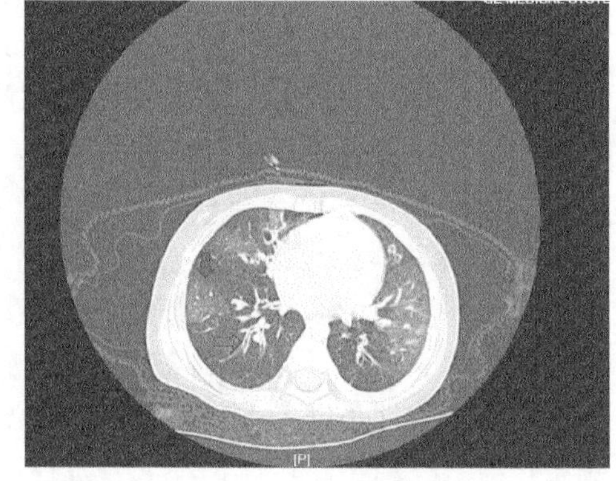

图2-5-1　胸部高分辨CT

诊断：闭塞性细支气管炎。

诊断依据：患儿5岁4月，因“活动后气促3年，咳嗽10天”入院。既往有重症肺炎；患儿反复有咳嗽，运动不耐受，查体两肺可及喘鸣音；入院后摄胸部高分辨CT示马赛克灌注征、支气管扩张，肺功能检查示轻度阻塞性下呼吸道通气功能障碍，支气管舒张试验阴性。

◎ 闭塞性细支气管炎概述

闭塞性细支气管炎是一种细支气管炎性损伤所致的慢性气流受限综合征，1901 年由德国病理学家 Lange 首次报道并命名。儿童闭塞性细支气管炎主要见于南半球国家（如阿根廷、智利、巴西、新西兰、澳大利亚等），以感染后多见，称感染后闭塞性细支气管炎，腺病毒感染多见，据报道约 1%的急性病毒性细支气管炎可能发展成闭塞性细支气管炎。闭塞性细支气管炎也与组织器官移植、毒物吸入、自身免疫性疾病等相关。儿童闭塞性细支气管炎虽少见，但预后差。

闭塞性细支气管炎的病理类型有哪些？

A. 缩窄性　　B. 增殖性　　C. 混合型（缩窄性和增殖性）

问题解析：答案 ABC。闭塞性细支气管炎在病理上可分为缩窄性细支气管炎和增殖性细支气管炎，以上两种的病理改变可以同时存在。

◎ 病理特征

闭塞性细支气管炎是一个病理诊断概念，在病理上可分为缩窄性细支气管炎和增殖性细支气管炎。儿童感染后闭塞性细支气管炎以缩窄性多见，临床上所指的闭塞性细支气管炎主要指缩窄性细支气管炎。闭塞性细支气管炎主要是小气道具有较高水平的促炎性细胞因子导致的组织重塑和小气道纤维化的间质性肺疾病。缩窄性细支气管炎轻者主要以黏膜和黏膜下炎症细胞浸润为特点，逐渐出现管壁周围纤维化和瘢痕收缩，引起细支气管的扭曲与狭窄，甚至闭塞，导致不可逆的气道损伤。增殖性细支气管炎则是以管腔内肉芽组织增生为特征，尤其在呼吸性细支气管、肺泡管和肺泡，具有潜在可逆性。以上两种病理改变可以同时存在，并可以伴有大气道的支气管扩张、肺不张、血管容积和（或）数量的减少。

闭塞性细支气管炎的病因有哪些？

A. 病毒感染　　B. 结缔组织病

C. 骨髓移植　　D. 吸入有毒物质

问题解析：答案 ABCD。病毒感染、结缔组织病、骨髓移植和吸入有毒物质均是闭塞性细支气管炎病因。

◎ 病因

（1）感染：感染是儿童闭塞性细支气管炎的首位发病因素。感染后闭塞性细支气管炎最常见的病原是腺病毒。感染腺病毒的型别（特别是 3、7、21 血清型）及腺病毒肺炎急性期的严重程度与闭塞性细支气管炎的发生有关。麻疹病毒、肺炎支原体感染导致闭塞性细支气管炎的情况也较多见。其他病原如呼吸道合胞病毒、单纯疱疹病毒、流感病毒、副流感病毒 3 型、衣原体、百日咳杆菌等感染均与闭塞性细支气管炎的发生相关。

（2）结缔组织病：重症渗出性多型性红斑是儿童闭塞性细支气管炎的常见原因之一，有大约 1/3 的该病患儿有气道上皮受损，可发生闭塞性细支气管炎；其他结缔组织病，如类风湿关节炎、系统性红斑狼疮、硬皮病和干燥综合征等。

（3）吸入因素：吸入有毒物质与闭塞性细支气管炎的发生有关。

（4）骨髓移植及心、肺等器官移植：骨髓移植后急性移植物抗宿主反应和实体器官移植后急性排异反应是闭塞性细支气管炎的高危因素。骨髓移植前的状态、骨髓移植相关的疾病（尤其是病毒性肺炎）、免疫抑制剂的应用等也是闭塞性细支气管炎的发病因素。

（5）其他：如胃食管反流、药物因素等。部分患儿找不到明确诱因。

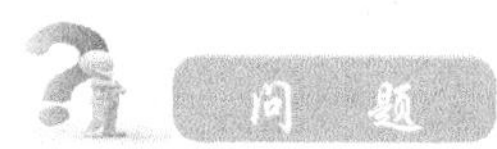

诊断闭塞性细支气管炎需要病程超过多少周？

A. 4 周　　B. 6 周　　C. 8 周　　D. 10 周

问题解析：答案 B。闭塞性细支气管炎病程持续 6 周以上。

◎ 临床表现

（1）诱因：有感染或其他原因引起肺损伤的前驱病史。

（2）症状：轻重不一，多数表现为持续的咳嗽、喘息、呼吸急促、呼吸困难，运动耐受力差。易患呼吸道感染，使症状进一步加重。

（3）体征：呼吸增快，呼吸动度大，有鼻翼扇动、三凹征。肺部喘鸣音和湿啰音是最常见体征。杵状指不多见。

（4）病程：持续 6 周以上。

（5）治疗反应：未合并感染时，抗感染治疗不能使症状缓解，对支气管扩张剂反应差。

◎ 辅助检查

（1）肺功能检查：肺功能诊断标准为 $FEV_1<75\%$ 的预计值，$FEV_1/FVC<0.7$，残气量>120%的预测值，FEV_1 下降>10%。主要表现为不可逆的阻塞性通气功能障碍，而气道堵塞的程度与何种病原体感染并无明显相关性。FEV_1 及呼气中期的用力呼气流速被认为是诊断闭塞性细支气管炎的敏感指标。肺功能检查也可作为远期随访中疗效观察的重要指标，大部分患儿在远期随访中表现为混合型通气功能障碍。

（2）影像学检查：胸片检查并无特异性。胸部高分辨 CT 检查为最重要的无创检查，主要的直接征象为支气管壁增厚和（或）支气管扩张伴分泌物的滞留；随访感染后闭塞性细支气管炎患儿 6 年以后，胸部高分辨 CT 提示 100%的患儿有其他潴留，71%存在肺不张，62%纤维化病灶扩大，46%出现蜂窝肺，最常见的是马赛克灌注征（78%）和支气管扩张（56%）（图 2-5-2）。主要的间接征象为马赛克征，指肺内斑片样含气不均的征象，为闭塞性细支气管炎的典型征象；密度减低区为闭塞性细支气管炎的病变区域，原因为血管纹理的减少，密度增高区为代偿性的灌注增加；呼气时气体滞留为特异性和敏感性较高的征象，建议对 5 岁以上能配合的患儿尽量行呼气相 CT，病变主要集中在双下肺和胸膜下。

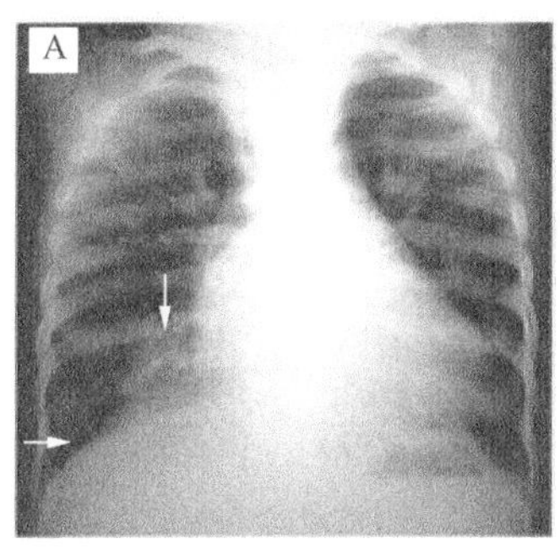
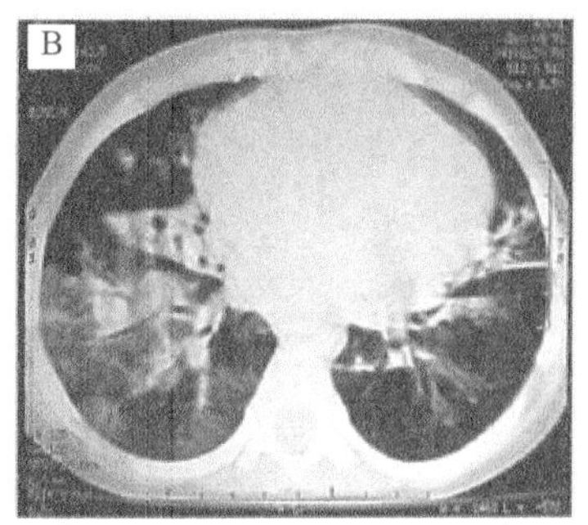

A：胸片提示肺过度充气（下方箭头）、肺不张（上方箭头）；B：高分辨 CT 显示马赛克样灌注、气体潴留、支气管扩张和肺不张。

图 2-5-2 胸部影像学表现

（3）肺活检及组织病理学：组织学上，闭塞性细支气管炎早期病变表现为黏膜下淋巴细胞炎症和小气道上皮细胞的破坏，随后纤维黏液样肉芽组织向气道腔内生长，导致细支气管管腔部分或完全堵塞，随着病情进一步发展，肉芽组织变成瘢痕样，最终导致纤维化，从而使气道管腔消失（图 2-5-3）。通过肺活检获得的肺组织显示了上述气道特征性病变，故肺活检被认为是诊断的“金标准”。然而，气道在整个肺实质的不均匀分布会导致采样误差，使肺活检敏感性降低。

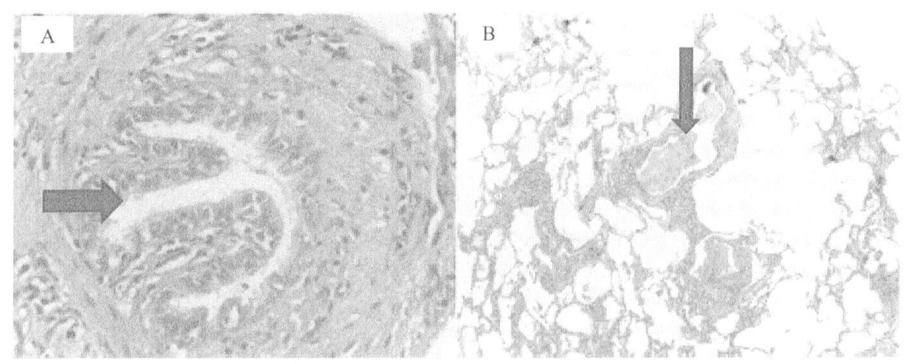

A：细支气管壁增厚、管腔狭窄；B：管腔扩张，内有黏液样物质。

图 2-5-3 实验室检查特征

（4）纤维支气管镜检查：有报道指出，2.9 mm 的纤维支气管镜可检查到的细支气管与高分辨 CT 提示的气体潴留的区域一致，可用于诊断闭塞性细支气管炎，且强调纤维支气管镜对于诊断和治疗闭塞性细支气管炎的潜能。应用纤维支气管镜可进行排除诊断，如排除气道发育畸形、支气管异物，并可取支气管黏膜行活检。

（5）其他：有报道指出，肺通气灌注扫描结果与高分辨 CT 显示的马赛克征区域一致，但因儿童难以配合，故临床应用受限。闭塞性细支气管炎可发生低氧血症，血气分析可评估闭塞性细支气管炎的严重程度。

◎ 诊断标准

由于闭塞性细支气管炎的病变呈斑片样分布，肺活检不一定取到病变部位，故目前主要为临床诊断，标准如下。

（1）前驱史：发病之前往往有感染或其他原因所致的细支气管损伤史。

（2）临床表现：持续或反复喘息或咳嗽、呼吸急促、呼吸困难、运动不耐受。双肺可闻及广泛喘鸣音、湿啰音，并持续存在，达 6 周以上，对支气管扩张剂反应差。

（3）辅助检查：胸部高分辨 CT 显示马赛克灌注征、支气管扩张、支气管壁增厚。肺功能检查显示小气道阻塞性通气功能障碍或混合性通气功能障碍，支气管舒张试验为阴性。

（4）排除其他引起咳喘的疾病：如呼吸道感染、哮喘、各种先天性支气管肺发育畸形、肺结核、弥漫性泛细支气管炎等。

也有学者根据上述诊断标准采用闭塞性细支气管炎评分的方式对<2 岁患儿的感染后闭塞性细支气管炎进行诊断，有腺病毒感染记 3 分，有高分辨 CT 典型征象记 4 分，有既往健康、严重毛细支气管炎或肺炎后持续 6 周以上的血氧饱和度低于 92%的典型临床病史记 4 分，总分≥7 分可诊断为闭塞性细支气管炎，此方法灵敏度高，特异度可达 100%；但评分<7 分并不一定排除闭塞性细支气管炎诊断，须根据患儿具体情况决定。

确定诊断：闭塞性细支气管炎确诊需要病理证实。符合闭塞性细支气管炎临床诊断标准，又有闭塞性细支气管炎典型的病理改变者可确诊。

◎ 鉴别诊断

（1）下呼吸道感染：特别是各种免疫缺陷病所致反复肺炎，致咳喘症状反复、持续。闭塞性细支气管炎一般无发热等感染征象，临床和影像学表现持续存在。

（2）哮喘：哮喘严重发作时可出现马赛克灌注征，须与闭塞性细支气管炎鉴别，但哮喘患儿气道阻塞呈可逆性，抗哮喘治疗有效，马赛克灌注征随病情控制消失。

（3）先天性气管、支气管、肺以及心血管发育畸形：在小年龄儿童中尤其多见，可表现为持续咳喘，心脏彩超、肺增强 CT 加气管和血管重建及支气管镜检查可协助鉴别诊断。

（4）肺结核：特别是支气管淋巴结结核、支气管结核可出现持续咳喘，须与本病鉴别。结核接触史、结核中毒症状、影像学典型结核病灶、纯蛋白衍化物（PPD）试验、结核菌涂片培养、支气管镜检查等有助于鉴别。

（5）弥漫性泛细支气管炎：多有鼻窦炎，胸部高分辨 CT 显示双肺弥漫分布小叶中心结节和支气管扩张。小剂量红霉素治疗有效。

◎ 治疗

目前全球尚无闭塞性细支气管炎的治疗标准，以经验治疗为主，主要为对症支持治疗，且个体差异很大。动物实验显示，早期诊断、早期治疗能够阻断闭塞性细支气管炎进程，而不可逆气道阻塞一旦形成，则无特效治疗。依据临床经验，建议对闭塞性细支气管炎患儿定期随访观察，择期复查高分辨 CT、肺功能，每 3~6 个月进行 1 次评估，依据病情变化及治疗效果调整治疗方案。

1. 抗炎治疗

糖皮质激素能抑制炎症反应和纤维化形成，并能减少继发于病毒感染和过敏原触发的气道高反应性和气道狭窄。具体疗程及给药方式须依据病情变化、定期评估结果而定。

（1）吸入治疗：临床症状轻微、病情平稳者可直接吸入糖皮质激素，或作为全身应用激素的维持治疗，但小气道病灶会妨碍吸入激素的吸收。治疗药物有吸入用布地奈德混悬液、丙酸氟替卡松气雾剂、布地奈德福莫特罗和沙美特罗替卡松。

（2）静脉冲击治疗：有报道指出，静脉冲击治疗是长期口服激素治疗的安全替代治疗措施，可以减少长期口服激素的不良反应，主要用于难以停用口服激素及需长期氧疗的患儿。方法为静脉滴注甲泼尼龙 30 mg/(kg・d)，连续 3 天，每月 1 次静脉冲击治疗，连续 6 个月。

（3）口服激素：可作为静脉激素治疗的维持治疗，用法为泼尼松或甲泼尼龙片 1～2 mg/(kg・d)，1 个月后逐渐减量，总疗程不超过 3 个月。

2. 抗生素治疗

（1）大环内酯类抗生素：病情稳定后可应用小剂量阿奇霉素治疗，阿奇霉素可抑制细菌蛋白质的合成，抑制细菌的群体效应，并减少生物膜的形成。建议儿童口服阿奇霉素 5 mg/(kg・d)，每周连服 3 天，须定期检测肝肾功能。

（2）其他抗生素的治疗：闭塞性细支气管炎患儿再次住院最常见的原因是呼吸道感染，最常见细菌为肺炎链球菌、流感嗜血杆菌、卡他莫拉菌，伴有支气管扩张的患儿更需要使用抗生素。

3. 支气管扩张剂

闭塞性细支气管炎患儿大部分支气管舒张试验阴性，支气管扩张剂主要用于支气管舒张试验阳性及急性呼吸道感染（尤其是病毒感染）患儿。

4. 支气管肺泡灌洗

支气管肺泡灌洗可以缓解闭塞性细支气管炎的症状，早期应用可减少气道炎症因子分泌，减轻气道炎症因子对气道的持续损伤。

5. 氧疗及呼吸支持

对持续存在低氧血症的患儿应提供氧疗，使其血氧饱和度达到94%以上。家庭可用氧气泵提供氧疗，对病情严重者可予持续呼气末正压通气或予呼吸机呼吸支持。

6. 孟鲁司特

孟鲁司特属于白三烯受体拮抗剂，有抑制气道炎症的作用，儿童按照常规剂量使用。

7. 营养支持

闭塞性细支气管炎患儿的能量消耗增加，需要给予足够的能量支持，以保证机体正常的生长发育及免疫功能，减少反复感染。

8. 肺移植

肺移植为那些药物治疗无效、持续存在严重气流受限、伴有肺功能进行性降低和越来越依赖氧气支持的闭塞性细支气管炎患儿提供了长期存活的机会。多用于移植后闭塞性细支气管炎和结缔组织病后闭塞性细支气管炎，感染后闭塞性细支气管炎后期病情多不再进展，行肺移植者少。

◎ 疾病预后

闭塞性细支气管炎的预后不确定，可能与本病的病因和病情发展的速度相关。感染后的闭塞性细支气管炎患儿预后相对好些，多数病情不再进展，绝大部分存活。

◎ 诊治要点

（1）重症感染后出现运动耐受下降，须警惕闭塞性细支气管炎。

（2）高分辨 CT 是闭塞性细支气管炎最重要的无创检查方式。

（3）闭塞性细支气管炎患儿的咳嗽通常表现为干咳，当表现为有痰咳嗽时须警惕感染存在。

第三章　消化科

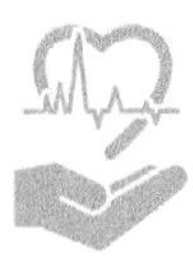

第一节　腹泻病

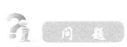

学习目标

1. 掌握腹泻病的诊断。
2. 熟悉腹泻病的病因。
3. 掌握腹泻病的治疗。

病历精要

临床特点：患儿，女，9月龄，因“发热、腹泻3天”就诊。患儿3天前开始发热，体温37.5~38.5 ℃，无抽搐，口服退热药后体温可暂时下降，数小时后再上升，解稀便7~8次/日，粪便呈黄色蛋花汤样，无脓血，有呕吐2次，为胃内容物，非喷射性，量不多，在家口服“头孢地尼、益生菌”等治疗，效果不佳。今腹泻次数增加至10余次，呕吐加重，尿量减少，精神软，来我院就诊。

既往史、个人史及家族史：无特殊。

查体：体温38.0 ℃，脉搏125次/分，呼吸30次/分，血压86/50 mmHg，体重9 kg，神志清，精神反应欠佳，咽部稍充血，双肺呼吸音粗，未闻及啰音，心音有力，律齐，未闻及杂音，腹胀，未见肠型及蠕动波，肝脾肋下未及，腹部无包块，肠鸣音正常。皮肤弹性稍差，全身浅表淋巴结未触及肿大。前囟凹陷，颈软，无抵抗感。外阴及肛门未见异常。四肢末端稍凉。

辅助检查：血气分析+电解质示pH 7.286，HCO_3^- 12 mmol/L，BE −18 mmol/L，钠132 mmol/L，钾3.1 mmol/L，氯105 mmol/L，钙2.5 mmol/L，镁0.85 mmol/L。血常规示白细胞9.2×10^9/L，中性粒细胞54.8%，淋巴细胞36.6%，血红蛋白112 g/L，血小板289×10^9/L。C反应蛋白正常。粪常规示脂肪球1~2个，轮状病毒抗原（+）。尿常规无异常。

问　题

该患儿最可能的诊断是什么？

A. 急性腹泻病，轻度脱水　　**B. 急性腹泻病，中度脱水**

C. 慢性腹泻病，中度脱水　　　　D. 慢性腹泻病，重度脱水

问题解析：答案 B。

◎ 腹泻病概述

腹泻病为多种病原、多种因素引起的以大便次数增多和大便性状改变为特点的一组疾病，是儿童死亡的主要原因，也是营养不良的重要原因。婴幼儿腹泻病的诊断依据：大便性状改变，呈稀便、水样便、黏液便或脓血便；排便次数比平时增多。

◎ 腹泻病分类

（一）按照病程分类

（1）急性腹泻病：病程在 2 周以内。

（2）迁延性腹泻病：病程在 2 周至 2 个月之间。

（3）慢性腹泻病：病程在 2 个月以上。

（二）按照病情分类

1. 轻型腹泻病

轻型腹泻病以胃肠道症状为主，大便次数增多但一般不超过 10 次，且每次量不多。患儿精神尚好，无全身中毒症状及水、电解质、酸碱平衡紊乱表现。

2. 重型腹泻病

除明显胃肠道症状外，重型腹泻病尚有水、电解质、酸碱平衡紊乱和全身中毒症状，如发热、烦躁或萎靡、嗜睡，甚至休克、昏迷。

（1）按脱水程度分为轻度、中度和重度脱水。

① 轻度脱水：失水量为体重的 5%（50 mL/kg）。精神稍差，口唇黏膜稍干，眼窝和前囟稍凹，哭时有泪，皮肤弹性正常，尿量稍减少。

② 中度脱水：失水量为体重的 5%～10%（50～100 mL/kg）。精神萎靡或烦躁不安，口唇黏膜干燥，眼窝和前囟明显凹陷，哭时泪少，皮肤弹性较差，尿量明显减少，四肢稍凉。

③ 重度脱水：失水量为体重的 10% 以上（100～120 mL/kg）。精神极度萎靡，表情淡漠，口唇黏膜极度干燥，眼窝和前囟深凹，哭时无泪，皮肤弹性极差，尿量极少或无尿，有休克症状。脱水的症状及体征见图 3-1-1。

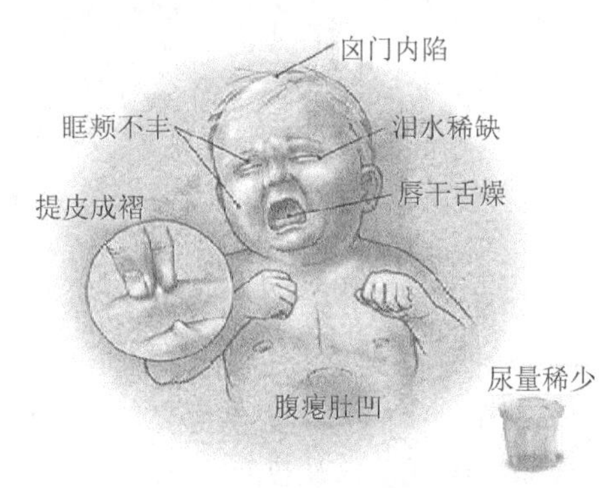

图 3-1-1　脱水的症状及体征

（2）按脱水性质分为：等渗性脱水，血清钠为 130～150 mmol/L；低渗性脱水，血清钠<130 mmol/L；高渗性脱水，血清钠>150 mmol/L。

（3）代谢性酸中毒：轻度酸中毒 HCO_3^- 为 13～18 mmol/L；中度酸中毒 HCO_3^- 为 9～13 mmol/L；重度酸中毒 HCO_3^-<9 mmol/L，表现为唇周灰暗或口唇呈樱桃红色、精神萎靡、呼吸深长等。

（4）低钾血症：血清钾<3. 5 mmol/L。表现为精神萎靡，肌张力减低，腱反射减弱或消失，腹胀，肠鸣音减少或消失，心音低钝，心律失常，心电图出现 T 波低平或倒

置、ST 段下移、QT 间期延长、U 波增大。低钾血症多在输液后或酸中毒纠正后发生。

（5）低钙、低镁血症：血钙<1.85 mmol/L，血镁<0.58 mmol/L，二者常同时存在，表现为神经肌肉兴奋性增强、手足抽搐、惊厥或口唇痉挛。

（三）按照发病机制分类

（1）分泌性腹泻：由各种产生肠毒素的细菌或病毒所致，小肠分泌大量增多，超过结肠吸收限度。

（2）渗出性腹泻：由各种侵袭性细菌引起。细菌侵入肠黏膜组织，引起充血、水肿、炎性细胞浸润、溃疡和渗出等病变。

（3）渗透性腹泻：双糖酶缺乏或分泌不足，或由于肠道中短链有机酸产生过多，使肠道中肠液的渗透压增高。

（4）吸收障碍性腹泻。

（5）肠道运动功能亢进性腹泻。

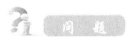

该患儿需要进一步完善的检查包括下列哪些？

A. 血常规+C 反应蛋白

B. 粪便常规+隐血试验+轮状病毒抗原检测

C. 血气分析+电解质

D. 尿常规

E. 粪培养

问题解析：答案 ABCDE。

◎ 腹泻病病因

（1）感染性：包括霍乱、痢疾等细菌性感染和病毒、真菌等其他病原体引起的感染性腹泻。

（2）非感染性：包括食饵性腹泻、症状性腹泻、过敏性腹泻、原发性或继发性双糖酶（主要为乳糖酶）缺乏或活性降低，以及其他原因引起的腹泻。

◎ 感染性腹泻病原体

（1）细菌：大肠杆菌（致病性大肠杆菌、产毒性大肠杆菌、侵袭性大肠杆菌、出血性大肠杆菌、黏附-集聚性大肠杆菌）、空肠弯曲菌、耶尔森菌、沙门菌（主要为鼠伤寒和其他非伤寒、副伤寒沙门菌）、嗜水气单胞菌、难辨梭状芽孢杆菌、金黄色葡萄球菌、铜绿假单胞菌、变形杆菌等均可引起腹泻。

（2）病毒：如轮状病毒、星状和杯状病毒、肠道病毒（包括柯萨奇病毒、埃可病毒、肠道腺病毒）、诺如病毒等。

（3）真菌：如念珠菌、曲菌、毛霉菌等，儿童以白色念珠菌感染多见。

（4）寄生虫：常见为蓝氏贾第鞭毛虫阿米巴原虫和隐孢子虫等。

肠道外感染有时亦可产生腹泻症状。例如，患上呼吸道感染、肺炎、泌尿系统感染、皮肤感染或急性传染病时，可由于发热、感染原释放的毒素、抗生素治疗、直肠局部激惹（膀胱感染）作用而并发腹泻。有时病原体（主要是病毒）可同时感染肠道。

◎ **临床表现**

（1）轮状病毒是秋、冬季小儿腹泻最常见的病原，经粪-口途径传播，也可通过气溶胶形式经呼吸道感染而致病，呈散发或小流行。轮状病毒肠炎潜伏期 1~3 天，多发生在 6~24 个月婴幼儿，4 岁以上者少见。起病急，常伴发热和上呼吸道感染症状，无明显感染中毒症状。病初 1~2 天常发生呕吐，随后出现腹泻。具体表现为排便次数多、量多、水分多，黄色水样或蛋花样便，酸臭味。常并发脱水、酸中毒及电解质紊乱。本病为自限性疾病，数日后呕吐渐停，腹泻减轻，不喂乳类的患儿恢复更快，自然病程为 3~8 天，少数较长。大便镜检偶有少量白细胞，感染后 1~3 天即有大量病毒随大便排出，最长可达 6 天。血清抗体一般在感染后 3 周上升。病毒较难分离，有条件可直接用电镜检测病毒，或用 ELISA 法检测病毒抗原、抗体，或用 PCR 及核酸探针技术检测病毒抗原。

（2）诺如病毒性肠炎主要发病时间为 9 月至次年 4 月，发病年龄 1~10 岁，多见于年长儿，成人也可发病。潜伏期 1~2 天，起病急缓不一。患儿可有发热、呼吸道症状。腹泻和呕吐轻重不等，大便量中等，为稀便或水样便，伴有腹痛。病情重者体温较高，伴有乏力、头痛、肌肉痛等。本病为自限性疾病，症状持续 1~3 天。粪便及外周血象检查一般无特殊发现。

（3）产毒性细菌引起的肠炎多发生在夏季。潜伏期 1~2 天，起病较急。轻症者仅排便次数稍增加，粪便性状轻微改变。重症者腹泻频繁，量多，呈水样或蛋花样混有黏液，镜检无白细胞。伴呕吐，常发生脱水、电解质和酸碱平衡紊乱。本病为自限性疾病，自然病程为 3~7 天，亦可较长。

（4）侵袭性细菌（包括侵袭性大肠杆菌、空肠弯曲菌、耶尔森菌、鼠伤寒沙门菌等）性肠炎全年均可发病，多见于夏季。潜伏期长短不等。常引起志贺杆菌性痢疾样病变。起病急，高热，甚至可以发生惊厥。腹泻频繁，大便呈黏液状，带脓血，有腥臭味。常伴恶心、呕吐、腹痛和里急后重，可出现严重的中毒症状，如高热、意识改变甚至感染性休克。大便镜检有大量白细胞及数量不等的红细胞。粪便细菌培养可找到相应的致病菌。其中空肠弯曲菌常侵犯空肠和回肠，腹痛甚剧烈，易误诊为阑尾炎，亦可并发严重的小肠结肠炎、败血症、肺炎、脑膜炎、心内膜炎、心包炎等。鼠伤寒沙门菌小肠结肠炎有胃肠炎型和败血症型，新生儿和<1 岁婴儿尤其易感染，新生儿感染多为败血症型，常引起暴发流行，可排深绿色黏液脓便或白色胶冻样便。

（5）出血性大肠杆菌肠炎患儿排便次数增多，开始为黄色水样便，后转为血水便，有特殊臭味。大便镜检有大量红细胞，常无白细胞。伴腹痛，个别病例可伴发溶血性尿毒症综合征和血小板减少性紫癜。

（6）抗生素诱发的肠炎是指使用抗菌药物以后出现的无法用其他原因解释的腹泻。抗生素相关性腹泻是抗菌药物使用后最常见的不良反应，尤其是在儿童中。近期曾使用或正在使用抗生素者出现腹泻稀便或水样便，甚至黏液便、脓血便、血便，或见片状或管状假膜，且不能用各种明确病因所解释，应考虑抗生素相关性腹泻。如果细菌学检查出优势生长的条件致病菌，可直接诊断为相关病原性肠炎，如白假丝酵母菌性肠炎。

虽然以上肠炎临床特征明显，但在临床上，很多病例均不典型，病原学检查对于确诊很有必要，目前已有很多相关试剂可行快速检测。

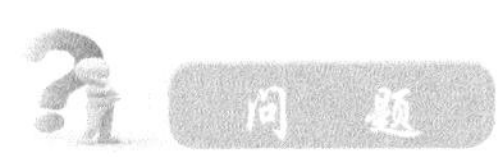

1. 本例最可能的病原体是什么？

A. 空肠弯曲菌　　B. 产毒性大肠杆菌

C. 侵袭性大肠杆菌　　D. 轮状病毒

E. 金黄色葡萄球菌

2. 引起代谢性酸中毒的主要原因是什么？

A. 腹泻丢失大量碱性物质　　B. 摄入热量不足，酮体生成增多

C. 酸性代谢产物产生增多　　D. 肾排泄酸性代谢产物发生障碍

E. 难以判断

3. 若经补液、纠酸后出现腹胀、肠鸣音减弱、心音低钝、腱反射消失，此时应考虑的诊断是什么？

A. 中毒性心肌炎　　B. 败血症

C. 低钾血症　　D. 中毒性肠麻痹

E. 水中毒

问题 1 解析：答案 D。

问题 2 解析：答案 A。

问题 3 解析：答案 C。

◎ 鉴别诊断

（1）细菌性痢疾：起病急，全身感染中毒症状较重，便次多，量少，排脓血便，伴里急后重，大便镜检有较多脓细胞、红细胞和吞噬细胞，大便细菌培养有痢疾杆菌生长。患儿目前无黏液脓血便，粪常规示（-），可查粪培养加以鉴别。

（2）坏死性肠炎：可有腹痛、腹胀、频繁呕吐、高热，腹痛剧烈不易缓解，大便从暗红糊状逐渐变为典型的赤豆汤样血便，腹片可见小肠局限性充气扩张、肠间隙增宽、肠壁积气等。该患儿症状与体征不符，可查腹片加以鉴别。

（3）生理性腹泻：多见于小婴儿。患儿外观虚胖，常有湿疹，除大便次数增多外无其他症状；食欲好，不影响生长发育，可能为乳糖不耐受的一种特殊类型，添加辅食后大便可转为正常。患儿食欲一般情况可，可加以鉴别。

（4）乳糖不耐受症：又称乳糖或继发性乳糖酶缺乏导致肠乳糖不耐受症、乳糖消化不良或乳糖吸收不良。本病是先天性或继发性乳糖酶缺乏导致肠道内乳糖不被消化而形成渗透性腹泻，主要症状为摄入含乳糖食物后产生腹泻及腹胀症状，改去乳糖奶粉喂养后腹泻好转。

◎ 治疗

（一）脱水的预防与治疗

预防和纠正脱水、电解质紊乱和酸碱失衡，继续适量饮食，合理用药。

1. 补液治疗

补液方式分为口服补液、静脉补液和鼻饲管补液。

（1）口服补液。

口服补液与静脉补液同样有效，是预防和治疗轻度、中度脱水的首选方法。目前推荐选择低渗口服补液盐（ORSⅢ）。患儿自腹泻开始就应口服足够的液体以预防脱水，可予ORSⅢ或米汤加盐溶液［每500 mL米汤加细盐1.75 g（约为1/2啤酒瓶盖）］。每次稀便后补充一定量的液体（<6月50 mL，6月~2岁100 mL，2~10岁150 mL，10岁以上按需随意饮用），直至腹泻停止。轻至中度脱水者口服补液用量（mL）= 体重（kg）×50~体重（kg）×75，4小时内分次服完。4小时后再次评估脱水情况。以下情况提示口服补液可能失败，须调整补液方案：频繁、大量腹泻［10~20 mL/(kg·h)］；频繁、严重呕吐；口服补液服用量不足，脱水未纠正；严重腹胀。

（2）静脉补液。

适用于重度脱水及频繁呕吐的中度脱水患儿，以及休克或意识改变、口服补液脱水无改善或程度加重、肠梗阻等患儿。静脉补液的成分、量和滴注持续时间须根据脱水程度和性质决定。补液原则为先浓后淡，先盐后糖，先快后慢，见尿补钾。第1个24小时的补液：首先，确定补液总量。补液总量应包括累积丢失、继续丢失和生理需要三个方面。累积丢失根据脱水程度估算，继续丢失一般为20~40 mL/(kg·d)，儿童生理需要量按照第一个10 kg体重100 mL/kg、第二个10 kg体重50 mL/kg、其后20 mL/kg补给。第1个24小时的补液总量为轻度脱水90~120 mL/kg，中度脱水120~150 mL/kg，重度脱水150~180 mL/kg。其次，确定液体性质。等渗性脱水一般选择1/2张含钠液，低渗性脱水一般选择2/3张含钠液，高渗性脱水一般选择1/3~1/5张含钠液。难以确定脱水性质者先按等渗性脱水处理。脱水一旦纠正，能口服补液的患儿尽早给予ORSⅢ口服。最后，控制补液速度。中度脱水无休克表现者，补液总量的1/2在前8~10小时内输入，输液速度为8~12 mL/(kg·h)；剩余1/2在14~16小时内输入，输液速度为4~6 mL/(kg·h)。重度脱水有休克者首先扩容，可选择生理盐水或含碱的等张糖盐混合液20 mL/kg，30~60分钟内快速输入，若休克未纠正，可再次予10~20 mL/kg扩容，一般不超过3次，同时须评估有无导致休克的其他原因。休克纠正后再次评估脱水程度，确定后续补液量和补液速度，原则和方法同前。注意监测血糖，休克纠正后可给予5%~10%含糖液，以避免低血糖。补液过程中密切观察病情变化，若脱水程度减轻、呕吐停止，尽早改为口服补液。24小时后的补液：经第1个24小时补液，脱水和电解质及酸碱平衡紊乱已基本纠正，需要补充继续丢失量和生理需要量。患儿若能够口服，则改为口服补液；若因呕吐不能口服，则静脉补液。补充继续丢失量的原则是丢多少补多少、随时丢随时补，常用1/3~1/2张含钠液；补充生理需要量用1/5~1/4张含钠液。这两部分相加后，于12~24小时内匀速补液。

（3）鼻饲管补液。

推荐应用于无静脉输液条件、无严重呕吐的脱水患儿，液体选择ORSⅢ，初始速度20 mL/(kg·h)，如患儿反复呕吐或腹胀，应放慢管饲速度。每1~2小时评估脱水情况。对有中、重度脱水者应同时尽快建立静脉通路或转至上级医院。

2. 纠正电解质紊乱和酸碱失衡

（1）低钠血症。

轻度低钠血症多随脱水的纠正而恢复正常，不需要特殊处理。当血钠<120 mmol/L时，可用高渗盐水如3%NaCl纠正，静脉每输入12 mL/kg 3% NaCl溶液，可提高血钠10 mmol/L，初始可予1/3~1/2剂量，如症状无缓解，可重复上述剂量。宜缓慢静脉滴注，推荐速度为1~2 mL/(kg·h)。所需钠的量（mmol）=[130-实测血钠（mmol/L）]×体重(kg)×0.6。在4小时内可先补给计算量的1/3~1/2，余量根据病情演变情况调整。须特别注意，严重低钠血症时，第1个24小时限制血钠升高超过10 mmol/L，随后每24小时血钠升高<8 mmol/L，血钠纠正幅度过快过大可导致神经渗透性脱髓鞘。有酸中毒者使用碳酸氢钠时，其中的钠也应计算在内。

（2）高钠血症。

一般高渗性脱水不需要特殊处理，随脱水纠正血钠水平可逐渐恢复。有严重高钠血症（血钠>155 mmol/L）时应避免血钠水平降低过快，以每小时血钠下降速度≤0.5 mmol/L为宜，不宜使用张力过低液体，高渗性脱水可48小时纠正。

（3）低钾血症。

鼓励患儿进食含钾丰富的饮食。轻者可分次口服10% KCl 100~200 mg/(kg·d)；重者或不能经口服补钾者，须静脉补充，时间大于6小时。补钾时须注意：KCl浓度应稀释到0.15%~0.3%；含钾液应缓慢静脉滴注，禁忌直接静脉推注，体内缺钾至少需要2天才能补足；有尿后补钾，少尿、无尿者慎用；对反复低钾血症或低钾难以纠正者，应注意补镁治疗。

（4）低钙和低镁血症。

无须常规补充钙剂和镁剂。如在治疗过程中出现抽搐，应急查血钙、血镁等电解质及血糖。对血钙低者可予10%葡萄糖酸钙0.5 mL/kg，最大不超过10 mL，10~20分钟静脉缓注，必要时重复使用。对低镁血症者可予25%硫酸镁，每次0.2 mL/kg，每天2~3次，深部肌内注射，疗程2~3天，症状消失后停药。对严重低镁血症或深部肌内注射困难者，可静脉补充硫酸镁50~100 mg/(kg·次)，单次最大量不超过2 g，25%硫酸镁用5%葡萄糖稀释为2.5%的硫酸镁溶液缓慢静滴，每次输注时间不少于2小时，可按需重复给药。静滴过程中须密切监测心率、血压等生命体征。

（5）代谢性酸中毒。

轻、中度代谢性酸中毒经补液治疗即可纠正，无须额外补充碱性药物。重度代谢性酸中毒须予碱性液纠酸，剂量计算方法如下：所需碳酸氢钠量（mmol）=（24-实测HCO_3^-值）×0.3×体重（kg），所需5%碳酸氢钠量（mL）=BE绝对值×0.5×体重（kg）。注意碱性液一般稀释成等张含钠液后分次给予，首次可给计算量的1/2。注意保持气道通畅以保证CO_2的排出，酸中毒纠正后注意补充钾和钙。

3. 饮食治疗

急性感染性腹泻病期间，口服或静脉补液开始后应尽早给予适宜饮食，不推荐高糖、高脂和高粗纤维食物。婴幼儿母乳喂养者继续母乳喂养，配方奶喂养者伴有乳糖不耐受时可选择低乳糖或无乳糖配方。年龄较大的儿童，无须严格限制饮食，尽可能保证

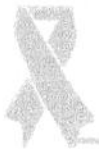

热量供给。急性腹泻病治愈后，应额外补充疾病导致的营养素缺失。

（二）继续喂养

（1）调整饮食。

（2）营养治疗。

（三）补锌治疗

急性腹泻病患儿能进食后即予以补锌治疗，>6 个月的患儿，每天补充元素锌 20 mg；<6 个月的患儿，每天补充元素锌 10 mg，共 10~14 天。元素锌 20 mg 相当于硫酸锌 100 mg，葡萄糖酸锌 140 mg。

（四）合理使用抗生素

明确为细菌性感染者，可在留取粪便培养标本后使用抗生素。

（五）其他治疗方法

以下治疗方法有助于改善腹泻病情、缩短病程。

（1）应用肠黏膜保护剂：如蒙脱石散。

（2）应用微生态疗法：给予益生菌如双歧杆菌、乳酸杆菌等。

（3）补充维生素 A。

（4）应用抗分泌药物：用于分泌性腹泻，如消旋卡多曲。

（5）中医治疗：采用辨证方药、针灸、穴位注射及推拿等方法。

◎ 诊治要点

（1）根据大便性状和次数判断。根据家长和看护者对患儿大便性状改变（呈稀水便、糊状便、黏液脓血便）和大便次数比平时增多的主诉可做出腹泻诊断。

（2）根据病程分类判断。急性腹泻病病程<2 周，迁延性腹泻病病程为 2 周~2 个月，慢性腹泻病病程>2 个月。

（3）对腹泻病患儿进行有无脱水和电解质紊乱的评估。

（4）根据患儿粪便性状、镜检所见、发病季节、发病年龄及流行情况初步估计病因。急性水样便腹泻患者（约占 70%）多为病毒或产肠毒素性细菌感染，黏液脓性、脓血便患者（约占 30%）多为侵袭性细菌感染。有条件时尽量进行大便细菌培养及病毒、寄生虫检测。

（5）对慢性腹泻病患儿还需要评估消化吸收功能、营养状况、生长发育等。

第二节　急性胰腺炎

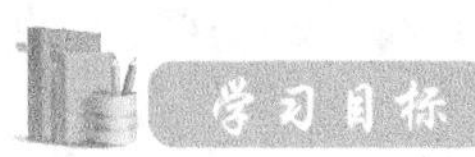

1. 熟悉急性胰腺炎的诊断标准。
2. 了解儿童急性胰腺炎的病因。
3. 熟悉儿童急性胰腺炎的治疗原则。

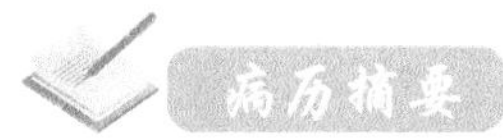

患儿，女，11岁，因“上腹部持续剧烈疼痛20小时”入院。活动时疼痛加重，呕吐1次。入院体检示体温38.6 ℃，脉搏105次/分，血压105/67 mmHg，神志清，精神差，皮肤、巩膜无黄染，心肺未见异常。腹膨隆，上腹压痛明显，肠鸣音减弱。

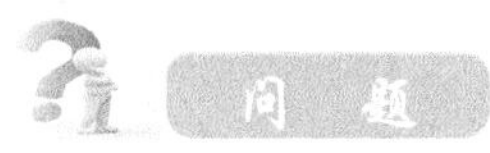

1. 应紧急检查的项目有哪些？

A. 血淀粉酶　B. 尿淀粉酶　C. 血常规　D. 腹部X线片

E. 胃肠造影　F. 腹部B超

2. 实验室检查：血红蛋白121 g/L，白细胞 16.4×10^9/L，中性粒细胞75%，血淀粉酶350 U，尿淀粉酶800 U（Somogyi单位）。腹部X线片示结肠少量积气。腹部CT示胰腺肿胀（图3-2-1）。根据以上辅助检查结果，该患儿可能的诊断是什么？

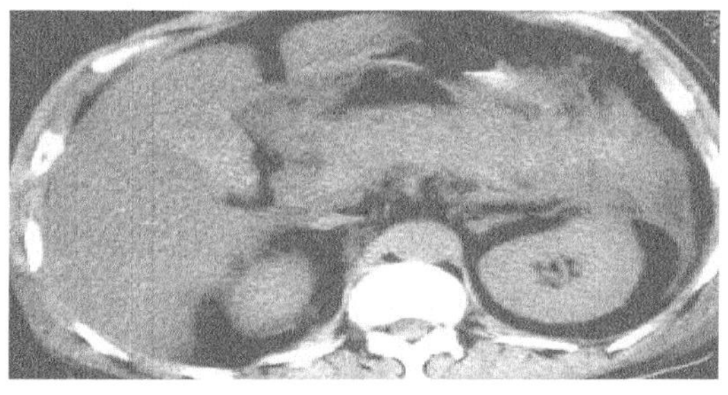

图3-2-1 腹部CT

A. 胆囊炎　B. 消化性溃疡

C. 急性胰腺炎　D. 胆石症

问题1解析：答案ABCDF。

问题2解析：答案C。

◎ 急性胰腺炎概述

小儿急性胰腺炎（acute pancreatitis，AP）是小儿常见急腹症之一，近年来发病率有明显上升。小儿急性胰腺炎的病因与成人大不相同，多因其他脏器感染继发或消化系统畸形所致。急性胰腺炎是各种因素引起的胰腺炎性病变，根据病理变化分为水肿型、出血型和坏死型；按临床表现分为亚临床型、轻型及重型；按临床过程分为急性暴发型、猝死型；按病因分为感染性、外伤性、药物性、胆源性和遗传性。儿童以病毒（如腮腺炎病毒）、细菌感染或药物诱发多见。

◎ 常见病因

（1）继发于其他部位的细菌或病毒感染，如急性流行性腮腺炎、肺炎、菌痢、扁桃体炎等。

（2）上消化道疾病或胆胰交界部位畸形，如胆总管囊肿、十二指肠畸形等，胆汁反流入胰腺引起胰腺炎。

（3）药物诱发。大量使用肾上腺皮质激素、免疫抑制药、门冬氨酸等可引起急性胰腺炎。

（4）并发于全身系统性疾病，如系统性红斑狼疮（SLE）、过敏性紫癜、川崎病等。

◎ 诊断

1. 临床表现

（1）症状：腹痛，一般为突发性剧烈腹痛，然后呈持续性腹痛或持续性腹痛阵发加重；恶心、呕吐，呕吐物常为食物和胆汁，呕吐后腹痛不能缓解；腹胀；腹泻；发热。

（2）体征：上腹或全腹压痛，肠蠕动减弱或消失，移动性浊音可阳性，多器官功能损害的相应体征。

2. 实验室检查

（1）血、尿淀粉酶增高为主要诊断依据。血清淀粉酶常于发病后6~12小时开始升高，24~48小时达高峰，持续3~5天，血淀粉酶>115 U/L为升高；尿淀粉酶于发病后12~24小时开始升高，下降缓慢，尿淀粉酶>590 U/L为升高。

（2）血清脂肪酶在发病24小时后开始升高，高值持续时间长，可作为恢复期病人的诊断方法。

（3）血常规及血小板计数，电解质及酸碱平衡测定，血糖测定。

3. 特殊检查

（1）B超：能发现胰腺肿大，胰周有积液。

（2）CT：急性水肿型胰腺炎胰腺呈弥漫性肿大，边缘模糊，胰腺积液或肾周筋膜增厚；急性出血型、坏死型胰腺炎胰腺呈弥漫性肿大，边缘周围积液，胰腺内有坏死或液化，或形成脓肿。

◎ 诊断标准

诊断急性胰腺炎需要至少满足以下3条标准中的2条：典型临床症状或体征（腹痛、呕吐或肠梗阻）；血清淀粉酶活性增高（≥正常值上限3倍）或脂肪酶高于正常值；腹部超声和CT提示胰腺形态改变（水肿、炎症、出血或坏死），排除其他疾病者。如患者胰酶水平正常，必须有影像学检查才能确诊急性胰腺炎。参照《中国急性胰腺炎诊治指南（草案）》，轻型急性胰腺炎诊断标准为仅引起轻微的脏器功能紊乱，临床恢复顺利，没有明显腹膜炎体征及严重代谢紊乱等临床表现。重症急性胰腺炎诊断标准为具备急性胰腺炎的临床表现和生化改变，且具有下列之一者：局部并发症（胰腺坏死、假性囊肿、胰腺脓肿），器官衰竭，Ranson评分≥3分，APACHE-Ⅱ评分>8分，CT分级D/E。

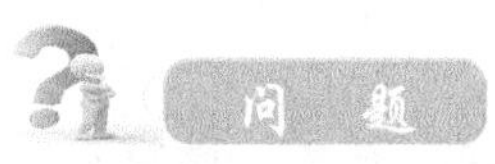

此时的处理包括哪些？

A. 抗生素　　B. 生长抑素

C. 气管切开　　D. 禁食、补液、支持治疗

问题解析：答案ABD。

◎ 治疗

（1）禁食：急性胰腺炎一经确诊应立即禁食。当腹痛控制后，可逐渐给予流质饮食。建议早期肠内营养，或肠内营养与肠外营养联合应用优于单一肠外营养。

（2）纠正水、电解质及酸碱平衡紊乱，抗休克治疗。

（3）抑制胰腺分泌：抑肽酶（奥曲肽）、生长抑素（思他宁）等可抑制胰腺分泌。奥曲肽（善宁），每次 0.1 mg，皮下注射，每日 1~3 次；思他宁，先以 3.5 μg/kg 加入 0.9%氯化钠溶液 5 mL 内，缓慢静脉注射（4 分钟以上），而后将 3 mg（减去 250 μg 后）加入 5%葡萄糖溶液内，以 3.5 μg/(kg · h) 速度缓慢静脉滴注。

（4）止痛：山莨菪碱每次 0.1 ~ 0.2 mg/kg，3 次/日，口服，或者每次 0.2 ~ 2 mg/kg，肌内注射或静脉注射；阿托品每次 0.01 ~ 0.03 mg/kg，肌内注射或皮下注射。

（5）防治感染：联合应用有效抗生素。

（6）手术治疗：对继发感染或形成脓肿、全身中毒症状重、消化道梗阻、腹腔出血者应考虑手术治疗。

（7）经内镜逆行胆胰管成像（ERCP）：对胆道梗阻明显者，也可考虑行 ERCP 术。

◎ **诊治要点**

小儿急性胰腺炎早期诊断、及时治疗，是防止水肿型胰腺炎向坏死型胰腺炎发展、降低病死率的关键。水肿型胰腺炎若早期诊断、及时治疗，则预后较好。故临床医师不能仅满足于小儿急性胰腺炎的诊断，应该详细询问病史、确定病因、防止胰腺炎的反复发作。对反复多次胰腺炎发作者应考虑血脂升高以及遗传性疾病胰胆管畸形等罕见病因引起的胰腺炎，避免漏诊，预防再次发作。

第三节 胃 炎

学习目标

1. 掌握慢性胃炎的诊断。
2. 熟悉慢性胃炎的病因。
3. 掌握慢性胃炎的治疗。

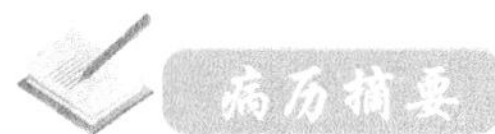

临床特点： 患儿，女，11 岁，因“反复上腹疼痛 3 月余”就诊。患儿于 3 个多月前开始常有反复中上腹不适及疼痛，一般进餐后多见，为钝痛，少量饮食后即有饱胀感，食欲较以往降低，偶有恶心、反酸，无呕吐，夜间睡眠良好。病程中无发热、咳嗽，大便 1 次/日，黄色成形。无头晕、头痛，无体重减轻。

个人史、既往史： 无特殊。

家族史： 患儿母亲 38 岁，2 年前曾患“胃溃疡”，经治疗好转。否认近亲结婚，否认家族遗传病史。

查体： 体温 36.8 ℃，脉搏 90 次/分，呼吸 22 次/分，血压 90/60 mmHg，体重 31 kg，神清，颈软，两肺未及啰音，心律齐，心音有力。腹部平软，剑突下轻压痛，无反跳痛，无肌卫，未及包块，肝脾肋下未触及，双下肢无水肿。脑膜刺激征阴性，病理反射未引出。

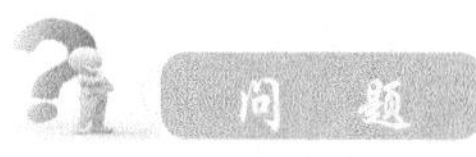

1. 目前需要考虑的疾病是（　　）。

A. 糖尿病　　B. 慢性胃炎　　C. 结缔组织病　　D. 肾病

2. 与慢性胃炎有关的细菌是（　　）。

A. 大肠杆菌　　B. 链球菌　　C. 幽门螺杆菌　　D. 厌氧杆菌

E. 嗜盐杆菌

问题 1 解析：答案 B。

问题 2 解析：答案 C。

◎ 慢性胃炎概述

慢性胃炎是由多种原因引起的胃黏膜的慢性或局限性炎症。有相当一部分患儿无临床症状。慢性胃炎症状并无特异性，包括中上腹不适、饱胀、钝痛、烧灼痛等，疼痛无明显规律，一般餐后痛较明显。也可伴有消化不良症状，如食欲不振、反酸、嗳气、恶心等。年长儿有胃黏膜长期少量出血者可有缺铁性贫血。

◎ 慢性胃炎的病因及分类

（1）幽门螺杆菌感染是慢性胃炎最主要的病因。

（2）幽门螺杆菌胃炎是一种感染性疾病。

（3）胆汁反流、长期服用 NSAID（包括阿司匹林）等药物和乙醇摄入是慢性胃炎相对常见的病因。

（4）自身免疫性胃炎在我国相对少见。

（5）其他感染性、嗜酸性粒细胞性、淋巴细胞性、肉芽肿性胃炎和巨大肥厚性胃炎（Ménétrier 病）相对少见。

（6）慢性胃炎的分类尚未统一，一般基于其病因、内镜所见、胃黏膜病理变化和胃炎分布范围等相关指标进行分类。

（7）基于病因可将慢性胃炎分成幽门螺杆菌胃炎和非幽门螺杆菌胃炎两大类。

（8）基于内镜和病理诊断可将慢性胃炎分成萎缩性胃炎和非萎缩性胃炎两大类。

（9）基于胃炎分布可将慢性胃炎分为胃窦为主胃炎、胃体为主胃炎和全胃炎三大类。

◎ 慢性胃炎的临床表现

（1）慢性胃炎无特异性临床表现。消化不良症状的有无和严重程度与慢性胃炎的分类、内镜下表现、胃黏膜病理组织学分级均无明显相关性。

（2）自身免疫性胃炎可长时间缺乏典型临床症状，胃体萎缩后首诊症状以贫血和维生素 B_{12}缺乏引起神经系统症状为主。

（3）其他感染性、嗜酸性粒细胞性、淋巴细胞性、肉芽肿性胃炎和 Ménétrier 病症状表现多样。

◎ 内镜诊断

(1) 慢性胃炎的内镜诊断系指肉眼或特殊成像方法所见的黏膜炎性变化(图 3-3-1),须与病理检查结果结合做出最终判断。

(2) 内镜结合病理组织学检查,可诊断慢性胃炎为慢性非萎缩性胃炎和慢性萎缩性胃炎两大基本类型。

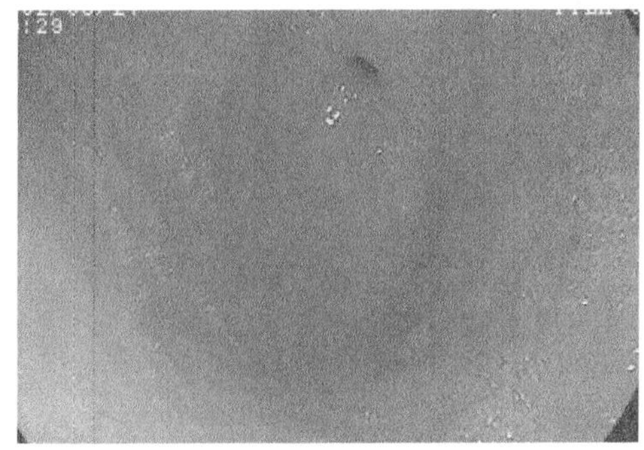

图 3-3-1 内镜下胃黏膜表现

多数慢性胃炎的基础病变均为炎性反应(充血渗出)或萎缩,因此将慢性胃炎分为慢性非萎缩性胃炎和慢性萎缩性胃炎也有利于与病理诊断的统一。慢性非萎缩性胃炎内镜下可见黏膜红斑、黏膜出血点或斑块、黏膜粗糙伴或不伴水肿、充血渗出等基本表现。慢性萎缩性胃炎在内镜下可见黏膜红白相间,以白相为主,皱襞变平甚至消失,部分黏膜血管显露;可伴有黏膜颗粒或结节状等表现。

慢性胃炎可同时存在糜烂、出血或胆汁反流等征象,这些在内镜检查中可获得可靠的证据。其中糜烂可分为两种类型,即平坦型和隆起型,前者表现为胃黏膜有单个或多个糜烂灶,其大小从针尖样到直径数厘米不等;后者可见单个或多个疣状、膨大皱襞状或丘疹样隆起,直径 5~10 mm,顶端可见黏膜缺损或脐样凹陷,中央有糜烂。糜烂的发生可与幽门螺杆菌感染和服用黏膜损伤药物等有关。因此,在诊断时应予以描述,如慢性非萎缩性胃炎或慢性萎缩性胃炎伴糜烂、胆汁反流等。

(3) 特殊类型胃炎的内镜诊断必须结合病因和病理。

(4) 放大内镜结合染色对内镜下胃炎病理分类有一定帮助。

(5) 电子染色放大内镜和共聚焦激光显微内镜对慢性胃炎诊断和鉴别诊断有一定价值。

(6) 规范的慢性胃炎内镜检查报告,描述内容至少应包括病变部位和特征。

(7) 活检病理组织学对慢性胃炎的诊断至关重要,应根据病变情况和需要进行活检。临床诊断时建议取 2~3 块组织,分别在胃窦、胃角和胃体部位活检;可疑病灶处另外多取活检。有条件时,活检可在色素或电子染色放大内镜和共聚焦激光显微内镜引导下进行。

◎ 慢性胃炎的病理诊断标准

(1) 要重视贲门炎诊断,必要时增加贲门部黏膜活检。贲门炎是慢性胃炎中未受到重视的一种类型,和胃食管反流病(GERD)、巴雷特(Barrett)食管等存在一定关系,值得今后加强研究。反流性食管炎怀疑合并贲门炎时,宜取活检。

(2) 标本要足够大,达到黏膜肌层。不同部位的标本需要分开装瓶。内镜医师应向病理科提供取材部位、内镜所见和简要病史等临床资料。

(3) 慢性胃炎有 5 种组织学变化要分级,即幽门螺杆菌、炎性反应、活动性、萎缩和肠化生,分成无、轻度、中度和重度 4 级(0、+、++、+++)。

(4) 慢性胃炎病理诊断应包括部位分布特征和组织学变化程度。有病因可循的要报告病因。胃窦和胃体炎性反应程度相差二级或以上时，加上“为主”修饰词，如“慢性（活动性）胃炎，胃窦为主”。病理检查要报告每块活检标本的组织学变化，推荐使用表格式的慢性胃炎病理报告。

（5）慢性胃炎病理活检显示固有腺体萎缩，即可诊断为萎缩性胃炎，而不必考虑活检标本的萎缩块数和程度。临床医师可根据病理结果并结合内镜表现，最后做出萎缩范围和程度的判断。

（6）肠化生范围和肠化生亚型对预测胃癌发生危险性均有一定的价值，AB-PAS 和 HID-AB 黏液染色能区分肠化生亚型。

（7）异型增生（上皮内瘤变）是最重要的胃癌癌前病变。

◎ 慢性肾炎鉴别诊断

由于引起小儿腹痛的病因很多，慢性反复发作的腹痛应与消化性溃疡、肠道蛔虫症、肠痉挛、自主神经性癫痫等疾病鉴别。

（1）消化性溃疡：指与酸相关的溃疡，如胃和十二指肠溃疡。因小儿消化性溃疡的症状和体征不如成人典型，年龄越小，症状越不典型，故常易误诊和漏诊。胃镜检查可明确诊断。

（2）肠道蛔虫症：常有不固定腹痛、恶心呕吐等消化功能紊乱症状，粪便查找寄生虫卵、驱虫治疗有效等可协助诊断。随着我国卫生条件的改善，肠道蛔虫症已大为减少。

（3）肠痉挛：可出现反复发作的阵发性腹痛，腹部无异常体征，排气、排便后腹痛可缓解。很多便秘患者易发生肠痉挛。

（4）腹型偏头痛：反复发作不固定性腹痛，腹部无异常体征，脑电图多有异常改变。

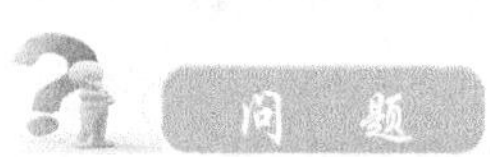

患儿完善检查，血常规：血红蛋白 135 g/L，白细胞 54×10^9/L，血小板 200×10^9/L。粪常规+潜血：阴性。胃镜检查：浅表性胃炎。病理：“胃窦”黏膜中度慢性浅表性胃炎，轻度活动性。幽门螺杆菌（+），^{13}C-尿素呼气试验阳性。B 超：肝胆胰脾肾（−）。该患儿的治疗方案主要包括以下哪几项？

A. 保护黏膜屏障，促进上皮生长　　B. 使用抑酸剂

C. 如有消化道出血，应监测生命体征　　D. 养成良好饮食习惯及生活规律

问题解析：答案 ABCD。

◎ 慢性胃炎的治疗

（1）去除病因：针对有慢性咽部感染、慢性鼻炎者，清除慢性感染灶，避免服用对胃有刺激性的药物。

（2）饮食治疗：饮食宜软、易消化，养成定时定量的良好饮食习惯和生活规律。避免烟熏、不新鲜及刺激性食品，培养细嚼慢咽的进食习惯。

（3）消除幽门螺杆菌感染：三联疗法（奥美拉唑+克拉霉素+阿莫西林）2 周。

（4）使用抑酸剂：三联疗法2周后，可采用 H_2 受体拮抗剂（如法莫替丁、雷尼替丁）使胃腔内 H^+ 浓度降低，减轻 H^+ 反弥散程度，为胃黏膜的炎症修复创造有利的胃境。

（5）保护胃黏膜：使用次碳酸铋、麦滋林、蒙脱石等。

（6）胃肠动力药：若有腹胀呕吐或胆汁反流，可加用吗丁啉。

第四节 炎症性肠病

学习目标

1. 熟悉炎症性肠病的诊断。
2. 熟悉炎症性肠病的分类。
3. 了解炎症性肠病的治疗。

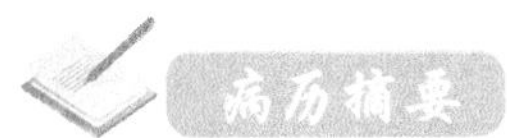

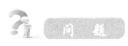

临床特点：患儿，女，11岁，因“发热、腹痛、腹泻1月余”就诊。患儿1月余前无明显诱因出现发热，热峰达39.2 ℃，多为午后和夜间发热，无寒战，伴有腹痛，为进食后上腹部痛及阵发性脐周痛，可自行缓解。大便呈稀糊状，2~4次/日，无脓血，量中等，无里急后重感。无明显咳嗽，无关节肿痛，无皮疹，无呕吐，精神可。体重下降2 kg。

既往史：1年前患儿曾2次因“肛周脓肿”行手术治疗，否认“结核”接触史。

个人史、家族史：无特殊。

体格检查：体温37 ℃，脉搏90次/分，呼吸25次/分，血压95/60 mmHg，体重27 kg，身高140 cm，神志清，精神可，口腔黏膜光滑，未见溃疡，呼吸平稳，双肺呼吸音粗，未及啰音，心音有力，律齐，未及杂音。腹部软，肝脾肋下未触及，脐周压痛，未及反跳痛，肠鸣音正常。神经系统查体阴性，四肢肌张力可。全身未见皮疹。肛周见2处1 cm长瘢痕。腹部B超示右下腹肠管呈节段性病变。

患儿目前最可能的诊断是（　　）。

A. 肠结核　　B. 肠道肿瘤　　C. 炎症性肠病　　D. 急性肠炎

问题解析：答案C。

◎ 炎症性肠病概述

炎症性肠病（inflammatory bowel disease，IBD）是指原因不明的一组非特异性慢性胃肠道炎症性疾病，包括克罗恩病（Crohn’s disease，CD）、溃疡性结肠炎（ulcerative colitis，UC）和未定型IBD（IBD unclassified，IBDU）。IBDU是指一种结肠型IBD，根

据其表现既不能确定为CD，又不能确定为UC。近年随着对儿童IBD研究的深入，研究者们发现年龄小于6岁的IBD儿童有其独特的表型，这类IBD被定义为极早发型IBD（very early onset IBD，VEO-IBD）。VEO-IBD中还包含新生儿IBD（小于28日龄）和婴幼儿IBD（小于2岁）。VEO-IBD中被报道最多的是白细胞介素（interleukin，IL）-10及其受体基因突变。VEO-IBD因缺乏临床特异性表现、病例数相对少、缺乏诊断“金标准”而导致诊断困难。当遇到发病年龄早、病情重、影响生长发育、伴严重肛周疾病、常规治疗难控制、一级亲属有类似疾病史的病例时，应高度怀疑VEO-IBD。

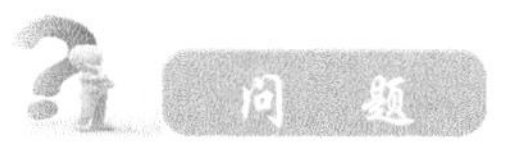

1. 进一步应做的检查是（　　）。

A. 红细胞沉降率　B. PDD试验　C. 粪常规　D. 结肠镜

E. 腹腔镜

2. 结肠镜检查：右半结肠呈节段性炎症改变，有鹅卵石样外观并多次活检。可确诊为CD的病理改变是（　　）。

A. 瘘管形成　B. 全层性炎症　C. 纵行溃疡　D. 肛门病变

E. 非干酪性肉芽肿

问题1解析：答案ABCD。

问题2解析：答案E。

◎ 诊断

（一）IBD疑似病例诊断

腹痛、腹泻、便血和体重减轻等症状持续4周以上或6个月内类似症状反复发作2次以上，临床上应高度怀疑IBD。IBD常合并的表现包括：发热，生长迟缓、营养不良、青春期发育延迟、继发性闭经、贫血等全身表现，关节炎、虹膜睫状体炎、原发性硬化性胆管炎、结节性红斑、坏疽性脓皮病等胃肠道外表现，肛周疾病如皮赘、肛裂、肛瘘、肛周脓肿等。

（二）IBD诊断标准

1. CD诊断标准

CD缺乏诊断的“金标准”，需要结合临床表现、内镜检查、组织病理学检查及影像学检查进行综合分析，采取排除诊断法，主要排除肠结核、其他慢性肠道感染性疾病、肠道恶性肿瘤及自身免疫性疾病的肠道病变，并随访观察。

（1）临床表现：儿童CD最常发生于学龄期和青春期，发病高峰年龄为9~17岁。CD临床表现多样，包括慢性起病、反复发作的右下腹或脐周腹痛伴明显体重下降、生长发育迟缓，可有腹泻、腹部肿块、肠瘘、肛周病变以及发热、贫血等全身性表现。需要注意的是，经典的“三联征”（腹痛、腹泻和体重下降）只在约25%的CD患儿中出现，少部分CD患儿以肛周脓肿和肛周瘘管起病。

（2）内镜检查：内镜下胃肠道典型表现为病变呈节段性、非对称性、跳跃性分布，可见阿弗他溃疡、裂隙样溃疡、纵行溃疡、铺路石样肠黏膜、肠腔狭窄、肠壁僵硬等

（图 3-4-1）。结肠镜检查是 CD 诊断的首选检查，镜检应达回肠末端。对于疑似 IBD 患儿需常规进行胃镜检查和小肠镜检查，小肠镜检查优先考虑胶囊小肠镜，气囊辅助式小肠镜只在特殊情况下考虑，如经胃镜、结肠镜检查联合组织活检及胶囊小肠镜检查后，仍不能确定 IBD 者，须考虑气囊辅助式小肠镜进行组织活检进一步明确。

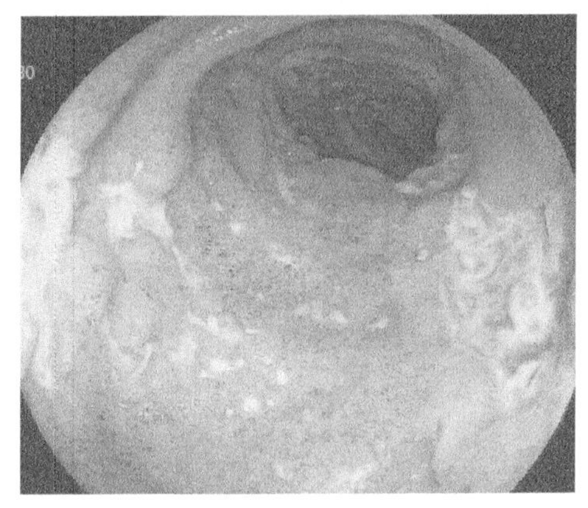

图 3-4-1 CD 内镜下表现

（3）组织病理学检查：内镜检查需要进行黏膜组织活检行组织病理学检查，要求多段（包括病变部位和非病变部位）、多点取材。除了常规的组织病理学检查外，对于有条件的单位，尚需进一步行抗酸染色、活检组织结核分枝杆菌的核酸检测、EB 病毒的免疫组织化学及原位杂交、巨细胞病毒（CMV）免疫组织化学等检查明确是否存在结核分枝杆菌、EB 病毒及 CMV 感染。CD 组织病理学特点为全层肠壁淋巴细胞增生、非干酪样肉芽肿、局灶性隐窝结构异常、局灶性固有膜深部的淋巴细胞浆细胞增多、裂隙样溃疡、阿弗他溃疡、黏膜下神经纤维增生和神经节炎、杯状细胞通常正常。如为手术标本，手术切除标本大体病理特点为肠管跳跃性病变、融合的线性溃疡、铺路石样外观、瘘管形成、肠系膜脂肪包绕、肠腔狭窄、肠壁僵硬。

（4）影像学检查：初诊患儿用磁共振小肠成像（magnetic resonance enterography，MRE）或 CT 小肠成像评估小肠病变，可发现 IBD 的特征性改变、评估肠道的炎症范围及破坏的程度（狭窄或穿孔性病变）。对于年龄小于 6 岁患儿首选 MRE 进行小肠影像学检查。盆腔 MRI 用于检测疑似或合并肛周病变的 CD 患儿，评估肛瘘及肛周脓肿的位置及范围，评估手术及药物治疗疗效。腹部超声检查对回肠末端病变的敏感性较高，超声检查结果的精确性与检查者的经验及专业程度有关。

诊断要点：世界卫生组织（WHO）曾提出 CD 诊断标准的 6 个诊断要点，已在 2010 年儿童 IBD 诊断规范的专家共识意见中详细说明，可供参考。CD 完整的诊断包括临床类型、疾病活动度、有无并发症（狭窄、肛瘘）等。

疾病评估：CD 诊断成立后，需要全面评估病情，制订治疗方案。

① 临床类型：可按巴黎分类进行分型。

② 疾病活动度的评估：临床上用儿童克罗恩病活动指数（pediatric Crohn's disease activity index，PCDAI）来评估儿童 CD 的疾病活动严重程度并进行疗效评价。

2. UC 诊断标准

UC 的诊断主要综合临床表现、内镜及组织活检病理的特点进行分析，依靠典型的内镜下连续性结肠慢性炎症及组织学表现，在排除感染性和其他非感染性结肠炎的基础上做出诊断。

（1）临床表现：持续性血便伴腹泻是 UC 的最常见临床症状，伴不同程度的全身症状，包括关节、皮肤、眼口及肝胆等肠外表现。肠外表现在 6 岁以上患儿中多见。

（2）结肠镜检查：典型 UC 病变多从直肠开始逐渐向近端发展，呈连续弥漫的黏膜炎症。结肠镜下表现为黏膜呈颗粒状，充血、质脆易出血、血管纹理模糊或消失，弥漫性点状糜烂，浅溃疡或小溃疡。伴脓性分泌物附着，反复发作的 UC 可表现为假息肉及黏膜桥形成。如果全结肠炎伴回盲瓣累及，末端回肠可表现为非糜烂性红斑或水肿，称为“倒灌性回肠炎”。若非全结肠累及的 UC，回肠末端黏膜应为正常（图 3-4-2）。应常规同时行胃镜检查。

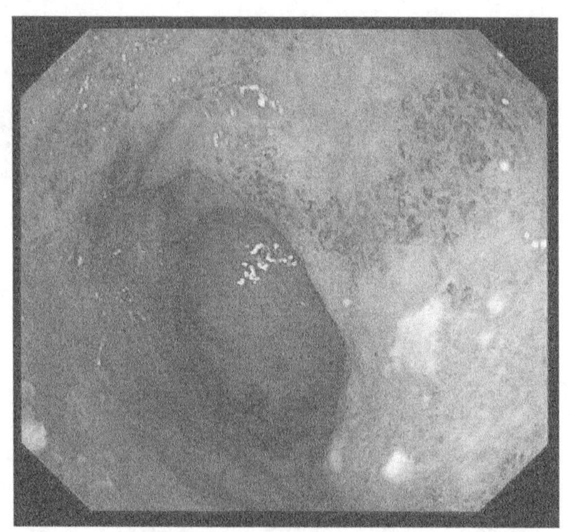

图 3-4-2　UC 结肠镜下表现

（3）组织病理学检查：无论黏膜组织是活检标本还是手术标本，特征性的组织学均表现为隐窝结构改变和炎性浸润。隐窝结构改变包括隐窝的分支、扭曲、萎缩和黏膜表面的不规则，炎性浸润即局灶性或弥散的基底部浆细胞增多。

（4）不典型 UC：对于儿童 UC，典型的表现不多见，需要认识 5 种不典型病变。

① 直肠赦免，即内镜下直肠黏膜无典型 UC 表现，但组织学检查符合典型 UC 表现。

② 短病程，即患儿在起病不久就接受结肠镜检查并活检，活检组织提示片状炎性病变或缺少典型的隐窝结构异常，多见于 10 岁以内诊断 UC 的儿童。初次评估 UC 诊断后不迟于 6 周内重复活检可提高诊断准确性。

③ 盲肠斑片，即表现为左侧结肠炎合并盲肠炎症（常为阑尾周围炎症）。盲肠炎症部位活检可表现为非特异性炎症病变。

④ 上消化道受累，即 UC 患儿可存在上消化道病变，可表现为胃内糜烂或小溃疡，但非匍匐形或纵形。组织学表现为散在的或局灶性炎症，无肉芽肿（隐窝周围肉芽肿除外）。

⑤ 急性重度 UC，即病理上可表现为黏膜全层炎或深溃疡，其他特征不典型。无淋巴细胞浸润，“V”形的裂隙样溃疡。

疾病评估：UC 诊断成立后，需要进行病情的全面评估，包括临床类型、病变范围、疾病活动度。临床类型分为初发型和慢性复发型，初发型是指无既往病史而首次发作，慢性复发型是指在临床缓解期再次出现症状。病变范围推荐采用巴黎分类。从疾病活动性的严重程度来看，UC 病情分为活动期和缓解期，活动期的疾病按严重程度分为轻、中、重度。儿童 UC 疾病活动指数（pediatric ulcerative colitis activity index，PUCAI）可以用来评估疾病活动性。

◎ **鉴别诊断**

在诊断过程中，以反复发热、腹痛、腹泻等症状为线索，该患儿应注意排除下列疾病。

（1）肠结核：主要表现为低热、腹痛、腹泻、体重减轻，红细胞沉降率升高，肠镜检查可见溃疡形成。但该患儿无结核接触史，结核抗体、T-spot、PPD试验、胸片及胸部CT均未见结核病灶，故不考虑该病，必要时取肠黏膜行结核菌培养。

（2）溃疡性结肠炎：以腹痛、腹泻、血便为主，可伴有发热，一般肠外症状不明显，肠镜检查可见溃疡及纤维渗出，不伴有息肉样增生。该患儿血便不明显，肠镜下左半结肠黏膜正常，横、升结肠见息肉样增生，因此排除溃疡性结肠炎。

（3）肠道细菌感染：各种细菌，如志贺菌、空肠弯曲菌、沙门菌、大肠杆菌、耶尔森菌等感染均可引起，常有流行病学特点（如不洁食物史或疫区接触史），急性起病，主要表现为发热、腹泻、腹痛，具自限性（病程一般数天至1周，不超过6周），抗菌药物治疗有效；粪便检出病原体可确诊。

（4）白塞氏病：该病一般临床以复发性口腔溃疡、生殖器溃疡、皮肤和眼部病变最为常见，但全身各脏器均可受累。伴有消化道溃疡时临床表现为腹痛、腹泻、便血，肠镜下表现为胃肠道黏膜表浅小溃疡。

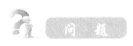

首选药物是（　　）。

A. 柳氮磺吡啶　　B. 抗生素

C. 泼尼松　　D. 氢化可的松，保留灌肠

E. 甲硝唑，保留灌肠

问题解析：答案C。

◎ 治疗

治疗方法主要为营养治疗、药物治疗和手术治疗。

（一）营养治疗

营养治疗在IBD多学科管理中起着重要的作用，可防治营养不良，促进儿童生长发育和预防骨质疏松症，成为各个阶段IBD患儿不可缺少的临床治疗措施之一。

1. 肠内营养治疗和膳食引入

全肠内营养（exclusive enteral nutrition，EEN）是指回避常规饮食，将肠内营养制剂作为唯一的饮食来源。EEN可作为轻中度儿童CD诱导缓解的一线治疗方案。EEN相比糖皮质激素、免疫抑制剂和生物制剂等药物治疗风险更小，可诱导急性活动期IBD缓解，但不能单纯用来维持缓解。营养制剂选择方面，因整蛋白配方与要素配方在诱导临床缓解上效果相似，且整蛋白配方口味的依从性优于要素配方，故推荐以整蛋白配方作为EEN的首选配方。若整蛋白配方不耐受，需要根据患儿的具体病情进行调整。例如，若患儿同时存在牛奶蛋白过敏，则考虑要素配方。EEN给予途径首选口服，若口服热量不能满足推荐需要量的70%，应考虑鼻胃管喂养。当选择EEN作为治疗方案后，通常不需要用其他治疗IBD的药物。启动EEN后2周需要评估疗效及依从性，若患儿无受益，则需要考虑及时调整治疗方案。EEN疗程建议6~12周，随后在2~4周内逐步引入低脂少渣食物。根据患儿耐受情况，可每隔3~4天引入一种简单、有营养、易消化的安全食物，再逐渐转为正常饮食，但需要避免高脂、精糖类和粗纤维等不易消化食物。

在食物引入过程中，如获得有效的体重增加，可考虑逐渐减量，最后停用肠内营养。对于存在孤立口腔溃疡或肛周病变患儿，不推荐 EEN 用作诱导缓解的治疗。

2. 肠外营养

不推荐肠外营养作为 IBD 的首选营养支持方式，肠外营养仅用于肠内营养禁忌或肠内营养不耐受情况下短暂使用或补充性使用，具体适应证包括：CD 继发短肠综合征早期或伴有严重腹泻；高流量小肠瘘；肠梗阻，不能越过梗阻部位利用远端肠管进行肠内营养治疗或营养管放置失败者；严重腹腔感染未得到控制；重症 UC 出现肠衰竭时；肠内营养不能给予充足能量时；消化道大出血。

3. 维生素、微量元素

定期监测与营养相关的实验室指标，尤其是维生素 D、锌、钙、叶酸等，根据检测结果给予针对性补充治疗。

（二）药物治疗

主要的药物包括 5-氨基水杨酸制剂（5-aminosalicylic acid，5-ASA）、糖皮质激素、免疫抑制剂及生物制剂，对难治性 CD 可选用沙利度胺。

1. 5-ASA

口服制剂包括柳氮磺胺吡啶和美沙拉嗪，直肠用药制剂为 5-ASA 灌肠剂和栓剂。柳氮磺胺吡啶疗效与美沙拉嗪相当，但不良反应多。推荐用于轻中度活动期儿童 UC 的诱导及维持缓解治疗。对于轻中度 UC，推荐口服 5-ASA 作为诱导缓解的一线治疗方案。对于轻中度直肠炎，可考虑局部 5-ASA 单药治疗。对于轻度活动期结肠型 CD，诱导缓解和维持缓解治疗可能有效。直肠 5-ASA 用药量为 25 mg/(kg · d)，最大总剂量为 1 g/d。口服 5-ASA 用药量为 30~50 mg/(kg · d)，分 3 次。

2. 糖皮质激素

适应证为儿童 UC 的诱导缓解，包括中重度活动期 UC 及轻度活动期 UC 对 5-ASA 无效者；适用于中重度活动性 CD 的诱导缓解治疗。按泼尼松 1 mg/(kg · d)（其他类型全身作用激素的剂量按相当于上述泼尼松剂量折算）起始给药，最大总剂量 40 mg/d。对于重度 UC 患儿，最大总剂量可达 60 mg/d。对于病变局限在回盲部的 CD 患儿，可考虑布地奈德治疗，剂量 0.45 mg/(kg · d)，最大剂量 9 mg/d。布地奈德不推荐用于重度活动性 CD。静脉滴注甲泼尼龙 1.0~1.5 mg/(kg · d)，最大剂量 60 mg/d，用于重度活动性 UC。

3. 免疫抑制剂

（1）嘌呤类制剂：应用于儿童 IBD 的免疫抑制剂主要为嘌呤类制剂，适用于已使用激素诱导缓解的重度 UC 的维持治疗，5-ASA 不耐受的 UC 患儿，UC 频繁复发（1 年内复发 2~3 次），激素依赖的 UC 患儿且 5-ASA 已用到最大剂量，儿童 CD 维持缓解的首选治疗方案。嘌呤类制剂包括硫唑嘌呤（azathioprine，AZA）或巯嘌呤（6-mercaptopurine，6-MP）。AZA 和 6-MP 疗效类似，推荐 AZA 目标剂量为 1.5~2.5 mg/(kg · d)，6-MP 目标剂量为 1.0~1.5 mg/(kg · d)。在用嘌呤类制剂时必须检测巯基嘌呤甲基转移酶以及嘌呤代谢产物 6-甲巯基嘌呤和 6-巯鸟嘌呤，以优化治疗方案，减少药物不良反应。

（2）甲氨蝶呤（methotrexate，MTX）：若嘌呤类药物无效或不能耐受，可考虑应用

MTX 维持缓解，剂量为 10~25 mg/m^2，给药方式为肌内注射、皮下注射或口服，每周 1 次。最大剂量每次 25 mg。

（3）其他：沙利度胺可用于 CD 合并结核分枝杆菌感染及儿童难治性 CD。推荐用量 1.5~2.5 mg/(kg · d)。由于其潜在的致畸、外周神经病变等不良反应，用药前需充分与家长沟通并取得知情同意后方可考虑应用，并密切监测其不良反应，如有外周神经炎、嗜睡、精神异常等，应及时减量或停用。可应用环孢霉素 4~6 mg/(kg · d)、他克莫司 0.2 mg/(kg · d) 治疗重度活动期 UC。治疗期间需监测药物血药浓度，根据血药浓度调整剂量，并严密监测药物相关不良反应。

（4）生物制剂：国外有多种生物制剂用于儿童 CD，如英夫利西单克隆抗体（单抗）(infliximab，IFX)、阿达木单抗等。目前国内获批在临床应用的仅有 IFX。适应证为中重度活动期 CD 的诱导和维持缓解治疗；激素耐药的活动性 CD 的诱导缓解治疗；瘘管性 CD；有严重肠外表现（如关节炎、坏疽性脓皮病等）的 CD；存在高危因素，即内镜下深溃疡、充分诱导缓解治疗后仍持续为重度活动、病变广泛、生长迟缓（年龄别身高 Z 值在-2.5 以下）、严重骨质疏松、起病时即存在炎性狭窄或穿孔、严重肛周病变的患儿；作为重度 UC 的“拯救”治疗。IFX 按每次 5 mg/kg，在第 0、2、6 周静脉注射作为诱导缓解方案；然后同样剂量每隔 8 周用药一次作为维持缓解方案。IFX 治疗前需严格排除结核、乙肝及其他感染因素。若存在脓肿、感染，需充分抗感染、脓肿引流后再考虑 IFX 治疗。

部分患儿对 IFX 治疗反应差，即对 IFX 治疗失应答。失应答包括原发性失应答和继发性失应答。原发性失应答是指在生物制剂最初 6 周诱导缓解治疗无效。继发性失应答是指在生物制剂治疗初期有应答的患儿出现病情恶化、复发。对于原发性失应答，及时更改治疗方案。对于继发性失应答，有条件的医疗机构可在药物浓度稳定的基础上进行血清 IFX 谷浓度及抗 IFX 抗体的检测，分析失应答的原因，进一步优化治疗方案。

（三）手术治疗

CD 的外科手术指征为：出现肠梗阻、腹腔脓肿、瘘管形成、急性穿孔、大出血等并发症时；癌变；内科治疗无效、疗效不佳和（或）药物不良反应已严重影响生存质量者。UC 的手术治疗大多作为“救”治疗，但对中毒性巨结肠患儿一般宜早期实施手术。全结直肠切除、回肠储袋肛管吻合术是 UC 患儿首选的手术。在转换治疗前应与外科医师和患儿密切沟通，权衡手术治疗的利弊，视具体情况决定。

第五节　胃食管反流

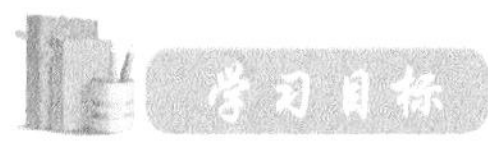

1. 了解胃食管反流的病因。
2. 掌握胃食管反流的诊断。
3. 熟悉胃食管反流的治疗。

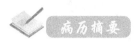

病历摘要

临床特点：患儿，男，8岁，因“间断胸骨后不适伴呕吐2年余”入院。2年前患儿无明显诱因出现胸骨后不适，呈阵发性，多于进食后出现；伴喉部不适，多出现在饱食后，偶有烧心感。无胸闷气急等。病程中无发热，无反复咳嗽，无腹泻，无肉眼血尿，无皮疹，无头晕，无黑蒙。

既往史、个人史、家族史：无特殊。

查体：体温37 ℃，脉搏80次/分，呼吸24次/分，血压90/60 mmHg，体重36 kg，身高132 cm，神志清，精神可，面色可。浅表淋巴结无明显肿大，口腔黏膜光整。颈软，气管居中，甲状腺无肿大。双肺呼吸音粗，未闻及干、湿啰音。心音有力，律齐，未及杂音，腹软，无明显压痛，无反跳痛，肝脾不大，肠鸣音无亢进。四肢、脊柱无畸形。双下肢无水肿。外生殖器无畸形。

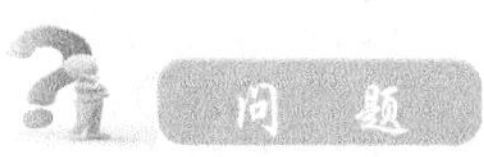

该患儿最有可能的诊断是什么？

A. 消化道溃疡　　B. 肠梗阻　　C. 胃食管反流　　D. 胃扭转

问题解析：答案C。

◎ 胃食管反流概述

胃食管反流（gastroesophageal reflux，GER）是全身或局部原因引起下端食管括约肌功能不全，导致胃内容物包括从十二指肠流入胃的胆盐和胰酶等反流入食管，可分为生理性和病理性两种。病理性胃食管反流临床表现为睡眠时、仰卧位时及空腹时呕吐和继之引起的严重并发症。

◎ 临床表现

（1）呕吐：为新生儿和幼儿突出症状，大多数患儿出生后第一周即发生，表现为溢奶、轻度呕吐或喷射性呕吐。

（2）反复呼吸道疾患：因顽固性呕吐，呕吐物从呼吸道吸入可引起窒息、呼吸暂停、肺炎甚至突然死亡。

（3）反流性食管炎：婴幼儿表现为喂食困难、拒食、哭闹不安，年长儿常有烧灼感，饮用酸性饮料可使症状加重，服用抗酸剂后症状减轻，如发生食管溃疡或糜烂，则会出现呕血和便血。

（4）营养不良、贫血及生长发育迟缓。

为明确诊断，首选的检查是什么？

A. 胸部X线片　　B. 心电图

C. 上消化道钡餐造影　　D. 24小时食管pH

E. 腹部CT

问题解析：答案 D。

◎ 辅助检查

（1）食管钡餐造影：从食管注入钡剂后，连续观察 5 分钟，若钡剂从胃反流到食管 3 次以上，可明确诊断。此外，还能观察有无食管炎、溃疡及狭窄。

（2）食管 pH 动态测定：将微电极放置于食管括约肌的上方，24 小时连续监测食管下端 pH，pH<4 并持续 15 秒以上示胃酸胃食管反流（图 3-5-1）。

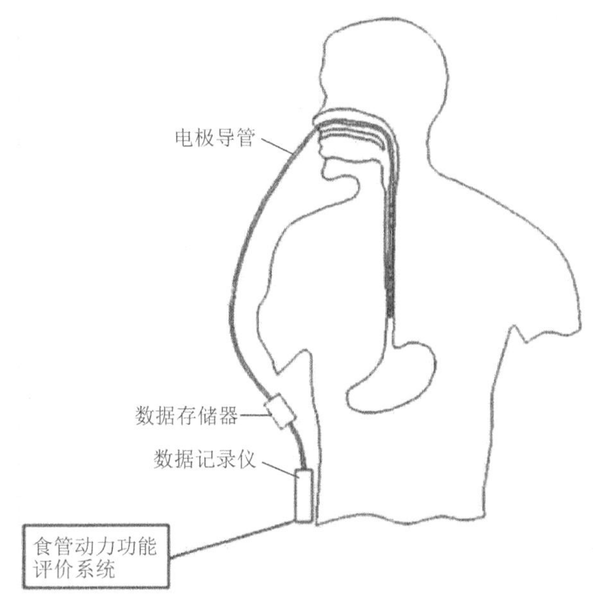

图 3-5-1 食管 pH 测定

（3）食管压力测定：下端食管括约肌压力<10 mmHg。

（4）胃食管放射性核素扫描：能观察食管功能、测出食管反流量和肺内有无放射性物质。

（5）超声检查：可见食管下端充盈、胃与食管间有液体来回流动。

（6）食管内镜检查及黏膜活检：能发现有无食管炎、食管狭窄及巴雷特食管。

◎ 鉴别诊断

在诊断过程中，以烧心、胸骨后疼痛等症状为线索，该患儿应注意排除下列疾病。

（1）贲门失弛缓症：又称贲门痉挛，是指下端食管括约肌松弛障碍导致的食管功能性梗阻。婴幼儿表现为喂养困难、呕吐，重症可伴有营养不良、生长发育迟缓。年长儿诉胸痛和烧心感、反复呕吐。通过 X 线钡餐造影、内镜和食管测压等可确诊。

（2）胃十二指肠溃疡：以原发性十二指肠溃疡多见，主要表现为反复发作的脐周及上腹部胀痛、烧灼感，饥饿时或夜间多发，可持续数分钟至数小时。严重者可出现呕血、便血、贫血。通过内镜检查可鉴别。

（3）嗜酸性粒细胞食管炎：一种食管壁全层以嗜酸性粒细胞浸润为特征的慢性炎症疾病，临床表现主要为吞咽困难、食管狭窄、食物嵌塞及反流样症状。诊断主要依靠典型的临床症状及黏膜嗜酸性粒细胞的浸润程度大于15/HP。

（4）其他：须排除由物理性、化学性和生物性等致病因素所引起组织损伤而出现的类似症状。

◎ 治疗

1. *初步治疗*

（1）体位疗法：目前不推荐让沉睡的婴幼儿使用体位疗法治疗胃食管反流。建议婴幼儿睡觉时采用仰卧位。儿童在清醒状态下最佳体位为直立位和坐位；睡眠时保持右侧卧位，将床头抬高20~30 cm，以促进胃排空，减少反流频率及反流物误吸。

（2）饮食疗法：检查喂养史，母乳喂养儿童确保由有适当专业知识和培训的人员进行母乳喂养评估。如果婴幼儿体重过高，应减少进食总量。少量多餐婴儿增加喂奶次数，缩短喂奶间隔时间，人工喂养儿可在牛奶中加入糕干粉、米粉或进食谷类食品，增加食物稠厚度。年长儿亦应少量多餐，以高蛋白低脂肪饮食为主，睡前2小时不予进食，保持胃处于非充盈状态，避免食用降低下端食管括约肌张力和增加胃酸分泌的食物，如酸性饮料、高脂饮食、巧克力和辛辣食品。

2. *药物治疗*

婴幼儿单纯反流可采取体位和饮食治疗，如合并以下症状，可以考虑给予一种H_2受体拮抗剂或者质子泵抑制剂（PPI）治疗4周。主要并发症状有不明原因的吞咽困难、激惹行为、生长缓慢。

（1）抗酸和抑酸药：对于有持续烧心、胸骨后疼痛或上腹疼痛的儿童和青少年，考虑给予4周的PPI治疗试用。在第4周时，对PPI或H_2受体拮抗剂的治疗后反应进行评估，如果有症状没有缓解或者停药后复发，需考虑内镜及其他相关检查。

① H_2受体拮抗剂：可直接抑制组织胺阻滞乙酰胆碱和胃泌素分泌，达到抑酸和加速溃疡愈合的目的。常用西咪替丁，每日10~15 mg/kg，分4次于饭前10~30分钟口服，或分每小时1~2次静脉滴注；雷尼替丁，每日3~5 mg/kg，每12小时1次或每晚1次口服，或分每日2~3次静脉滴注，疗程均为4~8周；法莫替丁，0.9 mg/kg，睡前1次口服，或每日1次静脉滴注，疗程2~4周。

② 质子泵抑制剂：作用于胃黏膜壁细胞降低壁细胞中的H^+-K^+-ATP酶活性，阻抑H^+从细胞质内转移到胃腔而抑制胃酸分泌。常用奥美拉唑，剂量为每日1 mg/kg，清晨顿服，疗程8~12周。

③ 中和胃酸的抗酸剂：起缓解症状和促进溃疡愈合的作用。常用碳酸钙、氢氧化铝、氢氧化镁等。

（2）黏膜保护剂：如硫糖铝、硅酸铝盐、磷酸铝等，基本弃用。

（3）促胃肠动力药：促胃肠动力药能提高下端食管括约肌张力，增加食管和胃蠕动，提高食管廓清能力，促进胃排空，从而减少反流和反流物在食管内的停留时间。

3. *外科治疗*

对于PPI治疗有效但需要长期服药的患者，抗反流手术是另一种选择。最常见的抗反流手术术式是腹腔镜胃底折叠术。具有下列指征可考虑外科手术：内科治疗8~12周无效，有严重并发症（消化道出血、营养不良、生长发育迟缓）；严重食管炎伴溃疡、狭窄或发现有食管裂孔疝者；有严重的呼吸道并发症，如呼吸道梗阻、反复发作吸入性肺炎或窒息、伴支气管肺发育不良者；合并严重神经系统疾病。

第六节 消化性溃疡

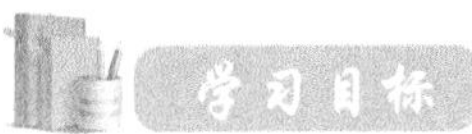

1. 掌握消化性溃疡的临床表现。
2. 熟悉消化性溃疡的病因。
3. 掌握消化性溃疡的治疗。

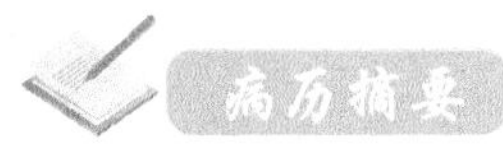

临床特点：患儿，男，14 岁，因“黑便 1 周”入院。患儿 1 周前无明显诱因出现黑便，为稀糊、柏油样，1~2 次/日，伴有上腹部不适，饥饿时明显，进食后稍缓解，稍头晕、乏力，无呕吐，无晕厥。

既往史、个人史：无特殊。

家族史：母亲健在，有“十二指肠球部溃疡（H2 期）、慢性胃炎伴糜烂、幽门螺杆菌感染”病史。

查体：体温 36.5 ℃，脉搏 98 次/分，呼吸 20 次/分，血压 108/67 mmHg，身高 175.0 cm，体重 57.00 kg，SpO_2 99%。神志清，精神反应可，颈软，无抵抗，面色苍白，未及肿大淋巴结，双肺呼吸音粗，未及啰音，心律齐，心音有力，心前区未及杂音，腹平软，肝脾肋下未及，剑突下压痛，无反跳痛，无肌紧张，肠鸣音正常。四肢活动度正常，末梢暖，病理征阴性。

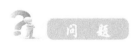

患儿目前最可能的诊断是什么？

A. 消化性溃疡　　B. 胰腺炎　　C. 阑尾炎　　D. 肠套叠

问题解析：答案 A。

◎ 消化性溃疡概述

消化性溃疡指胃和十二指肠溃疡，各年龄均可见，以学龄儿童多见，婴幼儿多为急性、继发性溃疡，年长儿多为慢性、原发性溃疡，以十二指肠溃疡多见，发病人数男多于女，多有家族史。

◎ 病因

① 胃酸、胃蛋白酶的侵袭力。

② 胃和十二指肠黏膜的防御功能。

③ 幽门螺杆菌感染。

④ 遗传因素。

⑤ 其他如精神创伤、中枢神经系统病变、外伤、手术后、饮食习惯不当等。

◎ 临床表现

不同年龄表现不一。

（1）新生儿期：多为继发性溃疡，多见于缺氧、窒息或严重感染后，起病急，呕血，便血。

（2）婴儿期：继发性溃疡多见，急性起病，可表现为消化道出血或穿孔。亦可有原发性溃疡，主要为胃溃疡，表现为纳差、呕吐、腹胀，生长发育迟缓，亦可有呕血、便血。

（3）幼儿期：表现为进食后呕吐，间歇发作性脐周及上腹痛，可有呕血、黑便或穿孔。

（4）学龄期及学龄前期：以原发性十二指肠溃疡多见，主要表现为反复发作脐周及上腹部胀痛、烧灼感，饥饿时或夜间多发，严重者出现呕血、便血、贫血、穿孔。

并发症：出血、穿孔、幽门梗阻，可伴发缺铁性贫血。

◎ 辅助检查

① 粪潜血试验。

② 消化道内镜检查，为确诊方法。

③ 胃肠 X 线钡餐造影。

④ 幽门螺杆菌检测。

◎ 鉴别诊断

在诊断过程中，以腹痛、黑便等症状为线索，对于该患儿应注意排除下列疾病：

（1）食管胃底静脉曲张：表现为黑便、呕血，有肝硬化伴门脉高压病史，查体可见肝脾肿大，胃镜可见曲张的静脉。

（2）过敏性紫癜（腹型）：表现为腹痛伴双下肢出血点，部分患儿可有关节肿痛。典型者胃镜可见十二指肠降部黏膜散在出血点、糜烂或溃疡，免疫荧光可见局部黏膜 IgA 沉淀。

（3）梅克尔憩室：有腹痛、黑便表现，$^{99}Tc^{m}$ 腹部放射性核素扫描见异常放射性浓集区，部分患儿须借助剖腹探查手术和病理诊断来鉴别。

在该疾病的诊断过程中应掌握消化道出血的诊断与鉴别诊断。诊断消化道出血前应先排除鼻出血和呼吸道疾病所致的咯血。一般呕血、黑便多考虑上消化道出血，如食管胃底静脉曲张、胃十二指肠球部溃疡等；鲜血便一般考虑下消化道出血，如肠息肉、肠血管瘤、肠重复畸形、炎症性肠病、梅克尔憩室、肛裂、痔疮等。此外还需考虑全身性疾病导致的消化道出血，如出凝血障碍性疾病（血小板减少性紫癜、血友病、再生障碍性贫血、白血病等）、感染性疾病（败血症、伤寒等）、血管性疾病（过敏性紫癜）等。

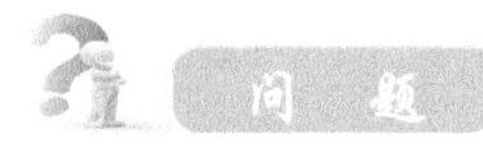

患儿完善检查，结果如下：血常规示白细胞 6.98×10^9/L，血红蛋白 83 g/L，血小板 313×10^9/L，中性粒细胞 51.9%；大便常规未见红、白细胞，隐血阳性；胃镜（图 3-6-1）示十二指肠球部大弯侧见一溃疡，直径约 0.5 cm×0.8 cm，底凹陷，表面白苔覆盖，周围黏膜充血水肿伴出血和霜斑样溃疡，进入降部未见异常，提示十二指肠球部溃疡（A1 期）；幽门螺杆菌胃窦（+++），胃体（+++）。患儿进一步的治疗有哪些？

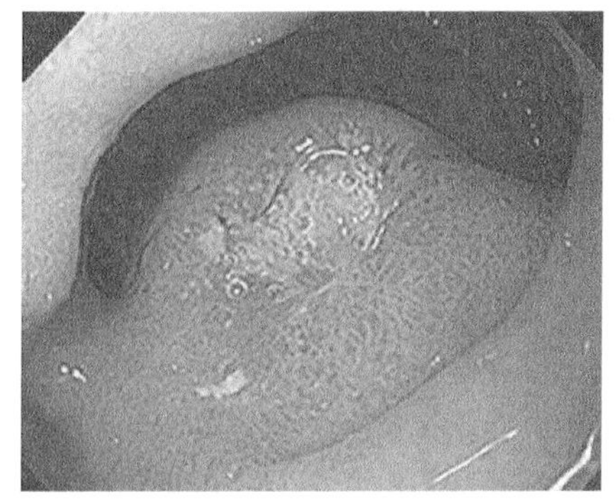

图 3-6-1 胃镜结果

A. 禁食

B. 抗幽门螺杆菌治疗

C. 血压监测

D. 休息

问题解析：答案 ABCD。

◎ 治疗

1. 一般处理

培养良好的饮食习惯，避免刺激性食物，分餐以避免幽门螺杆菌传染。注意休息，避免紧张。有出血时应积极监护治疗，严格平卧休息，以防失血性休克。禁食，同时补充足够的血容量。失血严重时应及时输血。

2. 药物治疗

（1）抑制胃酸分泌：H_2 受体拮抗剂，如西咪替丁，每日 10~15 mg/kg，饭前 10~30 分钟口服，或每日分 1~2 次静脉滴注；PPI，如奥美拉唑，每日 0.6~0.8 mg/kg，清晨顿服；中和胃酸的抗酸剂，如碳酸钙、氢氧化铝、氢氧化镁等。

（2）胃黏膜保护剂：硫糖铝，每日 10~25 mg/kg；胶体次枸橼酸铋剂，每日 6~8 mg/kg，一般疗程 4~6 周，本药有导致神经系统不可逆损害和急性肾功能衰竭等不良反应，应避免大剂量和长期使用。

（3）抗幽门螺杆菌治疗：常用的抗生素有阿莫西林 50 mg/(kg · d)，分 2 次（最大剂量 1 g，bid）；甲硝唑 20 mg/(kg · d)，分 2 次（最大剂量 0.5 g，bid）；克拉霉素 15~20 mg/(kg · d)，分 2 次（最大剂量 0.5 g，bid）。适用于克拉霉素耐药率较低（<20%）地区的一线（首选）方案是 PPI+克拉霉素+阿莫西林，疗程 10 天或14 天；若青霉素过敏，则换用甲硝唑。克拉霉素耐药率较高（>20%）的地区，含铋剂的三联疗法（阿莫西林+甲硝唑+胶体次枸橼酸铋剂）、含铋剂的四联疗法（PPI+阿莫西林+甲硝唑+胶体次枸橼酸铋剂）及序贯疗法（前 5 天 PPI+阿莫西林，后 5 天 PPI+克拉霉素+甲硝唑）可作为一线疗法。

3. 手术治疗

手术治疗的适应证包括：急性穿孔；难以控制的出血，出血量大，48 小时内失血量超过血容量的 30%；瘢痕性幽门梗阻经胃肠减压等保守治疗 72 小时仍无改善。

第七节　胆汁淤积性肝病

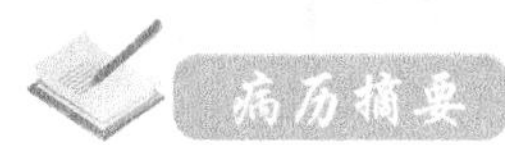

1. 掌握胆汁淤积性肝病的概念。
2. 熟悉胆汁淤积性肝病的病因。
3. 熟悉胆汁淤积性肝病的治疗。

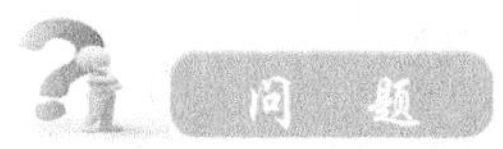

临床特点：患儿，男，4 个半月，因“发现皮肤黄疸 2 周”就诊。

查体：皮肤、巩膜中度黄染，肝肋下 2 cm，脾肋下 1 cm。肝功能谷丙转氨酶（ALT）95 U/L、谷草转氨酶（AST）86 U/L、总胆红素（TBil）82 μmol/L、结合胆红素（DBil）38 μmol/L。

问　题

临床诊断考虑是（　　）。

A. 急性黄疸型肝炎　　B. 代谢性肝病

C. 急性溶血症　　D. 胆汁淤积性肝病

E. 先天性胆道闭锁

问题解析：答案 D。

◎ 胆汁淤积性肝病概述

2005 年，美国肝病研究协会首先提出婴儿肝内胆汁淤积综合征的概念。婴儿胆汁淤积性肝病系指婴儿期（包括新生儿期）由各种原因引起的肝细胞毛细胆管胆汁形成减少或胆汁流出障碍，导致正常通过胆汁排泄的物质（胆红素、胆汁酸、胆固醇等）在肝细胞内和毛细胆管、胆管内淤积，导致血结合胆红素升高，临床表现为病理性黄疸、肝大和（或）质地改变，肝功能异常。现欧美儿科学会和胃肠肝脏营养学会共同制定了胆汁淤积指南，强调结合胆红素大于 17 μmol/L 时，应进行胆汁淤积的评估。因为高结合胆红素血症是胆汁淤积血生化的主要突出表现，所以临床上将高结合胆红素血症与胆汁淤积互用。婴儿胆汁淤积性肝病根据临床表现及实验室检查分为轻型和重型两种类型。轻型临床黄疸较轻，无出血倾向，血总蛋白、清蛋白值及凝血全套正常。重型病例表现：黄疸重，进展快；明显出血倾向，凝血酶原时间显著延长及凝血酶原活动度小于 40%或更低；腹胀、腹水；难治性并发症（严重感染、电解质紊乱及酸碱平衡失调、消化道大出血、重度营养不良、持续性严重低血糖、高氨血症）；肝性脑病，在临床工作中，有时很难在早期识别脑病，往往一经识别即已成病程的晚期；多器官衰竭；有一种或数种高危因素（早产、宫内窒息、肠闭锁、重度营养不良、坏死性小肠结肠炎等）。因此，只要有进行性黄疸、严重肝损害、低蛋白血症、腹水、脑病和不能纠正的出血即可诊断为危重病例。

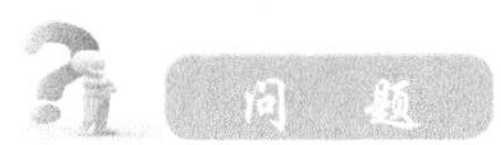

如果病因考虑为病毒感染，可能性最大的病原体是（ ）。

A. 甲型肝炎病毒　　B. CMV　　C. 腺病毒

D. 单纯疱疹病毒　　E. 乙型肝炎病毒（HBV）

问题解析：答案 B。

◎ 病因

（1）感染：包括病毒、细菌、寄生虫感染。

① 病毒感染：CMV、风疹病毒、呼吸道肠道病毒、腺病毒、柯萨奇病毒、人类疱疹病毒 6、水痘-带状疱疹病毒、单纯疱疹病毒、微小病毒 B19、肝炎病毒（A、B、C、D、E）、人类免疫缺陷病毒（HIV）。

② 细菌感染：脓毒症、泌尿系统感染、梅毒、李斯特杆菌、结核病。

③ 寄生虫感染：弓形虫病、疟疾。

（2）解剖学异常：胆管异常、胆道闭锁、先天性胆总管囊肿、Alagille 综合征、无症状性胆管缺乏、胆汁浓缩综合征、Caroli 综合征、胆总管结石、新生儿硬化性胆管炎、自发性胆总管穿孔。

（3）代谢性疾病：Citrin 蛋白缺陷所致新生儿肝内胆汁淤积症、α_1-抗胰蛋白酶缺乏症、半乳糖血症、糖原累积病Ⅳ型、囊性纤维化、血色素沉着病、酪氨酸血症、精氨酸酶缺乏症、Zellweger's 综合征、Dubin-Johnson 综合征、Rotor 综合征、遗传性果糖血症、尼曼病、戈雪病、胆汁酸合成障碍、进行性家族性肝内胆汁淤积症（PFIC）、北美印第安家族性胆汁淤积、Agenae's 综合征、X 连锁肾上腺脑白质营养不良。

（4）内分泌疾病：甲状腺功能减退症、垂体功能减退症。

（5）染色体病：特纳综合征、18 三体综合征、唐氏综合征（21 三体综合征）、猫眼综合征。

（6）毒素：肠外营养、药物、胎儿乙醇综合征。

（7）心血管：布加综合征、新生儿窒息、充血性心力衰竭。

（8）肿瘤性：新生儿白血病、组织细胞增生症 X、神经母细胞瘤、肝母细胞瘤、噬红细胞淋巴组织细胞增生症。

（9）其他：新生儿红斑狼疮、肝硬化。

以上这些病因中，在我国应优先考虑胆道闭锁、感染及遗传代谢性肝病。

◎ 胆道闭锁与非胆道闭锁的鉴别诊断

胆道闭锁与非胆道闭锁由于临床表现和血生化具有相似特征，故临床鉴别诊断困难，导致误诊和延误诊断常见。在美国，葛西手术平均日龄为 61 天，44% 在 60 日龄后；在欧洲，葛西手术平均日龄为 57～68 天。我国延误诊断更多，主要原因为对新生儿期或婴儿期黄疸早期诊断不够重视，如将病理性黄疸诊断为生理性黄疸、不重视患儿粪便颜色观察、体检不注重肝脏质地、在胆道闭锁伴 CMV 感染时仅重视后者治疗等，需要强调早期生化检测而非使用经皮测胆红素。胆道闭锁与非胆道闭锁最容易误诊的疾病包括 Alagille 综合征、α_1-抗胰蛋白酶缺乏和囊性纤维变。α_1-抗胰蛋白酶缺乏症在我国罕见，北美白种人活产儿中的发病率为 1/6 700，出生 1～2 个月发生肝细胞性黄疸、肝大、血清结合胆红素和丙氨酸氨基转肽酶升高，严重的病例在婴儿早期就发生腹水、出血及肝衰竭。在新生儿中，巨细胞肝炎是典型的组织学特征，初期可见到胆小管增生，随病情进展，晚期可见胆管稀少。诊断依据包括血清 α_1-抗胰蛋白酶水平下降、在门管周围的肝细胞内有过碘酸希夫阳性、肝细胞内有抗淀粉酶小体。Alagille 综合征与胆道闭锁在临床上和血生化上具有共同特征，临床容易误诊，Alagille 综合征各种临床表现及其所占比例分别为：慢性胆汁淤积 91%～96%、周围性肺动脉狭窄 67%～70%、法洛四联症 9%～14%、蝴蝶样脊柱 51%～87%、特殊类型 90%～96%、眼后胚胎环 78%～88%、发育迟缓 50%～87%、肝组织病理胆管减少 85%～100%。

两者鉴别要点：Alagille 综合征具有典型面部特征；谷氨酰转肽酶（γ-GT）显著升高，可达数千，核苷酸酶显著升高；肝脏病理可见小叶间胆管稀少，而胆道闭锁胆管增生，门脉纤维化。尽管胆道闭锁和非胆道闭锁两者的鉴别诊断方法甚多，然而仍然不能在临床应用中获得满意的结果，仍需进行综合评估。常见的鉴别诊断方法包括以下几方面。

（1）粪便颜色改变：肝脏分泌的胆汁经毛细胆管、胆管进入肠道，将粪便染黄，故检查粪便颜色是简单可行的鉴别方法。胆道闭锁患儿由于胆汁流中断致粪便呈白色，而非胆道闭锁患儿粪便为黄色。因此，对于婴儿期包括新生儿期黄疸持续不退患儿，应仔细动态观察粪便颜色，若粪便持续呈白陶土色应警惕胆道闭锁。

（2）胆汁引流胆汁成分检查：最直接证明胆道是否通畅的方法，只要十二指肠内有胆汁成分即可排除胆道闭锁。

（3）肝胆超声检查：能显示有无肝门纤维块、胆囊有无及大小、进食前后胆囊收缩率，能排除胆总管囊肿。

（4）核素肝胆显像技术：能评价肝脏摄取功能和排泄功能。假阳性见于小叶间胆管缺乏、特发性新生儿肝炎、低出生体重儿及静脉营养相关性胆汁淤积，在检查前给予苯巴比妥口服可提高准确率。胆道闭锁的特征为肝细胞摄取功能正常，而排泄障碍。

（5）ERCP：能显示胆道系统，敏感性高，但特异性低。婴儿开展困难。

（6）肝脏组织学检查：胆道闭锁的特征是胆管增生、胆栓形成、汇管区或汇管区周围纤维化；而非胆道闭锁以小叶紊乱、汇管区炎性细胞浸润、胆管轻微改变为特征。然而，早期胆道闭锁的病理表现并不典型，易误诊为新生儿肝炎。

由于每项检查技术均有一定的局限性，因此应进行综合评估。华中科技大学同济医学院附属同济医院儿科学系建立了 7 天内胆道闭锁与非胆道闭锁鉴别诊断方法。第 1 天，详细询问病史，认真体格检查，复习病历资料。第 2 天，完成相关血生化检查：肝功能、血常规、血糖、甲胎蛋白定量、凝血全套、乙肝全套、TORCH、梅毒血清学、血氨基酸、甲状腺功能、视症状进行血培养，收集中段尿进行细菌培养、尿 CMV 培养及尿有机酸检查等。进行十二指肠液胆汁引流、肝胆 B 超检查，并进行评估。第 3 天，无论肝胆 B 超检查结果如何，若十二指肠液无胆汁成分则继续动态引流，进行核素肝胆显像检查。第 4 天，行肝脏组织学病理检查。第 5 天，行肝胆 MRI 检查。第 6 天，全面评估上述鉴别诊断方法的结果：a. 新生儿期或婴儿早期病理性黄疸持续不退；b. 粪便颜色浅黄或者呈现白陶土色；c. 肝脏质地改变；d. 肝胆超声诊断显示有门脉纤维块形成；e. 十二指肠液引流无胆汁成分；f. 肝脏病理为胆管增生、纤维化形成；g. 核素肝胆显像示肝脏摄取功能正常，而肠道始终不显像；h. 肝胆磁共振胰胆管成像（MRCP）未显示肝胆系统。以上 a—c 条为临床诊断标准，其中以粪便颜色改变最为重要。若具备 d—f 中任何一条即应请外科医师会诊，决定是否手术治疗。第 7 天转入外科，并行血型、心电图及胸片检查。在手术过程中进行胆管造影和病理检查。

◎ 婴儿肝内胆汁淤积性肝病的诊断方法

1. 从病史进行诊断

（1）注意家族史：父母有亲缘关系，患常染色体隐性遗传性疾病的风险增加；父母或者兄弟姐妹有新生儿时期胆汁淤积病史，应注意排除囊性纤维化、α_1-抗胰蛋白酶缺乏症、进行性家族性肝内胆汁淤积症、Alagille 综合征等；母亲有反复流产或早期夭折病史，应排除妊娠期自身免疫性肝病。

（2）母亲妊娠期疾病史：妊娠期胆汁淤积可见于进行性家族性肝内胆汁淤积基因杂合突变、线粒体疾病。对母孕期患急性脂肪肝的婴儿应考虑新生儿长链 3-羟基辅酶 A 脱氢酶缺陷。母孕期有 TORCH、EB 病毒、HIV、HBV、丙型肝炎病毒（HCV）等感染病史时，应注意有宫内感染。

（3）既往史和个人史：早产是新生儿肝炎的危险因素；小于胎龄儿患新生儿胆汁淤积、先天性感染的风险增加；新生儿感染应排除尿道感染、脓毒症、梅毒、结核、CMV、HIV。

（4）母乳喂养、配方奶喂养：应排除半乳糖血症、遗传性果糖不耐症；长期静脉营养者可导致静脉相关性胆汁淤积。

2. 注重体格检查

应注意患儿一般情况，生长发育状况，有无特殊面容，皮肤黄疸程度，有无抓伤、皮疹、瘀点，有无听力损伤，心脏有无杂音，有无腹胀、腹水、腹壁静脉曲张，肝脾大小及质地变化，腹部有无包块、脐疝、腹股沟斜疝。

3. 以血生化特征进行诊断

（1）以 γ-GT 水平升高进行综合分析：γ-GT 水平升高、结合胆红素升高、胆汁酸升高应考虑 PFIC3 型，Alagille 综合征、硬化性胆管炎、Citrin 蛋白缺陷所致新生儿肝内胆汁淤积症等。γ-GT 水平降低、血胆汁酸升高、高胆红素血症伴皮肤瘙痒者应考虑 PFIC1、2 型；γ-GT 水平降低、高胆红素血症、胆汁酸值降低或正常、皮肤无瘙痒者应考虑胆汁酸合成缺陷。

（2）血清胆汁酸浓度：胆汁酸浓度降低见于胆汁酸合成缺陷，胆汁酸浓度升高见于 PFIC1 型、PFIC2 型、PFIC3 型、Alagille 综合征、胆汁酸摄取缺陷。

4. 根据病情选择实用诊断方法

诊断方法包括病原学检查、动态持续十二指肠液胆汁检查、肝胆B超影像学检查、核素肝胆显像检查、肝胆MRCP检查、肝脏病理检查、基因检查。

◎ 几种婴儿胆汁淤积性肝病诊断

1. CMV肝炎

CMV是一种疱疹病毒，是引起先天性感染最常见的原因，在仅10%~15%受感染的婴儿中有临床表现。新生儿表现为宫内发育迟缓、小头、脑室周围和颅内钙化、精神运动迟缓、耳聋和血小板减少、肝脾大、高结合胆红素血症和轻度氨基转肽酶水平升高。可发生肝脏钙化。肝组织学表现包括巨细胞样肝炎、胆管炎、纤维化和持续性髓外造血。诊断依据为胆管上皮、肝细胞或库普弗细胞有典型CMV细胞病变。

2. 囊性纤维化（CF）

CF是常染色体隐性遗传性累及多器官损伤的疾病，发病率为1/2 000活产婴儿，由于编码囊性纤维化跨膜传导调节因子（CFTR）在机体内普遍存在，因此引起多器官损害，包括肺、胰腺、胃肠道及肝脏等器官的损害。在肝内，CFTR主要在胆管上皮细胞顶部表面表达。20%~50%的CF患者有肝病症状，肝胆系统受损分泌浓稠的黏性液体，影响胆汁流动，导致胆泥形成，最终形成胆结石，引起胆管的持续梗阻、胆管慢性炎症、胆管增生和纤维化、肝硬化。已发生胆汁性肝硬化的患儿表现为肝脾大、静脉曲张出血或腹水。诊断依据为汗氯试验和基因检测。

3. 婴儿全胃肠外营养（TPN）相关性胆汁淤积性肝病

临床表现为黄疸和肝大。30%的患儿在用TPN治疗2周时出现血清胆红素水平升高，4周后有30%的患者碱性磷酸酶升高，γ-GT升高更早。肝脏的病理改变为慢性胆汁淤积到肝纤维化，再到肝硬化，最后发展为终末期肝病。病情可进展，发生急性失代偿性肝病须进行肝移植治疗。TPN治疗的危险人群及危险因素包括早产程度、体质量低、肠内喂养不足、肠胃黏膜损伤、脓毒症和TPN治疗时间延长者。TPN患儿肝组织病理学改变为胆汁淤积，几乎没有脂肪变性和脂肪坏死，早期肝活检有毛细胆管胆栓、肝细胞内胆汁淤积、假玫瑰花形成和不同程度的汇管区炎症，很少有库普弗细胞增生和胆管增生，随着TPN应用时间延长，则发生库普弗细胞和小胆管及小叶间胆管胆栓形成并进展为门脉纤维化。若终止TPN应用，肝脏组织学变化可发生逆转。

4. 胆汁酸摄取缺陷

钠牛磺胆酸共转运多肽（NTCP）是一种表达于肝细胞基侧膜的转运蛋白，由定位于染色体14q24.2的基因*SLC10A1*编码。其主要功能是参与胆汁酸肠肝循环，以钠依赖性方式将结合型胆汁酸盐摄入肝细胞。典型的病例临床表现为持续高胆汁酸血症，不伴搔痒、无症状的胆汁淤积，肝脏疾病或肝功能异常。目前国内仅有少数病例报道，其临床特征需进一步研究。诊断依靠*SLC10*基因检测。

5. 胆汁酸合成缺陷

原发性胆汁酸合成缺陷是一种罕见的常染色体隐性遗传性疾病，可引起儿童严重慢性肝脏疾病，目前已确定了胆汁酸合成过程中的7种酶缺陷：胆固醇7α-羟化酶、3β羟基-△5-C27-类固醇脱氢酶等。其中3B-HSD缺陷是初级胆汁酸合成障碍中最常见的酶缺陷，系 *HSD3B7* 基因突变引起。其主要临床特征包括：多数病例在新生儿期或婴儿早期发生胆汁淤积，伴肝大和（或）脾大，伴慢性脂肪泻导致脂溶性维生素吸收障碍，生长发育迟缓，少数患儿发展为肝硬化。新生儿期起病，黄疸持续不退延至婴儿期、肝大伴质地改变、粪便颜色改变（浅黄色、白色）、无皮肤瘙痒。血清 γ-GT 水平正常、血清胆汁酸浓度正常或降低、无皮肤瘙痒，应考虑胆汁酸合成缺陷，选择相关基因检查。

6. 胆汁酸转运蛋白及调节核受体缺陷

胆汁酸转运蛋白及调节核受体缺陷包括 PFIC、良性复发性肝内胆汁淤积症。PFIC 于婴儿期起病，持续性肝内胆汁淤积，严重瘙痒，血 γ-GT 水平正常，血清 ALT 升高大于正常 5 倍，血清胆汁酸峰值高，胆汁中初次胆汁酸浓度低，常见有出血倾向，随着病情进展发展为终末期肝病死亡。PFIC 定位于染色体 2q24，由 *ABCB11/BSEP* 编码，故进行该基因检测有助于诊断。

7. *ATP8B1/FIC1* 基因缺陷所致肝内胆汁淤积症

本病为常染色体隐性遗传性疾病，由 *ATP8B1* 突变引起，表现为严重的瘙痒，肝外表现有腹泻、胰腺炎、听力障碍和身材矮小，血 γ-GT 正常，血 ALT 轻度异常，血清胆汁酸显著升高，胆汁中初次胆汁酸值降低，检测 *ATP8B1* 基因突变有助于诊断。

8. *ABCB4*（MDR3）缺陷所致肝内胆汁淤积症

此症由 *ABCB4* 严重突变引起，发病年龄在婴儿期至 20 岁，胆汁性肝硬化和肝衰竭，易并发肝癌。血 γ-GT 水平升高，血清胆汁酸峰值高，胆汁中磷酸酯值低，依据 *ABCB4* 基因突变诊断。

9. *TJP2* 基因缺陷所致肝内胆汁淤积症

TJP2 基因位于染色体 9q21. 11，其基因产物紧密连接蛋白属于膜相关鸟苷酸环化酶的同系物，是参与上皮细胞间和内皮细胞间连接的结构，*TJP2* 基因的剪切位点、插入、缺失和无义突变均会导致紧密连接蛋白功能缺陷，导致严重的胆汁淤积性肝病。此病于出生后不久发病，患儿出现严重胆汁淤积，随着病情进展发展成门脉高压症。血 γ-GT 水平降低，肝脏病理表现为肝细胞内和毛细胆管内有胆栓形成，发生肝纤维化和肝硬化。

10. 新生儿硬化性胆管炎

本病少见，临床表现为新生儿期发生胆汁淤积，迅速进展为胆汁性肝硬化，大便白色，血 γ-GT 水平升高，部分病例伴神经系统和肾脏损害。影像学检查显示部分细胆管稀疏、结石和肝内胆管局限扩张；肝活检显示胆管板形成障碍、胆管增生和胆汁性肝硬化。依据 *DCDC2* 基因变异诊断。

11. Citin 蛋白缺陷所致新生儿肝内胆汁淤积症

新生儿肝内胆汁淤积症是 *SLC25A13* 基因突变导致的一种常染色体隐性遗传病，是婴儿期的常见病因之一。临床表现为肝细胞性黄疸、肝大、一系列的生化代谢紊乱（低血糖、低蛋白血症、血脂异常、半乳糖代谢异常、血氨及甲胎蛋白升高等）、凝血功能障碍。肝脏主要病理变化为胆汁淤积和脂肪肝。依据 *SLC25A13* 基因变异诊断。

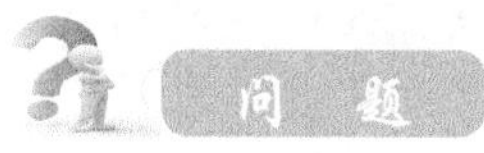

不合适的治疗措施是（　　）。

A. 退黄治疗　　B. 护肝治疗

C. 早期抗病毒治疗　　D. 降酶治疗

E. 避免感染

问题解析：答案 C。

◎ 婴儿肝内胆汁淤积的治疗

在疾病早期病因难以确定时，以对症治疗为主。主要包括以下几项：

（1）利胆退黄可口服苯巴比妥（鲁米那）提高酶活性促进胆汁排泄，也可使用中药。

（2）护肝、改善肝细胞功能均可应用 ATP、辅酶 A、维生素、矿物质、微量元素、葡萄酸酯（肝泰乐）、还原型谷胱甘肽、联苯双酯等。

（3）低蛋白血症时可给予白蛋白，丙种球蛋白低下及反复感染时可用静脉丙种球蛋白；凝血因子缺乏时可用维生素 K 或凝血酶原复合物。

在明确病因后，应按原发疾病的治疗原则进行治疗。如存在感染，则针对性应用抗生素、抗病毒药物等；对于先天性代谢异常者给予特殊饮食、特殊药物治疗；对于先天性胆道闭锁、胆管扩张等患儿，可予外科手术治疗。

第四章　新生儿科

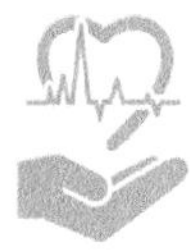

第一节　新生儿缺氧缺血性脑病

学习目标

1. 了解缺氧缺血性脑病的发病机制及病理生理。
2. 掌握缺氧缺血性脑病的诊断及分级。
3. 掌握缺氧缺血性脑病的一般治疗。
4. 了解缺氧缺血性脑病中亚低温治疗的标准及方法。

病历摘要

临床特点：患儿，男，出生4小时，因“窒息复苏后反应差4小时”入院。患儿系G_1P_1，胎龄40^{+2}周，2021年12月04日22:12因“孕母产程延长、胎心突发减慢至40~50次/分”由自娩转为剖宫产出生，出生时羊水Ⅲ度污染，脐带、胎盘无异常，生后患儿无呼吸，无心跳，皮肤青紫，无反应，立即予清理呼吸道、气管插管、胸外按压，1分钟Apgar评分0分，予1：10 000“肾上腺素”，继续复苏，5分钟Apgar评分1分（心率），10分钟Apgar评分2分（心率），仍无反应、肌张力，立即转至该院新生儿科，查血气电解质示pH 7.08，PaO_2 138 mmHg，$PaCO_2$ 30.3 mmHg，BEB −16.3 mmol/L，钠138 mmol/L，钾3.2 mmol/L，钙1.42 mmol/L，凝血功能示凝血酶原时间16.4秒，活化部分凝血活酶时间35.2秒，予呼吸机辅助通气、“多巴胺”改善循环、“碳酸氢钠”纠酸等处理，患儿不久出现肢体抖动，无尖叫，无发热、呕血、腹胀等，为进一步治疗，由我院120接诊，在呼吸机辅助通气下转入我院，拟“重度窒息”收入我科。

查体：体温36 ℃，心率135次/分，SpO_2 95%（呼吸机辅助通气下），血压75/49 mmHg，体重3.58 kg，反应差，肤色苍，全身见胎粪附着，前囟稍紧，瞳孔等大等圆，对光反射迟钝，胸廓稍饱满，双肺呼吸音粗，未及啰音，心律齐，心音低钝，腹软，无异常包块，四肢肌张力稍低，末梢凉，吸吮反射引出但较弱，拥抱反射未引出。

问题

1. 接下来可完善哪些检查进一步评估病情?

A. 脑电图和脑氧饱和度监测　　B. 床旁头颅超声

C. 血常规、血培养、血气电解质　　D. 床旁胸片

E. 头颅 CT 或头颅 MRI

2. 患儿临床检查符合缺氧缺血性脑病哪一级?

A. 轻度　　B. 中度　　C. 重度

3. 患儿是否需要使用抗生素?

问题 1 解析：答案 ABCD。患儿目前病情不稳定，相关检查应在床旁完成。因其有胎粪吸入可能，予完善床旁胸片，同时完善头颅超声、脑电图、脑氧饱和度监测评估神经系统损伤情况。血常规、血培养有助于评估感染情况；血气电解质进一步评估内环境及有无电解质紊乱。头颅 CT 和头颅 MRI 建议于病情稳定后再实施。

问题 2 解析：答案 B。患儿反应差，肌张力减低，瞳孔对光反射迟钝，吸吮反射引出但较弱，符合中度缺氧缺血性脑病表现。

问题 3 解析：建议使用抗生素。患儿羊水Ⅲ度污染，有继发肺部感染风险，且母孕期情况不详，建议完善相关病史，并待胸片、血常规、血培养等检查出结果后进一步评估病情。

◎ 缺氧缺血性脑病概述

缺氧缺血性脑病（HIE）是围生期缺氧缺血导致的全身性低氧血症和（或）脑血流减少，进而引起的中枢神经系统损伤，是新生儿死亡和致残的重要原因。

◎ 发病机制及病理生理

缺氧是 HIE 发病的核心。缺氧后各种机制交互作用，造成不可逆的脑损伤。

（1）脑细胞能量代谢衰竭：新生儿脑内糖原储备少，但耗氧量却达全身耗氧量的一半。当脑细胞缺氧时，有氧代谢减少，无氧代谢增加，乳酸产生增多，出现组织酸中毒。缺氧导致细胞内线粒体损伤，呼吸链复合酶体功能障碍甚至完全缺失，ATP 产生减少或无法产生，从而导致能量衰竭，脑细胞难以维持正常生理功能，进入凋亡或坏死过程。

（2）氧自由基损伤：缺氧后，发生氧化应激反应，大量自由基生成，攻击细胞膜、线粒体膜，造成细胞损伤。

（3）兴奋毒性细胞损伤：缺氧缺血后，脑内兴奋性氨基酸如谷氨酸、门冬氨酸在突触间隙大量产生并堆积，激活相应受体，扩大细胞内第二信使的效应，使突触后神经元过度兴奋、去极化，细胞内离子紊乱，继而变性、坏死。

（4）一氧化氮（NO）的损伤作用：缺氧缺血后，NO 大量产生，继而生成超氧氮自由基（$ONOO^-$），该自由基半衰期长，通过脂质过氧化、降解生物膜、破坏细胞 DNA 和 RNA，参与细胞损伤。

（5）炎症的作用：缺氧缺血后，炎症细胞因子如白细胞介素-1、肿瘤坏死因子-α、

白细胞介素-6、趋化因子等释放增多，激活吞噬活性和免疫反应。

缺氧缺血后脑损伤的常见病理改变主要有：

① 选择性神经元坏死。足月儿发生 HIE 时，脑损伤有明显的选择性规律，称之为“选择易感性”，包括双侧丘脑和基底节区域。

② 脑部矢状旁区损伤。

③ 脑室周围白质软化。

④ 局灶缺血性坏死。

◎ 临床表现

HIE 主要表现为神经系统异常，包括意识障碍、肌张力改变、原始反射引出异常、颅内压增高、不同类型的惊厥表现。还包括缺氧缺血后其他脏器损伤表现，如少尿、心动过缓、出凝血障碍等。

◎ 辅助检查

1. 实验室检查

（1）血常规、C 反应蛋白、降钙素原、血培养：围生期缺氧与感染密切相关，完善感染相关指标可进一步评估病情。

（2）血气电解质：通过脐动脉血气或新生儿血气分析，了解缺氧情况及酸中毒严重程度，并监测有无电解质紊乱、血糖不稳定等。

（3）各脏器功能指标：磷酸肌酸激酶脑型同工酶（CK-BB）和神经元特异性烯醇化酶（NSE）测定是反映脑损伤的敏感指标，但目前我院开展较少。另外，缺氧还可能合并其他脏器损伤，故可完善肌酸激酶同工酶（CK-MB）、肌钙蛋白、肝肾功能等检查。

2. 影像学检查

（1）头颅超声：头颅超声可在床旁开展，有无创、简便等优点，且利于动态观察病情。有助于发现脑水肿、脑室内出血、脑梗死、基底核与丘脑损伤等 HIE 病变。脑水肿时可见脑实质回声增强，结构模糊，脑室变窄；基底核和丘脑损伤时可见双侧对称性强回声；脑梗死早期表现为相应区域强回声，后期表现为低回声囊或脑萎缩。对 HIE 的早期诊断、指导治疗和评估预后等有重要参考价值。

（2）头颅 CT：出血时表现为相应供血区高密度影，梗死时表现为低密度影。头颅 CT 图像更加清晰，可进一步明确出血或梗死的范围，但有一定的辐射，且需要在病情相对稳定时检查。

（3）头颅 MRI：具有敏感性高、多轴面成像、分辨率高、无辐射等优点，现已成为急性新生儿脑病影像学检查的首选。HIE 患儿的 MRI 常规检查序列包括 T1WI、T2WI 和 DWI（弥散加权序列），其中 DWI 基于水分子运动特性进行成像，较常规 MRI 更为敏感，能更早显示损伤，表现为缺血脑组织部位高信号。但因其噪声大、检查时间长，患儿需要提前镇静。

3. 脑电生理检查

对 HIE 患儿早期进行振幅整合脑电图监测，可发现脑电活动延迟、异常放电、低电压、暴发抑制等脑电图表现。

4. 脑氧饱和度检测

利用远红外光测量脑组织的氧供给及氧需求的平衡状态，评估大脑的缺氧程度，为临床治疗提供依据。

◎ 诊断

1. 国内诊断标准

（1）有明确的可导致胎儿宫内窘迫的异常产科病史，以及严重的胎儿宫内窘迫表现［胎心<100 次/分，持续 5 分钟以上；和（或）羊水Ⅲ度污染］，或者在分娩过程中有明显窒息史。

（2）出生时有重度窒息，指 1 分钟 Apgar 评分≤3 分，并延续至 5 分钟时仍≤5 分；或者出生时脐动脉血气 pH≤7.00。

（3）出生后不久出现神经系统症状，并持续至 24 小时以上。

（4）排除电解质紊乱、颅内出血和产伤等原因引起的抽搐，以及宫内感染、遗传代谢性疾病和其他先天性疾病所引起的脑损伤。

本诊断标准仅适用于足月新生儿 HIE 的诊断。

2. 国际诊断标准

（1）胎儿脐动脉酸血症：pH<7 和（或）BE≤−12 mmol/L。

（2）生后 5 分钟和 10 分钟 Apgar 评分≤5 分。

（3）临床上有轻度、中度、重度脑病表现。

（4）发生多系统器官功能衰竭，包括肾损伤、肝损伤、血液系统异常、心功能不全、代谢紊乱及胃肠道损伤。

◎ 临床分级

目前主要参照改良的 Sarnat 标准对脑病严重程度进行评估，高危儿生后 6 小时内每小时都要进行神经状态评估并记录脑病严重程度，可评为正常、轻度、中度或重度脑病（表 4-1-1）。

表 4-1-1　脑病严重程度评定标准

评定标准	脑病的严重程度			
	正常	轻度	中度	重度
意识水平	正常	兴奋、易激惹	昏睡	昏迷
自主活动	正常	正常或增多	减少	无
姿势	正常	正常	远端弯曲，完全伸展	去大脑强直
肌张力	正常	正常或增高（躯干和四肢）	降低（局部或全身）	松软
吸吮反射	正常	正常或不完全	减弱	消失
拥抱反射	正常	强或低阈值	不完全	消失

续表

评定标准	脑病的严重程度			
	正常	轻度	中度	重度
自主神经系统	瞳孔等大，对光反射正常，心率和呼吸正常	瞳孔等大，对光反射正常，心率和呼吸正常	瞳孔缩小，心动过缓或周期性或不规则呼吸	瞳孔偏斜或扩大或对光反射消失，变异心率或呼吸暂停

◎ **鉴别诊断**

主要鉴别可造成异常神经系统表现的一些疾病。

（1）电解质紊乱：严重低钠血症、高钠血症、低钙血症均可造成惊厥，完善电解质检查可进一步排除。

（2）中枢神经系统感染：可出现意识障碍、惊厥、瞳孔改变、肌张力改变等，但往往有感染中毒症状，如体温不稳定、呼吸循环障碍等，脑脊液检查可进一步明确。

（3）颅内出血：凝血功能异常、脑血管发育异常、产伤等可造成颅内出血，从而出现一系列神经系统异常表现，出生史、凝血功能检查、影像学检查有助于确诊。

（4）遗传代谢性疾病：低血糖、代谢性酸中毒、酮症酸中毒、高乳酸血症、高氨血症等往往伴脑病表现，完善血、尿遗传代谢检查可确诊。

患儿入院后立即予心电监护、动脉血压监测、24 小时动态脑电图（AEEG）监测、哌拉西林他唑巴坦抗感染、甘露醇降颅压等治疗（图 4-1-1），记录 24 小时出入量，限制液体量 60 mL/kg。患儿仍有四肢抖动，伴双目凝视。胸片提示新生儿肺炎，头颅超声示脑水肿。血气分析提示 pH 7.46 mmol/L，血糖 16.5 mmol/L，血钙 0.91 mmol/L。

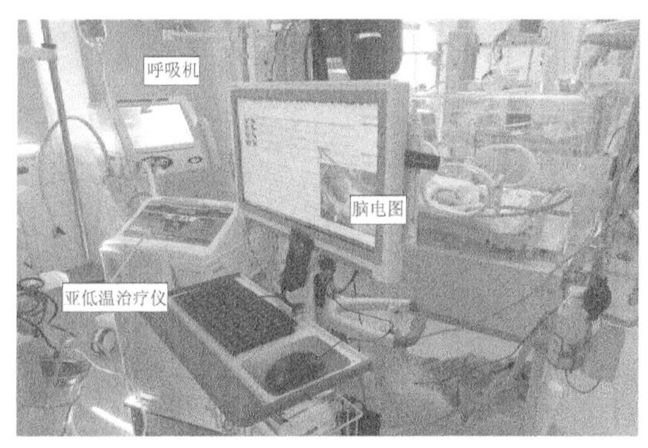

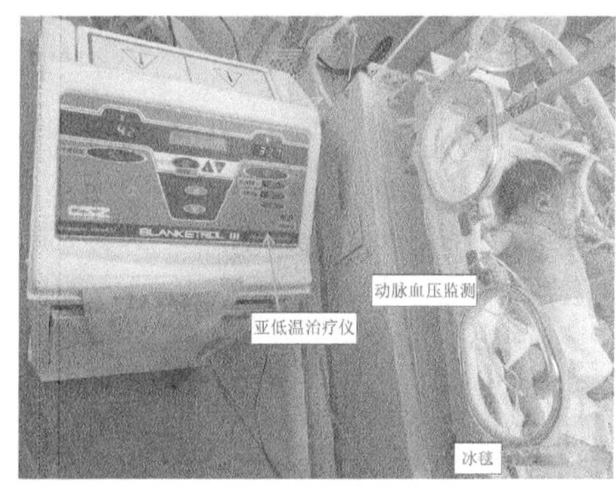

图 4-1-1　患儿入院后的监测与治疗

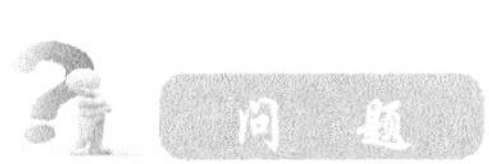

1. 对于惊厥，首先使用何种药物治疗？

A. 苯巴比妥钠　　B. 地西泮　　C. 咪达唑仑　　D. 苯妥英钠

2. 患儿高血糖如何处理？

A. 应用胰岛素　　B. 停止补液　　C. 密切监测血糖，根据血糖调整糖速

3. 患儿行 AEEG 检查提示暴发抑制表现，是否考虑行亚低温治疗？

问题 1 解析：答案 A。HIE 患儿控制惊厥首选苯巴比妥钠。

问题 2 解析：答案 D。患儿生后有窒息复苏病史，可造成应激性高血糖，且液体复苏（纠酸）时，糖速过快，可造成血糖升高，此时不应停止补液或使用胰岛素，否则有造成低血糖可能，而造成脑细胞能量供应不足，进一步造成脑损伤。

问题 3 解析：建议行亚低温治疗。患儿为足月儿，出生体重 3.58 kg，胎龄体重适合，生后 6 小时内，有羊水Ⅲ度污染，出生时重度窒息史，5 分钟 Apgar 评分 1 分（心率），生后第一次血气分析提示 pH 7.08，BEB −16.3 mmol/L，且有反应差、肢体抖动、生理性反射减弱等神经系统异常表现，符合亚低温治疗标准。

◎ 治疗

（一）一般治疗

全面维护机体内环境稳定及保证脏器功能正常。既往总结为“三支持、三对症”。

1. 三支持

（1）维持良好通/换气功能：根据患儿病情，选择合适的氧疗，但应避免过度通气和继而出现的低碳酸血症，否则可造成严重脑灌注不足、细胞碱中毒和神经发育不良结局。

（2）维持循环稳定：缺血缺氧时可发生低血压、休克、心律失常、心力衰竭等，对于不能证实为低血容量休克的患儿，应谨慎液体复苏。对于低血压患儿可使用多巴胺、多巴酚丁胺等正性肌力药。

（3）维持适当的血糖水平：建议 4.2～5.6 mmol/L，避免低血糖，以保障脑代谢所需能量；同时避免高血糖，高渗透压可导致脑出血风险增加，对于复苏后早期出现高血糖的情况应考虑应激性高血糖及医源性高血糖等，须谨慎使用胰岛素。

2. 三对症

（1）控制惊厥：对于明显持续或频繁的惊厥必须给予抗惊厥治疗，首先使用苯巴比妥钠，负荷量 20 mg/kg，若症状不能控制，可每隔 15～20 分钟，再增加 5～10 mg/kg，最大剂量 40 mg/kg，12～24 小时后给予维持量 5 mg/(kg·d)，一般每日 2 次。不推荐预防性应用苯巴比妥钠减少 HIE 惊厥的发生。

（2）降低颅内压：限制液体量，如有颅内压明显增高、脑灌注不足，可使用小剂量甘露醇。不推荐常规使用甘露醇及糖皮质激素降低颅内压。

（3）消除脑干症状：脑干异常表现包括呼吸节律异常、瞳孔改变等，过去应用纳洛酮减轻脑干抑制症状，目前已不推荐使用。当有呼吸节律异常时，给予适当的呼吸支持。

感染和 HIE 可能同时存在，在排除感染前（血培养、血常规、C 反应蛋白等检查），建议预防性使用抗生素；肠道缺氧缺血后，有发生新生儿坏死性小肠结肠炎的风险，因此对于重度窒息的患儿建议延迟喂养；肝脏缺氧缺血，可引起凝血因子生成障碍，引发 DIC 可能，故需要密切监测肝功能、血小板、凝血功能等。

（二）亚低温治疗

亚低温可抑制细胞凋亡、降低脑代谢率、减少兴奋性毒素和氧自由基的释放，发挥神经保护作用，是目前针对 HIE 最有效的手段，可显著降低中、重度 HIE 的致死率和致残率。亚低温治疗包括选择性头部亚低温治疗及全身亚低温治疗。

1. 亚低温的治疗标准

获得家属知情同意并同时满足以下 4 个基本条件：

（1）胎龄≥36 周，体重≥2 500 g。

（2）生后 6 小时以内。

（3）有宫内窘迫和（或）新生儿窒息病史。

① 宫内窘迫病史（满足 2 条中的 1 条）：晚期/变异减速、脐带脱垂、胎盘早剥、母亲心跳呼吸骤停等；脐血气 pH<7.0 或 BE≤-16 mmol/L。

② 新生儿窒息病史（满足 3 条中的 1 条）：5 分钟评分<5 分；生后 10 分钟仍需气管插管或正压通气；脐血或生后 1 小时内血气 pH<7.0 或 BE≤-16 mmol/L。

（4）有 HIE 表现和（或）脑电图监测异常表现：任何形式的抽搐或中重度脑病表现；脑电图中度异常（上边界>10 μV 和下边界<5 μV），或严重异常（上边界电压≤10 μV）。

2. 亚低温的排除标准

家属知情放弃或符合以下 1 条即可：

（1）患儿胎龄<35 周和（或）体重<1 800 g。

（2）严重先天发育畸形或染色体病变。

（3）严重贫血（小于 10 g/dL）。

（4）严重活动性出血（颅内出血、肺出血）、凝血功能异常、血小板低（$<50\times10^9$/L）。

（5）严重感染。

（6）发绀型先天性心脏病。

临床上存在大量亚低温相对适应证患儿（未完全满足基本条件），在家长知情同意的情况下，评估利弊后，可适当放宽指征，以达到脑保护目的。

3. 操作方法

建立动静脉、呼吸通路后，将患儿置于关闭电源的远红外辐射台或暖箱中，选择大小合适的冰毯或冰帽，患儿皮肤尽量裸露，将温度探头插入直肠深度约 5 cm，设置目标温度 33.5~34 ℃，治疗时长为 72 小时，后逐步复温（不小于 6 小时，自然复温或人工复温），其间应注意观察患儿皮肤及改变其体位，并监测心电、氧饱和度、血压、血常规、血气电解质、血糖、肝肾功能、凝血功能等，如有条件，应完善脑电图及床边头颅超声。如出现严重低血压、恶性心律失常、严重感染、血小板减少或严重出血倾向、明显硬肿、难以纠正的低氧血症等，应提前退出亚低温治疗。

患儿予苯巴比妥应用后，抽搐逐渐缓解，亚低温过程中，心率 90~100 次/分，动脉血压监测（65~80）/（35~45）mmHg，24 小时出量 201 mL。心肌三项提示肌钙蛋白 173.9 pg/mL，CK-MB 8.8 ng/mL；心脏彩超提示房间隔缺损、动脉导管未闭、肺动脉高压，LVEF 76%。

问题

1. 患儿出现心率减慢的原因是什么？

A. 亚低温副作用　　B. 缺氧后心肌损害　　C. 以上都是

2. 该患儿病情平稳后可首先考虑完善哪种脑影像学检查？

A. 头颅 MRI，可全面反映 HIE 的神经病理性改变

B. 头颅超声，方便、便宜、无损伤

C. 头颅 CT，耗时短，价格合适，能够反映颅内出血及梗死情况

D. 患儿目前一般情况可，无抽搐表现，无须完善头颅影像学检查

3. 出院后需如何与家长沟通？

A. 该患儿自主纳奶差，吸吮、吞咽功能异常，且头颅 MRI 累及基底节，提示预后不佳

B. 建议密切随访神经行为发育及脑电图、头颅 MRI 等

C. 建议定期康复科随访，并早期干预

D. 以上均是

问题 1 解析：答案 C。患儿重度缺氧窒息，肌钙蛋白、CK-MB 升高提示心肌细胞同样存在缺氧缺血性病变；亚低温过程中，机体代谢率降低，二者均可造成心率缓慢。

患儿予亚低温治疗 72 小时后，无明显并发症，逐步复温，心率恢复至 120～140 次/分，生后第 5 天撤离呼吸机，抽搐未再发作，甘露醇及苯巴比妥逐渐减停。

问题 2 解析：答案 A。头颅 MRI 可全面反映 HIE 的神经病理性改变，为 HIE 患儿病情稳定后的首选影像学检查，有利于评估病情及预后。

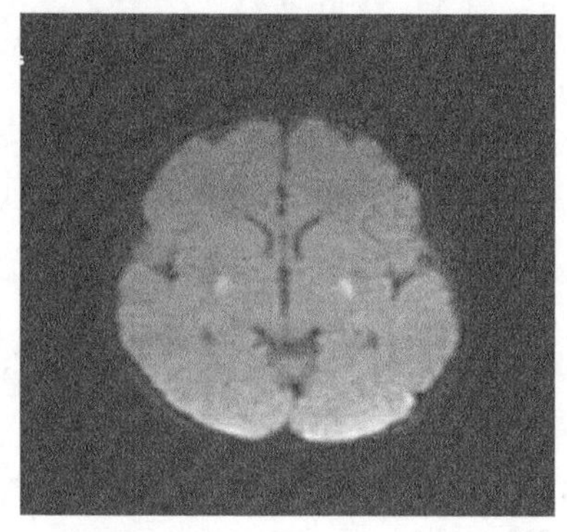
图 4-1-2　头颅 MRI

患儿查头颅 MRI 弥散加权像提示基底节斑片状高信号影（图 4-1-2），生后第 4 天开始喂养，但患儿吸吮能力差，需管饲喂养，予鼠神经生长因子肌注，并行床旁康复治疗，仍未实现自主纳奶，于生后 20 天带胃管出院。

问题 3 解析：答案 D。

（三）其他治疗方法

近年来国内有研究表明，高压氧、促红细胞生成素（EPO）、神经节苷脂、神经生长因子、干细胞移植等对神经修复有一定的作用。欧美发达国家则不主张过多的神经保护治疗。

（四）康复治疗

病情稳定后尽早进行床旁康复，对发现脑功能异常、促进脑功能恢复有着重要意义。

◎ 预后

轻度 HIE 多预后良好，中重度 HIE 即使存活，可能留有一定的神经系统后遗症，

如脑瘫、认知缺陷、视听觉障碍、癫痫、睡眠障碍和智力低下等。动态随访脑电图、脑影像学检查（尤其是头颅 MRI）等有助于评估病情及预后；定期进行神经行为测定及智力评估，及早发现发育迟缓和缺陷，并及时干预，对改善神经发育不良预后具有关键作用。

◎ 诊治要点

（1）缺氧不仅发生在出生时及出生后，还包括宫内窘迫。

（2）头颅 MRI 具有敏感性高、多轴面成像、分辨率高、无辐射等优点，是评估 HIE 患儿病情的重要检查。

（3）在维持内环境及电解质平衡的前提下，对 HIE 患儿限制液体量。

（4）苯巴比妥钠是 HIE 患儿控制惊厥的首选药物。

（5）不推荐常规使用甘露醇降颅压治疗。

（6）不推荐常规使用纳洛酮消除脑干抑制症状。

（7）重度 HIE 患儿建议延迟喂养。

（8）对达到标准的患儿应及时实施亚低温治疗。

（9）亚低温过程中出现严重并发症如低血压、恶性心律失常等时，应及时停止亚低温。

（10）对 HIE 患儿应注意动态随访神经行为发育、脑电图、脑影像学。

第二节　新生儿胎粪吸入综合征

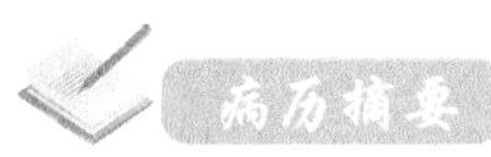

1. 掌握胎粪吸入的发病机制。
2. 掌握胎粪吸入综合征的临床表现与并发症。
3. 掌握新生儿持续性肺动脉高压的发病机制。
4. 了解新生儿持续性肺动脉高压的治疗。

病历摘要

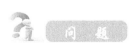

临床特点：基层医院有一女性，32 岁，G_2P_1，因“停经 41^{+5} 周，胎心监测异常 5 小时”入院。该孕妇妊娠期合并“糖尿病”，人工破膜后见羊水Ⅲ度污染，胎心监测提示 80 次/分，遂急行剖宫产娩出一男婴，出生体重 3 950 g。患儿出生时羊水呈胎粪样，周身附着胎粪，心率<100 次/分，喘息样呼吸，肌张力低下。

1. 该患儿出生时应采取何种抢救措施？

A. 立即正压通气　　　　B. 立即胸外按压

C. 气管插管行胎粪吸引　　　　　　　D. 给予盐酸肾上腺素

2. 因该基层医院技术条件有限，未能及时实施胎粪吸引，予清理口鼻腔后正压通气等复苏，Apgar 评分 4～9 分。复苏后患儿有呼吸急促、吸气性三凹征表现，需警惕存在以下哪种肺部疾患？

A. 新生儿胎粪吸入综合征　　　　　B. 新生儿气胸

C. 新生儿呼吸窘迫综合征　　　　　D. 以上都是

问题 1 解析：答案 C。胎粪吸入患儿，出生后心率<100 次/分，喘息样呼吸，肌张力低下，可评估为无活力，应立即气管插管下行胎粪吸引，避免正压通气，否则可造成胎粪进一步吸入气道，加重呼吸困难。

问题 2 解析：答案 D。患儿有宫内窘迫史，出生时羊水呈胎粪样，未及时实施胎粪吸引，生后出现呼吸困难表现，可能存在胎粪吸入综合征，造成肺部通气/血流比例不均。另外，患儿有正压通气史，不排除压力性气漏，同时需警惕继发性肺泡表面活性物质（PS）缺乏导致的呼吸窘迫综合征。

◎ 新生儿胎粪吸入综合征概述

新生儿胎粪吸入综合征（MAS）是指新生儿在产前或产时吸入混有胎粪的羊水，生后出现以呼吸窘迫为主要表现的临床综合征。多见于足月儿，尤其是过期产儿。

◎ 发病机制与病理生理

随着胎龄的成熟，胎儿排出的胎粪使羊水污染，有研究表明过期产儿胎粪污染的发生率超过 30%。如产前及产时缺氧，迷走神经兴奋，肠壁缺血痉挛，肠蠕动增加，肛门括约肌松弛，胎粪排出进一步增多。当生后呼吸建立，尤其伴有喘息时，胎粪进入远端气道。

胎粪进入气道后引起的主要病理变化包括不均匀气道阻塞、化学性炎症、继发性 PS 缺乏。

1. 不均匀气道阻塞

（1）肺不张：部分肺泡因小气道被较大胎粪颗粒完全阻塞，引起肺不张。

（2）肺气肿：当胎粪部分梗阻气道时，可产生活瓣效应，吸气时小气道开放，气体易于吸入肺泡，呼气时，因气道堵塞，气体不易呼出，使肺泡内气体滞留，从而出现肺气肿，进一步加重可发生气漏，如气胸、纵隔气肿、间质气肿。

（3）正常肺泡：部分肺泡小气道未被胎粪阻塞，可正常进行通气换气。

2. 化学性炎症

胆盐是胎粪的重要组成，胎粪吸入肺泡 12～24 小时后，可刺激局部组织，引起化学性炎症及肺间质水肿，同时胎粪有利于细菌生长，故 MAS 可继发细菌感染。

3. 继发性 PS 缺乏

气道梗阻使肺顺应性降低，胎粪中的胆盐、溶蛋白酶、磷脂、游离脂肪酸等均可使 PS 失活，降低表面活性蛋白 A、B（SP-A、SP-B）的产生。胎粪抑制 PS 蛋白的程度与吸入胎粪的量有关。

在窒息缺氧的基础上，胎粪吸入所致的肺不张、肺气肿、化学性炎症损伤及继发性

PS 失活，进一步导致肺泡通气不足、低氧血症、酸中毒等。

出生后，随着自主呼吸的建立，空气进入肺泡，肺血管床氧合改善，肺血流增加，肺血管阻力下降，而脐带结扎后体循环压力上升，因此生后不久卵圆孔及动脉导管逐步关闭，正常的宫外循环建立。胎粪吸入后，如低氧血症、酸中毒持续存在，可造成肺小动脉痉挛，肺血管阻力增加，右心压力升高，卵圆孔水平可发生右向左分流，当肺动脉压力超过体循环动脉压力时，已功能性关闭或尚未关闭的动脉导管水平发生右向左的分流，即新生儿持续性肺动脉高压（PPHN）。

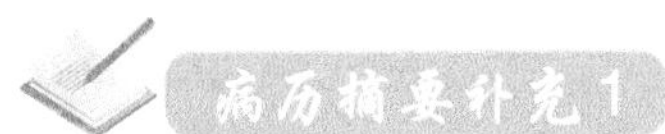

临床特点： 该男婴生后不久出现呼吸急促、费力，伴呻吟，遂予头罩吸氧（4 L/min），患儿气促（80 次/分）、呻吟明显，手足青紫，氧饱和度在 80%左右波动，故气管插管、呼吸机辅助通气下转运至我院。

查体： 体温 36.5 ℃，呼吸 65 次/分，脉搏 126 次/分，血压 68/42 mmHg，SpO_2 88%（呼吸机辅助通气），足月儿貌，皮肤、甲床见胎粪附着，前囟平软，面色尚红，胸廓饱满，呼吸急促，可及吸气性三凹征，双肺呼吸音粗，闻及粗湿啰音，心律齐，心音中等，未及明显杂音，腹软，肠鸣音弱，原始反射正常引出。

治疗： 入院后再次清理呼吸道，同时予机械通气，“拉氧头孢”抗感染，拟进一步完善检查。

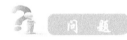

1. 支持患儿诊断 MAS 的依据有哪些？

A. 羊水胎粪样

B. 气道吸引见胎粪样物

C. 呼吸急促、呻吟，查体见吸气性三凹征，胸廓饱满，双肺闻及粗湿啰音

D. 以上都是

2. 入院后需要进一步完善哪些检查以确诊？

A. 胸片　　B. 动脉血气　　C. 血常规　　D. 心脏彩超

问题 1 解析：答案 D。MAS 的诊断依据包括羊水胎粪污染史、典型的呼吸困难三联征，结合胸片可进一步诊断。

问题 2 解析：答案 ABCD。对所有存在呼吸困难表现的新生儿均因完善胸片检查，同时完善血常规评估感染情况，行动脉血气分析评估 PaO_2、$PaCO_2$、内环境，并完善心脏彩超了解有无持续性肺动脉高压。

◎ 临床表现

（1）症状：主要表现为呼吸急促，频率大于 60 次/分，有呼气性呻吟、皮肤青紫。

（2）体征：鼻翼扇动、吸气性三凹征，早期可闻及鼾音及粗湿啰音；肺气肿患儿可见胸廓饱满，如合并气胸可出现患侧呼吸音减低。

◎ 辅助检查

（1）动脉血气分析：pH 降低，PaO_2 降低，$PaCO_2$ 升高，碳酸氢根减少。

（2）胸片：典型的 MAS 表现为肺内斑片影，两肺过度通气、透亮度增强，可伴有节段性或小叶性肺不张，如继发性 PS 缺乏可表现为肺萎陷、肺透亮度降低。因缺氧，心影可增大。

（3）胸部超声：肺实变伴支气管充气征，突变区胸膜线异常与 A 线消失，非实变区可见 B 线或呈肺间质综合征改变，少数患儿可有胸腔积液或双肺点。

◎ 分级

（1）轻度：新生儿需氧量低于 40%，且小于 48 小时。

（2）中度：新生儿需要 40%以上的氧气，超过 48 小时且无气漏综合征和 PPHN。

（3）严重：新生儿需要辅助通气超过 48 小时。

◎ 鉴别诊断

（1）早期感染性肺炎：生后不久即可存在呼吸窘迫表现，常通过胎盘、羊水、产道感染。母亲可有相关感染病史及临床表现，如发热、胎膜早破时间过长、绒毛膜羊膜炎、B 型链球菌（GBS）产道内定植等。供氧及抗生素治疗后，患儿呼吸困难可在较短时间内改善。

（2）新生儿湿肺：新生儿暂时性呼吸增快，常见于剖宫产儿，尤其是宫缩尚未发动的。患儿羊水无污染表现，因未经产道挤压，肺液吸收延迟，从而造成气促、吸气性三凹征、青紫等，胸片表现为肺泡、间质、叶间裂积液，病程呈自限性，通常不需要特殊处理，可在 1~3 天内恢复正常，少数患儿需要氧气支持。

（3）足月儿呼吸窘迫综合征：孕母存在妊娠期糖尿病或宫缩尚未发动的择期剖宫产儿，因胰岛素抵抗及儿茶酚胺、糖皮质激素分泌减少，PS 分泌减少，可发生足月儿呼吸窘迫综合征，临床表现与早产儿呼吸窘迫综合征相似。

（4）复杂型先天性心脏病：MAS 患儿合并 PPHN 时，须与复杂型先天性心脏病鉴别，二者均可出现高浓度吸氧难以缓解的青紫、低氧血症，而呼吸情况相对正常。大部分复杂型先天性心脏病可在产检时发现，少数患儿需生后行心脏彩超确诊。

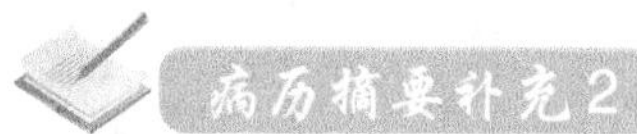
病历摘要补充 2

辅助检查：血常规示白细胞 22.01×10^9/L，中性粒细胞 71.4%，淋巴细胞 14.8%，血红蛋白 162 g/L，C 反应蛋白 1.56 mg/L；降钙素原 36.6 ng/mL；血气分析示 pH 7.24，$PaCO_2$ 57 mmHg，PaO_2 40 mmHg，BE −7.0 mmol/L。胸片（图 4-2-1）示两肺多发絮状影，透亮度减低。

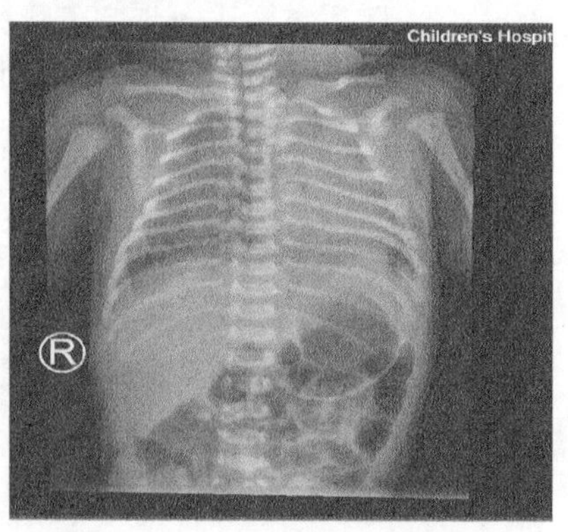

图 4-2-1 胸片

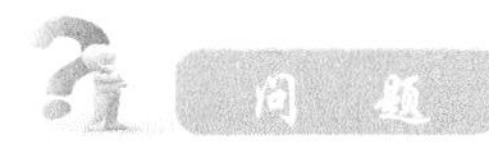

1. 患儿入院后予常频呼吸机辅助通气，SpO_2 为 85%~90%，呼吸困难仍存在，吸气性三凹征明显，结合上述胸片，可考虑何种治疗？

2. 患儿予猪肺磷脂 480 mg 气管内滴入后，呼吸困难稍缓解，SpO_2 90%~94%，不久再发 SpO_2 下降，伴气促，查体见右侧胸廓饱满，胸片如图 4-2-2，需考虑发生了什么？该如何治疗？

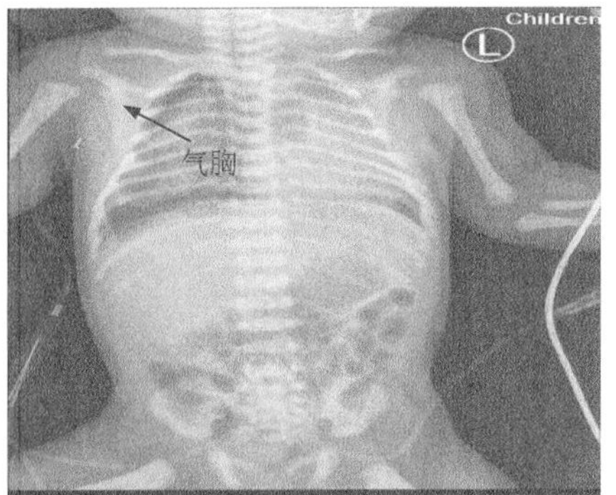

图 4-2-2　胸片（治疗后）

3. 患儿予上述治疗后，SpO_2 仍不高，手足青紫明显，予提高吸入氧浓度后不能缓解，需要进一步完善哪些检查？

A. 测动脉导管前后氧分压或 SpO_2

B. 高氧试验

C. 心脏彩超

D. 复查胸片、血气电解质

E. 以上均是

问题 1 解析：患儿有胎粪吸入病史，现呼吸机辅助通气下仍有呼吸困难，结合胸片见肺部透亮度减低，考虑继发性 PS 缺乏导致呼吸窘迫综合征，故可使用 PS 补充治疗。

问题 2 解析：患儿胎粪吸入，肺部通气不均，不久前使用 PS 治疗，肺顺应性改善，造成肺气漏，结合胸片考虑右侧气胸，故可行右侧胸腔穿刺闭式引流。

问题 3 解析：答案 E。患儿 SpO_2 持续偏低，一方面考虑肺部疾患未得到控制，故可积极随访胸片；另一方面复查血气电解质评估通换气功能，同时完善检查了解有无 PPHN，检查方法导管前后 SpO_2、心脏彩超、高氧试验均可。

◎ 并发症

（1）气漏：因胎粪吸入，气道通气不协调，可造成不均匀气道阻塞，出生后初步复苏时正压通气过度或予持续正压通气（CPAP）、机械通气时压力过高，均可导致气漏发生，如气胸、纵隔气肿等。临床表现为呼吸情况突然恶化。查体见患侧胸廓饱满，肺部呼吸音减低。合并纵隔气肿患儿临床表现常隐匿，胸部 X 线检查可识别。

（2）继发性肺部感染：胎粪中的胆盐刺激产生化学性炎症，同时胎粪作为良好的培养基，可进一步引发细菌感染。MAS 继发肺部感染时，原有临床表现可加重，气道分泌物增多，胸部 X 线可见斑片影或渗出表现，氧需求较前增大，通过痰培养可进一步明确病因指导治疗。

（3）呼吸窘迫综合征：气道梗阻使肺顺应性降低，同时胎粪可使 PS 失活、生成减少，从而造成呼吸窘迫表现。肺部 X 线表现为肺透亮度降低、支气管充气征等。

（4）PPHN：胎粪吸入可造成继发性 PPHN，常在生后 24 小时内发生，临床表现为与肺实质疾病的严重程度或胸部 X 线表现不成比例的低氧血症、吸入高浓度氧不能缓解的发绀，临床表现酷似青紫型先天性心脏病。体格检查可发现明显的心前区搏动，第二心音单一而响亮，胸骨右或左下缘可闻及三尖瓣反流性收缩期杂音。胸部 X 线除原发性肺部疾病表现外，可见心影增大，肺血正常或减少。

PPHN 的识别：a. 高氧试验。吸入纯氧 10 分钟后测动脉导管后 PaO_2（左桡、股或脐动脉血），如 PaO_2 仍小于 50 mmHg，则提示右向左分流，但不能区分先天性心脏病和 PPHN。b. 动脉导管前后血氧差异实验。同时取导管前（颞、右桡、右肱动脉）和导管后动脉血，若导管前 PaO_2 高于导管后 10～20 mmHg，或 SpO_2 差大于 5%，提示存在动脉导管水平右向左分流，但阴性实验不能排除卵圆孔水平的右向左分流。c. 心脏彩超。超声心动图有助于排除结构性先天性心脏病，确诊 PPHN。表现为动脉导管水平的右向左分流，伴或不伴经卵圆孔水平的右向左分流及三尖瓣反流，同时可进一步评估心功能。

（5）其他：严重 MAS 还可并发低血糖、低钙血症、HIE 等.

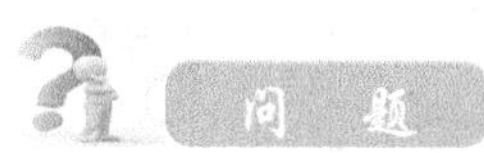

患儿常频呼吸机辅助通气下，复查胸片如图 4-2-3 所示（右侧气胸引流中、纵隔气肿、两肺多发渗出影、心影增大），考虑气胸吸收不明显，且 SpO_2 难以维持，予更改为高频呼吸机辅助通气（吸入氧浓度 85%，平均压 18 mbar，振幅 35 mbar，频率 10 Hz），右上肢 SpO_2 88%，左下肢 SpO_2 81%。完善心脏彩超如图 4-2-4 所示。血气电解质提示 pH 7. 2，PaO_2 40 mmHg，$PaCO_2$ 56 mmHg，BEB −7. 8 mmol/L；动脉血压监测提示 55/34 mmHg，平均压 41 mmHg。首选下面何种治疗措施？

A. 口服西地那非　　B. 静脉滴注多巴胺

C. NO 吸入　　D. 碳酸氢钠纠酸

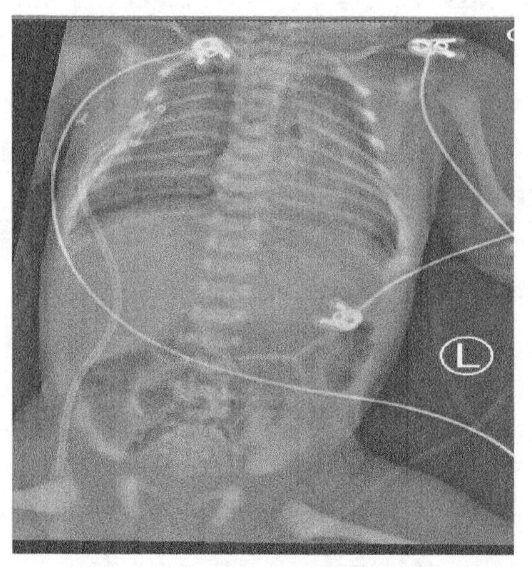

图 4-2-3　胸片

表现：
床边急诊，初步报告：
主要测值：
LVIDd：18. 4mm，　LVIDs：13. 1mm；
IVSd：2. 9mm，　LVPWd：2. 0mm；

1、心脏位置及大血管连接正常。
2、心脏各房室腔大小正常范围，室间隔、左室后壁厚度、活动度可，测心功能EF=59%，FS=29%。
3、降主动脉和主肺动脉间见一导管相通，导管于肺动脉端内径约2. 7mm，多普勒探测：右向左分流。
4、室间隔完整，多普勒探测无异常。
5、房间隔中部见回声缺失，约2. 8mm，CDFI示：右向左分流；
6、两组半月瓣形态、活动可，多普勒在瓣口探及正常层流频谱。
7、二、三尖瓣形态、活动可，多普勒探测三尖瓣轻度反流，压差约67mmHg。
8、组织多普勒显示：二尖瓣环室间隔侧运动幅度E' 峰、A' 峰呈单峰。

印象：
动脉导管未闭；
房间隔缺损；
肺动脉高压；
左室收缩功能正常低限；
请结合临床。

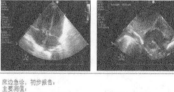

图 4-2-4　心脏彩超

问题解析：答案 C。心脏彩超提示 PPHN，且动脉导管水平为右向左分流，故考虑使用 NO 吸入降低肺动脉高压。患儿血压监测尚处于正常范围，无须多巴胺升压治疗；

口服西地那非同样可治疗肺动脉高压，但效果通常没有 NO 吸入显著；该患儿主要为呼吸性的酸碱失衡，故不主张碳酸氢钠纠酸治疗。

◎ 治疗

1. *产房预防及治疗*

在产妇分娩过程中见羊水胎粪污染时，应在胎头娩出时用吸引球吸引口、鼻、咽部位的胎粪，娩出后立即评估新生儿有无活力，评估标准包括：心率>100 次/分，有自主呼吸，肌张力良好。如未达到上述任一条，可判断为新生儿无活力，即刻进行气管插管行胎粪吸引，如大量胎粪吸入下气道，难以吸出，可考虑予生理盐水肺泡灌洗，在胎粪清除前不应进行正压通气。

2. *一般治疗*

对所有胎粪吸入患儿应密切监测生命体征，减少不必要的刺激，必要时镇静、镇痛；纠正酸中毒，维持血糖、电解质平衡；为避免肺水肿及脑水肿，应适当限制液体量；气道湿化有助于气道内胎粪排出；对低血压或心功能不全患儿可使用血管活性药物以维持正常血液和灌注。

3. *抗生素治疗*

胎粪吸入易继发细菌感染，入院后可选取广谱抗生素进行治疗，同时可通过痰培养、肺泡灌洗液培养等积极寻找病原菌以确定抗感染疗程。

4. *呼吸支持*

预防低氧血症，临床表现轻的患儿生后即给予常压吸氧，当 FiO_2>40%时可使用 CPAP 治疗，压力 4~5 cmH_2O 可使部分萎陷气道开放，通气/血流比例改善，当胸部 X 线表现为肺过度充气时，需谨慎使用 CPAP，以免发生气漏。当 PaO_2<50 mmHg 或 $PaCO_2$>60 mmHg 时，可考虑机械通气，若传统的常频通气模式无效，可改高频模式。

5. *并发症治疗*

（1）气胸：如气胸量较少或纵隔气肿不便穿刺，且患儿临床表现较轻，可常压吸氧，待气体自行吸收；如气胸量较大，可予胸腔穿刺排气或胸腔闭式引流；高频振荡通气对气漏排出有较好疗效。

（2）继发性呼吸窘迫综合征：对于有呼吸困难且胸片有呼吸窘迫综合征表现的 MAS 患儿，可予补充 PS，如固尔苏 200 mg/kg。

（3）PPHN：治疗原则为降低肺动脉压力，提高体循环压力，逆转右向左分流。

① 降低肺动脉压力：妥拉唑林、前列环素、硫酸镁均有血管扩张作用，可降低肺血管压力（我科临床应用较少）。米力农可通过抑制肺动脉平滑肌细胞和心肌细胞的磷酸二酯酶-3A 来增加环磷酸腺苷（cAMP）的水平，从而舒张肺血管，改善心功能。西地那非为磷酸二酯酶-5（PDE-5）的抑制剂，通过抑制 PDE-5 的降解，增加血管平滑肌环磷酸鸟苷（cGMP），加强内源性 NO 舒张血管平滑肌作用，从而降低肺动脉压力，在 PPHN 治疗中取得了一定疗效，常用剂量为每次 0. 5~1 mg/kg，q6h。

② 提升体循环压力：维持体循环压力可减少 PPHN 的右向左分流，推荐体循环收缩压 50~70 mmHg，平均压 45~55 mmHg；低血容量时可输注生理盐水、白蛋白、血浆、红细胞等，如应用血管扩张剂造成血压降低，可使用多巴胺、多巴酚丁胺等正性肌力

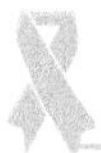

药物。

③ 呼吸管理：既往认为机械通气过程中过度通气/碱化血液可有效扩张肺血管、降低肺动脉压力，但呼吸性碱中毒可诱发肺损伤，造成肺发育障碍，同时使感觉神经性耳聋发生率增加；碱化血液可改善血管内 pH，但可能导致组织细胞内酸中毒，造成脑损伤，目前临床治疗中尚有争议。

④ NO 吸入：NO 吸入疗法（图 4-2-5）具有选择性扩张肺血管的作用，对体循环没有明显影响，用于治疗 PPHN 疗效非常显著。

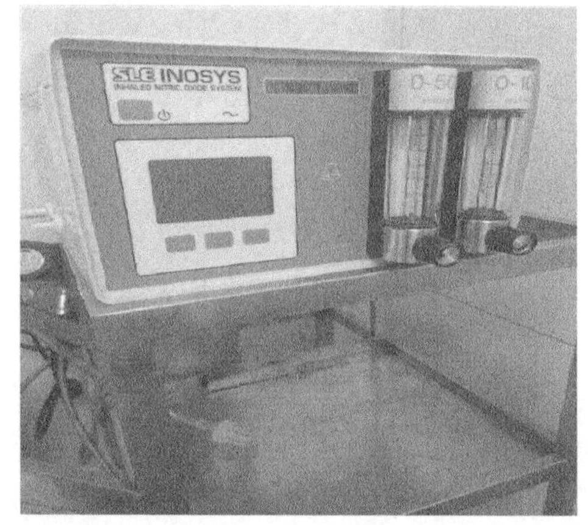

图 4-2-5　NO 治疗仪

治疗方案：初始吸入剂量为 20 ppm，如氧合明显改善并维持稳定，首先下调吸入氧浓度<60%，并每 4 小时降低 NO 吸入剂量 5 ppm，当已达到 5 ppm 时，每 2~4 小时降低 1 ppm，注意在 NO 应用过程中监测 NO_2 浓度、高铁血红蛋白浓度及凝血功能。

⑤ 体外膜肺氧合（ECMO）：近年来随着 NO 吸入疗法的应用，PPHN 患儿的生存率大大提高，但对上述治疗均无效的患儿，伴或不伴有心力衰竭时，ECMO 疗效是肯定的，缺点是费用高昂、设备及人员要求较高。

◎ 诊治要点

（1）对于有羊水胎粪污染的患儿，出生后应立即评估有无活力，如无活力，需即刻进行气管插管行胎粪吸引。

（2）MAS 患儿的呼吸支持策略是适宜的呼吸性碱中毒、保持最佳肺容量。

（3）MAS 容易继发肺部感染，故推荐早期使用广谱抗生素，待明确病原菌后进一步调整。

（4）如 MAS 患儿呼吸情况突然恶化，须考虑气胸可能，并发纵隔气肿患儿临床表现可不典型。

（5）如患儿出现与肺实质性病变或胸部 X 线不成比例的低氧血症，需考虑存在 PPHN。

（6）PPHN 治疗过程中，应用血管扩张药物时需注意监测体循环压力，如体循环压力降低，可联合使用正性肌力药物。

（7）NO 吸入是目前 PPHN 临床应用中疗效较好且安全的手段。

（8）NO 吸入治疗时，NO 不宜撤离过快。

第三节　新生儿败血症

学习目标

1. 掌握早发型败血症及晚发型败血症的概念。
2. 了解早发型败血症、晚发型败血症的高危因素及常见病原。
3. 掌握败血症的临床表现。
4. 掌握败血症的诊断标准。
5. 了解不同类型败血症的药物选择。
6. 了解两种类型败血症的预防。

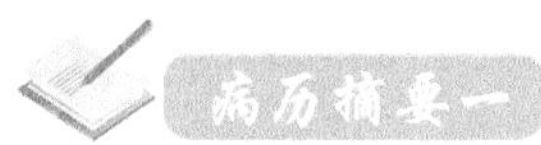

临床特点：患儿，男，出生1天7小时，因“少吃少哭少动伴呻吟1天”入院。患儿系胎龄37周自娩出生，出生体重2 400 g，Apgar评分9～10分，羊水量正常，性质清，胎膜早破2天，否认脐带及胎盘异常史，否认羊水、胎粪吸入。患儿出生数小时后出现少吃、少哭、少动，偶有呻吟，无气促青紫，无发热，无咳嗽，无抽搐惊厥，无腹胀呕吐，为进一步治疗，至我院就诊，急诊拟“新生儿感染”收入我科。母亲孕期定期产检，有妊娠期高血压，孕35周产检提示阴道GBS筛查阳性，产前使用青霉素治疗。

查体：体温37 ℃，脉搏145次/分，呼吸46次/分，体重2 370 g，精神反应一般，全身皮肤无明显花纹，前囟平软，呼吸平，无明显吸气性三凹征，双肺呼吸音粗，未闻及干、湿啰音，心律齐，心音有力，腹膨软，脐痂未脱，未见渗血、渗液，肠鸣音可，肝脾肋下未触及，未触及包块，四肢活动可，末梢暖。

问　题

1. 该患儿发生败血症的高危因素包括哪些？

A. 胎膜早破2天

B. 母亲孕35周产检提示阴道GBS筛查阳性

C. 孕母妊娠期高血压

D. 足月小样儿

2. 对于该新生儿应如何处理？

A. 不用等待实验室检查结果，立即开始经验性抗生素治疗

B. 完善血常规、C反应蛋白、降钙素原、血培养等检查，如上述检查存在异常，再考虑经验性抗生素治疗

C. 无须处理，继续观察

问题 1 解析：答案 ABD。患儿母亲有 GBS 感染，胎膜早破≥18 小时，且患儿为足月小样低体重，均是败血症的高危因素。

问题 2 解析：答案 A。患儿有诸多早发型败血症的高危因素，且目前有少哭、少吃、少动、呻吟等异常表现，疑诊为早发型败血症，应立即完善相关实验室检查，无须等待结果，经验性使用抗生素治疗，根据检查结果调整治疗药物及疗程。

◎ 概述

新生儿败血症是导致新生儿死亡的重要原因。其病原体多为细菌，也可为真菌、病毒或原虫。根据发病日龄，新生儿败血症可分为早发型败血症（EOS），其发病时间≤3 天；晚发型败血症（LOS），其发病时间>3 天。EOS 大多为产前或产时感染，LOS 多为院内感染或社区获得性感染。随着产科对有围生期高危因素母亲的积极处理及新生儿重症监护病房（NICU）技术水平的不断提高，EOS 的发病率、病死率均有下降；在积极的院感防控及抗生素管理下，院内获得的 LOS 发病率亦有所下降。

EOS 与 LOS 在高危因素、病原学、治疗方面均有差异。

◎ EOS 的高危因素

（1）母亲因素：包括孕母产前或产时感染，如泌尿道感染、绒毛膜羊膜炎；孕母产道特殊菌群定植，如 GBS。对于伴发绒毛膜羊膜炎的母亲，均应在产前或产时予抗生素治疗，以降低新生儿感染概率。

（2）产时因素：包括胎膜早破、产程延长、羊水发臭或胎粪污染等。一方面胎膜早破≥18 小时可使病原菌经产道逆行感染新生儿，另一方面胎膜早破常伴随着早产，亦可能是孕母绒毛膜羊膜炎的表现。

（3）新生儿因素：早产和（或）低体重是 EOS 最重要的危险因素。与足月儿相比，早产儿的抗原提呈能力、中性粒细胞吞噬和杀菌能力、补体水平、免疫球蛋白水平都较低。胎龄越小，出生体重越低，发生 EOS 的风险越大。

◎ EOS 的病原学

在发达国家，EOS 的常见致病菌为 GBS 或大肠杆菌；在我国，大肠杆菌居于榜首，近年来 GBS 感染有上升趋势。

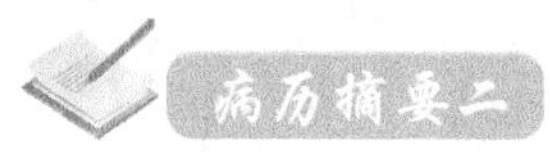

临床特点：患儿，男，出生 4 小时，因“气促、呻吟 4 小时”入院。患儿系 G_3P_1，胎龄 32^{+5}周，因“胎盘早剥”剖宫产出生，出生体重 1 970 g，无胎膜早破，羊水正常，Apgar 评分 9~10 分。母孕期产检无异常。入我科后予 CPAP 辅助通气，摄胸片提示呼吸窘迫综合征，予“固尔苏”气管内滴入，早产儿奶喂养、静脉营养（PICC）支持。

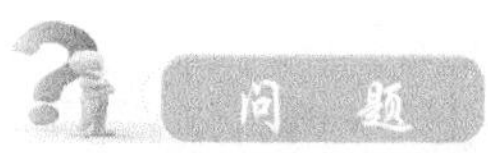

患儿入院时是否需要使用抗生素？

问题解析：患儿早产出生，但无胎膜早破病史，孕母产检无异常，无孕产期感染。

目前患儿呼吸情况不稳定，胸片提示呼吸窘迫综合征，未提示感染征象，故暂不使用抗生素，待检查血常规、C 反应蛋白、降钙素原、血培养等后进一步评估病情。

◎ LOS 的高危因素

（1）早产和（或）低体重：早产和（或）低体重同样是 LOS 最重要的危险因素。胎龄越小、体重越低，发病率越高。一方面，其与患儿相对薄弱的免疫功能有关；另一方面，因患儿胎龄小、体重低，住院时间长，发生院内感染概率上升。

（2）侵入性监测或操作：长期动静脉置管［脐动静脉置管、外周静脉置入中心静脉导管（PICC 管）、深静脉管］、气管插管、导尿、胸腔引流、手术等均增加了感染风险。

（3）不合理的抗菌使用：长时间的经验性使用抗生素，可导致菌群紊乱，增加条件致病菌致病可能。

（4）合并症因素：合并新生儿坏死性小肠结肠炎、尿路感染、软组织感染的患儿发生败血症的风险增加。

（5）其他：如挤乳头、挑马牙、脐部护理不当、新生儿脓疱病等都是 LOS 的高危因素。

◎ LOS 的病原学

在国外，凝固酶阴性葡萄球菌（CNS），主要是表皮葡萄球菌等条件致病菌仍是 LOS 的主要致病菌；在我国，除 CNS 外，金黄色葡萄球菌感染常见于皮肤化脓性感染患儿，肺炎克雷伯杆菌、铜绿假单胞菌、沙雷菌感染常见于气管插管机械通气患儿，真菌性败血症占比偏低，但时有发生。在 NICU 中，多重耐药菌感染的发生率近年来有所上升。

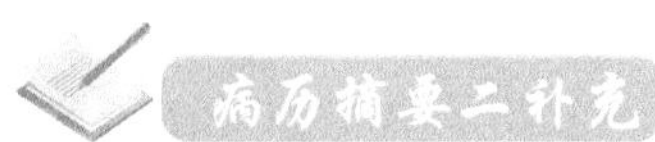

临床特点：患儿入院 3 天内 2 次血常规、C 反应蛋白检查均提示正常，故未使用抗生素。生后第 6 天撤离 CPAP 并停吸氧。生后 11 天，早产儿喂奶 30 mL q2h，下午经 PICC 导管补液（糖水、氨基酸）过程中出现皮肤花纹，心率 200 次/分，频繁脉氧下降，呼吸急促约 60 次/分，轻度吸气性三凹征，纳奶完成欠佳，腹部稍膨隆，尚软，肠鸣音正常。

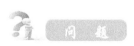

需要考虑患儿出现何种问题？该如何处理？

问题解析：患儿早产出生，有气管插管给药病史，且存在中心静脉置管，存在 LOS 高危因素，因此应立即完善相关检查，如血培养、血常规、C 反应蛋白、降钙素原、血气电解质等，并经验性使用抗生素治疗。患儿目前有呼吸情况不稳定，可考虑吸氧支持；有纳奶减少、腹部膨隆表现，应警惕新生儿坏死性小肠结肠炎，暂禁食。予完善床边胸腹平片，进一步评估肺部及胃肠道情况。

◎ 临床表现

1. 全身表现

体温不稳定（足月儿可有发热，早产儿或低体重儿可表现为低体温或体温不升），反应差，嗜睡，喂养差，体重不增等（总结为“五不一低下”，即体温不升、体重不增、不吃、不哭、不动、反应低下）。

2. 各系统表现

（1）呼吸系统：呼吸暂停、呼吸急促、呼吸不规则、发绀等。

（2）消化系统：黄疸可为 LOS 的唯一表现，常表现为黄疸迅速加重或退而复现；腹胀、呕吐、腹泻、胃潴留，严重病例可出现中毒性肠麻痹、新生儿坏死性小肠结肠炎、肝脾肿大。

（3）循环系统：病情进展、恶化进入感染性休克阶段，可出现低血压、皮肤花纹、四肢厥冷、脉搏细速、毛细血管再充盈时间延长。

（4）泌尿系统：少尿、无尿甚至肾功能衰竭。

（5）血液系统：可合并血小板减少，出现皮肤瘀点、瘀斑，严重病例有 DIC 表现，出现消化道出血、肺出血。

（6）神经系统：败血症易并发化脓性脑膜炎，表现为嗜睡、激惹、烦躁、抽搐，查体可见前囟饱满、双眼凝视、四肢肌张力改变。

（7）其他：骨髓炎、关节炎表现。

◎ 辅助检查

1. 病原学检查

（1）血培养：血培养是诊断败血症的“金标准”，应尽量在抗生素使用前，在严格无菌、消毒条件下留取标本。临床治疗中，血培养敏感度及阳性率较低。

（2）其他体液培养：如清洁尿培养、脐部分泌物培养、深部痰培养、脑脊液培养、所有拔除的导管头培养，均有助于查找致病菌。

（3）病原菌抗原及 DNA 检测：随着分子生物学的发展，病原体核酸检测已用于临床，协助早期诊断。

2. 血液非特异性检查

（1）白细胞计数：新生儿生后早期，白细胞波动范围较大。采取生后 6 小时（EOS）或起病后 6 小时（LOS）血标本，所得结果较为可靠。对于≤3 日龄患儿，白细胞≥30×10^9/L，对于>3 日龄患儿，白细胞≥20×10^9/L，提示白细胞增多；对于任何日龄患儿，白细胞<5×10^9/L，均提示异常。

（2）白细胞分类：未成熟中性粒细胞/中性粒细胞比值（I/T），3 日龄内≥0. 16 为异常，超过 3 日龄≥0. 12 为异常。该比值在败血症诊断中特异性不高。

（3）C 反应蛋白：炎症发生 6~8 小时即可升高，24 小时达高峰，有助于感染的早期判断。同时，C 反应蛋白可以指导治疗，如疑诊败血症，但没有查出致病菌，间隔 24 小时的 2 次 C 反应蛋白测定均阴性，加上其他非特异性检查无异常，可考虑停用抗生素。

（4）血小板计数：≤100×10^9/L 有意义，血小板降低往往提示预后不良。

（5）降钙素原：细菌感染时由内毒素诱导产生，比 C 反应蛋白敏感性更高，≥0.5 mg/L 提示异常。但 3 日龄内降钙素原可生理性增高，故需要结合日龄加以评估。

患儿不久出现发热，热峰 38.5 ℃，频发呼吸暂停，完善上述检查，改 CPAP 辅助通气，检验结果回报：血常规示白细胞 3.31×10^9/L、超敏 C 反应蛋白 1.44 mg/L、淋巴细胞百分比 46.5%、血红蛋白 152 g/L、血小板总数 195×10^9/L、中性粒细胞百分比 48.9%；血气电解质大致正常；胸片提示两肺纹理加深、模糊，肠郁张，予加用哌拉西林他唑巴坦抗感染治疗。约 8 小时后血培养电话回报：右侧肢体革兰氏阴性菌生长。

3. 脑脊液检查

有研究表明，23%的败血症患儿可合并化脓性脑膜炎，故脑脊液检查至关重要。腰椎穿刺的指征包括：血培养阳性，有临床表现且非特异性指标阳性≥2 项，抗感染治疗效果不佳。满足以上任意一条即可。

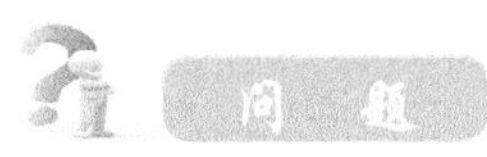

患儿无抽搐、烦躁，无肌张力异常，查体前囟平软。该患儿有无腰椎穿刺指征？

问题解析：患儿白细胞明显减低，血培养阳性，确诊为“败血症”，其早产出生，血脑屏障发育不完善，虽无神经系统异常表现，仍有并发化脓性脑膜炎的可能，故应完善腰椎穿刺检查，了解有无中枢神经系统感染。

◎ 诊断标准

1. 确诊败血症

有异常临床表现，且符合以下任意一条：血培养阳性；如血培养提示条件致病菌生长，须与另次血标本或其他无菌腔标本（清洁尿、脑脊液）或导管头培养出同种细菌。

2. 临床诊断败血症

有异常临床表现，且符合以下任意一条：血非特异性检查≥2 项阳性；血标本病原菌抗原或 DNA 检测阳性；脑脊液检查为化脓性脑膜炎改变。

3. 疑诊败血症

符合以下任意一条：异常临床表现；母亲有绒毛膜羊膜炎；早产儿胎膜早破≥18 小时。

如无异常临床表现，血培养阴性，且间隔 24 小时以上连续 2 次血非特异性检查<2 项阳性，可排除败血症。

患儿 CPAP 下，心率 140～160 次/分，呼吸稍促，偶有脉氧波动，无呕吐、腹胀、血便。查体见腹部尚软。隔日复查腹部平片无明显异常；血气电解质正常；血常规示白细胞 29.59×10^9/L、超敏 C 反应蛋白 147.75 mg/L、淋巴细胞百分比 9.8%、血红蛋白 140 g/L、血小板总数 13×10^9/L、中性粒细胞百分比 86.1%。予早产儿奶 15 mL q2h 喂养，改美罗培南（每次 20 mg/kg）抗感染，考虑患儿血小板低，为腰椎穿刺禁忌证，故输注血小板支持，复查血小板 128×10^9/L，完善腰椎穿刺，脑脊液生化示糖 2.2 mmol/L、脑脊液总蛋白 3 000 mg/L；脑脊液常规示白细胞计数 88×10^6/L、总细胞计数 88×10⁶/L。此时血培养药敏结果回报提示美罗培南敏感。

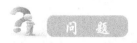

是否需要调整药物？

问题解析：患儿药敏结果提示美罗培南敏感，故不需要调整药物种类，但根据其脑脊液结果，可确诊为化脓性脑膜炎，需要选用能透过血脑屏障的大剂量杀菌药物，故应调整美罗培南剂量，改为中枢剂量每次 40 mg/kg。

◎ 治疗

（一）抗菌药物治疗

无论是 EOS 还是 LOS，一旦疑诊败血症，应在使用抗生素前收集各种标本，不用等待病原学结果，立即使用静脉抗生素治疗，后期根据血培养及药敏实验或血非特异性实验指标及时调整治疗。

EOS 处理流程见图 4-3-2。

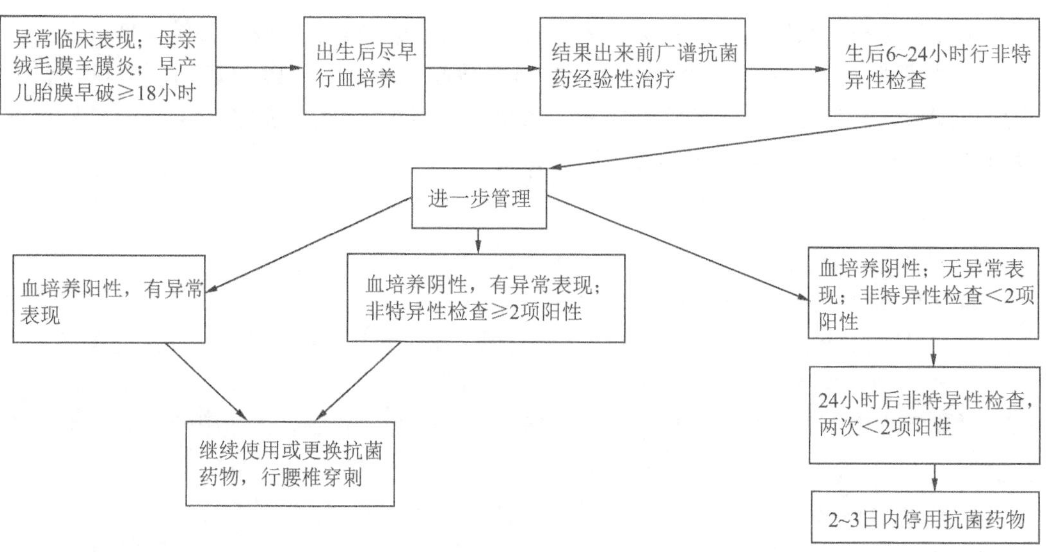

图 4-3-2　EOS 处理流程

（二）抗菌药物选择

1. 血培养结果未知

（1）EOS：在血培养及非特异性检查结果出来前，经验性选择能够覆盖已知感染病原学的广谱抗菌药治疗，国外一般选择 β 内酰胺酶抗生素+氨基糖苷类（一般是氨苄西林+庆大霉素）；考虑到氨基糖苷类药物有较大的耳毒性和肾毒性，国内对于<6 岁小儿禁用，故一般选择氨苄西林（或青霉素）+第三代头孢菌素，但是当头孢菌素治疗效果欠佳，或药敏试验提示仅对该氨基糖苷类药物敏感时，在家属知情同意下，可考虑使用，但需要监测血药浓度、肾功能及听力功能。

（2）LOS：在血培养及非特异性检查结果出来前，应根据已知的高危因素、可能的感染源、NICU 内感染菌谱等进一步选择抗菌药物，国内一般选用苯唑西林、萘夫西林或万古霉素（主要针对耐甲氧西林葡萄球菌）+第三代头孢菌素。对于极低出生体重儿或胎龄<28 周早产儿是否预防性应用抗真菌药物尚有争议。

2. 血培养结果阳性

原则上根据药敏结果进行药物调整，尽量选择一种针对性强的抗生素，如当前用药临床效果好，虽药敏结果不敏感，仍可继续使用。

合并厌氧菌感染者，可加用甲硝唑；合并真菌感染者，使用抗真菌药，如两性霉素-B、氟康唑、伏立康唑等。若导管培养阳性，应即刻拔除导管。

败血症患儿的抗菌药物疗程在 10~14 天。血培养应在用药后 2~3 天转阴，如持续阳性，须考虑更换抗菌药物。败血症合并化脓性脑膜炎者，疗程 14~21 天，应选用大剂量、易通过血脑屏障的杀菌药物，如化脓性脑膜炎合并硬膜下积液、室管膜炎，疗程需更长。

该患儿还可以采取哪些治疗措施?

A. 输注丙种球蛋白 **B. 机械通气**

C. 加用地塞米松减轻炎症反应 **D. 拔除 PICC 导管**

问题解析：答案 AD。患儿 CPAP 下偶有脉氧波动，血气电解质正常，无机械通气指征；患儿无感染性休克表现，目前不推荐常规使用糖皮质激素治疗；应用丙种球蛋白可提高 IgG 水平，对于重症感染患儿有较好效果；患儿属 LOS，一方面考虑早产，免疫功能低下，另一方面需要考虑其长期 PICC 置管有感染风险，故可考虑拔除 PICC 导管，并行导管培养，以进一步明确。

（三）支持治疗

（1）清除原发感染灶，如脐部消毒、皮肤护理；维持血气电解质、血糖稳定，纠正缺氧及酸中毒，积极抗休克治疗，不提倡常规使用糖皮质激素。

（2）静注人免疫球蛋白（IVIG）：对早产儿及重症感染患儿，输注免疫球蛋白以提高 IgG 水平，常用剂量 1 g/kg。

（3）补充凝血因子、粒细胞集落刺激因子、血小板等。

（4）换血疗法：可去除体内细菌、有毒代谢产物，但对于重症感染循环不稳定或凝血功能异常患儿应谨慎换血。

◎ 预防

1. EOS

研究表明，孕母产前（距离分娩>4 小时）静脉应用青霉素、氨苄西林或头孢唑林能够预防 GBS 所致 EOS。抗生素预防 GBS 指征包括以下几点：

① 此前有产后新生儿 GBS 侵袭性感染病史。

② 孕期出现 GBS 菌尿。

③ 孕 35~37 周阴道 GBS 培养阳性。

④ 如产程启动时不知有无 GBS 感染，但有母亲体温≥38 ℃、出生胎龄<37 周、胎膜早破≥18 小时中任意一种情况，如母亲在破膜前剖宫产，无论胎龄或有无 GBS 定植，均不需要对母亲进行抗生素治疗。

GBS 所致 EOS 预防如图 4-3-3 所示（有限的评估内容包括出生时或生后 6~12 小时的血培养、血常规、C 反应蛋白；完整的诊断性评估除上述项目外，还包括胸片和必要的腰椎穿刺）。

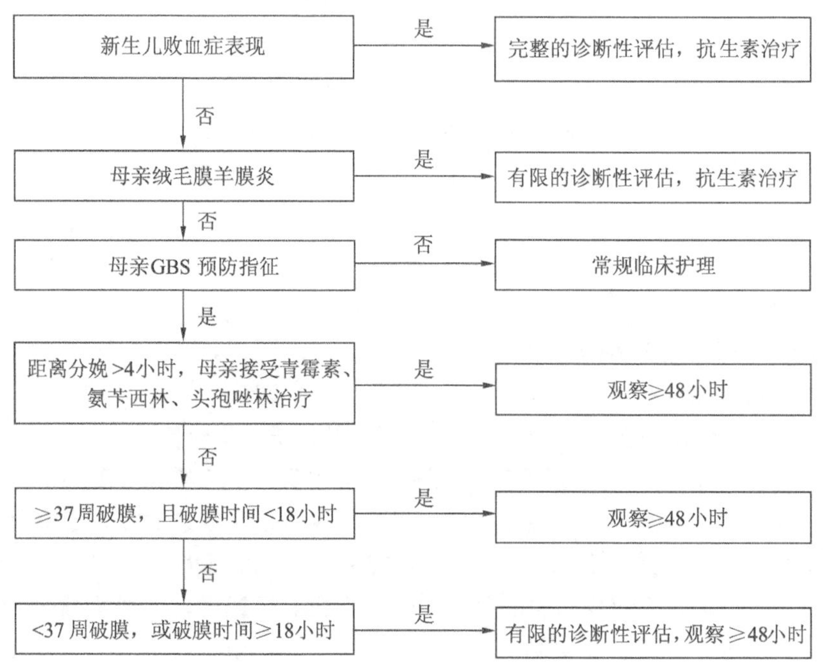

图 4-3-3　GBS 所致 EOS 预防示意图

2. LOS

控制 LOS 发生的关键是院感防控，包括正确的手卫生、提倡母乳喂养、管路（动静脉、呼吸机、引流管、导尿管）的护理和管理、规范使用抗生素、耐药菌的监测和管理等。

◎ 诊治要点

（1）对有应用指征的 GBS 感染母亲，均应产前使用抗生素治疗。

（2）一旦疑诊败血症，应立即使用抗菌药物治疗，而不是等待血培养结果。

（3）应用抗菌药物前，严格无菌消毒条件下留取血液或其他体液标本。

（4）血培养结果未知情况下，经验性地选取广谱抗菌药物治疗。

（5）血培养结果已知，根据药敏结果用药，如当前用药治疗有效，可允许不换药。

（6）强调单一药物、足疗程用药。

（7）对合并化脓性脑膜炎者，强调使用大剂量、易通过血脑屏障的杀菌药物。

（8）预防 LOS 的主要措施是加强院感防控。

第四节　新生儿坏死性小肠结肠炎

学习目标

1. 了解新生儿坏死性小肠结肠炎的高危因素、发病机制。
2. 掌握新生儿坏死性小肠结肠炎的临床表现与 X 线表现。
3. 掌握新生儿坏死性小肠结肠炎的诊断与分期。
4. 掌握新生儿坏死性小肠结肠炎的内科治疗，了解其外科治疗。

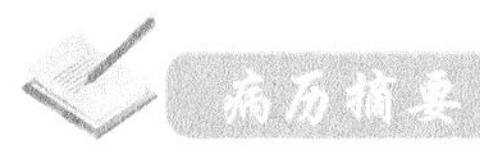

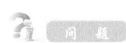

临床特点：患儿，男，出生 2 小时，因“胎龄 28 周，窒息复苏后气促、呻吟 2 小时”于 2022 年 9 月 15 日入院。患儿系 G_1P_1，胎龄 28 周，出生体重 1 000 g，羊水Ⅰ度污染，量正常，Apgar 评分 6~9 分，否认胎盘、脐带异常。孕母产前有使用“地塞米松”促胎肺成熟 2 个疗程。入院后予脐静脉置管（9 月 15 日—9 月 22 日），CPAP 辅助通气，予补充 PS、“拉氧头孢”预防感染（9 月 15 日—9 月 18 日）、“咖啡因”兴奋呼吸中枢等治疗，生后第 2 天开始鼻饲管早产儿奶喂养，逐步加奶，生后第 10 天，患儿医嘱奶量6 mL q2h。夜班护士 19：00 发现患儿心电监护下心率约 120 次/分，SpO_2 92%，精神反应一般，皮肤花纹，呼吸暂停 2 次，刺激足底后呼吸可恢复，有奶后潴留，立即汇报夜班医师。

1. 假如你是夜班医师，需要考虑存在哪些可能？

2. 继续观察患儿病情，23：55 巡视病房发现患儿胃管回抽见少许黄绿色液体，查体见腹部膨隆，腹壁静脉显露，肠鸣音减弱，大便肉眼观察无异常，需要考虑何种疾病？

问题 1 解析：患儿胎龄小、出生体重低，住院 10 天出现反应一般、皮肤花纹、屏气发作，首先需要考虑有无感染可能，建议完善血常规、血培养、C 反应蛋白、降钙素原等检查，同时患儿有奶后潴留，需要密切观察患儿喂养情况及腹部体征，警惕新生儿坏死性小肠结肠炎。

问题 2 解析：患儿喂养不耐受，且出现异常腹部体征，腹胀明显伴肠型、肠鸣音减弱，考虑新生儿坏死性小肠结肠炎，需要进一步完善检查。

◎ 概述

新生儿坏死性小肠结肠炎（NEC）是 NICU 最常见的胃肠道急症，主要见于早产儿，胎龄愈小，发病风险愈高，但是其发病日龄与胎龄成反比，即胎龄愈小，发病日龄愈大。随着医疗技术的进步，极低出生体重儿（VLBW）的病死率下降，NEC 的发病率逐渐增多。

◎ 高危因素

（1）早产：早产儿肠道功能发育尚不完善，胃酸分泌不足、肠道蠕动功能减低、血供调节能力差，容易导致食物残留及发酵，致病菌易繁殖；肠道分泌型 IgA（SIgA）水平低下，免疫防御低，肠道通透性高，屏障功能不足，也利于细菌侵入肠壁繁殖。

（2）感染与炎症反应：NEC 患儿常并发脓毒血症或菌血症，因而目前仍有不少研究认为感染与 NEC 发病有关。常见的肠道致病菌包括大肠杆菌、肺炎克雷伯杆菌、铜绿假单胞菌等。炎性介质，如肿瘤坏死因子（TNF）、内毒素、白细胞介素、Toll 样受体 4（TLR4）参与了 NEC 的发病过程。

（3）缺氧缺血：有学者认为，出生时窒息、休克、反复发作呼吸暂停与 NEC 发病相关。新生儿缺氧时，体内血液重新分布，优先供给心、脑等重要脏器，胃肠道、皮肤血供急剧下降，肠壁发生缺血损伤，由于早产儿血供调节能力差，缺氧后再灌注阶段大量自由基释放，进一步造成肠道损伤。近年来，研究表明围生期窒息等并不增加 NEC 发病风险。从发病日龄来讲，早产儿多在 2 周后发生 NEC，难以用围生期缺血缺氧解释。

（4）喂养不当：NEC 发病多于喂养后，应用高渗配方奶可造成肠黏膜损伤；喂养过多、过快，可导致蛋白及乳糖消化吸收不良；食物残渣滞留，利于肠腔内细菌生长。

（5）其他：如口服 NSAID（吲哚美辛/布洛芬）、红细胞增多症、输血/换血治疗、低血糖、孕母妊娠期高血压/糖尿病等，均与 NEC 的发病密切相关。

◎ 病理生理

NEC 好发部位为回肠末端、盲肠及近端升结肠，十二指肠受累较少，主要病理变化是肠腔充气，黏膜坏死，肠壁积气、出血、坏死，严重时可伴发肠穿孔。

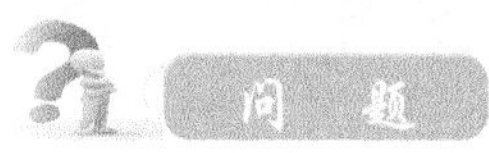

接下来可进行哪些检查以进一步明确？

A. 血常规+C 反应蛋白　　**B. 血培养**

C. 粪常规+隐血试验　　**D. 腹部立位片**

E. 钡剂灌肠　　**F. 腹部超声**

问题解析：答案 ABCDF。以上均有助于 NEC 的诊断，其中腹部立位片是诊断 NEC 的重要手段。对怀疑 NEC 患儿应避免行钡剂灌肠，避免肠坏死、穿孔。

◎ 临床表现

（1）症状：NEC 通常发生于开始肠道喂养后，起病隐匿，早期症状可不典型，如心动过缓、屏气发作或呼吸暂停、体温不升等，在肠道表现出现前，常被疑诊为败血症。经典的 NEC 肠道表现为腹胀、胃潴留、呕吐、血便或腹泻。

（2）体征：腹部膨隆、腹部皮肤殷红、腹壁静脉显露、肠型、肠鸣音减弱或消失。

（3）严重病例可出现全身表现，如全身炎症反应综合征（SIRS）、休克、DIC、多器官功能障碍综合征等。

◎ 辅助检查

早产儿出现 NEC 临床症状及体征，尚不能明确诊断，需要进一步完善相关检查。

1. 腹部 X 线

腹部 X 线为 NEC 的确诊依据，在发病开始的 48~72 小时，应每间隔 6~8 小时复查 1 次。非特异性表现包括肠管扩张、肠管充气不均匀、肠壁增厚、腹腔积液，具有确诊意义的表现包括肠壁积气、黏膜下积气、门静脉积气、气腹征。但腹部 X 线表现改变较临床表现相对延迟。消化道造影检查对 NEC 不适用，可加重肠坏死甚至造成肠穿孔。

2. 实验室检查

实验室检查包括血常规、C 反应蛋白、降钙素原、血培养、粪培养、血气电解质、凝血功能、血糖等。NEC 严重病例常有血白细胞、粒细胞、血小板减少，C 反应蛋白、降钙素原升高，以及低钠低钾血症、代谢性酸中毒、凝血酶原/纤维蛋白原消耗、血糖不稳定等，上述实验室检查往往缺乏特异性，但有助于判断病情严重程度及是否进一步进展。

3. 腹部超声

床旁超声可敏感地发现腹腔积液、肠壁增厚、门静脉积气，对判断肠管坏死的敏感度高于 X 线，有利于临床医师早期诊断 NEC 并评估手术时机。

4. 腹腔穿刺

腹腔穿刺是临床上明确 NEC 肠管坏死及判断 NEC 病情进展的重要手段，腹腔穿刺液呈粪汁、胆汁、血性腹水均提示有手术指征。

◎ 诊断及分级

NEC 的诊断及分级目前多采用修正 Bell-NEC 分级标准（表 4-4-1）。

表 4-4-1　Bell-NEC 分级标准

分级	诊断类型	全身症状	胃肠道症状	影像学检查	治疗
ⅠA	疑似 NEC	体温不稳定、呼吸暂停、心动过缓和嗜睡	胃潴留、轻度腹胀、大便隐血试验阳性	正常或轻度肠管扩张，轻度肠梗阻	绝对禁食、胃肠减压、抗生素治疗 3 天、等候病原培养结果
ⅠB	疑似 NEC	同ⅠA	肉眼血便	同ⅠA	同ⅠA
ⅡA	确诊 NEC（轻度）	同ⅠA	同ⅠA 和ⅠB，肠鸣音消失和（或）腹部触痛	肠管扩张、梗阻、肠壁积气征	同ⅠA、绝对禁食、如 24~48 小时培养无异常，应用抗生素 7~10 天
ⅡB	确诊 NEC（中度）	同ⅡA，轻度代谢性酸中毒，轻度血小板减少	同ⅡA，肠鸣音消失、腹部触痛明显和（或）腹壁蜂窝织炎或右下腹包块	同ⅡA，门静脉积气和（或）腹水	同ⅡA，绝对禁食、补充血容量、治疗酸中毒、应用抗生素 14 天

续表

分级	诊断类型	全身症状	胃肠道症状	影像学检查	治疗
ⅢA	NEC 进展（重度、肠壁完整）	同ⅡB，低血压、心动过缓、严重呼吸暂停、混合性酸中毒、DIC、中性粒细胞减少、无尿	同ⅡB，弥漫性腹膜炎、腹胀和触痛明显、腹壁红肿	同ⅡB，腹水	同ⅡB，补液 200 mL/kg、应用血管活性药物、机械通气、腹腔穿刺、保守治疗 24～48 小时无效时手术
ⅢB	NEC 进展（重度、肠壁穿孔）	同ⅢA，病情突然恶化	同ⅢA，腹胀突然加重	同ⅡB，腹腔积气	同ⅢA，手术

◎ 鉴别诊断

（1）自发性消化道穿孔：如肠穿孔、胃穿孔等，通常发病于生后最初几天，与肠内喂养并不相关，可能与发育畸形（胃壁肌层薄弱或缺如）或应激性溃疡（糖皮质激素或 NSAID 应用）相关。病史、影像学检查、术中检查和病理可鉴别。

（2）肠旋转不良：多见于足月儿，主要表现为急性高位肠梗阻，生后 3～5 天发病，呕吐剧烈，呕吐物内含胆汁，腹胀不明显，多限于上腹部。腹部立位 X 线检查可发现双泡征，小肠内气体量少甚至无充气表现，水溶性消化道造影有利于进一步鉴别。

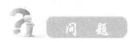

患儿 CPAP 辅助通气（压力 5 cmH_2O，氧浓度 25%），SpO_2 93%～95%，血常规示白细胞 $15.8 \times 10^9/L$，血红蛋白 138 g/L，血小板 $150\times10^9/L$，中性粒细胞 85%，C 反应蛋白 25.3 mg/L，血气电解质大致正常。粪常规隐血试验阳性，未见红细胞、脓细胞。腹部平片见肠管扩张明显，部分肠管僵直，可见肠壁积气（图 4-4-2）。接下来需要采取哪些治疗？

A. 禁食、胃肠减压

B. 加用广谱抗生素

C. 改有创机械通气

D. 减少奶量继续喂养

E. 维持内环境及水电平衡，静脉营养支持

F. 请普外科医师会诊

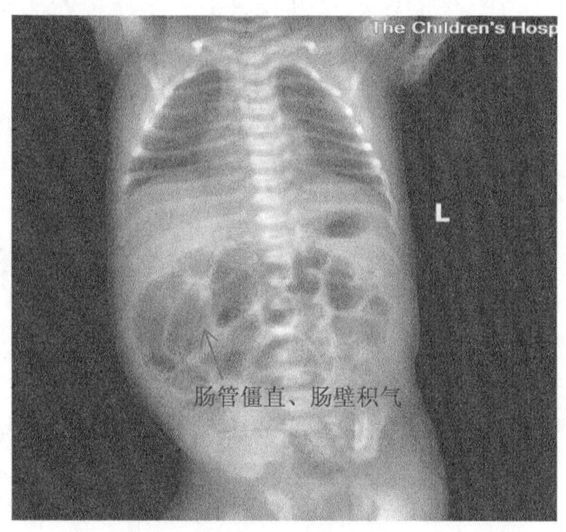

图 4-4-2 腹部平片

问题解析：答案 ABEF。根据患儿临床表现和辅助检查，需要考虑其为 NEC ⅡA 期，需要绝对禁食，立即胃肠减压，加用广谱抗生素，静脉营养，请普外科医师会诊进一步评估病情；患儿 CPAP 下脉氧维持可，尚无机械通气指征。

◎ 治疗

1. 内科治疗

NEC 患儿需要绝对禁食、胃肠减压及应用广谱抗生素治疗，根据不同分期，禁食及抗生素使用时长不同（见 Bell-NEC 分级）。NEC 患儿还需要加强 TPN，促进氮平衡，同时监测 X 线、血常规、血气、凝血、肝肾功能等，纠正低血容量、酸中毒、DIC 等，根据病情输注血制品。应用小剂量多巴胺可改善胃肠道灌流。对于心肺功能极不稳定患儿，尽早机械通气。

2. 外科治疗

对于内科保守治疗（24~48 小时）患儿，若其病情持续恶化，出现少尿、低血压、难以纠正的酸中毒，可考虑外科手术；X 线检查发现气腹征，腹腔穿刺呈粪汁、胆汁、血性腹水均为手术指征。治疗包括腹腔引流和剖腹探查切除坏死肠管后肠造瘘术。

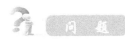

1. 假如该患儿经上述内科治疗后第二天，病情仍进展，24 小时尿量 35 mL，血压 35/15 mmHg，心率 180 次/分，呼吸费力，CPAP（氧浓度 60%）下 SpO_2 80%，肤色苍灰，皮肤可见少许瘀斑，双下肢水肿，腹胀明显，肌紧张，腹壁皮肤殷红，触诊后有皱眉反应，肠鸣音未闻及，需要立即进行以下何种诊疗？

A. 气管插管、机械通气

B. 扩容，应用血管活性药物

C. 复查血常规、凝血功能、血气电解质、肝肾功能、腹部 X 线

D. 外科急会诊

2. 患儿复查血常规提示白细胞 3.44×10^9/L，血红蛋白 102 g/L，血小板 88×10^9/L，中性粒细胞 63.3%，C 反应蛋白 120.19 mg/L；凝血功能检查提示活化部分凝血活酶时间 118.4 秒，凝血酶原时间 25.7 秒，纤维蛋白原 1.18 g/L，D-二聚体 2 130 μg/L；肝肾功能大致正常；血气电解质提示代谢性酸中毒、高血糖；床边腹部平片如图 4-4-3 所示，普外科医师会诊并行腹腔穿刺，穿刺液如图 4-4-4 所示。此时应采取以下哪种措施？

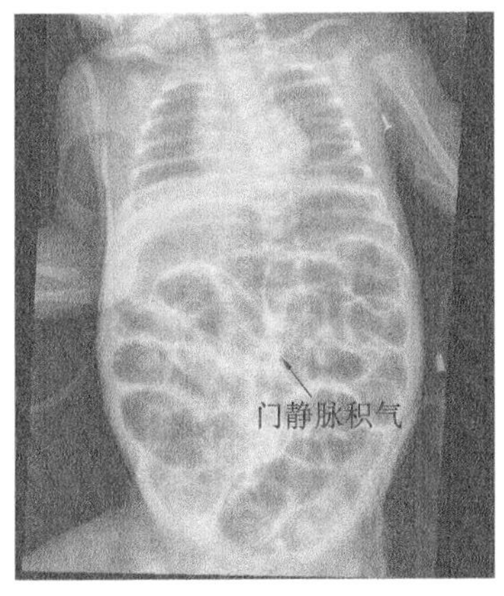

图 4-4-3　床边腹部平片

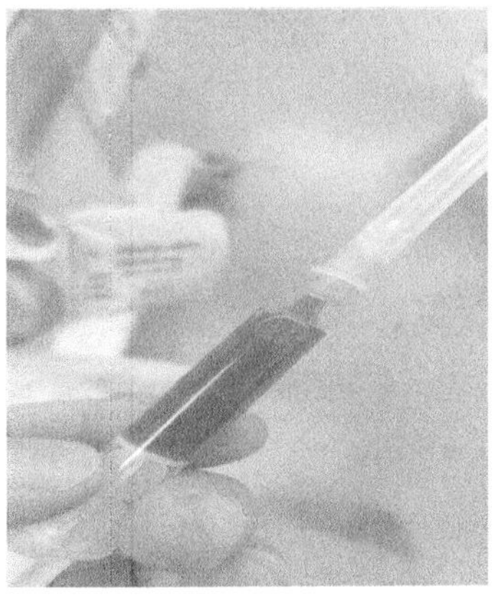

图 4-4-4　腹腔穿刺液

A. 继续内科保守治疗：升级抗生素、纠正酸中毒和凝血功能异常

B. 除上述内科治疗外，与家属沟通病情，积极术前准备

3. 床位医生汇报上级后立即升级抗生素为美罗培南，同时予碳酸氢钠纠酸，输注凝血酶原复合物、新鲜冰冻血浆改善凝血功能，备红细胞、血浆等。与家属沟通后，家属同意行剖腹探查。术中证实患儿为 NEC（图 4-4-5），行肠粘连松解术、小肠切开减压术、切除坏死小肠术、肠造瘘术、腹腔引流术。术后加强肠外营养并禁食 10 天后，患儿无腹胀，肠鸣音恢复，大便隐血试验阴性，再次开奶，奶量逐步增加后，患儿体重增长差，造瘘袋内大便呈黄色稀水样（造瘘量 40 mL/kg），血气电解质提示同时有代谢性酸中毒和低钠。

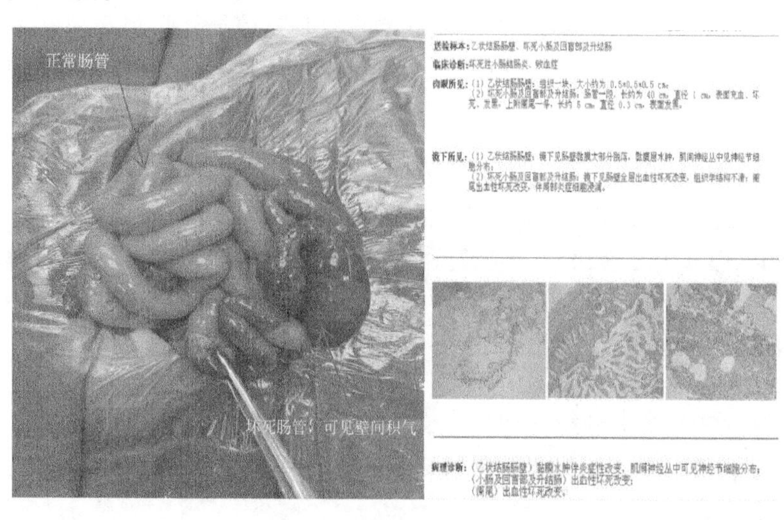

图 4-4-5 剖腹探查肠管表现

考虑是何种原因引起患儿上述表现？

A. 肠道感染　　B. 喂养不当

C. 短肠综合征　　D. 牛奶蛋白过敏

问题 1 解析：答案 ABCD。患儿病情进一步进展，现 CPAP 辅助通气下脉氧难以维持，有机械通气指征，伴腹膜炎、休克、DIC 表现，需要立即生理盐水扩容，并完善相关检查，拟输血，请外科会诊，必要时手术。

问题 2 解析：答案 B。患儿内科保守治疗失败，病情迅速恶化，腹腔穿刺见血性液体，有外科手术指征。

问题 3 解析：答案 C。NEC 患儿肠切除术后可能出现短肠综合征，表现为营养吸收障碍、体重不增、水电解质紊乱。

◎ 预后

NEC Ⅰ期及Ⅱ期患儿远期预后良好。部分经外科手术治疗的患儿可留有胃肠道后遗症，如肠狭窄、NEC 复发、胃酸分泌过多、短肠综合征。严重 NEC 与神经发育障碍有关，需要定期随访评估智能发育情况。

◎ 预防

（1）针对病因预防：防治早产、缺氧、感染。预防感染在 NICU 病房尤为重要，如加强手卫生、降低病房内病人密度等，但不推荐预防性使用抗生素。

（2）合理喂养：合理喂养不代表延迟喂养，因为延迟喂养可造成肠上皮绒毛萎缩，增加肠道通透性，引起肠道炎症，同时导致肠外营养时间延长，造成胆汁淤积、感染风险升高。对早产儿而言，开始喂养时首选母乳，母乳中有多种免疫因子，如免疫球蛋白、溶菌酶、乳铁蛋白等，可增加早产儿肠道的屏障及免疫功能。早期积极小剂量喂养可刺激胃肠激素早期分泌，增加胃肠道对喂养的耐受性，促进胃肠动力成熟，从而减少 NEC 的发生。

（3）其他：严格掌握输血指征；补充益生菌被证实可使 NEC 发病率减低，但安全性尚不明确；其他如补充益生元、乳糖酶及调节炎症反应等相关治疗有待进一步研究。

◎ 诊治要点

（1）早产儿 NEC 多为非特异性，如喂养不耐受、反应差、心率改变、呼吸暂停等。

（2）NEC 多呈暴发起病、进展迅速，腹部 X 线是目前确诊 NEC 的标准，但腹部平片改变出现相对较迟，故当出现 NEC 不典型表现时，应注意鉴别。对疑似 NEC 患儿，应立即予禁食、胃肠减压、抗生素治疗，而不必等待 X 线确诊。

（3）NEC 患儿应选用广谱抗生素，待病原学结果出来后进一步调整治疗。

（4）Ⅲ期 NEC 患儿病情危重，病死率高，应连续监测血压、血常规、血气、凝血等，纠正低血压、内环境紊乱及器官功能障碍。

（5）气腹征是 NEC 外科手术的绝对指征。

（6）一旦内科保守治疗无效，需要进行外科干预。

（7）NEC 经禁食、抗感染或手术治疗后再度开奶的指征包括：腹胀消失、肠鸣音正常、大便隐血试验阴性、腹部平片正常。

（8）早产儿应尽早积极小剂量肠内喂养，推荐母乳喂养，可有效预防 NEC 发生。

第五节　新生儿呼吸窘迫综合征

学习目标

1. 掌握呼吸窘迫综合征的定义。
2. 了解呼吸窘迫综合征的高危因素、发病机制。
3. 掌握呼吸窘迫综合征的诊断及鉴别诊断。
4. 了解呼吸窘迫综合征胸片的分级。
5. 掌握呼吸窘迫综合征的治疗方案。

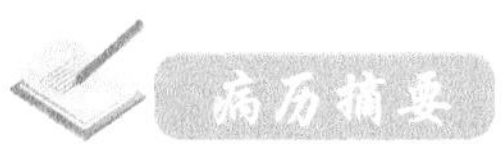

临床特点：妇幼保健医院有一名女性，28 岁，G_1P_0，因“停经 30 周，阴道流液伴

胎动减少 8 小时”入院。妊娠期合并“糖尿病”及“高血压”。胎心监测提示晚期减速。经紧急剖宫产娩出一男婴，出生体重 1 650 g，Apgar 评分 7~9 分，羊水清亮，量中等。

问题

1. 该男婴接下来最可能发生哪种肺部疾患？

A. 新生儿呼吸窘迫综合征　　B. 胎粪吸入综合征

C. 新生儿肺炎　　D. 气胸

2. 该男婴患上述疾病的高危因素有哪些？

A. 胎膜早破　　B. 早产　　C. 性别男　　D. 剖宫产

E. 围生期窒息　　F. 孕母高血压　　G. 孕母糖尿病

3. 下列哪种手段可有效减少该病发生率及改善预后？

A. 继续保胎　　B. 抗感染

C. 产前糖皮质激素　　D. 以上均是

问题 1 解析：答案 A。该患儿是早产儿，胎龄小，肺发育不成熟，故易发生呼吸窘迫综合征。

问题 2 解析：答案 BCDEG。该患儿男性，早产剖宫产出生，存在宫内窘迫及生后窒息，且孕母有糖尿病，均为呼吸窘迫综合征高危因素。其母胎膜早破，反而可降低呼吸窘迫综合征发生风险。

问题 3 解析：答案 C。孕母有胎膜早破且患儿宫内缺氧，胎心监测提示晚期减速，已失去保胎时机，故建议孕母立即使用糖皮质激素促进胎肺成熟，尽早剖宫产。关于是否抗感染，该孕母无发热，羊水情况可，阴道流液 8 小时，不建议预防性使用抗生素。

◎ 概述

呼吸窘迫综合征（RDS）又称肺透明膜病，最常发生于早产儿，其胎龄越小，发病率越高。RDS 是 PS 缺乏以及肺结构不成熟所致。临床上，RDS 常表现为生后数小时内出现进行性呼吸困难。

◎ 高危因素

（1）早产：早产儿肺发育不成熟，PS 分泌不足。胎龄 24~25 周时，Ⅱ型肺泡上皮细胞开始合成磷脂和 SP-B，之后 PS 合成量逐步增多，至 35 周左右，PS 分泌迅速增加。因此，胎龄小于 35 周的早产儿易发生 RDS，胎龄越小，发病率越高。研究表明，糖皮质激素可有效刺激 PS 的产生，因此一旦孕母有早产可能（尤其是 24~34 周），均推荐应用产前皮质激素以刺激胎肺成熟。

（2）孕母患糖尿病：孕母患糖尿病时，胎儿体内胰岛素分泌相对增多，可拮抗糖皮质激素分泌，因此糖尿病母亲所产患儿虽可能是巨大儿，仍会发生 RDS。

（3）宫缩没有发动的剖宫产新生儿：择期剖宫产患儿，因未经历宫缩，儿茶酚胺和糖皮质激素应激反应弱，故难以刺激 PS 分泌。

（4）围生期窒息：缺氧、窒息、酸中毒、低灌注可损伤Ⅱ型肺泡上皮细胞，使其合成 PS 减少。

（5）*SP* 基因：研究表明，*SP-A* 基因变异和 *SP-B*、*SP-C* 基因缺陷的患儿均易发生 RDS。

（6）其他：男性、急产、白人均是 RDS 发生的高危因素。

降低 RDS 发生风险的因素包括：孕母妊娠期高血压、绒毛膜羊膜炎、胎膜早破等。

◎ 发病机制

PS 缺乏时肺泡壁表面张力增高，肺泡逐渐萎缩，不能建立有效功能残气量（FRC），从而出现进行性肺不张，发生缺氧、酸中毒、肺小动脉痉挛、肺动脉高压，导致动脉导管和卵圆孔开放，右向左分流，缺氧加重，肺毛细血管通透性增高，血浆纤维蛋白渗出，形成肺透明膜，使缺氧酸中毒更加严重，造成恶性循环。

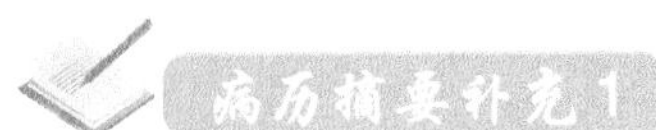

临床特点：该男婴生后半小时左右出现呼吸急促，伴呻吟，当时测氧饱和度 85%，遂予头罩吸氧（4 L/min），患儿气促、呻吟无明显好转，呼吸费力进行性加重，出现口周、手足青紫，氧饱和度波动于 80%~85%，故联系 120 转运至我院。

查体：体温不升，呼吸 70 次/分，脉搏 126 次/分，血压 55/27 mmHg，SpO_2 80%（头罩吸氧），早产儿貌，反应低下，全身皮肤青紫，前囟平软，颜面皮肤瘀紫，口唇发绀，呼吸浅促，吸气性三凹征明显，双肺呼吸音低，未及啰音，心律齐，心音中等，未及杂音，腹软，肠鸣音弱，原始反射未引出。

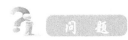

1. 支持该患儿诊断为 RDS 的要点有哪些？

A. 出生史：早产、宫内窘迫、孕母糖尿病、产前未予糖皮质激素

B. 临床表现：气促、呻吟、进行性呼吸困难

C. 临床体征：手足和口周青紫、肺部呼吸音减低、吸气性三凹征

D. 以上都是

2. 患儿入院后需要进一步完善哪些检查以确诊？

A. 胸片　　B. 动脉血气　　C. 血常规　　D. 肺部超声

问题 1 解析：答案 D。RDS 的诊断首先要有早产的病史及相关高危病史，同时依赖非特异性的临床症状及体征。

问题 2 解析：答案 ABCD。RDS 的主要辅助检查包括动脉血气分析、胸片，近年来肺部超声检查在 RDS 诊断中有重要作用，同时完善血常规等进一步排除感染。

◎ 临床表现

（1）症状：主要表现为生后不久出现呼吸急促（>60 次/分）、呼气性呻吟、青紫，如不处理，病情呈进行性加重，继而出现呼吸不规则、呼吸暂停、呼吸衰竭。

（2）体征：双肺呼吸音减低、胸壁吸气性凹陷（三凹征）及鼻翼扇动等表现。

RDS 的自然病程是先加剧，病情在生后 24~48 小时最重，然后随着 PS 的产生，病情在 3~5 天内可逐渐恢复。但临床中，患儿常因并发肺部感染及动脉导管未闭持续开

放，病情再度加重。

◎ **辅助检查**

RDS 的症状往往都是非特异性的，除了基于病史和体格检查的临床诊断，对于任何具有呼吸道症状的新生儿，均应行动脉血气分析、拍摄胸片，有条件的医院可完善肺部超声检查。

1. *动脉血气分析*

RDS 的典型动脉血气分析改变：pH 降低，PaO_2 降低，$PaCO_2$ 升高，碳酸氢根浓度降低。

2. *胸片*

典型的 RDS 胸部 X 线检查表现为低肺容量、肺透亮度降低、肺野弥漫性小颗粒影和支气管充气征，严重病例可呈白肺表现。

根据病情严重程度，RDS 的胸片表现可分为 4 个等级。

① Ⅰ级：肺野透亮度降低，可见细小颗粒（肺泡萎陷）（图 4-5-1）。

② Ⅱ级：除Ⅰ级变化加重外，还可见支气管充气征（图 4-5-2）。

③ Ⅲ级：肺野透亮度进一步降低，心缘、膈缘模糊（图 4-5-3）。

④ Ⅳ级：肺野呈白肺，肺心界消失（图 4-5-4）。

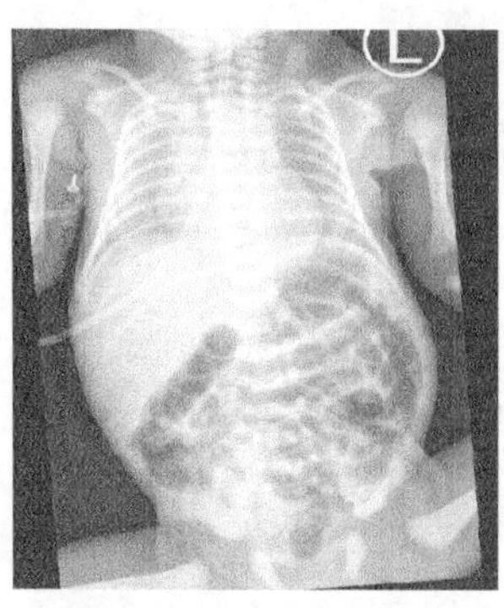

图 4-5-1　Ⅰ级 RDS

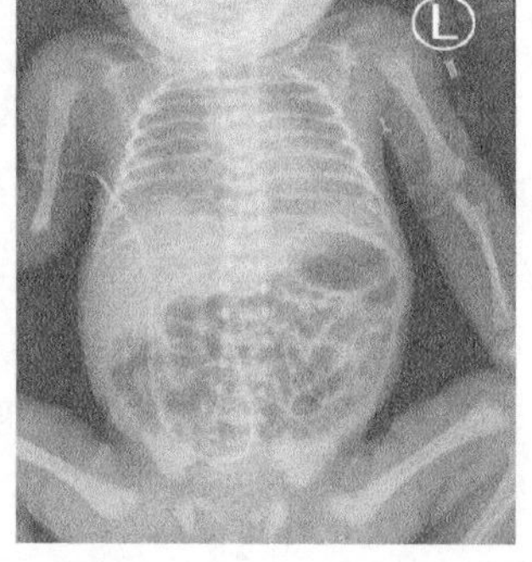

图 4-5-2　Ⅱ级 RDS

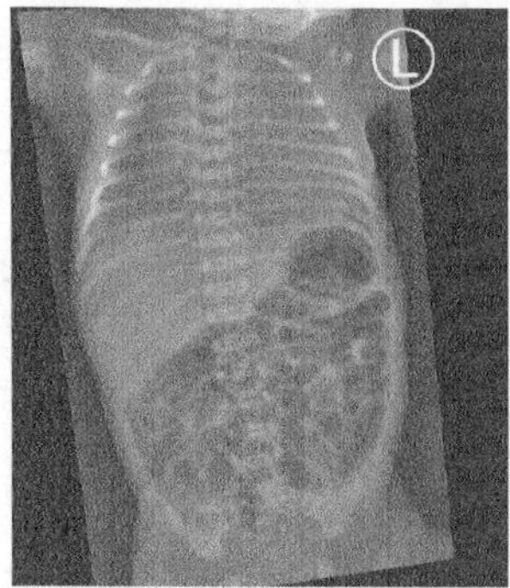

图 4-5-3　Ⅲ级 RDS

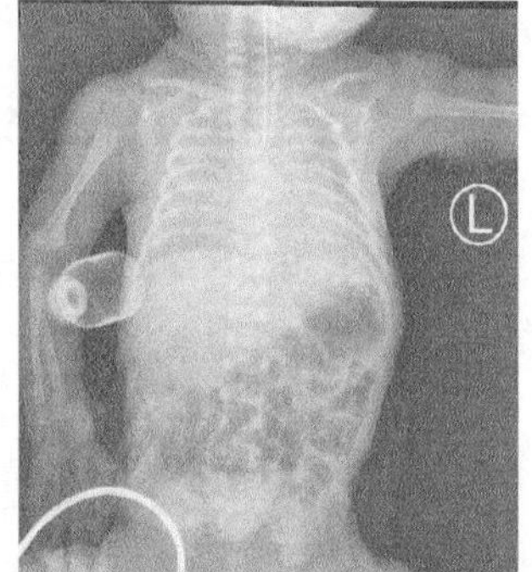

图 4-5-4　Ⅳ级 RDS

3. *胸部超声*

胸膜线异常、白肺、肺实变伴支气管充气征、肺泡间质综合征、肺岛消失等是

RDS 最重要的超声影像学表现，10%～20%的患儿可有不同程度的单侧或双侧胸腔积液（图 4-5-5）。需要注意的是，对于 RDS 患儿，不但双侧肺脏的病变程度与性质可不一致（如一侧肺脏有实变，另一侧无实变），同一侧肺脏不同肺野的病变程度与性质也可不同（如某一肺野表现为实变，另一肺野表现为水肿或胸腔积液等）。

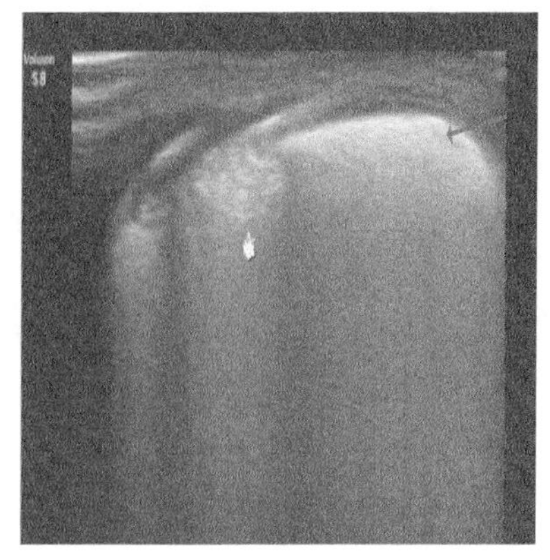

图 4-5-5 RDS 肺超声表现

◎ 鉴别诊断

（1）感染性肺炎：可存在呼吸窘迫表现，但常有迹可循，如孕母发热、胎膜早破时间过长、绒毛膜羊膜炎、GBS 产道内定植等，抗生素治疗有效。

（2）新生儿湿肺：新生儿暂时性呼吸增快，常见于剖宫产儿，尤其是宫缩尚未发动的。患儿因未经产道挤压，肺液吸收延迟，从而造成气促、吸气性三凹征、青紫等，胸片表现为肺泡、间质、叶间裂积液，病程呈自限性，通常不需要特殊处理，可在 1～3 天内恢复正常，少数患儿需要氧气支持。

（3）膈疝：多数可在产检时发现异常，严重者生后即出现气促、青紫等呼吸困难表现，哭闹后更明显，查体见舟状腹，患侧胸廓饱满，无呼吸音，可闻及肠鸣音；胸片表现为纵隔及心脏向健侧移位，患侧有液平面或低密度充气影，腹部肠管充气减少；增强 CT 可显示患儿肺发育情况。严重者生后需要立即气管插管，并尽快手术治疗。

（4）气胸：正压通气、感染、先天性肺发育异常均可导致气胸发生，临床表现为气促、三凹征，查体见患儿呼吸音减低、胸壁运动不对称。胸片见肺内压缩带，严重者纵隔向健侧移位。

（5）PPHN：窒息、MAS 等均可引起 PPHN，表现为动脉导管前后动脉氧分压差 10～20 mmHg 或 SpO_2 差异大于 5%，严重的青紫、气促、呻吟。原发性 PPHN 胸片表现为肺部病变轻微，继发于 MAS 的 PPHN 胸片可表现为肺野充气不均及不规则斑片影。确诊及病情评估依赖于心脏彩超。

（6）复杂型先天性心脏病：多表现为青紫、低氧血症，吸氧难以缓解，呼吸情况相对正常。大部分复杂型先天性心脏病可在产检时发现，部分患儿需要生后行心脏彩超确诊。

病历摘要补充 2

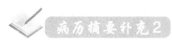

临床特点：该患儿入院后完善辅助检查，血常规示白细胞 12.01×10^9/L，中性粒细胞 56.4%，淋巴细胞 24.8%，血红蛋白 152 g/L，降钙素原 56.6 ng/mL；血气分析示 pH 7.24，$PaCO_2$ 57 mmHg，PaO_2 40 mmHg，BE −7.0 mmol/L；胸片（图 4-5-3）示两肺透亮度降低，肺纹理模糊，可见广泛分布的细颗粒影、支气管充气征。胸部超声示肺泡间质水肿伴支气管充气征、胸膜显示不清。

问　题

1. 患儿入院后予经鼻持续气道正压通气（NCPAP）辅助通气，SpO_2 约 89%，仍有呼吸困难表现，接下来最主要的治疗方法是什么？

A. 抗感染　　B. 给予糖皮质激素

C. 给予 PS　　D. 机械通气

2. PS 的首次给药剂量是多少？

A. 猪肺磷脂 200 mg/kg　　B. 猪肺磷脂 100 mg/kg

C. 牛肺表面活性物质 70 mg/kg　　D. 牛肺表面活性物质 40 mg/kg

3. 该患儿的目标氧饱和度是多少？

A. 100%　　B. 95%~100%　　C. 90%~95%　　D. 85%~90%

问题 1、2 解析：题 1 答案 B，题 2 答案 AC。根据患儿病史，诊断 RDS，最主要的治疗方式是补充 PS，推荐剂量为固尔苏（猪肺磷脂）200 mg/kg 或珂立苏（牛肺表面活性物质）70 mg/kg。

问题 3 解析：答案 C。RDS 患儿的目标氧饱和度为 90%~95%。

◎ 治疗

（一）一般治疗

一般治疗措施包括保暖、监测生命体征、肠内外营养、限制液体量。生后最初一周如液体量摄入过多，则增加了动脉导管未闭、NEC、支气管肺发育不良（BPD）的发生风险。摄入液体量一般从 80 mL/kg 起，直到 120~140 mL/kg。

1. 建立有效通气、维持氧合

（1）产房复苏：早产儿由于气道发育不成熟，且 PS 分泌不足，故常需要支持治疗才能建立足够的通气。经初步复苏后，早产儿如心率<100 次/分或出现叹息样呼吸甚至呼吸暂停，建议使用 T 组合复苏器以提供恒定的呼气末正压及吸气峰压，避免压力不足造成无效通气，同时避免过高的潮气量引起肺损伤。复苏时建议利用空氧混合仪，小于 35 周的早产儿初始复苏氧浓度为 21%~30%。

（2）尽早 CPAP 支持：CPAP 能使肺泡在呼气末保持正压，从而防止肺泡萎陷。对所有存在 RDS 风险的早产儿，如自主呼吸存在，建议产房内尽早应用 CPAP，压力至少 5~6 cmH_2O。及时使用 CPAP 可减少机械通气的使用（图 4-5-6）。

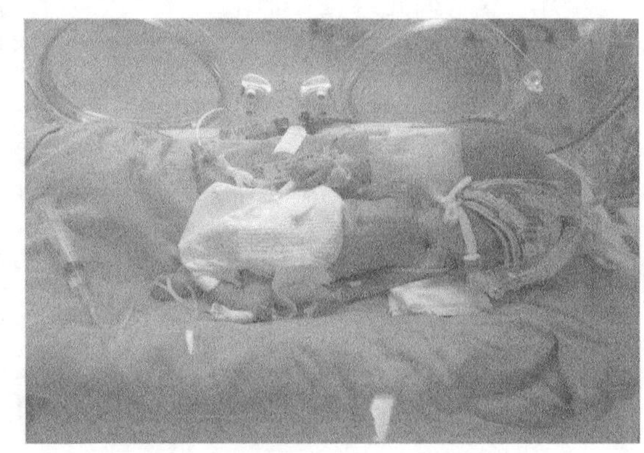

图 4-5-6　CPAP 支持

（3）机械通气：对严重 RDS 患儿需使用机械通气以提高存活率。机械通气的应用指征包括 $FiO_2 = 60\%$，$PaO_2 <$ 50 mmHg或 $TcSO_2 < 85\%$（紫绀型心脏

病除外）；$PaCO_2$>60 mmHg 伴 pH<7.25；严重或药物治疗无效的呼吸暂停。满足以上任意一条即可。应避免低碳酸血症，因其会增加 BPD 及脑室周围脑白质软化的风险。同时应根据适宜的肺容量及时调整呼吸机参数，争取尽早撤机，以减少肺损伤。

不论何种呼吸支持方式，研究表明，对于需要氧疗的早产儿，目标氧饱和度均为 90%~95%。低目标氧饱和度会增加死亡率，而高目标氧饱和度则会造成早产儿视网膜病变（ROP）及 BPD 的发生率增加。

早产儿呼吸支持分为无创辅助通气和有创机械通气。

① 无创辅助通气：常用模式包括 CPAP、双水平正压通气（NIPPV）、无创高频通气。

② 有创机械通气：包括常频模式和高频模式。

（二）PS 替代治疗

RDS 的最重要治疗手段是补充 PS。推荐使用天然剂型的 PS。对所有 26 周以下的早产儿均应预防性应用 PS。当有 RDS 证据，如气促、呻吟，CPAP 下，压力≥6 cmH_2O，FiO_2>30%，应尽早给予 PS（生后 2 小时内）。给药方式包括以下几种：

① 传统的经气管插管给药，如病情稳定，建议插管给药后尽快拔出气管插管给予无创通气。

② 微创表面活性物质注射（LISA）或微创表面活性物质治疗（MIST），对于在无创通气下的 RDS 患儿，可考虑此方式，临床应用越来越广泛。

③ 雾化吸入，尚需进一步临床研究猪肺磷脂注射液（固尔苏，图 4-5-7）推荐剂量 100~200 mg/kg，有研究表明，首次给药固尔苏 200 mg/kg 效果优于 100 mg/kg；注射用牛肺表面活性剂（珂立苏，图 4-5-8）推荐剂量 40~70 mg/kg。

如首剂给药后 RDS 仍严重，可考虑重复使用 PS，给药间隔一般 6~12 小时。给予 PS 后，肺顺应性改善，血流动力学改变，可出现一系列并发症，故应适时下调呼吸机参数。

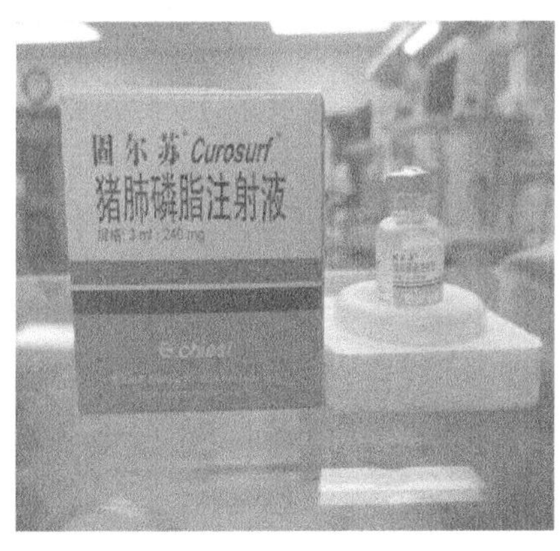

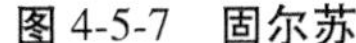
图 4-5-7　固尔苏

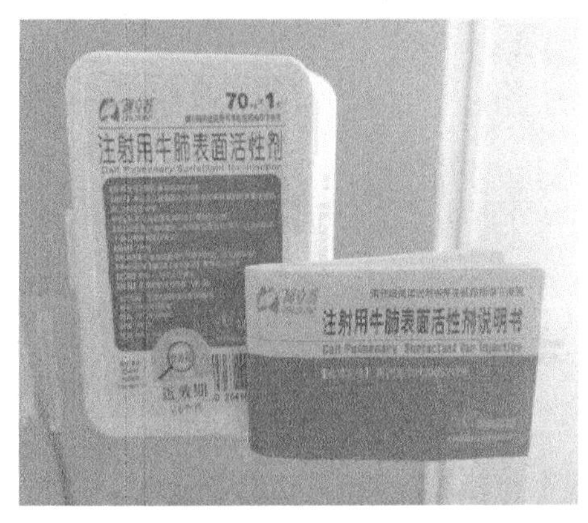

图 4-5-8　珂立苏

患儿予 PS 应用后呼吸急促缓解，CPAP 辅助氧饱和度约 92%。5 小时后病情再次恶化，氧饱和度下降至 82%，气促、三凹征明显。

问题

1. 此时患儿可能发生了哪些情况？

A. 气胸　　B. 肺出血　　C. 痰堵　　D. 以上均是

2. 检查管路后发现管路通畅，需要进一步完善哪些检查？

A. 胸片　　B. 动脉血气分析　　C. 心脏彩超　　D. 以上均是

问题 1、2 解析：题 1 答案 D，题 2 答案 D。患儿应用 PS 后，突然发生病情恶化，须警惕痰堵，此时应检查管路，同时须警惕相关并发症，如气胸、肺出血、PDA，建议完善床边胸片及心脏彩超检查，并完善动脉血气分析进一步评估病情。

◎ 并发症

（1）PDA：随着病情好转，肺顺应性改变，肺动脉压力下降，可导致 PDA 重新开放。目前的治疗手段包括药物（吲哚美辛和布洛芬）治疗和手术结扎。

（2）气胸：主要见于需要呼吸支持的患儿。CPAP 压力水平过高，机械通气时高水平 PIP、PEEP 及较大的潮气量均可能导致气胸的发生。主要的治疗方式为胸腔穿刺或胸腔闭式引流。

（3）BPD：BPD 的发病是多因素导致的，除了肺发育不成熟外，其他还包括感染、高氧需求、机械通气、液体控制不当等。随着医疗技术水平的提高，BPD 的发生率已大大下降。

（4）其他：包括肺部感染、肺出血、PPHN、颅内出血等。

◎ 诊治要点

（1）降低 RDS 发生率及严重程度的关键是预防早产，一旦孕母有早产可能（尤其是 24~34 周）时，均推荐应用产前皮质激素。

（2）早产儿生后由于气道未发育成熟且缺乏 PS，难以建立 FRC，导致肺泡萎陷，对于需要正压通气的早产儿，推荐使用 T 组合复苏。

（3）高危早产儿生后建议产房早期给予 CPAP 支持，以及后续必要的 PS 应用。

（4）RDS 患儿的目标氧饱和度是 90%~95%，可显著降低后期 ROP 及 BPD 的发生率。

（5）对 RDS 患儿强调尽早使用 PS，一旦出现呼吸困难、呻吟，立即给药，不用等到 X 线出现典型的 RDS 改变再用药。

（6）首剂 200 mg/kg 猪肺磷脂气管内滴入效果优于 100 mg/kg。

（7）对正在使用无创通气的早产儿，建议使用微创给药。

（8）早产儿 RDS 应用 PS 后临床效果最佳，*SP* 基因异常患儿应用 PS 和机械通气效果较差。

（9）对于患 RDS 的早产儿，有可疑感染因素时，均考虑使用抗生素。

（10）PS 给药后应密切监测病情变化，观察临床表现、血气分析和呼吸力学变化，随访胸片，如病情改善，适时下调吸入氧浓度或呼吸机参数，避免高氧损伤、气漏、肺出血。

第六节　新生儿高胆红素血症

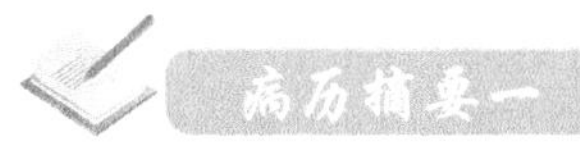

1. 了解新生儿高胆红素血症的概念。
2. 掌握新生儿高胆红素血症的评估。
3. 了解新生儿高胆红素血症的危险因素。
4. 掌握新生儿高胆红素血症的治疗。
5. 了解母乳性黄疸及高结合胆红素黄疸。

临床特点：患儿38周足月自娩出生，体重3 200 g，出生史无特殊，孕母O型Rh阳性血，父亲AB型血。母婴同室，患儿无发热，纳奶好，生后8小时出现颜面黄染，测经皮胆红素（TcB）6 mg/dL。

问　题

接下来该如何处理？

A. TcB不高，无须处理

B. 密切监测TcB水平，如进展迅速，可转至新生儿科治疗

C. 立即转至新生儿科进一步治疗

问题解析：答案B。患儿母亲O型Rh阳性血，父亲AB型血，患儿黄疸出现早，不排除溶血可能，须密切监测胆红素水平，如明显升高，可转至新生儿科进一步治疗；如上升不明显，可继续母婴同室观察。

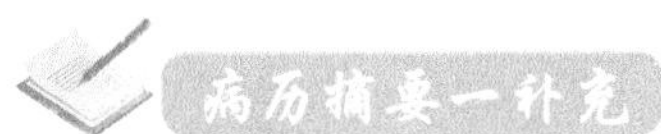

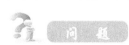

临床特点：第2天测TcB 13 mg/dL，血清总胆红素218 μmol/L，溶血三项提示患儿血型B型Rh阳性，直接抗球蛋白试验（DAT）阴性，间接抗球蛋白试验（IAT）放散阳性，IAT游离阳性。

接下来该如何处理？

A. 继续观察，间隔24小时后复查胆红素水平

B. 光疗，并应用丙种球蛋白，4~6小时后复查胆红素水平

C. 开始光疗并准备换血

问题解析：答案B。患儿胆红素水平显著高于95%水平，达到光疗指征。大多数

ABO 溶血性黄疸经强光疗及丙种球蛋白应用后，可得到有效控制，而不需要换血。

◎ **概述**

新生儿黄疸是新生儿期最常见的问题，表现为胆红素在体内堆积，引起皮肤、黏膜、巩膜黄染。当血清总胆红素超过 5 mg/dL 即可出现肉眼可见的黄疸。大约 60% 的足月儿和 80% 的早产儿在出生后的第 1 周出现黄疸，10% 的母乳喂养婴儿在 1 个月内仍处于黄疸状态。大多数新生儿出现黄疸后机体可通过自我调节成功地将血清胆红素控制在生理范围，少部分新生儿因各种原因造成胆红素过度升高，从而引起高胆红素血症。通常我们所说的高胆红素血症以未结合胆红素升高为主。由于新生儿生后血脑屏障的发育及胆红素水平存在动态变化的过程，故目前不单纯用黄疸数值来评估病情或指导治疗。在基于胎龄、日龄的评估下，对胎龄≥35 周的新生儿，目前以新生儿小时胆红素曲线（图 4-6-1）为标准，当血清总胆红素水平超过 95 百分位即为高胆红素血症。对于高胆红素血症患儿应积极予以干预，避免发生胆红素脑病。

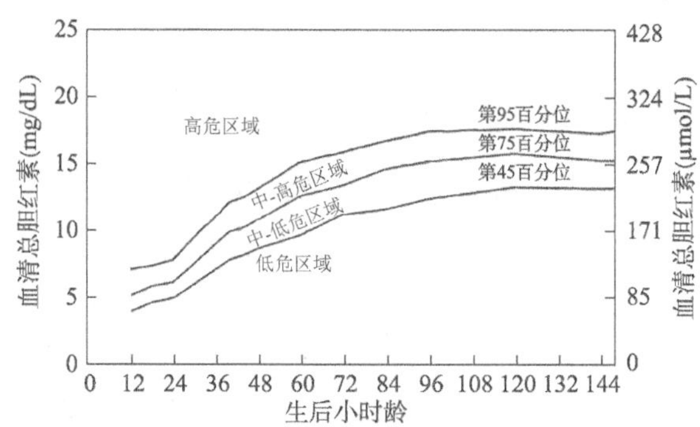

图 4-6-1　胎龄≥35 周新生儿小时胆红素曲线图

◎ **胆红素测定方法**

（1）TcB：具有无创、方便、快捷等优势，可用于动态监测胆红素水平，但受仪器本身、患儿肤色、光疗等影响，TcB 检测存在一定的误差。尤其当胆红素水平较高时，TcB 检测可低于血清总胆红素水平。

（2）动静脉血测血清总胆红素：准确、干扰少，是诊断及评估高胆红素血症的“金标准”，但反复抽血对患儿有一定损伤。

（3）呼出气一氧化碳（ETCOc）含量测定：血红素形成胆红素过程中可释放 CO，测定 ETCOc 可评估胆红素生成。但此项检查在我院尚未开展。

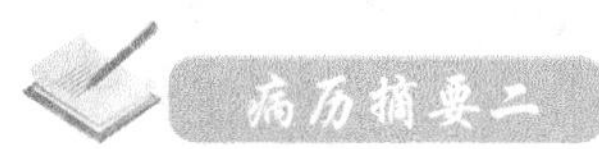

临床特点：患儿，女，出生 6 天，因“发现皮肤黄染 5 天，反应差 1 天”入院。患儿系 G_1P_1，孕 39^{+2}周，因“胎膜早破 1 天”剖宫产出生，体重 2 850 g，无窒息史，无羊水吸入史。母孕期定期产检，无特殊。母亲 O 型 Rh 阳性血，广西人；父亲血型不详。患儿 5 天前（生后第 1 天）出现颜面皮肤黄染，家属未予重视，渐加重，蔓延至躯干。今反应欠佳，纳奶减少，无发热、抽搐，为进一步治疗至我院，拟“新生儿高胆红素血症”收入我科。

查体：神志清，反应一般，全身皮肤黄染至手足心，巩膜黄染，前囟平软，心肺腹阴性，四肢肌张力稍高。

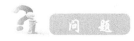

接下来需要完善哪些急诊检查？

A. 血清总胆红素、肝功能

B. 血常规、网织红细胞计数、溶血三项

C. 葡萄糖-6-磷酸脱氢酶（G6PD）活性检测

D. 血培养

问题解析：答案 ABCD。患儿黄疸出现早、进展快、程度重，故完善血清总胆红素、肝功能检查评估黄疸严重程度；母亲 O 型血，父亲血型不详，不排除溶血可能，应完善血常规、网织红细胞计数、溶血三项检查；母亲广西人，结合我国国情，应警惕蚕豆病，完善 G6PD 活性检测；同时患儿有胎膜早破病史，现反应欠佳，不排除感染可能，予完善血培养。

◎ 新生儿高胆红素血症的分级

根据胆红素水平升高的程度，高胆红素血症在胎龄≥35 周的新生儿中可分为以下 3 种：

① 重度高胆红素血症，血清总胆红素≥342 μmol/L（20 mg/dL）。

② 极重度高胆红素血症，血清总胆红素≥427 μmol/L（25 mg/dL）。

③ 危险性高胆红素血症，血清总胆红素≥510 μmol/L（30 mg/dL）。

◎ 新生儿高胆红素血症的危险因素

新生儿高胆红素血症的危险因素包括同族免疫性溶血、G6PD 缺乏、窒息、嗜睡、体温不稳定、败血症、代谢性酸中毒、低白蛋白血症等。

◎ 新生儿高胆红素血症的实验室检查

新生儿发生高胆红素血症时，应完善总胆红素、肝功能（包括直接胆红素、间接胆红素、白蛋白）检查，如有感染相关病史，须完善血常规、血培养、尿培养、尿常规、C 反应蛋白、降钙素原检查等；如有缺氧窒息出血病史，须完善血气电解质、超声、CT 检查等；对于生后 24 小时内出现黄疸，且黄疸上升速度较快、程度重的患儿，须完善溶血三项、网织红细胞计数检查，必要时完善溶血全套检查（包括 G6PD 酶活性、血红蛋白分类等）。

◎ 新生儿高胆红素血症的神经毒性

游离胆红素可进入血脑屏障，具有神经毒性。通常胎龄越小、日龄越小、体重越低，血脑屏障发育越不成熟，游离胆红素进入脑内越多，一旦游离胆红素与血清白蛋白结合，则不能通过血脑屏障。胆红素神经毒性风险包括同族免疫性溶血、血白蛋白低于 2. 5 g/dL、蚕豆病、出生体重<1 000 g、败血症、5 分钟时 Apgar 评分<3 分、PaO_2<40 mmHg 超过 2 小时、动脉血气 pH<7. 15 超过 1 小时、核心温度<35 ℃超过 4 小时、临床病情不稳定（呼吸暂停或心动过缓需要心肺复苏、低血压、机械通气等）。新生儿高胆红素血症的神经毒性主要包括急性胆红素脑病、核黄疸、听神经损害。过去我们认为，胆红素脑病与核黄疸概念相似，但美国儿科学会已将二者加以区分。急性胆红素脑病通

常指高胆红素血症引起的急性神经系统损害，早期包括嗜睡、喂养困难，随后可出现哭声高尖、尖叫、发热、惊厥、角弓反张，严重者可出现呼吸暂停甚至死亡。核黄疸指胆红素沉积于基底节神经组织而引起的慢性、永久性损伤，包括手足徐动型脑瘫、听神经病、眼球运动障碍、牙釉质发育不良。高胆红素血症相关的听神经病，并不是简单的感觉神经性听力丧失，而是脑干和神经水平的听觉功能障碍。

患儿入院后立即完善相关检查，并予双面蓝光退黄治疗，血常规回报白细胞25.57×10^9/L、血红蛋白 123 g/L、血小板总数 256×10^9/L、中性粒细胞 85.3%、网织红细胞 8.95%；溶血三项提示 DAT 阴性、IAT 放散及游离均阴性、血型 A 型 Rh 阳性；肝功能示白蛋白 36.7 g/L、间接胆红素 523.67 μmol/L、直接胆红素 44.39 μmol/L、总胆红素 568.06 μmol/L。

问 题

1. 对该患儿最合理的治疗是什么?

2. 血研所电话回报，该患儿溶血全套提示血红蛋白 F>40%（婴儿血红蛋白 F 正常范围 40%~80%，3 个月后迅速下降）、G6PD/6PGD 为 0.32（正常值 1.10~2.50），换血的血型如何选择?

3. 与患儿家属充分沟通后，家属同意换血，备血等待过程中可采取哪些治疗措施?

A. 继续蓝光照射　　B. 静脉补充白蛋白

C. 静脉应用丙种球蛋白

问题 1 解析：换血治疗。根据血清总胆红素值，该患儿已达换血指征。查溶血三项阴性，ABO 溶血依据不足；其母广西人，且其血红蛋白明显减低，网织红细胞计数升高，应警惕蚕豆病或其他特殊类型溶血；患儿出生时有胎膜早破，现有反应欠佳，结合血白细胞明显升高，不能排除感染；存在诸多高危因素；且患儿病程中反应欠佳，不排除胆红素脑病。故建议抗感染治疗下，积极换血治疗。

问题 2 解析：蚕豆病患儿可选用非蚕豆病人的同型血，故可选择 A 型 Rh 阳性红细胞，A 型或 AB 型 Rh 阳性血浆。

问题 3 解析：答案 AB。积极备血过程中，应继续蓝光退黄，降低游离胆红素，以减轻胆红素脑病的风险；胆红素/白蛋白 = 15.4，可考虑输注白蛋白结合游离胆红素；患儿目前主要考虑 G6PD 缺乏引起的高胆红素血症，无丙种球蛋白使用指征。

◎ 新生儿高胆红素血症的治疗

黄疸治疗的核心是减少患儿发展为高胆红素血症的风险，从而降低胆红素脑病、核黄疸的发生率。根据患儿胎龄及是否合并高危因素，分为低危、中危、高危三个等级，参照不同日龄及总胆红素水平实施光疗或换血。低危是指胎龄≥38 周，一般情况好；中危是指胎龄≥38 周+高危因素，或胎龄 35~37^{+6}周，一般情况好；高危是指胎龄 35~37^{+6}周+高危因素。

1. 光疗

光疗是目前治疗黄疸（游离胆红素升高为主）最常用且安全有效的方法，可以将游离胆红素转化为水溶性的异构体，随胆汁和尿液排出体外。胎龄≥35周新生儿光疗的指征见图4-6-2。美国儿科学会推荐光疗时选择可吸收波长（460～490 nm）的蓝绿光，国内目前常用的仍为蓝光（425～475 nm）。光疗的设备包括光疗箱、光疗灯、LED灯、光疗毯（可提供热量并使患儿在父母怀抱内接受光疗，更具人性化，我院尚无此设备）。光疗效果与光照时间、强度、皮肤暴露面积密切相关。光疗时应注意遮蔽眼部及外生殖器，以避免视网膜黄斑损害及外生殖器致癌风险的增加。虽然光疗通常是无害的，但可能出现腹泻、皮肤红斑、不显性失水、温度不稳定和皮肤变色（晒黑和青铜征）等副作用。光疗时应密切监测血清总胆红素，如总胆红素>25 mg/dL（428 μmol/L），2～3小时内复测；如总胆红素20～25 mg/dL（342～428 μmol/L），3～4小时内复测；如总胆红素<20 μmg/dL（342 μmol/L），4～6小时内复测；如总胆红素持续下降，则8～12小时内复测；如总胆红素没有下降或接近换血水平，考虑换血；如总胆红素<14 mg/dL（239 μmol/L），可停止光疗。

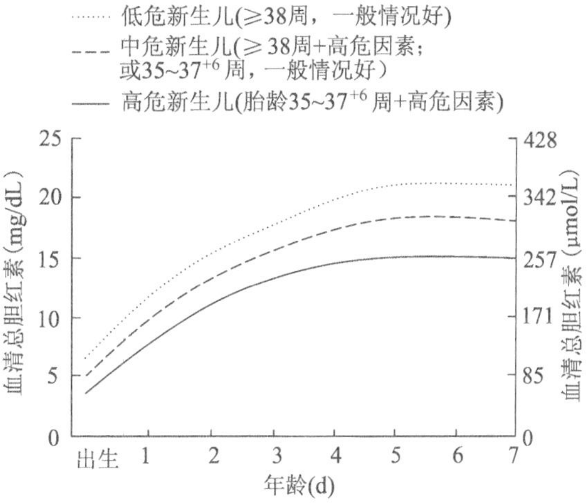

图4-6-2　不同日龄黄疸照光标准

2. 换血

胎龄≥35周新生儿换血的指征见图4-6-3。需要注意的是，无论是否达到换血指征，如患儿有以下情况，推荐换血：急性胆红素脑病表现；患儿有严重溶血（多见于Rh溶血），可伴有胎儿水肿、肝脾大、心力衰竭等表现，强光疗4～6小时后，血清总胆红素下降不理想（溶血性黄疸中小于2 mg/dL）或不降反升。由于血清白蛋白可结合游离胆红素，从而减少胆红素通过血脑屏障，降低胆红素脑病风险，因此可用血清胆红素（B）/血清白蛋白（A）比值来作为换血的附加依据（表4-6-1），但上述比值不能代替血清总胆红素检查。

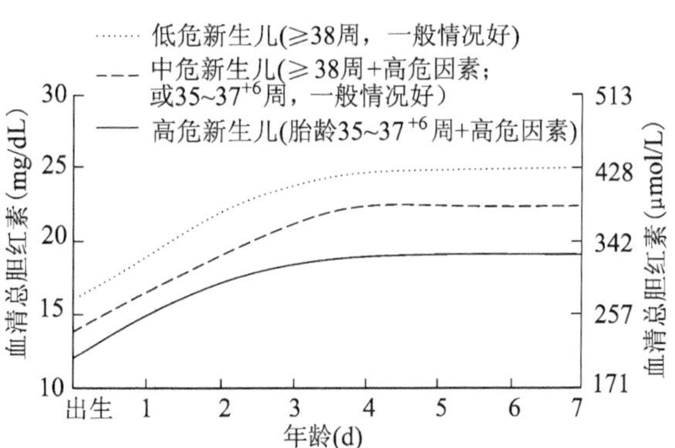

图4-6-3　不同日龄黄疸换血标准

表 4-6-1　血清胆红素（B）/血清白蛋白（A）比值

危险因素	血清胆红素（mg/dL）/血清白蛋白（g/dL）
出生胎龄≥38 周	8.0
出生胎龄 35~37 周，一般情况好；或≥38 周，但合并同种免疫溶血病或 G6PD 缺乏	7.2
出生胎龄 35~37 周，合并同种免疫溶血病或 G6PD 缺乏症	6.8

血源选择：如为 Rh 阴性溶血，需要选择 Rh 血型同母亲、ABO 血型同患儿的血浆；如为 ABO 溶血，需要选择 O 型红细胞及 AB 型血浆；G6PD 缺乏症换血时，选择非 G6PD 缺乏症的同型血即可；其他原因高胆红素血症可选用患儿同型血；不能排除其他免疫性溶血时，选用与患儿同型洗涤红细胞及 AB 型血浆。应尽量选用新鲜血液，库存时间不宜超过 3 天。换血量为新生儿血容量的 2 倍（150~160 mL/kg）。为避免换血后贫血，推荐红细胞与血浆比例为 2∶1~3∶1。换血方式为动静脉同步换血。换血风险包括血源性感染、内环境及电解质紊乱、血流动力学不稳定等，换血时需要控制时长（1.5~2 小时），控制速度均匀，密切监测患儿血气电解质、血糖、血压等。换血后仍需要监测总胆红素水平，必要时须二次换血。换血前后须禁食。

对于胎龄<35 周早产儿，光疗和换血的指征应适当放宽。可参考表 4-6-2、表 4-6-3。

表 4-6-2　早产儿光疗及换血参考标准

胎龄/周	胆红素水平/($mL \cdot dL^{-1}$)	
	光疗	换血
27~27^{+6}	5~6	11~14
28~29^{+6}	6~8	12~14
30~31^{+6}	8~10	13~16
32~33^{+6}	10~12	15~18
34~34^{+6}	12~14	17~19

表 4-6-3　出生体重小于 2 500 g 的早产儿生后不同时间光疗和换血参考标准

出生体重/g	血清总胆红素/($mg \cdot dL^{-1}$)											
	<24 h		≥24 h 且<48 h		≥48 h 且<72 h		≥72 h 且<96 h		≥96 h 且<120 h		≥120 h	
	光疗	换血	光疗	换血	光疗	换血	光疗	换血	光疗	换血	光疗	换血
<1 000	4	8	5	10	6	12	7	12	8	15	8	15
1 000~1 249	5	10	6	12	7	15	9	15	10	18	10	18
1 250~1 499	6	10	7	12	9	15	10	15	12	18	12	18
1 500~1 999	7	12	8	15	10	18	12	20	13	20	14	20
2 000~2 299	8	12	10	18	12	20	14	22	15	23	16	23
2 300~2 499	9	12	12	18	14	20	16	22	17	23	18	23

Maisels 对该表格的一些建议：

（1）所推荐的光疗和换血的血清总胆红素水平没有很好的证据支持，且低于英国及挪威相关指南标准。

（2）不同胎龄组别之间的血清总胆红素范围较大，并存在重叠，说明这些数据存在不确定性。

（3）当有胆红素神经毒性风险高危因素时，参考标准应选用血清总胆红素的低限。

（4）光疗后血清总胆红素水平仍持续上升并达到换血水平建议换血治疗（光疗失败）。

（5）对所有新生儿来说，当存在急性胆红素脑病表现（肌张力亢进、角弓反张、尖叫等）时，建议换血。

（6）使用总胆红素水平评估病情，而不是使用间接胆红素水平。

（7）对于胎龄≤26 周的婴儿，生后可以选择预防性地使用光疗。

（8）评估病情时，使用纠正胎龄。

（9）纠正胎龄评估下，血清总胆红素值低于下限 1~2 mg/dL，即可考虑停止光疗。

（10）测量所有新生儿的血清白蛋白。

（11）使用合适的光谱仪定期测量光照强度，对于体重<1 000 g 早产儿，初始应选择较低光照强度，如血清总胆红素持续升高，可逐步加强光照强度。

3. 药物

（1）免疫球蛋白（IVIG）：IVIG 能有效防治溶血进展（ABO 溶血或 Rh 溶血），阻止血清总胆红素进一步升高，减少换血机会，推荐剂量 0.5~1 g/kg，必要时可 12 小时后重复使用。

（2）白蛋白：白蛋白可结合血浆中游离胆红素，使之不能透过血脑屏障，减少胆红素脑病的发生，并能加快胆红素转运，降低血浆游离胆红素水平，推荐剂量 1 g/kg。对于白蛋白水平不低的新生儿，不推荐常规使用白蛋白。

（3）益生菌：益生菌可通过参与胆汁代谢减少胆红素肝肠循环，促进胆红素的转化和排泄。推荐使用双歧杆菌三联活菌散、枯草杆菌二联活菌散、酪酸梭菌二联活菌散。

（4）中药制剂：国内研究表明，茵栀黄口服液对高胆红素血症确有疗效，但有腹泻等副作用。

（5）肝酶诱导剂：如口服苯巴比妥钠 5 mg/(kg·d)，目前临床应用较少。

◎ 高胆红素血症神经损伤的特异性检查

高胆红素血症引起的神经毒性，可通过头颅 MRI 及脑干听力诱发电位加以预测及评估。

（1）头颅 MRI：急性期基底神经节苍白球 T1WI 高信号，数周后可转变为 T2WI 高信号。

（2）脑干听觉诱发电位（BAER）：由于听觉神经对胆红素毒性较为敏感，BAER 可在早期识别胆红素所致的神经损伤。具体表现为 BAER 的异常（潜伏期延长、波幅降低）甚至电活动完全丧失。

患儿入院后积极蓝光退黄、白蛋白结合游离胆红素、换血治疗，换血后总胆红素为 228.84 μmol/L，提示换血成功。后续继续监测血常规、血清总胆红素等，间断蓝光退黄，配方奶喂养。现患儿体温正常，皮肤黄染明显消退，无明显抽搐，纳奶尚可。TcB 8 mg/dL。

问题

患儿完善 BAER：双耳Ⅲ、Ⅴ波潜伏期延长，Ⅰ—Ⅴ间期延长。头颅 MRI：双侧苍白球 T1WI 信号偏高，符合胆红素脑病改变（图 4-6-4）。脑电图无明显异常。即将出院，如何与家属沟通？

A. 患儿系蚕豆病，成长过程中须规避相关饮食及药物，定期血液科随诊

B. 患儿有高胆红素血症，病程中有胆红素脑病表现，结合头颅 MRI 及 BAER 可能留有后遗症，建议后期定期复查头颅 MRI 及 BAER，儿保科高危儿门诊监测神经行为发育

C. 患儿黄疸基本消退，现无神经系统异常表现，后期无须复查头颅 MRI 及 BAER，可自行恢复正常

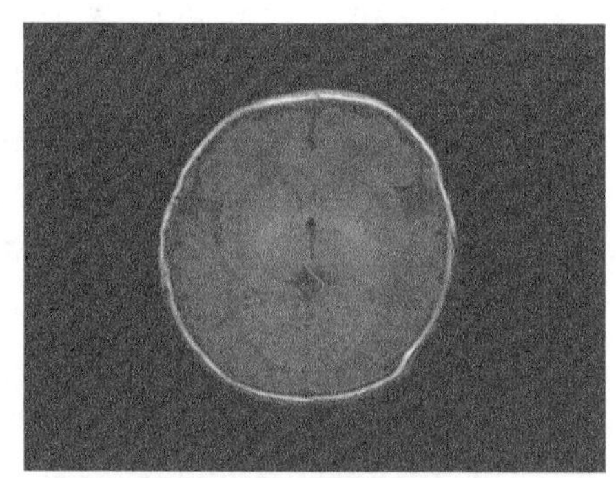

图 4-6-4　头颅 MRI

问题解析：答案 AB。

◎ 预后及随访

对有急性胆红素脑病表现，如喂养困难、惊厥等，以及头颅影像学提示胆红素脑病改变或 BAER 异常的患儿，均应请康复科会诊，后期须定期复查头颅 MRI、BAER，并行神经发育行为评估，及早干预。

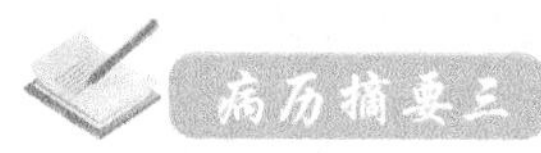

病历摘要三

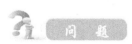

临床特点：足月出生男婴，生后纯母乳喂养，现 35 天，一般情况好，大小便正常。现颜面、躯干皮肤仍黄染，测 TcB 11 mg/dL。

问题

对于该男婴，最正确的做法是什么？

A. 立即住院完善检查，并予蓝光退黄治疗

B. 继续观察一般情况，监测 TcB 水平

C. 停母乳 3 天后复测 TcB 水平

D. 改配方奶喂养

问题解析：答案 B。患儿为纯母乳喂养，考虑为母乳性黄疸，现黄疸程度不重，一般情况好，暂无特殊处理。目前国外及国内相关指南均不推荐停母乳治疗。

◎ 其他类型黄疸

1. *母乳相关性黄疸*

（1）母乳喂养性黄疸：母乳喂养早期，由于缺乏正确的哺乳技术、乳头皲裂、乳量不足、早产儿吮吸能力欠佳等，新生儿喂养不足，即非充分有效的喂养，导致新生儿体重下降、脱水、胎粪排出延迟、肝肠循环增加，体内胆红素负荷增加。

（2）母乳性黄疸：新生儿黄疸的重要原因之一，见于单纯母乳或以母乳喂养为主的新生儿，常表现为黄疸消退延迟，消退时间甚至长达 2～3 个月，但一般情况良好。目前美国指南已不推荐停母乳来治疗母乳性黄疸。国内推荐血清总胆红素>15 mg/dL，可停母乳 3 天，重新开始喂养后血清总胆红素通常不会再上升，当血清总胆红素>20 mg/dL，建议进一步干预（光疗等）。诊断母乳性黄疸需要排除其他病理性因素，如甲状腺功能减低、遗传代谢性疾病、CMV 感染等。

2. *以结合胆红素升高为主的黄疸*

高水平的结合胆红素可能是胆道闭锁的标志，对于这类患者需要关注大便颜色（白陶土样），进一步完善肝胆超声、肝胆 ECT 检查，最终需要外科手术治疗。早产儿或肠道手术患儿长期使用静脉营养导致胆汁淤积亦可使结合胆红素升高，治疗策略为早期肠内喂养及使用熊去氧胆酸增加胆汁引流。

◎ 诊治要点

（1）生后 24 小时内测量新生儿血清总胆红素水平或 TcB 水平。

（2）TcB 存在误差，受皮肤及光线、仪器等影响。

（3）应该按照出生胎龄、体重、日龄等认识胆红素水平。

（4）早产儿更易发生严重高胆红素血症，应予以更严密的监测。

（5）对有指征患儿应立即行光疗或换血治疗。

（6）光疗时需要遮蔽眼部及外生殖器。

（7）换血前、中、后监测血压、内环境、电解质等。

（8）换血治疗时注意血型选择。

（9）对溶血性高胆红素血症患儿推荐使用丙种球蛋白。

（10）高胆红素血症患儿不推荐常规使用白蛋白。

（11）推荐早期充分有效的母乳喂养。

（12）对以结合胆红素升高为主的高胆红素血症患儿应注意关注大便颜色，完善检查以了解有无胆道闭锁。

第五章　肾脏免疫科

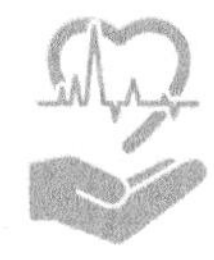

第一节　急性链球菌感染后肾小球肾炎

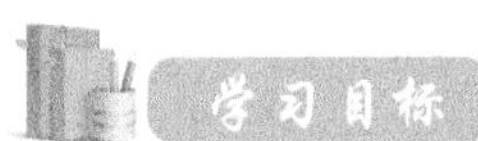

1. 了解血尿的临床诊断思路。
2. 掌握急性链球菌感染后肾小球肾炎的病因及发病机制。
3. 掌握急性链球菌感染后肾小球肾炎的典型临床表现、严重临床表现、不典型临床表现及实验室检查。
4. 掌握急性链球菌感染后肾小球肾炎的诊断与治疗。

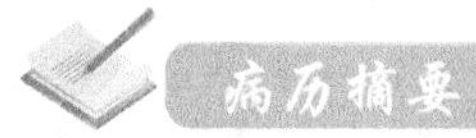

临床特点：患儿，男，11 岁，因“肉眼血尿 1 天”入院。患儿在入院前 1 天开始出现肉眼血尿，为全程血尿，无血丝血块，无尿频、尿急、尿痛，外院查尿常规提示红细胞满视野，形态为非均匀型，尿蛋白（++），遂转来我院。约 2 周前，患儿有过一次急性扁桃体炎，口服“头孢类抗生素”后好转。近 1 周余患儿无发热，无头晕头痛，无咽痛咳嗽，无胸闷气急，无呕吐腹泻，无腰酸腰痛，食纳、睡眠正常，大便外观与平时相仿，小便量较平时略减少。

既往史：患儿既往体质一般。否认传染病病史及接触史，否认手术外伤史，否认食物药物过敏史，否认血制品使用史。

个人史、家族史：无特殊。

查体：体温 36.7 ℃，脉搏 94 次/分，呼吸 18 次/分，血压 136/92 mmHg，体重 56 kg，神志清，精神良好，全身无皮疹，眼睑及颜面部无水肿，口腔黏膜光滑，扁桃体Ⅰ度肿大，稍充血，无分泌物，双肺呼吸音粗，无啰音，心率 94 次/分，心律齐，心音中等，各瓣膜区未及杂音，腹部触诊柔软，无压痛及反跳痛，肾区叩击痛阴性，肝脾未触及，双踝、双足轻度水肿，压之不凹陷。肛门及外生殖器外观未见异常。巴宾斯基征、布鲁津斯基征以及柯氏征均阴性。

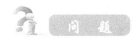

1. 关于儿童血尿，以下说法错误的是哪些？

A. 尿色发红不等于血尿

B. 尿隐血阳性就可以诊断血尿

C. 需要鉴别血尿是肾小球性血尿还是非肾小球性血尿

D. 肾小球性血尿一般为全程血尿

E. 血尿合并蛋白尿者，一定是肾脏病变

F. 尿常规检查出现红细胞，一定是泌尿系统病变

2. 下列关于肾小球性血尿与非肾小球性血尿的描述，错误的是哪个？

A. 棘形红细胞比例>5%，考虑肾小球性血尿

B. 变形红细胞比例>60%且≤80%，考虑肾小球性血尿

C. 尿色发红者，首先要确定是不是血尿

D. 真性血尿者，进一步分为肾小球性血尿与非肾小球性血尿

E. 尿检红细胞中只要有变形红细胞，就可以确定是肾小球性血尿

问题 1 解析：答案 BEF。尿色发红不等于血尿，尿隐血阳性不等于血尿，血尿分为肾小球性与非肾小球性两大类。肾性血尿源于上尿路，故而为全程血尿。血尿合并蛋白尿多数属于肾脏病变，但有部分泌尿道感染或结石等其他疾病者也可同时出现血尿和蛋白尿。尿常规确定有红细胞后，还需要排除月经血或痔疮出血污染小便等情况，故而不一定就是泌尿系统病变。因此，说法错误的是 BEF。

问题 2 解析：答案 E。变形红细胞的比例>60%且≤80%，或者严重变形红细胞比例≥30%，或者棘形红细胞比例>5%，考虑肾小球性血尿。由于各段肾小管内不断变化的 pH、渗透压、介质张力、代谢产物对红细胞的影响，非肾小球性血尿也可出现部分变形红细胞。所以选项 E 的说法错误。

◎ 血尿的概念

血尿定义为新鲜尿离心后沉渣显微镜检查，红细胞数量≥3 个/HP。血尿可分为肉眼血尿与镜下血尿，镜下血尿可能无明显临床症状，只是在常规检查或体检中偶然发现。每升尿液中含有 1 mL 以上血液时，尿液颜色就会出现肉眼可见的改变。肉眼血尿的颜色因出血量多少和尿液 pH 的不同而有差异：出血量多时尿色深浓，酸性尿液呈棕黑色、棕色、酱油色或深茶色，碱性尿液呈鲜红色、粉红色或洗肉水样。

◎ 血尿的诊断思路

（1）血尿诊断思路第一步：明确是否真的有血尿（尿色发红≠血尿，尿隐血阳性≠血尿）。

尿色发红原因众多，几个常见的因素如食物色素（红心火龙果、甜菜根）、药物的因素（利福平、维生素 B_2 等）、疾病影响（卟啉病、溶血、黄疸、横纹肌溶解症）等，都可使尿色发红。新生儿尿内的尿酸盐结晶含量高，可使尿布呈红色。

尿隐血阳性≠血尿。尿常规自动分析仪检测尿潜血，血红蛋白尿和肌红蛋白尿均可

呈阳性反应，因此在血管内溶血以及横纹肌溶解等临床情况下，尿隐血可呈阳性，因此尿隐血阳性≠血尿。必须以新鲜尿液发现红细胞作为血尿的诊断依据。

（2）血尿诊断思路第二步：确定是血尿之后，明确血尿是肾小球性血尿还是非肾小球性血尿。

尿常规检查确定有红细胞后，还需要排除尿道口其他来源的红细胞污染，例如月经血或痔疮出血污染小便等。

相位差显微镜下观察红细胞形态，变形红细胞的比例>60%且≤80%，即可认为是肾小球性血尿；或者严重变形红细胞比例≥30%，棘形红细胞比例>5%。

也可利用尿液自动分析仪检测新鲜尿标本红细胞平均容积和分布曲线，以横坐标代表尿红细胞体积，纵坐标代表红细胞数量。如果尿平均红细胞容积<72 fL 且分布曲线呈小细胞性分布，则表明血尿多来源于肾小球。用尿红细胞容积分布曲线区别血尿来源，可避免相位差显微镜观察者的主观误差。

引起非均一性红细胞血尿的因素有：肾小球基底膜病理性改变对红细胞的挤压损伤；各段肾小管内不断变化的 pH、渗透压、介质张力、代谢产物（如脂肪酸、溶血磷脂酰胆碱、胆酸等）对红细胞的作用。所以一般取新鲜尿液标本做相应检测，并且最好多次测量红细胞形态。

尿常规肾小球性与非肾小球性血尿的鉴别见图 5-1-1。

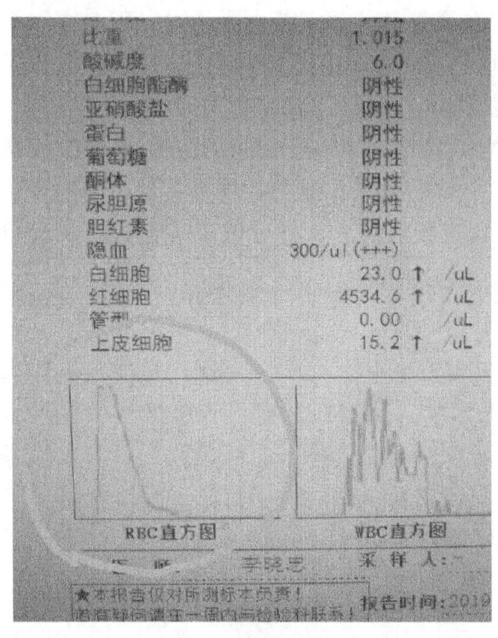

比重	1.015	
酸碱度	6.0	
白细胞酯酶	阴性	
亚硝酸盐	阴性	
蛋白	阴性	
葡萄糖	阴性	
酮体	阴性	
尿胆原	阴性	
胆红素	阴性	
隐血	300/ul (+++)	
白细胞	23.0 ↑	/uL
红细胞	4534.6 ↑	/uL
管型	0.00	/uL
上皮细胞	15.2 ↑	/uL

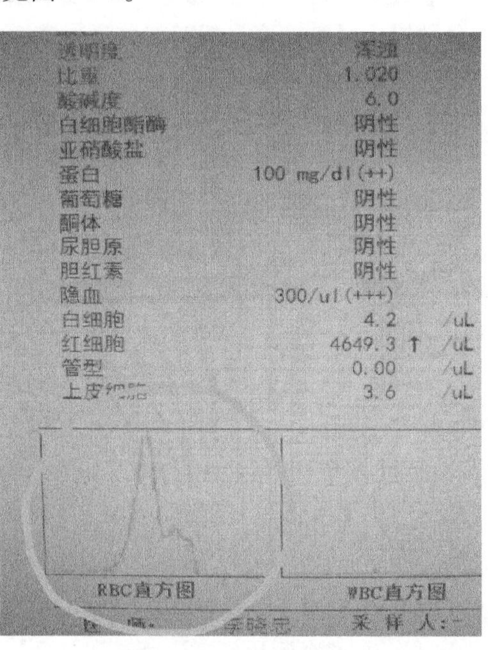

透明度	浑浊	
比重	1.020	
酸碱度	6.0	
白细胞酯酶	阴性	
亚硝酸盐	阴性	
蛋白	100 mg/dl (++)	
葡萄糖	阴性	
酮体	阴性	
尿胆原	阴性	
胆红素	阴性	
隐血	300/ul (+++)	
白细胞	4.2	/uL
红细胞	4649.3 ↑	/uL
管型	0.00	/uL
上皮细胞	3.6	/uL

图 5-1-1 均匀型与非均匀型红细胞的分布直方图（左侧为肾小球性血尿，右侧为非肾小球性血尿）

◎ 急性肾小球肾炎概述

急性肾小球肾炎是一组肾小球疾病，病因不一，多有前驱感染，急性起病，临床表现以血尿为主，伴有不同程度的蛋白尿、水肿、少尿、高血压或肾功能不全。急性肾小球肾炎分为链球菌感染后肾小球肾炎和非链球菌感染后肾小球肾炎，前者由 A 组乙型溶血性链球菌感染所致，后者病原体包括肺炎链球菌、葡萄球菌、柯萨奇病毒、EB 病毒、肺炎支原体、钩虫、梅毒螺旋体等。

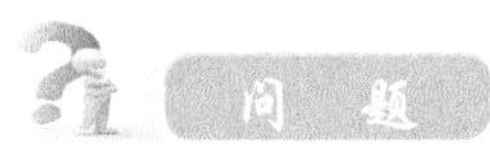

下列关于儿童急性链球菌感染后肾小球肾炎的病理描述正确的是哪些？

A. 电镜可见基底膜内皮侧驼峰样电子致密物沉积

B. 弥漫性毛细血管内增生性肾小球肾炎

C. 系膜增生性肾小球肾炎

D. 膜性肾病

E. 微小病变

F. 电镜可见基底膜上皮侧驼峰样电子致密物沉积

问题解析：答案 BF。

◎ 急性链球菌感染后肾小球肾炎的发病机制

A 组乙型溶血性链球菌中的致肾炎菌株有致肾炎抗原性，与人体产生的抗体形成原位免疫复合物和循环免疫复合物，沉积在肾小球毛细血管引起补体系统活化，导致肾小球毛细血管内皮细胞、系膜细胞增生以及基底膜破坏。系膜细胞与内皮细胞增生肿胀引起肾小球滤过率降低，水钠潴留，血容量增高，临床表现为高血压、水肿以及循环充血。基底膜破坏导致血尿、蛋白尿。

◎ 病理

儿童急性链球菌感染后肾小球肾炎病理改变最典型的表现是弥漫性毛细血管内增生性肾小球肾炎。光镜下表现为肾小球增大，系膜细胞和毛细血管内皮细胞增生肿胀，毛细血管管腔狭窄甚至闭塞，可见中性粒细胞以及单核细胞浸润。肾小囊上皮细胞增生，部分患儿可有新月体形成。电镜可见基底膜上皮侧驼峰样电子致密物沉积。免疫荧光可见系膜区和毛细血管袢有 IgG、补体 C3 沉积，也可有 IgM、IgA 沉积。

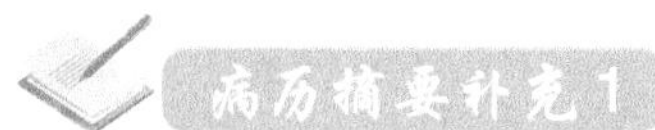

辅助检查：患儿入院后进一步完善检查。胸片示肺门纹理增深、模糊，双侧少量胸腔积液。腹部 B 超示腹腔少量积液，双侧胸腔少量积液，双肾实质回声增强。尿常规示蛋白（++），白细胞 35/μL，红细胞 9 261/μL，非均匀型，隐血（+++）。血常规示白细胞 12.78×10^9/L，血红蛋白 109 g/L，血小板 429×10^9/L，中性粒细胞 44.1%，C 反应蛋白 12.8 mg/L。24 小时尿蛋白定量示总蛋白 1 490 mg（↑），微量白蛋白864 mg（↑）。凝血常规示 D-二聚体 672 μg/L（0~550 μg/L），其余无异常。生化全套示总蛋白 63 g/L，白蛋白 32 g/L，总胆固醇 3.6 mmol/L，甘油三酯 1.3 mmol/L，尿素氮 5.9 mmol/L，肌酐 56.2 μmol/L。体液免疫示免疫球蛋白 IgG 10.9 g/L（8.27~14.18 g/L），免疫球蛋白 IgM 1.46 g/L（1.22~2.56 g/L），免疫球蛋白 IgA 1.54 g/L（0.86~1.71 g/L），补体 C3 0.34 g/L（0.79~1.52 g/L），补体 C4 0.18 g/L（0.16~0.48 g/L），红细胞沉降率 92 mm/h（<15 mm/h）。抗链球菌溶血素 O（ASO）

2 189 U/mL（<250 U/mL）。抗核抗体、抗 Smith 抗体、抗双链 DNA 抗体、抗中性粒细胞胞质抗体（ANCA）均阴性。

问　题

1. 下列关于儿童补体的描述，错误的是哪个？

A. 补体系统基因缺陷可引起低补体血症

B. 儿童血清补体 C3 和 C4 的活性要到 1 岁左右才能达到成人水平

C. 急性链球菌感染后肾小球肾炎患儿补体 C3 降低而补体 C4 多数正常

D. 系统性红斑狼疮补体 C3 和补体 C4 都可以降低

E. IgA 肾病一般补体 C3 和补体 C4 不低

F. 低补体血症可见于溶血尿毒综合征的患儿

2. 关于儿童急性链球菌感染后肾小球肾炎的临床表现，下列描述中错误的是哪个？

A. 包括前驱表现、典型表现、严重表现，部分患儿为不典型表现

B. 前驱感染中，呼吸道感染的潜伏期短于皮肤感染者

C. 严重表现基本都发生在起病 1~2 周以内

D. 不典型表现包括无症状性肾小球肾炎、肾外症状性肾小球肾炎以及肾病综合征表现的急性肾小球肾炎

E. 约有 20%的患儿尿蛋白可达到肾病综合征的水平

F. 好发年龄为 2~5 岁

3. 关于儿童急性链球菌感染后肾小球肾炎的不典型表现，下列说法中错误的是哪些？

A. 无症状性肾小球肾炎者，补体水平是正常的

B. 肾外症状性肾小球肾炎者，水肿、高血压等表现突出，尿液检查可以是正常的

C. 肾外症状性肾小球肾炎者，补体水平是低的

D. 肾病综合征表现的急性肾小球肾炎，与肾炎型肾病综合征是同一个疾病

E. 不典型表现者，病情都比较轻

问题 1 解析：答案 B。新生儿补体 C3、C4 活性只有母亲的一半左右，生后 3~6 个月达到成人水平。

问题 2 解析：答案 F。急性链球菌感染后肾小球肾炎多发于 5~14 岁，而非 2~5 岁。

问题 3 解析：答案 ADE，无症状性肾小球肾炎者，无水肿、高血压，无肉眼血尿，但有镜下血尿，有补体降低以及 ASO 升高。肾外症状性肾小球肾炎者表现为水肿、高血压，甚至循环充血或者高血压脑病，但尿检正常或者仅有少量红细胞，有补体降低以及 ASO 升高。肾病综合征表现的急性肾小球肾炎患者，尿蛋白达到肾病综合征水平，有时与肾炎型肾病综合征鉴别起来比较困难，需要肾脏穿刺病理检查。肾小球肾炎不典型表现者，只是临床表现不典型，尤其是无症状性和肾外症状性肾小球肾炎者，就诊时可表现为严重循环充血高血压脑病等症状，病情可急剧加重，此类病人极易漏诊、误诊。

◎ 临床表现

急性链球菌感染后肾小球肾炎多发于5~14岁，轻者只有镜下血尿，重者短期内出现肾功能不全。

（1）前驱感染：90%的病例有前驱感染。呼吸道感染潜伏期6~12天，皮肤感染潜伏期14~28天。

（2）典型表现：全身症状可有乏力纳差、头晕恶心等。典型症状是血尿、蛋白尿、水肿、高血压、少尿或无尿。

（3）严重表现：在疾病早期出现，常发生在起病1周以内，较少超过2周。临床表现包括循环充血、高血压脑病和急性肾损伤（急性肾功能不全）。

（4）不典型表现：无症状性肾小球肾炎、肾外症状性肾小球肾炎、肾病综合征表现的急性肾小球肾炎。

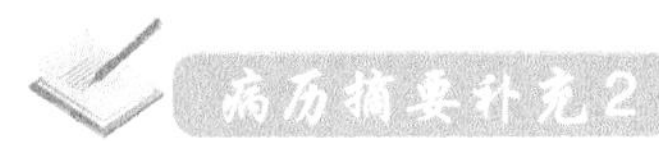

治疗经过：患儿诊断为急性链球菌感染后肾小球肾炎，考虑患儿扁桃体肿大稍有充血，且血常规白细胞及C反应蛋白略升高，故予“阿莫西林克拉维酸钾”抗感染治疗。同时嘱患儿卧床休息，限制盐、水摄入，予利尿消肿治疗。患儿蛋白尿逐渐消失，尿检红细胞减少，血压逐渐恢复正常，水肿也逐渐消退。

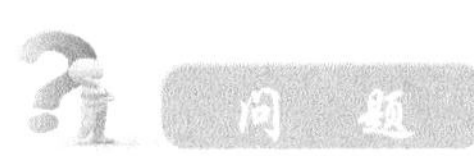

1. 该患儿病情恢复到什么情况后可以上学？

A. 肉眼血尿消失，水肿消退，血压正常，循环充血症状消失后

B. 肉眼血尿和蛋白尿消失后

C. 红细胞沉降率恢复正常后

D. 镜下血尿完全消失后

E. ASO恢复正常后

2. 关于急性链球菌感染后肾小球肾炎的抗感染治疗，下列说法错误的是哪些？

A. 抗感染疗程10~14天

B. 抗感染直到肉眼血尿消失，水肿消退，血压正常

C. 首选头孢类抗生素抗感染

D. 出院后需要定期注射长效青霉素，直到ASO恢复正常

E. 即使存在肾功能不全，也要足量使用抗生素以更好地杀灭链球菌

3. 急性链球菌感染后肾小球肾炎并发高血压脑病者，首选药物是哪个？

A. 呋塞米　　B. 氢氯噻嗪　　C. 硝普钠　　D. 酚妥拉明

E. 甘露醇

问题1解析：答案C。由以下关于治疗的描述可知，红细胞沉降率正常后可上学。答案A是下床活动的标准。答案D是恢复正常体力活动的标准。

问题2解析：答案BCED。抗感染治疗首选青霉素类药物，次选其他种类的敏感抗

生素，疗程 10~14 天。由于免疫球蛋白自身代谢的特点，ASO 恢复需要数月，一般需要 3~6 个月时间甚至更长。不能因为 ASO 高于参考值范围就定期使用长效青霉素，长效青霉素主要用于预防风湿热复发，也可用于控制链球菌感染流行。肾功能不全时，需要结合药物说明书，根据肾小球滤过率及时调整药物用量。

问题 3 解析：答案 C。由以下关于治疗的描述可知，高血压脑病者首选硝普钠。甘露醇属于渗透性利尿剂，输入静脉后引起血容量增多，加重心脏负担甚至诱发循环充血，在儿童急性链球菌感染后肾小球肾炎中，忌用渗透性利尿剂。

◎ 治疗

（1）一般治疗：急性期需要限制水与盐的摄入，需要严格卧床休息，待肉眼血尿消失、水肿消退、血压正常、循环充血症状消失后可下床轻微活动，红细胞沉降率正常后可上学，尿检红细胞计数完全正常后可恢复正常体力活动。

（2）抗感染治疗：存在感染灶时，给予青霉素类药物或者其他敏感的抗生素治疗 10~14 天。

（3）对症治疗：可采取以下措施以对症治疗。

① 利尿：使用氢氯噻嗪或者呋塞米利尿，一般禁忌使用保钾利尿剂及渗透性利尿剂。

② 控制高血压及高血压脑病：常用药物包括硝苯地平、卡托普利。高血压脑病者首选硝普钠，该药须注意避光，且用药 1~2 分钟后血压迅速下降，需要密切监测血压变化情况。

③ 循环充血的治疗：严格卧床，限盐限水，尽快利尿，可给予硝普钠或酚妥拉明以降压和减轻肺水肿。

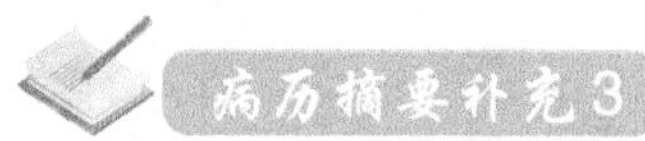

患儿经过 14 天的抗感染治疗以及各项对症支持治疗，各项实验室指标明显好转，尿检红细胞 273/μL，非均匀型，隐血（+），ASO 以及红细胞沉降率较前降低。予办理出院。

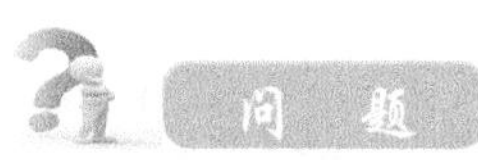

下列关于急性链球菌感染后肾小球肾炎恢复情况的描述，正确的是哪些？

A. 尿检红细胞可能持续数周到数月时间，甚至 1 年以上

B. 多数预后良好，进展为肾小球硬化或慢性肾功能不全者罕见

C. 绝大多数患儿在发病第 8 周时，补体可恢复正常

D. 第 8 周时补体还没有恢复正常者，需要与系统性红斑狼疮、C3 肾小球病等鉴别

E. 急性链球菌感染后肾小球肾炎容易复发

问题解析：答案 ABCD。第 8 周时，94%的病例补体恢复正常。持续低补体血症者，需要注意排除系统性红斑狼疮以及 C3 肾小球病等。

◎ 临床预后

水肿少尿、肉眼血尿、高血压及循环充血等症状一般在 2~4 周内消失，镜下血尿可持续数周或数月，少数患儿会持续超过 1 年，但最终仍会恢复正常。随着医疗条件的改善，急性期死亡者已极少见。复发者罕见，偶有因为感染另一型链球菌致肾炎菌株再发者。远期预后良好，极少进展为肾小球硬化或肾功能衰竭。

◎ 诊治要点

（1）急性链球菌感染后肾小球肾炎是 A 组乙型溶血性链球菌中的致肾炎菌株感染所致。

（2）链球菌感染后形成原位免疫复合物和循环免疫复合物，沉积在肾小球毛细血管引起补体系统活化，导致肾小球毛细血管内皮细胞、系膜细胞增生以及基底膜破坏。

（3）病理为弥漫性毛细血管内增生性肾小球肾炎。电镜可见基底膜上皮侧驼峰样电子致密物沉积。免疫荧光可见系膜区和毛细血管袢以 IgG 和补体 C3 沉积为主。

（4）临床表现包括前驱表现、典型表现、严重表现以及不典型表现。

（5）典型症状是血尿、蛋白尿、水肿、高血压、少尿或无尿。

（6）严重表现常在疾病早期出现，包括循环充血、高血压脑病和急性肾损伤（急性肾功能不全）。

（7）不典型表现包括无症状性肾小球肾炎、肾外症状性肾小球肾炎、肾病综合征表现的急性肾小球肾炎。

（8）治疗包括严格卧床休息，限制水与盐的摄入。有感染时抗感染治疗 10~14 天。对症治疗包括利尿、控制高血压、预防及治疗高血压脑病和循环充血。

（9）预后多数良好，镜下血尿可持续数周或数月，部分病人超过 1 年。

第二节　泌尿道感染

学习目标

1. 了解上、下泌尿道感染的定位。
2. 了解泌尿道感染的病因与发病机制。
3. 掌握不同年龄段小儿泌尿道感染在临床表现方面的差异。
4. 掌握泌尿道感染的实验室检查、诊断、鉴别诊断。
5. 掌握泌尿道感染的治疗方案。

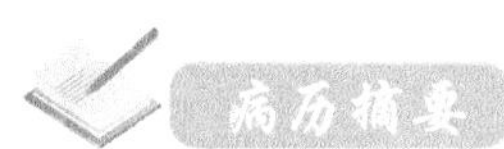

临床特点：患儿，男，9 月 23 天，因“发热 2 天，发现尿检异常半天”入院。患儿入院前 2 天开始发热，热峰 39 ℃，家属予退热对症处理，但发热持续，每天发热 3~4 次。今晨至我院查血常规提示白细胞 18.9×10^9/L，中性粒细胞 83%，淋巴细胞 12%，C 反应蛋白64 mg/L；尿常规提示白细胞 4 328/μL，白细胞酯酶（++），红细胞

137/μL。除发热以外，患儿无其他症状，无咳嗽流涕，无呕吐腹泻，食纳、睡眠无异常，大小便外观与平时相仿。为进一步诊治收入院。

既往史：该患儿既往体质一般，6月龄时曾有一次发热，当时无咳嗽流涕，无呕吐腹泻等其他症状，外院当时诊断为“上呼吸道感染”，未做尿液检查，当地医院给予“抗生素”治疗5天，患儿发热总共3天，随后体温好转。患儿无传染病病史及接触史，无手术外伤史，无食物药物过敏史，无血制品使用史。

个人史、家族史：无异常。

查体：体温38.5 ℃，脉搏114次/分，呼吸34次/分，体重9.7 kg。一般状况稳定，口腔、咽峡部及外耳道未见异常。颈部、腋下、腹股沟浅表淋巴结无肿大，胸腹部以及四肢体检均无异常，尿道口有充血发红，未见分泌物，包皮不能上翻。神经系统体征阴性。

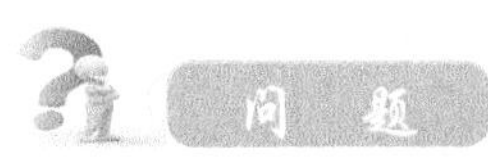

1. 儿童泌尿道感染最常见的病原体是哪个？

A. 变形杆菌　　B. 大肠杆菌

C. 肺炎克雷伯菌　　D. 粪肠球菌

E. 白色葡萄球菌

2. 该患儿泌尿道感染最可能的感染途径是哪个？

A. 血源性感染

B. 上行性感染

C. 淋巴感染

D. 泌尿系统邻近组织器官感染的直接蔓延

3. 婴儿泌尿道感染的临床表现可以包括哪些？

A. 发热　　B. 呕吐　　C. 拒食　　D. 腹泻

E. 尿布臭味与尿布疹　　F. 显著的尿频、尿急、尿痛症状

问题1解析：答案B。该患儿为1岁以内小男孩，最主要致病菌为大肠杆菌。

问题2解析：答案B。儿童泌尿道感染最常见的感染途径是上行性感染。该患儿如果常规治疗效果不佳，则需要进一步完善腹部及盆腔B超，排除淋巴感染与泌尿系统周围器官感染的直接蔓延，必要时查血培养排除血源性感染。

问题3解析：答案ABCDE。婴儿泌尿道感染症状以发热最为突出，可以伴有拒食、呕吐、腹泻等表现，部分患儿排尿时哭闹不安。尿频、尿急、尿痛是年长儿泌尿道感染的重要表现。

◎ 儿童泌尿道感染概述

儿童泌尿道感染是病原体侵入尿道，在尿液中生长繁殖，并侵犯尿路黏膜或组织的一类疾病。上、下尿路的解剖学分界是输尿管与膀胱连接处。

上尿路感染一般指肾盂肾炎，下尿路感染包括膀胱炎和尿道炎。但儿童时期的感染局限在尿路某一部位者较少，C反应蛋白在临床上并无鉴别作用，核素肾静态扫描

（DMSA）是诊断急性肾盂肾炎的“金标准”，但因设备特殊且费用昂贵而难以广泛开展，故而临床上有时难以准确进行上、下尿路感染的定位，常统称为泌尿道感染。

引起泌尿道感染的病原体种类繁多，但以革兰氏阴性杆菌为主，其中大肠杆菌占60%～80%。初次泌尿道感染的新生儿、1岁以下婴儿、任何年龄的女孩，主要致病菌均为大肠杆菌。1岁以上男孩的泌尿道感染的主要病原体是变形杆菌。

病原体引起泌尿道感染是宿主因素与细菌致病性之间相互作用的结果。宿主因素包括免疫功能异常，如分泌型IgA产生缺陷、使用免疫抑制性药物；尿路畸形；包茎等原因引起尿液排泄不畅；尿布未及时更换导致尿道口受污染；女孩大便污染尿道口等。

感染途径主要包括以下3种：

① 上行性感染：病原体从尿道口上行进入膀胱，再经输尿管进入肾脏，引起肾盂肾炎。膀胱输尿管反流是细菌上行性感染的直接通道。

② 淋巴感染与直接蔓延：盆腔感染经过淋巴管路感染肾脏，或泌尿系统周围器官感染直接蔓延，如阑尾炎。

③ 血源性感染：菌血症、感染性心内膜炎等，病原菌经血液循环侵袭泌尿系统。

◎ 发病机制

以最常见的上行性感染为例，致病菌首先定植在尿道口周围，然后上行至膀胱，在膀胱输尿管反流等情况下，进一步繁殖并侵袭肾脏，趋化并激活中性粒细胞等炎症细胞，释放氧自由基和溶酶体内容物，引起组织损伤，最终可引起肾脏纤维化和瘢痕形成。

◎ 临床表现

急性泌尿道感染的临床症状，在不同年龄段的患儿中有较大差异。

（1）新生儿：临床表现极不典型，多为全身症状。可表现为发热、体温不升、面苍、呕吐、腹泻、吃奶差、黄疸。部分患儿嗜睡甚至惊厥。新生儿泌尿道感染易合并败血症。

（2）婴幼儿：以发热症状最为突出。可伴有拒食、呕吐、腹泻等症状。尿布有臭味，有尿布疹。患儿尿路刺激症状不明显，但部分患儿可在排尿时哭闹不安。

（3）年长儿：下尿路感染者，易出现尿频、尿急、尿痛等尿路刺激症状。上尿路感染者，以发热、寒战为突出表现，可有腰痛及肾区叩击痛。尿液外观混浊，可出现血尿。

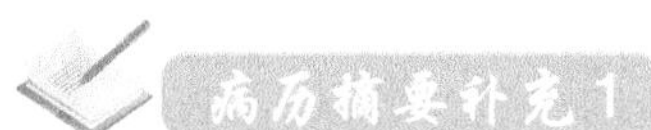

该患儿入院后查血培养阴性，泌尿系统及腹盆腔B超提示双侧输尿管稍扩张，右侧肾盂分离10 mm，其余未见明显异常。

入院后给予“头孢美唑”100 mg/(kg·d)，分两次静脉滴注治疗。患儿体温在入院第二天下午开始恢复正常。第三天复查血常规，白细胞12.5×10^9/L，中性粒细胞71%，淋巴细胞22%，C反应蛋白17 mg/L；尿常规提示白细胞215/μL，白细胞酯酶（+），红细胞5/μL，提示病情好转。第四天时尿培养结果回报大肠杆菌4×10^4 CFU/mL。第五天时复查血常规及尿常规均恢复正常。

问题

1. 泌尿道感染的诊断依据包括哪些？

A. 尿路刺激症状

B. 清洁中段尿离心沉渣中白细胞>10/HP

C. 泌尿道感染尿检可有暂时性血尿和（或）蛋白尿

D. 耻骨上膀胱穿刺尿液培养，只要发现有细菌生长就可以诊断

E. 尿培养阳性一定是泌尿道感染，阴性一定不是泌尿道感染

2. 该患儿接下来的检查，哪一项用来进一步评估病情最合理？

A. 复查尿常规+尿培养　　B. DMSA

C. 膀胱镜　　D. 静脉肾盂造影

E. 排尿性膀胱尿路造影　　F. DMSA+排尿性膀胱尿路造影

问题 1 解析：答案 ABCD。尿培养阳性需要注意标本留取过程中有没有做到严格无菌，需要排除污染。尿培养阴性而临床高度怀疑泌尿道感染者，需要查 L 型细菌培养和厌氧菌培养。尿培养阴性还需要注意留取尿培养标本前是否有使用抗感染药物导致结果受影响。

问题 2 解析：答案 F。排尿性膀胱尿路造影属于侵入性检查，不作为常规项目。依据“自上而下”的分析方法，2 岁以下患儿的初次发热性泌尿道感染，建议先查泌尿系统超声+DMSA，如任意一项有异常，则进行排尿性膀胱尿路造影。该患儿 B 超存在异常，接下来需要做 DMSA+排尿性膀胱尿路造影。

◎ 实验室检查

1. 尿常规检查

清洁中段尿离心沉渣中，白细胞>10/HP 即可怀疑泌尿道感染。血尿很常见。肾盂肾炎者可有蛋白尿、白细胞管型尿以及尿比重和渗透压降低。泌尿道结石者可以合并显著的血尿和蛋白尿。

2. 尿液细菌培养

清洁中段尿培养，菌落数>10^5/mL 可确诊，10^4/mL 至 10^5/mL 之间为可疑，<10^4/mL 考虑污染。但该项结果需要结合患儿性别、症状、细菌种类、细菌繁殖能力以及前期是否使用抗感染药物等综合评价。耻骨上膀胱穿刺获得的尿液培养，只要发现细菌生长就具有诊断意义。临床高度怀疑泌尿道感染而普通培养阴性者，可进一步进行 L 型细菌和厌氧菌培养。

3. 肾功能检查

急性泌尿道感染者肾功能一般正常。肾盂肾炎反复发作者，可出现小管浓缩功能不全。慢性肾盂肾炎者可有肾脏纤维化、肾功能不全，甚至尿毒症。

4. 影像学检查

影像学检查主要是辅助确定泌尿道感染的定位，明确是否存在泌尿系统畸形和结石等合并症。

首次发热性泌尿道感染建议行超声检查，明确是否有膀胱壁增厚、输尿管扭曲扩张、肾盂积水等。X线检查有助于发现泌尿系统结石。CT检查有助于发现是否存在腹腔及盆腔邻近器官病变，肾积水与泌尿系统结石、肿瘤等。

DMSA是诊断急性肾盂肾炎的“金标准”，患急性肾盂肾炎时肾实质局部缺血，肾小管功能障碍，对放射性核素摄取减少，表现为局灶放射性减低或缺损，对发热性泌尿道感染的婴幼儿，急性期DMSA检查可用于评估是否需要进一步做排尿性膀胱尿路造影，急性感染后6个月复查DMSA评估肾瘢痕。

排尿性膀胱尿路造影是通过插入导尿管，将稀释后的造影剂注入膀胱至患儿有排尿感，然后拔出导尿管并待患儿排尿，同时摄X片（也可在B超下进行实时动态连续性观察，即排尿性膀胱输尿管超声造影，可避免X线辐射）。排尿性膀胱尿路造影不作为常规检查，而应在超声提示肾积水或输尿管扩张时排除梗阻性疾病，或DMSA提示急性肾盂肾炎、肾瘢痕，或泌尿道感染复发及其他复杂的临床情况时完善。临床实践中需要详细追问家属，患儿既往是否有不明原因发热，因为一些所谓的“首次”发热性泌尿道感染患儿，既往的发热不排除就是泌尿道感染。

检查项目的选择，目前多推荐“自上而下”的检查策略，重点关注泌尿道感染时肾脏是否受累。对于2岁以下儿童初次发作的发热性泌尿道感染，首先查泌尿系统超声+DMSA，两者任意一项有异常，则进行排尿性膀胱尿路造影检查。如两者均无异常，可治疗后先随访，如再次发生泌尿道感染，则完善排尿性膀胱尿路造影。

排尿性膀胱尿路造影可显示膀胱本身病变以及尿道狭窄憩室等病变，更主要的是要明确是否存在膀胱输尿管反流。

膀胱输尿管反流指尿液从膀胱逆流入输尿管/肾脏，部分患者同时合并有肾内反流。原发性膀胱输尿管反流出生就存在，或在胚胎期就已存在，原因不明。膀胱输尿管反流也可继发于下尿路梗阻、膀胱功能障碍和输尿管膀胱发育异常等。膀胱输尿管反流是引起婴幼儿泌尿道感染的常见原因，可引起肾脏瘢痕形成，导致反流性肾病，最后导致高血压、肾功能不全，甚至尿毒症。

膀胱输尿管反流可分为五级（图5-2-1）。

（1）Ⅰ级：尿反流进入输尿管，但输尿管无扩张。

（2）Ⅱ级：尿反流至输尿管、肾盂但无扩张，肾盏穹隆正常。

（3）Ⅲ级：输尿管轻、中度扩张和（或）扭曲，肾盂中度扩张，穹隆无（或）轻度变钝。

（4）Ⅳ级：输尿管中度扩张和扭曲，肾盂、肾盏中度扩张，穹隆角完全消失，大多数肾盏保持乳头压迹。

（5）Ⅴ级：输尿管严重扩张和扭曲，肾盂、肾盏严重扩张，大多数肾盏不显乳头压迹。

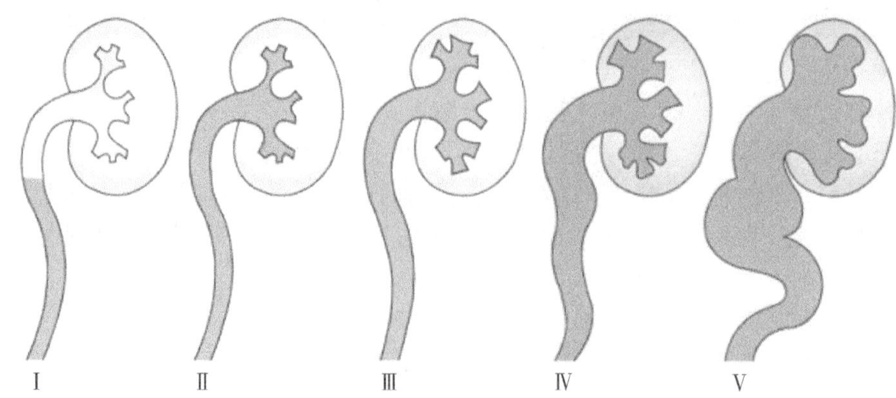

图 5-2-1　膀胱输尿管反流分级

膀胱输尿管反流有一定自限性。80% Ⅰ、Ⅱ级膀胱输尿管反流患儿到 5 岁时可自行缓解。Ⅲ级膀胱输尿管反流患儿，双侧反流且年龄较大（5～10 岁）患儿 5 年缓解率低于 20%，单侧反流且年龄较小（1～2 岁）患儿缓解率为 70%。Ⅳ级膀胱输尿管反流患儿，无论发病时年龄多大，5 年单侧反流的缓解率均为 60%，双侧反流缓解率均不足 10%。Ⅴ级患儿中仅 1 岁内男婴有 30%的缓解率，其余患儿能缓解者少见。

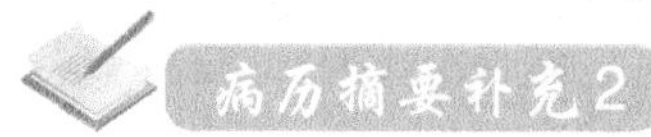

患儿 DMSA 结果如图 5-2-2 所示。

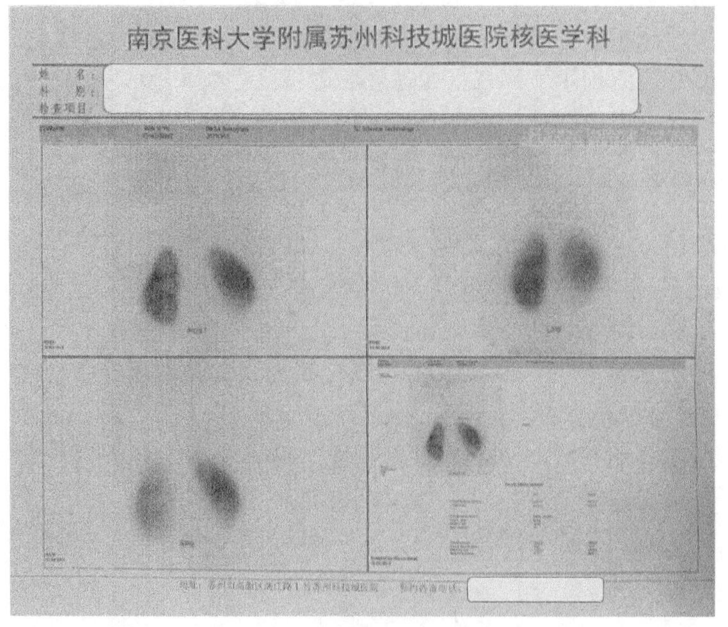

图 5-2-2　患儿 DMSA 结果

DMSA：静脉注射^{99}Tc^{m}-DMSA，2 小时后行后位、左后斜位、右后斜位平面显像。结果示两肾位置、大小如常，边缘形态不规整，肾内放射性摄取减低，分布不均匀，肾内可见多处局限性异常放射性分布稀疏缺损区。分肾功能示左肾 54.37%，右肾 45.63%。诊断考虑两肾肾盂肾炎，肾功能受损。

患儿进一步完善排尿性膀胱尿路造影检查，结果如图 5-2-3 所示。检验过程中导尿管插入顺利，经导尿管注入适量造影剂，见膀胱充盈可，边缘光整，造影剂沿输尿管逆行入肾，双侧输尿管全程扩张，稍迂曲，右侧肾盂肾盏稍扩张，杯口稍钝。诊断考虑双侧膀胱输尿管反流（Ⅲ级）。

治疗经过：给予抗感染治疗 2 周，患儿病情恢复良好，各项指标恢复正常，予办理出院。嘱继续预防性使用抗感染药物，定期门诊复诊，并前往泌尿外科就诊，处理包茎。

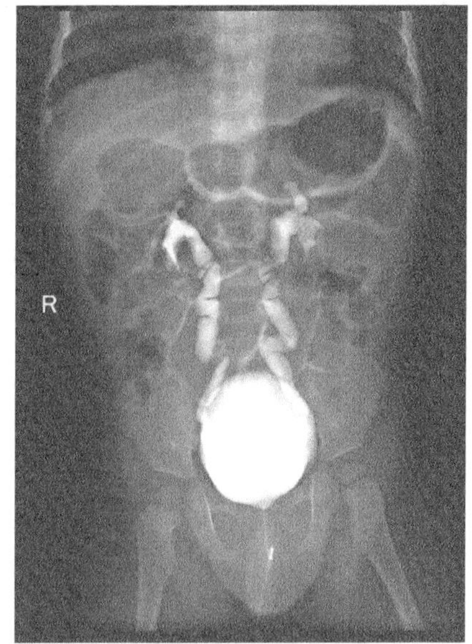

图 5-2-3 排尿性膀胱尿路造影

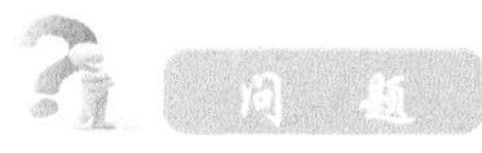

1. 以下泌尿道感染的抗感染治疗方案，哪些是对的?

A. 一定要静脉使用抗感染药物

B. 患儿能口服抗生素者，可以口服药物治疗，无须静脉抗感染

C. 可以先静脉使用抗生素，然后再改为口服药物治疗

D. 急性肾盂肾炎疗程一般 10~14 天

E. 下尿路感染者，抗感染疗程一般 1 周左右

2. 对于本例患儿的处理，下列哪些是对的?

A. 出院后需要服用呋喃妥因 1 mg/(kg·d)，或治疗剂量的三分之一，睡前顿服以预防泌尿道感染

B. 对呋喃妥因有不良反应或禁忌证者，可选用青霉素类或头孢类药物预防

C. 患儿有包茎及双侧膀胱输尿管反流Ⅲ级，应该请泌尿外科协同诊治

D. 6 个月后可以复查 DMSA 评估是否有肾脏瘢痕

E. 该患儿抗感染药物用足 10~14 天就足够了，不应该再用抗生素了，以防发生副作用

问题 1 解析：答案 BCDE。

问题 2 解析：答案 ABCD。

◎ 治疗

1. 一般治疗

多休息，鼓励多饮水排尿，注意尿道口清洁卫生，加强营养，改善便秘，退热等对症处理。

2. 抗感染治疗

根据感染部位选取相应抗生素，要求肾脏毒副作用小，杀菌能力强，最好结合药敏

试验结果。

对于急性肾盂肾炎，3 月龄以下者建议全程使用静脉抗生素，疗程 10～14 天。3 月龄以上者，如暂时不能口服药物，可先静脉抗感染 2～4 天，待能够口服后，改为口服敏感抗生素治疗。静脉抗菌药物治疗后继用口服抗菌药物治疗，与全程静脉抗菌药物治疗相比，同样安全有效。下尿路感染患者，抗感染疗程一般 1 周左右。

在抗菌药物治疗 48 小时后，需要评估疗效，包括临床症状、尿检指标、血炎症指标等。若抗菌药物治疗 48 小时后未能达到预期疗效，需要重新留取尿液进行尿培养检查。疗效不佳尤其是发热持续不退者，需要进一步检查，排除血源性感染、邻近器官感染，以及其他引起尿白细胞增多的疾病如川崎病等。

3. 抗生素预防性用药

首次发生的泌尿道感染一般不推荐常规使用预防性抗菌药物。对于扩张型膀胱输尿管反流以及原因不明的泌尿道感染复发者，建议在急性感染控制后预防性使用抗菌药物治疗。

抗生素预防性用药，常用呋喃妥因 1 mg/(kg・d)，或者治疗剂量的三分之一，睡前顿服，也可以选择阿莫西林克拉维酸钾或头孢类抗生素。

◎ 诊治要点

（1）上尿路感染一般指肾盂肾炎，下尿路感染包括膀胱炎和尿道炎。

（2）儿童泌尿道感染最常见病原体是大肠杆菌。

（3）泌尿道感染的途径主要包括上行性感染、淋巴感染与直接蔓延和血源性感染。

（4）急性泌尿道感染在不同年龄的患儿中表现不同：新生儿表现不典型，易合并败血症；婴幼儿以发热症状最为突出；年长儿下尿路感染易出现尿频、尿急、尿痛，上尿路感染易出现发热、寒战，可有腰痛、血尿。

（5）清洁中段尿白细胞>10/HP 可怀疑泌尿道感染。清洁中段尿培养菌落数>10^5/mL 可确诊，10^4/mL 至 10^5/mL 之间为可疑，<10^4/mL 考虑污染，但要结合患儿性别、症状、菌种、细菌繁殖力以及前期用药等因素综合评价。耻骨上膀胱穿刺获得的尿液培养，只要有细菌生长就可诊断。

（6）肾盂肾炎的检查，推荐“自上而下”的顺序，重点关注肾脏是否受累。对于 2 岁以下儿童初次发作的发热性泌尿道感染，首先查泌尿系统超声+DMSA，任意一项有异常，则行排尿性膀胱尿路造影。

（7）急性肾盂肾炎一般疗程 10～14 天。下尿路感染患者，抗感染疗程一般 1 周左右。

（8）存在扩张型膀胱输尿管反流的泌尿道感染者，建议进行预防性抗感染治疗，常用呋喃妥因 1 mg/(kg・d)，或者治疗剂量的三分之一，睡前顿服，也可选择阿莫西林克拉维酸钾或头孢类抗生素。

第三节　肾病综合征

学习目标

1. 了解肾病综合征的发病机制及病理生理。
2. 掌握肾病综合征的分型。
3. 掌握肾病综合征的临床表现、诊断及并发症。
4. 掌握肾病综合征的治疗。

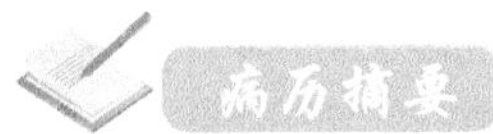

病历摘要

临床特点：患儿，男，6 岁 5 月，因“眼睑水肿 3 天”入院。入院前 3 天开始，患儿家属发现患儿上眼睑稍水肿，但未重视。昨日及今日水肿明显加重，颜面部及下肢也明显水肿，遂至我院门诊就诊。门诊查尿常规提示尿蛋白（+++），红细胞及白细胞阴性；血常规示白细胞 6.5×10^9/L，中性粒细胞 42%，淋巴细胞 53%，C 反应蛋白 5 mg/L，现收入院。病程中患儿无发热，无咳嗽流涕，无呕吐腹泻，食纳、睡眠正常，大便外观与平时相仿。小便量较平时减少约一半，且泡沫多（图 5-3-1）。

既往史：该患儿既往体质一般，曾有数次上呼吸道感染的病史。无传染病病史及接触史，无手术外伤史，无食物药物过敏史，无血制品使用史。

个人史、家族史：无特殊。

查体：体温 36.3 ℃，脉搏 93 次/分，呼吸 22 次/分，血压 106/64 mmHg，体重 29.5 kg。一般状况稳定，营养中等，全身未见皮疹，眼睑、颜面部及双下肢水肿，下肢水肿呈凹陷性（图 5-3-2）。口腔、咽峡部及外耳道未见异常。颈部、腋下、腹股沟浅表淋巴结无肿大，胸部体检无异常，腹壁水肿，腹部稍膨隆，肝脾未触及，无压痛及反跳痛。肛门及外生殖器外观未见异常。巴宾斯基征、布鲁津斯基征以及柯氏征均阴性。

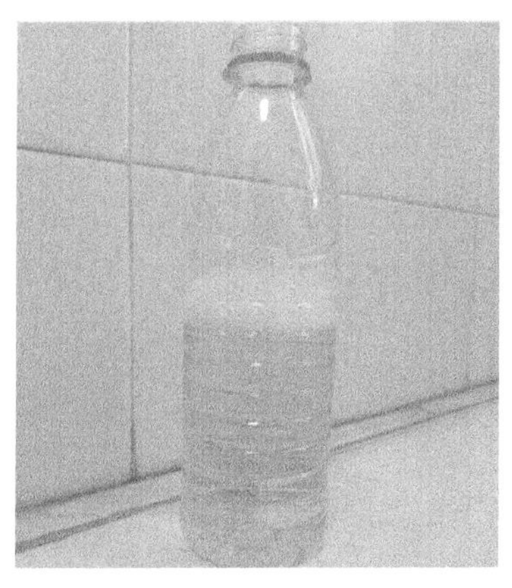

图 5-3-1　患儿尿液泡沫量多

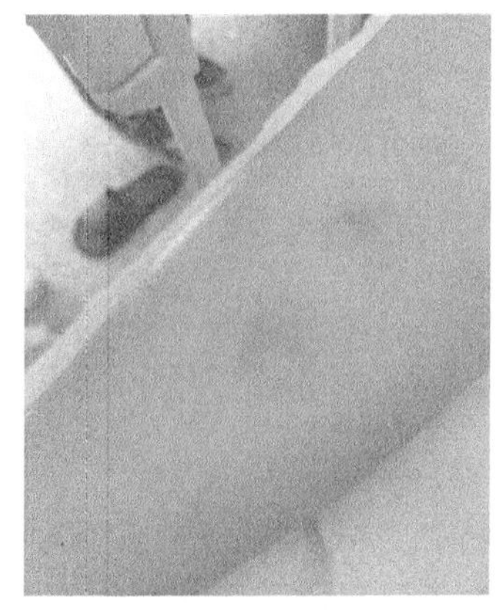

图 5-3-2　下肢凹陷性水肿

问题

1. 该患儿的蛋白尿，根据目前已有的信息，最可能的诊断是什么？

A. 急性肾小球肾炎　　B. 胡桃夹综合征

C. 肾病综合征　　D. Alport 综合征

E. 心功能不全

2. 以下关于儿童原发性肾病综合征的描述，错误的是哪些？

A. 大量蛋白尿　　B. 低蛋白血症

C. 最常见于十多岁的孩子　　D. 水肿呈非凹陷性

E. 水肿呈凹陷性

问题 1 解析：答案 C。急性肾小球肾炎好发年龄为 5~14 岁，且多数病例以血尿症状更为突出，急性肾小球肾炎的水肿为非凹陷性，故排除 A。胡桃夹综合征多见于大年龄组儿童，尤其是十多岁进入青春期、体型瘦长的儿童、青少年，且不会出现水肿，该患儿年龄特点不符合。Alport 综合征为遗传性进行性肾炎，多数有家族史，随年龄增长逐渐出现肾功能下降，最后进入尿毒症期。心功能不全的患者可出现水肿，但多从下肢开始，可有心脏查体异常等表现，该患儿无相关查体描述。结合患儿年龄特点、大量蛋白尿以及水肿表现，最可能的诊断是肾病综合征。

问题 2 解析：答案 CD。儿童肾病综合征发病高峰为 3~5 岁，十多岁发病者较少。肾病综合征的水肿为凹陷性。

◎ 儿童原发性肾病综合征概述

肾病综合征是由多种原因引起肾小球滤过膜通透性增高，大量蛋白质从尿液中丢失而引起一系列病理生理改变的临床综合征。肾病综合征有四大临床特点：大量蛋白尿、低蛋白血症、高脂血症和不同程度的水肿。其中大量蛋白尿和低蛋白血症是诊断肾病综合征的必备条件。肾病综合征按照病因可分为原发性、继发性以及先天性。按照临床表现可分为单纯型肾病综合征和肾炎型肾病综合征。按照病人对激素治疗的反应可分为激素敏感型、激素依赖型和激素耐药型三类。此外，还可按照病理类型来分类。

◎ 发病机制

儿童肾病综合征，原发性者占 90%，其余为继发性和先天性。病因与发病机制不十分清楚。其发病可能与滤过膜静电屏障的破坏、物理屏障损伤有关。微小病变性肾病综合征可能与细胞免疫功能失调有关，非微小病变者还可能有体液免疫因素的参与。肾病综合征还有遗传学基础。21 世纪以来的研究显示，nephrin、podocin 等裂孔隔膜组成分子的异常是肾病综合征发生蛋白尿的关键。

关于儿童肾病综合征病理的相关知识，以下说法哪些是错误的？

A. 微小病变在电镜下表现为足细胞的足突融合

B. 微小病变常有免疫荧光阳性

C. 微小病变在光镜下肾小球基本正常
D. 最常见的病理类型是膜性肾病
E. 微小病变占儿童原发性肾病综合征病理类型的 70%~80%
问题解析：答案 BD。

◎ 病理

儿童肾病综合征的病理类型包括微小病变、局灶性节段性肾小球硬化、膜增生性肾小球肾炎、膜性肾病等。儿童最常见的病理类型是微小病变，光镜下肾小球基本正常，免疫荧光亦未见免疫球蛋白或补体沉积，微小病变的特征性表现是电镜下肾小球足细胞足突融合。微小病变占儿童原发性肾病综合征病理类型的 70%~80%。儿童年龄越大，非微小病变所占的比例越高。

◎ 病理生理

蛋白尿是肾病综合征最根本和最重要的病理生理改变。大量蛋白质从尿液中丢失以及被肾小管重吸收分解是低蛋白血症的主要原因。低蛋白血症促进肝脏合成脂蛋白，低分子脂蛋白难以从肾脏排出，而引起高脂血症。水肿与低蛋白血症、抗利尿激素和肾素-血管紧张素-醛固酮系统活化有关。

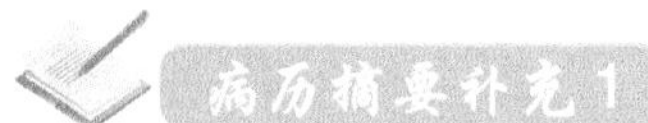

辅助检查： 患儿入院后完善检查。胸片示两肺纹理增深。腹部 B 超示腹腔积液，胆囊壁水肿，胰腺形态饱满。尿常规蛋白（+++），白细胞 12/μL，红细胞6/μL，隐血（+）。24 小时尿蛋白定量示总蛋白 1 625 mg，微量白蛋白 1 026 mg。凝血常规示 D-二聚体 1 270 μg/L（↑），活化部分凝血活酶时间 47.1 秒（↑），纤维蛋白原 5.02 g/L（↑），抗凝血酶Ⅲ（活性）36.9%（↓）。生化全套示总蛋白 34.8 g/L，白蛋白 16 g/L，总胆固醇 10.04 mmol/L，甘油三酯 3.36 mmol/L，尿素氮 5.5 mmol/L，肌酐 45.9 μmol/L。体液免疫示免疫球蛋白 IgG 1.5 g/L（↓），免疫球蛋白 IgM 2.04 g/L（↑），补体 C3 以及 C4 均正常。红细胞沉降率 55 mm/h（↑）。结核抗体、PPD 试验、自身抗体、ASO 均阴性。血气分析+电解质无明显异常。

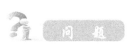

结合目前已有的信息，以下哪些可以作为该患儿诊断肾病综合征的依据？
A. 尿常规蛋白（+++）
B. 24 小时尿蛋白定量 1 625 mg
C. 生化全套总蛋白 34.8 g/L
D. 生化全套白蛋白 16 g/L
E. 总胆固醇 10.04 mmol/L
F. 红细胞沉降率 55 mm/h
G. 甘油三酯 3.36 mmol/L
H. 水肿
问题解析：答案 ABDEH。结合肾病综合征诊断标准可知，血清总蛋白、红细胞沉降率和甘油三酯的异常不属于诊断标准。

◎ **临床表现**

儿童肾病综合征多发生在学龄前儿童，3～5 岁为高峰期，发病人数男孩略多于女孩。部分病人发病前可有病毒或细菌感染的病史。

水肿是最常见、最容易被察觉的症状，常开始于眼睑，随后逐渐遍布全身。水肿呈凹陷性，严重者皮肤紧绷发亮，眼睑肿胀以致睁眼困难，阴囊水肿透亮甚至有液体渗出。可有大量胸腔积液及腹腔积液，可引起胸闷、腹胀等不适感。

尿量较平时减少，尿液泡沫增多，一般无肉眼血尿，约 15%的患儿可有短暂的镜下血尿。

◎ **诊断标准**

具有大量蛋白尿、低蛋白血症、高胆固醇血症以及水肿四大特征者，即可诊断肾病综合征。

（1）大量蛋白尿要求 24 小时尿蛋白定量≥50 mg/kg，或者 1 周内 3 次晨尿尿蛋白定性（+++）至（++++）。

（2）低蛋白血症，血清白蛋白<25 g/L。

（3）高脂血症，血清胆固醇>5. 7 mmol/L。

（4）不同程度的水肿。

以上四项中，第（1）项和第（2）项是必备条件。

具备肾病综合征诊断标准的基础上，再具备以下四项中的一项或者多项，则属于肾炎型肾病综合征：

① 2 周内 3 次以上离心尿检查红细胞≥10/HP，且为肾小球源性血尿。

② 反复或持续的高血压，≥3 次于不同时间点测量的收缩压和（或）舒张压大于同性别、年龄和身高的儿童青少年血压的第 95 百分位，并排除糖皮质激素等原因所致。

③ 肾功能不全，排除血容量不足等所致。

④ 持续性的低补体血症。

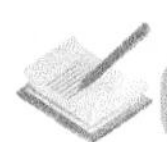

病历摘要补充2

诊疗经过：根据该患儿已有的资料，可诊断为肾病综合征。给予氢氯噻嗪及螺内酯联合利尿，同时予尿激酶防血栓。患儿连续 3 天每日尿量在 1 800 mL 至 2 500 mL 之间波动，水肿逐渐消退。患儿逐渐出现眼眶凹陷，且逐渐感觉没力气，不想活动，精神状态变差，吃东西也比平时明显减少。住院第四天的早晨，测量体重为 23. 2 kg。当天，小孩下床活动的时候突然晕倒，面色苍白，出虚汗。

问　题

1. 对于肾病综合征的一般处理，下列说法正确的是哪个？

A. 急性期一定要严格卧床休息

B. 病情缓解出院后，建议休学半年

C. 有水肿和高血压的时候，饮食应限盐

D. 病情缓解后，平时生活中也需要继续限盐，推荐“低钠盐”

E. 为预防感染，应常规使用抗生素

F. 患肾病综合征后，所有疫苗都不建议接种

2. 该患儿第四天突然晕倒，最紧要的检查是什么？

A. 复查生化全套

B. 测量血压，复查血气电解质

C. 查心肌酶谱、心电图和心脏超声

D. 查血培养和血常规

E. 查凝血常规、肾脏血管超声、头颅 MRI，排除血栓

问题 1 解析：答案 C。根据以下肾病综合征一般治疗的相关描述段落可知，ABDF 选项均错误。肾病综合征需要注意预防感染，但不需要常规使用抗生素预防，答案 E 也错误。

问题 2 解析：答案 B。患儿入院后，给予利尿消肿处理，每日尿量多。第四天测体重比入院时减轻了 6.3 kg，同时有眼眶凹陷、乏力、食纳减少等表现，随后出现晕倒。最大的可能是利尿过快引起低血容量和电解质紊乱。此时应测量血压，复查血气电解质。

◎ 肾病综合征的并发症

1. 低血容量及电解质紊乱

最常见的电解质紊乱为低钠、低钾、低钙。原因包括疾病早期过度利尿、感染、呕吐、腹泻以及不恰当的长期限盐等。临床上表现为乏力、嗜睡、食欲下降、血压降低甚至休克抽搐。

2. 感染

因蛋白营养不良、免疫功能降低、水肿导致循环不畅等原因，患儿极易出现感染，常见消化道、呼吸道感染以及原发性腹膜炎。糖皮质激素使用过程中，尚须特别注意结核、水痘、带状疱疹、麻疹等感染，一旦发生，往往病情凶险。

3. 高凝状态

患儿血容量下降，血液浓缩，血小板凝聚力增加，血液往往呈高凝状态，易出现血栓。以肾静脉血栓最常见，表现为突发腰痛血尿、少尿。其他部位包括下腔静脉、肺静脉以及动脉系统，也可出现血栓。

4. 其他

营养不良，生长发育落后，急性肾损伤，肾小管功能障碍，糖皮质激素等药物副作用。

◎ 肾病综合征的一般治疗

一般无须卧床休息，除非有显著水肿、高血压或并发感染。病情缓解后，尽量让患儿保持正常的生活与学习。

水肿及高血压时期，建议限制钠盐摄入，以 60 mg/(kg · d) 为宜，病情缓解后无须继续限盐。因有大量蛋白质丢失，故须适当增加蛋白质的供给。此外，需要每日给予

维生素 D 400 U 以及适量钙剂。

避免人多聚集，防止交叉感染。接触水痘、麻疹等传染病后，可暂时将糖皮质激素及其他免疫抑制剂减量，并注射免疫球蛋白。2021 版改善全球肾脏病预后组织（KDIGO）指南建议肾病综合征儿童接种肺炎球菌灭活疫苗以及每年一次流感灭活疫苗。对于水痘、麻疹等活疫苗的接种，有一定的条件限制，临床实践中，疫苗（尤其活疫苗）的接种需要权衡利弊，并与患儿监护人充分沟通。

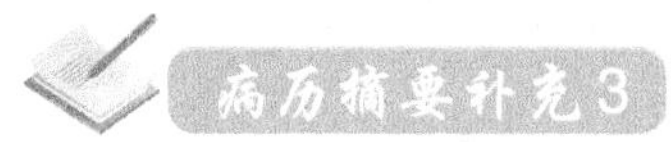

患儿血压 86/48 mmHg，查血气分析+电解质，结果如图 5-3-3 所示。

血气+电解质

苏州大学附属儿童医院检验报告单

分析项目	结果	单位	参考范围
1 吸氧浓度	21.0	%	
2 体温	37.0	℃	
3 血液酸碱度	7.665		7.34~7.45（动脉） 7.31~7.42（静脉）
4 二氧化碳分压（$PaCO_2$）	33.3	↓ mmHg	35.0~45.0
5 氧分压（PaO_2）	173.0	↑ mmHg	83.0~108.0
6 全血碱剩余（BEB）	16.5	↑ mmol/L	-3.0~3.0
7 细胞外液碱剩余	17.4	↑ mmol/L	-3.0~3.0
8 实际碳酸氢根（AB）	37.9	↑ mmol/L	21.4~27.3
9 标准碳酸氢根（SB）	40.8	↑ mmol/L	21.3~24.8
10 总二氧化碳（TCO_2）	31.4	mmol/L	24.0~32.0
11 血红蛋白	166.0	↑ g/L	110~150
12 碳氧血红蛋白（COHb）	4.0	↑ %	<2.0
13 还原血红蛋白（HHb）	0.1	↓ %	2.0~7.0
14 高铁血红蛋白（MetHb）	0.0	%	<1.5
15 胎儿血红蛋白（HbF）	5.0	%	0
16 红细胞压积	51	↑ %	34~45
17 血氧含量	10.1	↓ mL/dL	15.0~23.0
18 血氧饱和度	99.9	↑ %	91.9~99.0
19 钠	123.0	↓ mmol/L	135.0~145.0
20 钾	2.80	↓ mmol/L	3.50~5.50
21 氯	82.0	↓ mmol/L	98.0~108.0
22 钙	0.82	↓ mmol/L	1.12~1.27
23 乳酸	2.20	↑ mmol/L	0.50~1.70
24 校正钙（pH7.4）	-	mmol/L	1.12~1.23
25 阴离子间隙（K）	5.9	↓ mmol/L	10.0~14.0
26 葡萄糖	5.00	mmol/L	3.89~5.83
27 渗透压	250	↓ mOsm	270~300

备注：

图 5-3-3　血气分析+电解质结果

立即予生理盐水扩容并纠正低钠血症，同时采取补钾等治疗，患儿精神状态、食欲逐渐好转，血压恢复正常，复查血气电解质逐渐恢复正常。

患儿一般情况稳定后，排除糖皮质激素使用禁忌证，开始泼尼松口服治疗。

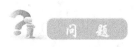

下列关于肾病综合征的治疗，不正确的是哪个？

A. 诱导缓解阶段，泼尼松口服剂量为 2 mg/(kg·d)

B. 激素使用 4 周尿蛋白能够转阴，就是激素敏感型肾病综合征

C. 儿童泼尼松最大剂量 60 mg

D. 对激素不敏感者，建议肾脏穿刺明确病理类型

E. 肾病综合征第一次复发者，可以直接加用环磷酰胺

F. 对肾炎型肾病综合征患者，建议做肾脏穿刺明确病理

问题解析：答案 E。ABC 三个选项都可以从以下关于治疗的描述中知晓。D 选项，对糖皮质激素治疗不敏感的患者，应肾脏穿刺明确病理类型后，加用免疫抑制剂。E 选项，非频繁复发的肾病综合征，建议糖皮质激素治疗，无须加用其他免疫抑制剂。

◎ 肾病综合征的激素治疗

激素治疗分为诱导缓解阶段和巩固维持阶段。

（1）诱导缓解阶段：泼尼松 2 mg/(kg · d) 或 60 mg/(m^2 · d)，最大剂量 60 mg，先分次口服，尿蛋白转阴后改为每晨顿服，共 4~6 周。

（2）巩固维持阶段：泼尼松 2 mg/kg，最大剂量 60 mg，隔晨顿服，维持 4~6 周，然后逐渐减量，总疗程 9~12 个月。

根据病人对激素的反应，肾病综合征分为三型：激素敏感型，足量泼尼松治疗≤4 周尿蛋白转阴；激素耐药型，足量泼尼松治疗 4 周尿蛋白仍阳性；激素依赖型，激素治疗敏感，但连续 2 次减量或停药后，在 2 周内复发。

对非频繁复发的肾病综合征，处理潜在的诱发因素，例如感染，部分患儿可自行缓解。对复发的肾病综合征，需要泼尼松足量重新诱导缓解，尿蛋白连续转阴 3 天后，泼尼松改为 1.5 mg/(kg · d)，隔晨顿服 4 周，然后逐渐减量。如患儿在巩固维持阶段患上呼吸道感染或消化道感染，可将隔日激素疗法改为同剂量激素每日服用，连续 7 天，可降低复发率。

频繁复发是指半年内复发≥2 次，或 1 年内复发≥4 次。频繁复发与激素依赖肾病综合征可选用拖尾疗法、感染时增加激素剂量、使用促肾上腺皮质激素（ACTH）等治疗。

肾病频繁复发、激素依赖和激素耐药肾病，都是使用免疫抑制剂的指征。

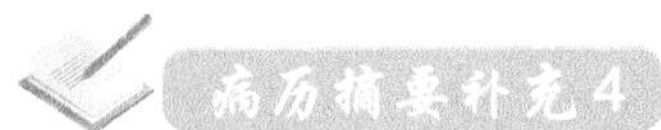

诊治经过：患儿口服泼尼松治疗第 16 天尿蛋白转阴，随后复查腹部 B 超提示腹腔积液消失，胆囊壁水肿消退，胰腺形态恢复正常。复查生化全套示总蛋白 56 g/L，白蛋白 33 g/L，总胆固醇 5.3 mmol/L，甘油三酯 2.15 mmol/L，尿素氮 5.0 mmol/L，肌酐 42.1 μmol/L。随后出院，门诊定期随访，糖皮质激素逐渐减量。但每次减量到 0.5 mg/(kg · d) 的剂量时，患儿尿蛋白就再次转阳性，一年内反复如此 4 次。随后与家属沟通，完善肾脏穿刺，并加用他克莫司治疗，患儿病情控制，未再复发，最终停药。

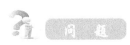

问　题

1. 下列关于各种药物的描述，不正确的是哪一个？

A. 环磷酰胺可引起骨髓抑制、出血性膀胱炎、性腺损伤

B. 使用环孢素和他克莫司时都需要监测血药浓度

C. 环孢素容易引起多毛、齿龈增生、高血压

D. 对于激素治疗效果不好的肾病综合征患者，也可以加用利妥昔单克隆抗体

E. 加用免疫抑制剂以后，糖皮质激素就可以立刻停用了

2. 关于肾病综合征预后的描述，不正确的是哪个？

A. 微小病变型预后最好

B. 局灶节段性肾小球硬化预后最差

C. 微小病变型肾病综合征患者，80%~90%都对激素敏感

D. 目前可用的治疗手段很多，即使尿蛋白持续阳性，也不会进展至尿毒症

E. 微小病变型肾病综合征患者，80%左右都会复发至少 1 次

问题 1 解析：答案 E。加用免疫抑制剂后，糖皮质激素可以逐渐减量，但不能立即停用。ABCD 均正确。

问题 2 解析：答案 D。肾病综合征尿蛋白始终未控制者，肾小球及小管间质会逐渐纤维化，最终进入尿毒症阶段。

◎ 肾病综合征中免疫抑制剂的使用

1. 环磷酰胺

环磷酰胺口服用法为 2~3 mg/(kg·d)，分 2~3 次，疗程 8 周。静脉冲击治疗为 8~12 mg/(kg·d)，每 2 周连用 2 天，总剂量≤168 mg/kg；或 500 mg/m^2，每个月 1 次，共 6 次。

2. 环孢素

环孢素口服 4~6 mg/(kg·d)，每 12 小时 1 次，药物谷浓度须维持在 80~120 ng/mL之间，总疗程 1~2 年。建议餐前 1 小时或者餐后 2 小时服药。开始用药后 1 周查血药浓度，根据药物浓度调整剂量。环孢素使用 2 年以上者，建议肾穿刺活检观察有无药物性肾损害。

3. 他克莫司

剂量 0.05~0.15 mg/(kg·d)，每 12 小时 1 次，药物谷浓度维持在 5~10 μg/L 之间，疗程1~2 年。建议餐前 1 小时或者餐后 2 小时服药。开始用药后 1 周查血药浓度，根据药物浓度调整剂量。该药物肾毒性较环孢素小，生物学效应较环孢素高，能减少环孢素的多毛及齿龈增生等副作用，但对血糖有影响，对于有糖尿病家族史、糖耐量减低者以及肥胖患儿应慎用。

4. 霉酚酸酯

20~30 mg/(kg·d)，每 12 小时 1 次，每次最多不超过 1 g，疗程 1~2 年。

5. 利妥昔单克隆抗体

每次 375 mg/m^2，每 2 周 1 次，用 1~4 次。

6. 其他免疫抑制剂

长春新碱、咪唑立宾、硫唑嘌呤等，在肾病综合征的治疗中也有较多的应用。

◎ 肾病综合征的预后

预后主要取决于病理类型以及患者对治疗的反应。微小病变型预后最好，局灶节段

性肾小球硬化预后最差。微小病变型肾病综合征 80%~90%都对激素敏感，但 80%左右都会复发至少 1 次。蛋白尿始终没有控制者，会逐渐进展为慢性肾功能不全，最终进入尿毒症阶段。

◎ **诊治要点**

（1）肾病综合征是肾小球滤过膜通透性增高，大量蛋白尿从尿液中丢失而引起的临床综合征。

（2）肾病综合征诊断标准：大量蛋白尿［50 mg/(kg·d)，或尿蛋白定性（+++）~（++++）］，低蛋白血症（血清白蛋白<25 g/L），高胆固醇血症（血清胆固醇>5.7 mmol/L），不同程度的水肿。

（3）肾病综合征按照病因分为原发性、继发性以及先天性；按临床表现分为单纯型和肾炎型；按照对激素的反应分为激素敏感型、激素依赖型和激素耐药型；按照病理类型分，最常见的是微小病变型。

（4）肾病综合征并发症包括感染、高凝状态、低血容量、电解质紊乱、急性肾损伤、肾小管功能障碍等。

（5）肾病综合征的治疗包括一般治疗、激素治疗以及免疫抑制剂治疗。

（6）激素治疗分为诱导缓解治疗和维持治疗，泼尼松起始剂量 2 mg/(kg·d)，最多 60 mg/d，维持治疗期逐渐减量。

（7）对肾病频繁复发、激素依赖和激素耐药肾病者，可加用免疫抑制剂。

（8）常用的免疫抑制剂包括环磷酰胺、环孢素、他克莫司、霉酚酸酯以及生物制剂利妥昔单克隆抗体等。

（9）微小病变型对激素敏感但易复发。微小病变型预后最好，局灶节段性肾小球硬化预后最差。

第四节　原发性 IgA 肾病

1. 了解原发性 IgA 肾病的发病机制。
2. 掌握原发性 IgA 肾病的临床表现。
3. 掌握原发性 IgA 肾病的诊断与鉴别诊断。
4. 掌握原发性 IgA 肾病的治疗及预后。

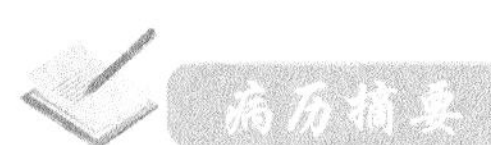

临床特点：患儿，女，9 岁 4 月，因“发热 2 天，肉眼血尿半天”入院。入院前 2 天，患儿受凉后出现发热，体温最高 39.1 ℃，服用布洛芬后可降至正常，每日发热 2~3 次，无寒战抽搐，伴有咽痛，外院查血常规提示白细胞 16.8×10^9/L，血红蛋白 129 g/L，血小板 138×10^9/L，中性粒细胞 69.7%，C 反应蛋白 34.7 mg/L。给予“头孢克洛”口服，患儿发热、咽痛仍存在。今晨患儿出现全程肉眼血尿，无血丝血块，无尿频、尿急、尿痛，查尿常规提示红细胞 9 543/μL，形态为非均匀型，尿蛋白（+），转来我院。近期患儿无咳嗽流涕，无头晕头痛，无胸闷气急，无腹痛腹泻，无腰酸腰痛，食纳、睡眠以及大便正常，小便量与平时相仿。

既往史：该患儿体质一般，半年前在一次“上呼吸道感染”期间出现尿液颜色深黄，当时未做尿液检查，“上呼吸道感染”好转后尿色恢复正常。否认传染病病史及接触史，否认手术外伤史，否认食物药物过敏史，否认血制品使用史。

个人史、家族史：无特殊。

查体：体温 38.4 ℃，脉搏 107 次/分，呼吸 19 次/分，血压 104/62 mmHg，体重34 kg，神志清，精神良好，全身无皮疹，眼睑及颜面部无水肿，口腔黏膜光滑，扁桃体Ⅱ度肿大充血，无分泌物，双肺呼吸音粗，无啰音，心率 107 次/分，心律齐，心音中等，各瓣膜区未及杂音，腹部触诊柔软，无压痛及反跳痛，肾区叩击痛阴性，肝脾无肿大，下肢无水肿。肛门及外生殖器外观未见异常。巴宾斯基征、布鲁津斯基征以及柯氏征均阴性。

问题

1. 关于该患儿的病情，下列说法中错误的是哪些？

A. 因为患儿无家族史，所以不是 Alport 综合征

B. 急性肾炎恢复期如果出现感染发热，也可以出现肉眼血尿

C. 同时存在血尿、蛋白尿，一定是肾小球病变

D. 肾小球性血尿，红细胞形态多为非均匀型

E. 儿童薄基底膜肾病可同时出现血尿和蛋白尿

F. 该患儿没有高血压和水肿，所以不是肾脏疾病

2. 依据目前提供的信息，该患儿最不可能的诊断是哪个？

A. IgA 肾病

B. 泌尿道感染

C. 急性感染后肾小球肾炎

D. ANCA 相关性血管炎

E. 狼疮性肾炎

3. 该患儿住院后，一般来说，以下哪个检查是不需要的？

A. 补体及免疫球蛋白　　B. 凝血功能

C. 自身抗体及 ANCA　　D. ASO 抗体

E. 泌尿系统 CT

问题 1 解析：答案 ACEF。Alport 综合征最常见的是 X 连锁显性遗传，此外还有常染色体显性和常染色体隐性遗传，但有部分患者为基因突变所致，故而不一定有家族史，选项 A 错误。急性肾炎在恢复期如果出现感染发热，血尿、蛋白尿可能加重，甚至出现肉眼血尿，选项 B 正确。血尿、蛋白尿同时出现，可以见于泌尿道感染以及泌尿系统结石等其他情况，不一定是肾小球病变，选项 C 错误。成人薄基底膜病出现蛋白尿的比例高达 30%，但儿童薄基底膜病典型特征是持续性镜下血尿，偶有肉眼血尿，不

出现蛋白尿，选项 E 错误。血压正常且无水肿，不是排除肾脏疾病的依据，选项 F 错误。

问题 2 解析：答案 B。该患儿入院前查尿常规示红细胞 9 543/μL，形态为非均匀型，尿蛋白（+）。红细胞形态为非均匀型，考虑为肾小球性来源的血尿，故而 ACDE 选项都有可能。泌尿道感染所致血尿为非肾小球性血尿，红细胞形态为均匀型。

问题 3 解析：答案 E。ABCD 选项都可以作为鉴别诊断之用。CT 检查有一定辐射，该患儿考虑为肾小球性血尿，故 CT 一般不作为检查项目。如果怀疑存在占位性病变、结石、外伤等情况且超声检查不能明确病情的状况，可以考虑 CT 检查。

◎ 概述

原发性 IgA 肾病是肾小球以 IgA 或 IgA 沉积为主的一类肾小球疾病，发病率具有显著的人种与地域差别。原发性 IgA 肾病是最常见的原发性肾小球肾炎，是导致慢性肾脏疾病和终末期肾病的重要原因之一。原发性 IgA 肾病临床表现差异很大，可表现为孤立性镜下血尿、蛋白尿，也可有肉眼血尿、肾病综合征。该病如治疗不规范，则远期预后不佳，30%~40%的患者会在 10~25 年内进入终末期肾病，需要透析或者肾脏移植。

◎ 发病机制

具有特殊遗传学背景的患儿，在感染、食物抗原等诱因作用下，呼吸道与肠道黏膜免疫系统功能紊乱，炎症细胞因子的生成与调控失常，产生糖基化异常的 IgA1 分子，后者与聚糖特异性的 IgG 抗体形成免疫复合物，沉积在肾小球，引起系膜细胞活化，激活补体系统及炎症级联反应。研究者将发病过程概括为“四重打击”：一是微生物或食物抗原诱发黏膜分泌糖基化异常的 IgA1 并释放入血；二是糖基化异常的 IgA1 刺激机体产生 IgG 型自身抗体；三是形成的循环免疫复合物沉积于肾小球；四是沉积的免疫复合物激活补体系统以及炎症反应，引起肾脏损伤。

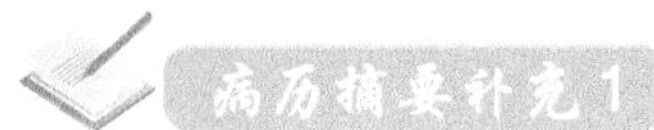

辅助检查：泌尿系统 B 超示双肾实质回声增强。尿常规示红细胞 7 812/μL，红细胞形态非均匀型，隐血（++），尿蛋白（+）。24 小时尿蛋白定量示总蛋白 1 027 mg（↑），微量白蛋白 627 mg（↑）。生化全套示总蛋白 68 g/L，白蛋白 36 g/L，总胆固醇 3. 1 mmol/L，甘油三酯 1. 7 mmol/L，尿素氮 6. 7 mmol/L，肌酐 49. 7 μmol/L，ALT 与 AST 在正常范围。体液免疫示免疫球蛋白 IgG 10. 9 g/L（8. 27~14. 18 g/L），免疫球蛋白 IgM 2. 97 g/L（1. 22~2. 56 g/L），免疫球蛋白 IgA 1. 98 g/L（0. 86~1. 71 g/L），补体 C3 0. 89 g/L（0. 79~1. 52 g/L），补体 C4 0. 28 g/L（0. 16~0. 48 g/L）。凝血常规示 D-二聚体 1 157 μg/L（0~550 μg/L），活化部分凝血活酶时间 32 秒（22~40 秒），纤维蛋白原 4. 3 g/L（2~4 g/L），抗凝血酶 Ⅲ（活性）81%（75%~125%）。红细胞沉降率 21 mm/h（<15 mm/h）。ASO 137 U/mL（<250 U/mL）。抗核抗体、抗 Smith 抗体、抗双链 DNA 抗体以及 ANCA 阴性。肺炎支原体抗体、梅毒螺旋体抗体、丙肝抗体、HIV 抗体均为阴性。CMV、HBV、EB 病毒核酸检测均阴性。

问题

1. 根据以上检查结果，可以初步排除哪些疾病？

A. 急性链球菌感染后肾小球肾炎 B. 肾病综合征

C. ANCA 相关性血管炎 D. 狼疮性肾炎

E. IgA 肾病

2. 关于原发性 IgA 肾病的诊断，下列说法正确的是哪个？

A. 原发性 IgA 肾病主要依据临床症状和血液相关检查来诊断

B. 只要肾组织中以 IgA 沉积为主，就是原发性 IgA 肾病

C. 血浆 IgA 升高，是原发性 IgA 肾病的诊断依据之一

D. 原发性 IgA 肾病的诊断需要依靠肾脏病理

E. 原发性 IgA 肾病的诊断依靠的是血液检查和尿液检查

问题 1 解析：答案 ABCD。病史中未提及前驱感染，无水肿、高血压，ASO 以及补体正常，基本排除急性链球菌感染后肾小球肾炎。患儿蛋白尿<50 mg/(kg·d)，血白蛋白不低，胆固醇不高，且无水肿，排除肾病综合征。该患儿 ANCA 阴性，不考虑 ANCA 相关性血管炎。患儿补体正常，抗核抗体、抗 Smith 抗体、抗双链 DNA 抗体均为阴性，没有狼疮的其他依据，故而排除红斑狼疮。患儿发热 1 天半开始出现肉眼血尿，补体正常，ASO 正常，血 IgA 含量增高，结合年龄特点，需要考虑 IgA 肾病。

问题 2 解析：答案 D。根据后文诊断与鉴别诊断的相关描述可知，选项 D 正确。肾小球系膜区或毛细血管袢仅 IgA 沉积或以 IgA 沉积为主，尚需排除其他疾病方可诊断为原发性 IgA 肾病，因此选项 B 错误。约有一半的原发性 IgA 肾病患儿，血浆中 IgA 含量会升高，因此可以作为一项参考因素，但不能作为诊断标准，选项 C 错误。血液和尿液中并无特异性的生物标志物能够用来确诊原发性 IgA 肾病，选项 A 和 E 错误。

◎ 病理

原发性 IgA 肾病患儿，免疫荧光下可见系膜 IgA 或 IgA 为主的免疫球蛋白沉积。光镜下病理形态表现多样，包括系膜增生、袢坏死、粘连、新月体以及硬化改变等，可有肾小管萎缩与间质纤维化改变，各种病变可以单独存在也可以同时存在。电镜下可见电子致密物沉积于肾小球系膜区、基底膜内皮下或上皮侧，足突有不同程度的融合。

目前国际上有多种版本的原发性 IgA 肾病病理分级/分型标准：1982 年的 Lee 分级，1997 年的 Haas 分型，2009 年的牛津分型（牛津分型在 2016 年进行了更新）。三种分型标准见表 5-4-1。

表 5-4-1 原发性 IgA 肾病的三种病理分型

Lee 分级（1982）	Haas 分型（1997）	牛津分型（2009—2016）
Ⅰ：绝大多数肾小球正常，偶见轻度系膜增宽（节段）伴/不伴细胞增殖	Ⅰ：轻微病变	系膜细胞增生 M0：<50% M1：>50%

续表

Lee 分级（1982）	Haas 分型（1997）	牛津分型（2009—2016）
Ⅱ：半数以下肾小球局灶节段性系膜增殖或硬化，罕见小的新月体	Ⅱ：局灶节段肾小球硬化，伴有系膜细胞增殖，无新月体形成	毛细血管内皮细胞增生 E0：无 E1：有
Ⅲ：轻至中度弥漫性系膜细胞增殖和系膜基质增宽，偶见小新月体和球囊粘连	Ⅲ：局灶（≤50%）增殖性肾炎，可伴有新月体形成	节段性肾小球硬化 S0：无 S1：有
Ⅳ：重度弥漫性系膜细胞增殖和基质硬化，部分或全部肾小球硬化，可见新月体（≤45%）	Ⅳ：弥漫（>50%）增殖性肾炎，可伴有新月体形成	肾小管萎缩/间质纤维化 T0：0~25% T1：26%~50% T2：>50%
Ⅴ：病变性质类似Ⅳ级，但更严重，>45%肾小球伴新月体形成	Ⅴ：晚期慢性肾炎，≥40%硬化，≥40%肾小管萎缩	细胞性/纤维细胞性新月体 C0：无 C1：≤25% C2：>25%

◎ 临床表现

原发性 IgA 肾病临床表现多样，我国指南按照临床表现，将儿童原发性 IgA 肾病分为以下类型：孤立性血尿型（包括复发性肉眼血尿和孤立性镜下血尿）、孤立性蛋白尿型（24 小时尿蛋白定量<50 mg/kg）、血尿和蛋白尿型（24 小时尿蛋白定量<50 mg/kg）、急性肾炎型、肾病综合征型、急进性肾炎型、慢性肾炎型。

◎ 诊断与鉴别诊断

原发性 IgA 肾病是免疫病理诊断名称，确诊原发性 IgA 肾病需要肾活检做免疫荧光以及光镜病理，电镜下可以进一步观察超微结构。免疫荧光特征性表现为肾小球系膜区或毛细血管袢仅有 IgA 沉积或以 IgA 为主的免疫球蛋白沉积。

需要排除过敏性紫癜、系统性红斑狼疮、慢性肝病等导致的肾脏 IgA 沉积。成人还需要注意排除 IgA 沉积为主的感染相关性肾小球肾炎（主要是金黄色葡萄球菌感染），该病儿童罕见。

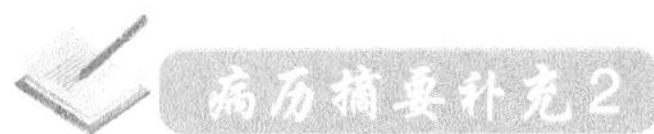

入院后该患儿接受了抗生素抗感染治疗，肉眼血尿逐渐好转，尿检红细胞数量逐渐减少，但尿常规蛋白尿持续阳性。完善肾脏穿刺检查，免疫荧光全片见肾小球 16 个。可见 IgA（+++）及 C3（+）沿肾小球系膜及毛细血管袢呈弥漫颗粒状荧光沉积，间质与血管阴性，Ⅳ型胶原 α_2 链、α_5 链免疫荧光标记未见异常（图 5-4-1）。

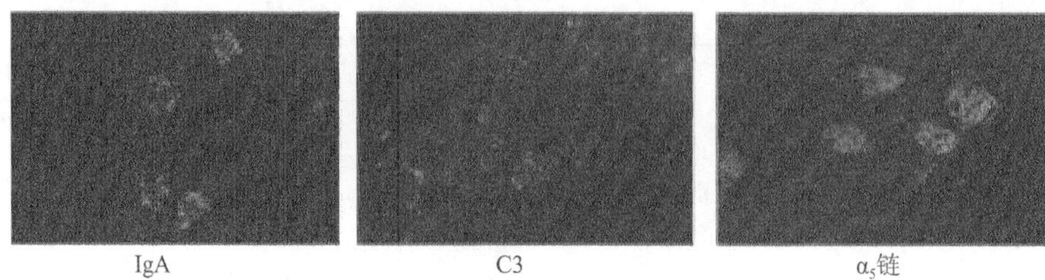

图 5-4-1　肾穿刺活检免疫荧光检查

光镜共 20 个肾小球，肾小球细胞数 90～100 个/小球，呈轻至中度系膜增生改变，大部分毛细血管袢开放良好，未见新月体及纤维化形成，特殊染色未见毛细血管基底膜增厚。肾小管及间质无明显改变。小血管壁未见明显异常。病理诊断：轻至中度系膜增生性改变（图 5-4-2）。

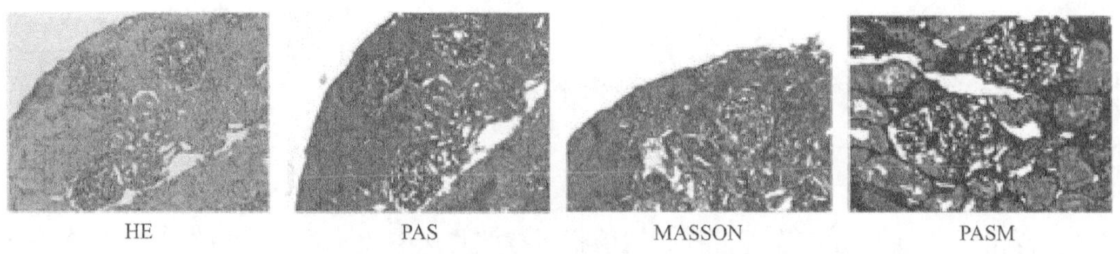

图 5-4-2　肾穿刺活检光镜检查

电镜下可见肾小球毛细血管袢开放尚好，袢腔内可见内皮细胞和红细胞，无明显内皮细胞增生，肾小球毛细血管袢基底膜厚度薄处约 180 nm，多处厚 230～330 nm，最厚处约 430 nm；肾小球系膜区系膜细胞和基质增生，足细胞足突节段性融合；肾小囊壁层细胞无明显增生。肾小球系膜区可见电子致密物沉积，肾小球毛细血管袢基底膜内皮下、基底膜内、上皮下均未见确切电子致密物沉积。肾间质血管毛细血管管腔内见红细胞。电镜诊断：肾小球足细胞足突节段性融合，系膜区可见电子致密物沉积（图 5-4-3）。

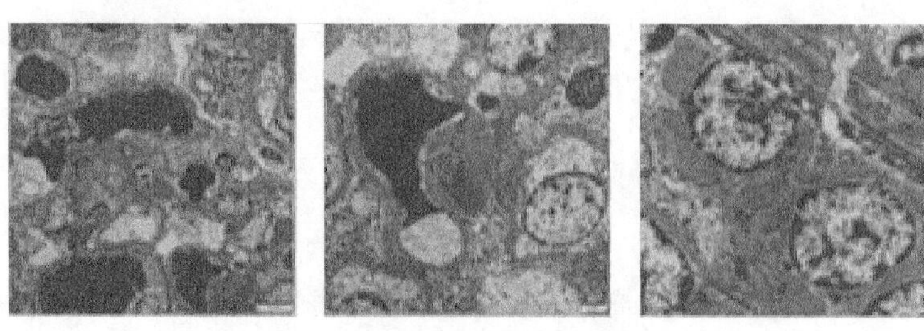

图 5-4-3　肾穿刺活检电镜检查

结合病史以及实验室检查和肾脏病理检查，患儿诊断为“原发性 IgA 肾病”。患儿接受“泼尼松”口服 20 mg tid 治疗，同时口服“吗替麦考酚酯”0. 5 g bid。患儿尿蛋白于 2 个月后转阴，随后“泼尼松”及“吗替麦考酚酯”逐渐减量，1 年左右停药，患儿病情无反复。

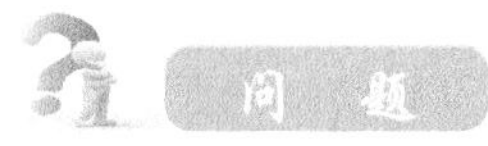

1. 以下关于原发性 IgA 肾病的一般治疗，错误的是哪个？

A. 控制饮食中盐的摄入

B. 控制体重，肥胖者建议减肥

C. 情况允许时，做适量运动

D. 有高血压者控制血压

E. 多吃植物蛋白，少吃动物蛋白，可以减轻 IgA 肾病的病情

F. 尿蛋白高的患者，建议血管紧张素转化酶抑制剂（ACEI）或血管紧张素受体拮抗剂（ARB）治疗

2. ACEI 类药物的常见副作用包括哪些？

A. 低血压　　B. 高血钾

C. 咳嗽　　D. 血肌酐升高

E. 血管神经性水肿

3. 以下关于原发性 IgA 肾病的治疗，错误的是哪些？

A. 所有原发性 IgA 肾病都建议使用糖皮质激素治疗

B. 快速进展的原发性 IgA 肾病，建议糖皮质激素联合环磷酰胺治疗

C. 原发性 IgA 肾病随访半年，如果没再反复，以后也很少反复

D. 原发性 IgA 肾病尿蛋白明显增多者，有较大风险发展为慢性肾脏病

E. 原发性 IgA 肾病镜下血尿持续时间越长，尿毒症风险越大

问题 1 解析：答案 E。原发性 IgA 肾病的一般治疗包括控制血压，控制体重，控制食盐摄入，病情允许时建议适当运动。除了限制食盐摄入以外，其他的饮食调整方式并不能显著改善原发性 IgA 肾病的病情。KDIGO 肾小球疾病的管理指南 2021 版建议成人患者 24 小时尿蛋白高于 500 mg，儿童患者 24 小时尿蛋白高于 200 mg，无论是否存在高血压，初始治疗都应包括 ACEI 或者 ARB。

问题 2 解析：答案 ABCDE。ACEI 类药物除了恶心、腹泻等胃肠道反应以及头晕、头痛、困倦等中枢神经系统副作用外，其他副作用还包括首剂低血压、无痰干咳、高钾血症、低血糖、肾功能损伤以及血管神经性水肿。

问题 3 解析：答案 ACE。并非所有原发性 IgA 肾病都需要糖皮质激素治疗，尤其是蛋白尿不重者，选项 A 错误。原发性 IgA 肾病需要长期随访，因为多年后仍可能复发，选项 C 错误。中等量或大量蛋白尿持续存在，是进展为慢性肾脏病的危险因素，单纯镜下血尿影响不大，选项 E 错误。

◎ 治疗

儿童原发性 IgA 肾病的治疗目标：蛋白尿≤200 mg/d，血压小于同年龄、同性别、同身高儿童的第 90 百分位。

（1）一般治疗：控制体重和血压，饮食限盐，病情允许时建议适当运动。目前多数观点认为孤立性镜下血尿无须特殊治疗，但须密切随访，如果随访过程中出现蛋白

尿、持续性肉眼血尿、高血压等，需要重新评价病情。

（2）扁桃体切除：与扁桃体炎密切相关的 IgA 肾病，日本的研究显示扁桃体切除术有助于病情缓解，但在高加索人等其他民族与人种中缺乏强有力的支持证据。

（3）ACEI/ARB：国内外的大量研究均显示，阻断肾素-血管紧张素系统（RAS）有助于改善原发性 IgA 肾病的病情。儿童原发性 IgA 肾病蛋白尿阳性者，治疗应包括 ACEI 或 ARB，尤其是 24 小时尿蛋白高于 200 mg 者。

（4）糖皮质激素：国外指南推荐儿童 24 小时尿蛋白>1 000 mg 时开始使用糖皮质激素，国内指南建议儿童 24 小时尿蛋白>50 mg/kg 时开始使用，但建议同时结合肾脏病理结果综合考虑。泼尼松用量 1.5~2 mg/(kg・d)，足量治疗 4 周，随后可改为隔日给药，并逐渐减量。根据蛋白尿的轻重，糖皮质激素总体疗程短者 4~6 个月，长者 1~2 年。

因为长期大量蛋白尿是肾功能下降的高危因素，是尿毒症的重要原因之一，大量的回顾性研究显示，糖皮质激素（单独或与其他免疫抑制剂联用）治疗能显著降低尿蛋白量，改善儿童原发性 IgA 肾病的预后，因此儿童原发性 IgA 肾病应采取积极的治疗方案。当新月体肾炎或肾脏病理中新月体累及肾小球数>25%时，可以首选大剂量甲泼尼龙冲击治疗［15~30 mg/(kg・d)，连续 3 天］，随后改为常规剂量的糖皮质激素治疗。

（5）免疫抑制剂：病理改变为中度以上系膜增生或者肾病水平蛋白尿者，应长疗程激素联合免疫抑制剂治疗。环磷酰胺可作为免疫抑制剂的首选，尤其适用于快速进展的原发性 IgA 肾病。也可选用吗替麦考酚酯或者硫唑嘌呤、咪唑立宾、来氟米特、他克莫司等药物，常规免疫抑制剂效果不佳者，还可选用 CD20 单克隆抗体。

（6）其他治疗：抗凝、抗血小板治疗，鱼油、维生素 E、降血脂、中医药等治疗方法也可选用。

◎ 临床预后

如能及时诊断并治疗，儿童原发性 IgA 肾病的预后好于成人。儿童原发性 IgA 肾病预后不良的危险因素包括：持续且难以控制的蛋白尿、肾小球硬化、新月体形成以及肾间质纤维化。原发性 IgA 肾病即使完全缓解，也需要长期随访，因为多年后仍可能复发。

◎ 诊治要点

（1）原发性 IgA 肾病是最常见的原发性肾小球肾炎，是导致慢性肾脏疾病和终末期肾病的重要原因之一。

（2）原发性 IgA 肾病发病过程可概括为“四重打击”。

（3）肾脏免疫荧光下可见系膜区 IgA 或 IgA 为主的免疫球蛋白沉积。国际上有多种版本的原发性 IgA 肾病病理分级/分型标准：Lee 分级，Haas 分型，牛津分型。

（4）临床分型包括血尿型、蛋白尿型、血尿和蛋白尿型、急性肾炎型、肾病综合征型、急进性肾炎型、慢性肾炎型。

（5）确诊原发性 IgA 肾病需要肾活检做免疫荧光，荧光下可见系膜区以 IgA 或 IgA 为主的免疫球蛋白沉积。要排除过敏性紫癜、系统性红斑狼疮、慢性肝病等其他疾病。

（6）一般治疗包括控制体重和血压，饮食限盐，病情允许时建议适当运动。

（7）基础治疗药物是 ACEI/ARB。

（8）蛋白尿明显增多者，结合肾脏病理，适时加用糖皮质激素与免疫抑制剂如环磷酰胺、吗替麦考酚酯等。

（9）其他治疗包括抗凝、抗血小板、使用鱼油、使用维生素 E、降血脂及中医药等治疗。

（10）原发性 IgA 肾病即使完全缓解，也需要长期随访，因为多年后仍可能复发。

第五节　组织细胞坏死性淋巴结炎

学习目标

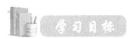

1. 了解发热待查的常见疾病。
2. 掌握组织细胞坏死性淋巴结炎的临床表现。
3. 掌握组织细胞坏死性淋巴结炎的诊断与鉴别诊断。
4. 掌握组织细胞坏死性淋巴结炎的治疗。

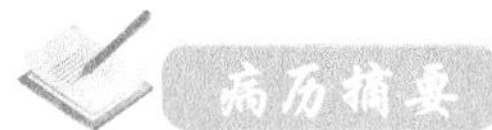

临床特点：患儿，男，13 岁 7 月，因“间断发热 1 月”入院。患儿 1 个月前开始无明确诱因出现发热，最高 38.8 ℃，无畏寒寒战，口服布洛芬后体温可以降至正常，但容易反复，每日发热 2~3 次，无头晕、头痛，无恶心、呕吐，无腹痛、腹泻，无咳嗽、鼻塞、流涕，外院查血常规无明显异常，给予抗病毒治疗，3 天左右体温恢复正常。约 3 周前患儿再次发热，体温最高 39 ℃，伴有颈部淋巴结轻度疼痛，无其他明显不适，外院住院检查 ASO 890 IU/mL，给予“青霉素类药物”抗感染、补液，并予“琥珀酸氢化可的松”使用 2 天，患儿住院 3 天左右体温恢复正常，抗感染治疗 1 周后出院，继续口服“青霉素类药物”。14 天前患儿再次出现发热伴颈部淋巴结疼痛，体温最高 39 ℃，每日发热 1~3 次，外院住院查胸腹部 CT、心脏彩超、肝脾超声等均无异常，颈部淋巴结超声示淋巴结肿大。外院给予抗感染治疗但发热无好转，颈部淋巴结疼痛仍存在，监测血常规提示白细胞计数逐渐降低。入我院前一天复查血常规示白细胞 3.7×10^9/L，中性粒细胞 50.9%，淋巴细胞 33.9%，血红蛋白 141 g/L，血小板 136×10^9/L，为进一步诊治来我院。病程中患儿精神良好，无骨关节疼痛，食纳、睡眠良好，大小便外观正常。

既往史：该患儿既往体质一般。否认伤寒、结核等传染病病史及接触史，否认手术外伤史，否认食物药物过敏史，否认血制品使用史。

个人史、家族史：无特殊。

查体：体温 37.4 ℃，脉搏 102 次/分，呼吸 22 次/分，血压 104/66 mmHg，体重 60 kg，神志清，精神良好，全身无皮疹，颈部两侧多枚淋巴结肿大，最大的一枚约蚕豆大小，质地韧，活动度良好，有触痛，局部无发红发热。结膜无充血，巩膜无黄染，口腔黏膜光滑，牙龈无红肿，扁桃体Ⅰ度肿大，无分泌物，双侧外耳道未见异常。胸骨无压痛，双肺呼吸音粗，无啰音，心率102次/分，心律齐，心音中等，各瓣膜区未及杂音，腹部触诊柔软，无压痛及反跳痛，肝脾无肿大，四肢活动良好。肛门及外生殖器外观未见异常。巴宾斯基征、布鲁津斯基征以及柯氏征均阴性。

问题

1. 关于儿童发热性疾病，下列说法错误的是哪个？

A. 不同年龄阶段的儿童，发热待查的疾病谱略有差异

B. 儿童发热待查，最多见的是感染性疾病

C. 伪装热患者在检查方面无明显异常

D. 发热待查的病因，常见的是感染性疾病、肿瘤和自身免疫性疾病

E. PPD阴性，就可以排除结核感染

2. 依据目前提供的信息，哪些疾病尚不能排除？

A. 感染性心内膜炎　　B. 内脏脓肿

C. 肺炎　　D. EB病毒感染

E. 白血病

3. 该患儿住院后，需要完善哪些检查？

A. 淋巴细胞亚群以及免疫球蛋白含量　　B. 肿瘤标志物

C. 自身抗体筛查　　D. 继续监测ASO

E. 血培养　　F. PPD以及T-SPOT

问题1解析：答案E。PPD阴性也不能完全排除结核感染。结核分枝杆菌感染后，人体需要4~8周才能建立免疫反应，在此之前，PPD试验可以呈阴性。此外，营养不良、HIV感染、麻疹、水痘、肿瘤、糖尿病、免疫抑制剂的使用、严重的细菌感染（包括重症结核病如粟粒性结核病）等情况下，机体免疫功能受抑制时，即使存在结核感染，PPD仍然可呈阴性。

问题2解析：答案DE。该患儿在外院已检查过胸腹部CT及心脏彩超，均无明显异常，故不考虑肺炎、内脏脓肿和感染性心内膜炎。EB病毒感染及白血病尚不能排除。

问题3解析：答案ABCDEF。

◎ 发热待查概述

引起发热的病因超过200种，可以初步划分为4大类疾病：感染性疾病、肿瘤性疾病、非感染性炎症性疾病和其他疾病。不同地区、不同时期、不同年龄的患者，发热待查的疾病谱有一定差异。

引起发热待查的最主要病因是感染，其中以细菌感染最多见，其次是病毒感染。非感染性炎症性疾病包括系统性红斑狼疮、全身型幼年特发性关节炎以及自身炎症性疾病、结节性多动脉炎等血管炎性疾病。常见的肿瘤性疾病包括白血病、淋巴瘤、神经母细胞瘤等。其他相对少见的疾病包括药物热、隐匿性血肿、伪装热等。引起发热待查较常见的疾病如表5-5-1所示。

表 5-5-1 引起发热待查较常见的疾病

分类		疾病名称
感染性疾病	细菌感染	深部组织器官脓肿，感染性心内膜炎，肾盂肾炎，肺外结核，李斯特菌病，布鲁菌病，伤寒，感染性动脉瘤，植入物感染等
	真菌感染	曲霉病，念珠菌病，隐球菌病，肺孢子菌肺炎，组织胞浆菌病等
	寄生虫感染	阿米巴病，弓形虫病，疟疾，利什曼原虫病，包虫病，血吸虫病等
	其他	肺炎支原体病，莱姆病，EB 病毒、HIV、CMV 感染，立克次体病等
自身免疫性疾病/自身炎症性疾病		系统性红斑狼疮，皮肌炎，白塞病，混合型结缔组织病，风湿热，结节性多动脉炎，干燥综合征，结节病，克罗恩病，溃疡性结肠炎，噬血细胞综合征，家族性地中海热，化脓性关节炎-坏疽性脓皮病-痤疮（PAPA）综合征，PFAPA 综合征［周期性发热（PF）、腺炎（A）、咽炎（P）和口疮样口炎（A）］，肿瘤坏死因子受体相关周期性综合征（TRAPS），高免疫球蛋白 D 综合征（HIDS）等
肿瘤性疾病		淋巴瘤，白血病，多发性骨髓瘤，骨髓增生异常综合征，浆细胞瘤，肾细胞癌，肝癌，结肠癌，胰腺癌，乳腺癌，中枢神经系统肿瘤等
其他疾病		药物热，亚急性甲状腺炎，伪装热，组织细胞坏死性淋巴结炎等

经过详细询问病史，细致体格检查，必要的实验室检查和辅助检查之后，多数发热性疾病都可以查明病因。一般思路是先考虑常见疾病的常见表现，其次考虑常见疾病的少见表现，再次考虑少见疾病的常见表现，最后鉴别少见疾病的少见表现。

发热待查的实验室及影像学检查方面，建议的项目包括血尿粪常规、肝肾功能、电解质、外周血涂片、甲状腺功能、乳酸脱氢酶、肌酸激酶、血培养、尿培养、降钙素原、红细胞沉降率、C 反应蛋白、铁蛋白、免疫球蛋白、淋巴细胞亚群、自身抗体谱、肿瘤标志物、HIV、梅毒、心电图、腹部 B 超、浅表淋巴结超声、胸部 CT 等。

一些特殊的临床表现可以提供一定的诊断线索。以该患儿为例，发热伴淋巴结肿大，应考虑的常见疾病如表 5-5-2 所示。

表 5-5-2 发热待查伴淋巴结肿大的常见疾病

分类		疾病名称
感染性疾病	细菌感染	布鲁菌病，结核病，非结核分枝杆菌病，感染性心内膜炎等
	真菌感染	组织胞浆菌病，球孢子菌病，隐球菌病等
	寄生虫感染	疟疾，利什曼原虫病，弓形虫病，锥虫病等
	病毒感染	EB 病毒、HIV 感染等
	其他	衣原体病，支原体病，猫抓病，恙虫病等
自身免疫性疾病/自身炎症性疾病		系统性红斑狼疮，全身型幼年特发性关节炎，皮肌炎，干燥综合征，白塞病，脂膜炎，血管炎，炎症性肠病等
肿瘤性疾病及造血系统疾病		白血病，淋巴瘤，多发性骨髓瘤，肺癌，胃肠癌，巨大淋巴结增生症（Castleman 病），朗格汉斯细胞组织细胞增多症等
其他疾病		药物超敏反应，组织细胞坏死性淋巴结炎，木村病等

病历摘要补充1

辅助检查及诊治经过：血常规示白细胞 2.17×10^9/L，中性粒细胞 1.13×10^9/L，淋巴细胞 0.8×10^9/L，血红蛋白 143 g/L，血小板 154×10^9/L，C 反应蛋白 23 mg/L。体液免疫示 IgG 10.45 g/L（8.27~14.18 g/L），IgM 1.61 g/L（1.22~2.56 g/L），IgA 1.46 g/L（0.86~1.71 g/L），补体 C3 1.19 g/L（0.79~1.52 g/L），补体 C4 0.46 g/L（0.16~0.48 g/L）。红细胞沉降率 19 mm/h（<15 mm/h）。ASO 911 U/mL（<250 U/mL）。淋巴细胞亚群提示 CD3$^+$、CD4$^+$计数 294/μL（300~1 400/μL），NK 细胞计数 55/μL（90~600/μL），其余指标正常。铁蛋白 542 ng/mL。尿常规、粪常规、肝肾功能、乳酸脱氢酶、凝血常规、甲状腺功能、外周血涂片、双侧血培养、血气电解质、抗核抗体、抗 Smith 抗体、抗双链 DNA 抗体、ANCA、肺炎支原体抗体、梅毒螺旋体抗体、HCV、HIV、CMV、HBV、EB 病毒、肿瘤标志物均在正常范围。心电图提示窦性心律。给予头孢美唑抗感染、补液，患儿发热仍持续，颈部淋巴结肿大及触痛无改善。

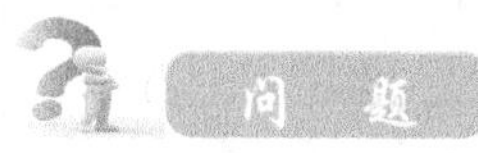

问 题

下一步优先进行哪些检查？

A. 基因检查排除家族性地中海热

B. 骨髓穿刺排除白血病

C. 颈部淋巴结穿刺排除坏死性淋巴结炎、淋巴瘤

D. 胃肠镜检查排除炎症性肠病以及食管、胃部肿瘤

E. 利什曼原虫抗体检查

问题解析：答案 BC。家族性地中海热是一种常染色体隐性遗传病，常见的临床表现包括反复发热、腹痛及关节损害。发热表现为反复发作，每次发热常持续1~3 天后自行缓解。肾脏淀粉样变性表现为持续大量的蛋白尿，可达肾病综合征水平，逐渐进展为终末期肾病。该患儿无家族史，无地中海热的相关表现，选项 A 不考虑。该患儿病史中并无消化系统不适的描述，胸腹部 CT 未见明显异常，故而炎症性肠病和消化系统肿瘤可能性不大，选项 D 不考虑。利什曼原虫感染表现为长期不规则发热伴畏寒寒战、肝脾肿大、淋巴结肿大及消耗症状，血常规常表现为三系降低，其中贫血最为多见。该患儿的病史与体格检查未提示利什曼原虫感染，因此 E 不作为优先选项。

◎ 组织细胞坏死性淋巴结炎概述

组织细胞坏死性淋巴结炎是一种淋巴结反应性增生性病变，最早由日本学者于 1972 年报道，最主要特征是发热和局部淋巴结肿大，是一种良性自限性疾病。但部分患者病程长、病情反复发作，临床表现类似淋巴瘤。该病好发于亚洲年轻女性，儿童患者好发于学龄期，男童略多于女童。

◎ 发病机制

该病的病因和发病机制尚不完全明确，有研究提出其发病可能与病毒感染有关，但患者淋巴结活检未找到明确病毒感染的证据，血清学检查也无法提供强有力的依据，所以病毒感染在发病中扮演的角色存在争议。

有患者患病期间或前后罹患系统性红斑狼疮、干燥综合征，以及自身免疫性甲状腺炎或其他自身免疫性疾病，且较多患者出现抗核抗体阳性，因此该病可能与自身免疫功能紊乱有关。

人类白细胞抗原Ⅱ类基因中的 DPA1 * 01 和 DPB1 * 0202 在患者中出现的频率显著升高，该等位基因在亚洲人群中多见，符合流行病学的区域性分布特点，提示该病的发生有一定的遗传背景。

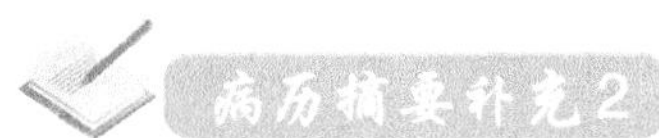

辅助检查：患儿入院完善骨髓穿刺，提示骨髓增生活跃，原始淋巴样细胞占 1%。颈部淋巴结穿刺组织镜下见淋巴细胞及组织细胞样细胞增生，伴灶性组织凝固性坏死及多量细胞核碎片。病理诊断考虑为“组织细胞坏死性淋巴结炎”（图 5-5-1）。

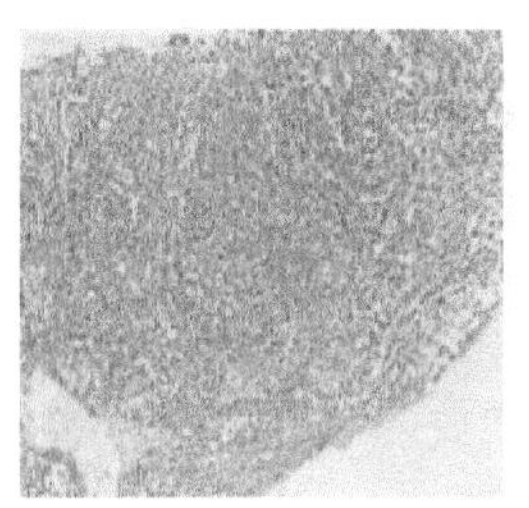
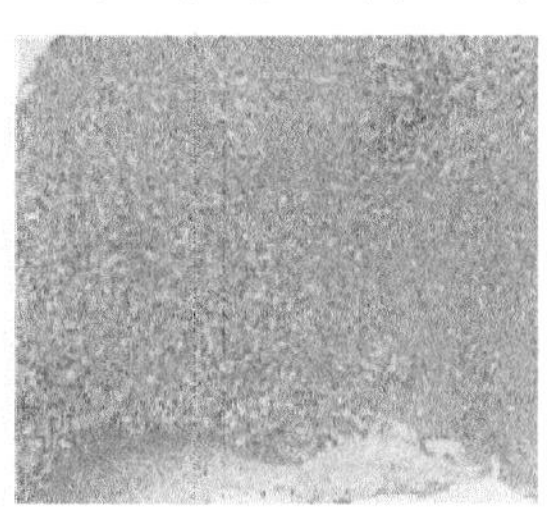

图 5-5-1　颈淋巴结穿刺组织病理报告

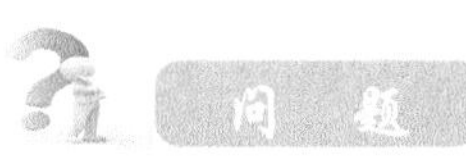

1. 关于组织细胞坏死性淋巴结炎最突出的临床表现，下列说法正确的是哪个？

A. 最突出的表现是淋巴结肿大与发热　　B. 有前驱呼吸道感染

C. 肝脾肿大　　D. 合并自身免疫性疾病

E. 非特异性皮疹

2. 组织细胞坏死性淋巴结炎的确诊依据是什么？

A. 淋巴结病理检查　　B. 临床表现

C. 血液相关实验室检查　　D. 影像学检查

E. 基因检测

问题 1 解析：答案 A。由以下临床表现的相关描述可知，该题目所有选项都属于组织细胞坏死性淋巴结炎的表现，但最突出的表现是淋巴结肿大与发热，因此答案为 A。

问题 2 解析：答案 A。确诊组织细胞坏死性淋巴结炎需要依赖淋巴结病理检查。该病有一定的遗传学背景，但基因检测不是确诊依据。

◎ 临床表现

该病是一种全身性疾病，最常见于青年女性，儿童偶有发生，临床表现多样，部分患者发病前有呼吸道感染的病史。

一般急性或亚急性起病，多数以浅表淋巴结肿大为首发表现，多为颈部淋巴结肿大，以颈后三角最常见，淋巴结直径很少大于6 cm。也可累及腹股沟、腋窝、肠系膜、纵隔等处的淋巴结。肿大的淋巴结常有压痛，质地偏韧，边界清，活动度好。

儿童患者几乎都有发热，且高热者较多，一半以上的患儿发热时间超过2周，常规使用广谱抗菌药物治疗效果不佳。对于成人患者，发热并非必要条件，可以是低热或高热。

肝脾可有肿大，可以出现非特异性的皮疹，部分患儿有关节疼痛、口腔溃疡。少部分患者可出现无菌性脑膜炎等神经系统损害。

◎ 实验室检查

该病缺乏特异性的实验室检查，血常规白细胞计数一般不高或减少，淋巴细胞比例升高，部分患者有贫血和血小板减少。红细胞沉降率和C反应蛋白可以升高，可出现抗核抗体阳性。

◎ 诊断

组织细胞坏死性淋巴结炎的最终确诊需要依赖淋巴结病理检查。病变主要位于副皮质区或皮质区，淋巴结的结构未完全破坏，可见大片或灶状碎屑样坏死区，坏死区的边缘可见核碎裂、吞噬碎片和组织细胞增生，坏死区无中性粒细胞、嗜酸性粒细胞浸润，浆细胞罕见。

免疫组化学主要表现为CD20、PAX5、CD56阴性，而CD68、CD4、MPO、CD123、颗粒酶B、TIA1阳性。

◎ 鉴别诊断

1. 淋巴瘤

组织细胞坏死性淋巴结炎的临床表现与淋巴瘤类似，单纯从临床表现和一般的实验室检查方面难以鉴别，需要依靠淋巴结病理检查鉴别。

2. 淋巴结结核

淋巴结结核患者常有结核病史或结核接触史，常伴低热、盗汗、乏力、消瘦等症状，PPD及T-SPOT等结核相关检查阳性，淋巴结病理检查可见结节样变或干酪样坏死，坏死完全彻底，抗酸染色可找到抗酸杆菌。

3. 全身型幼年特发性关节炎

全身型幼年特发性关节炎表现为不明原因发热，弛张热至少连续3天，发热反复2周及以上，伴有可消退的红斑性皮疹、关节炎、全身淋巴结肿大和（或）肝脾肿大、浆膜炎。白细胞计数增多，以中性粒细胞增多为主，常伴有铁蛋白含量升高。

4. 木村病

木村病是一种罕见的、病因不明的、以淋巴结和软组织等损害为主的慢性炎症性疾病，临床表现为头颈部无痛性淋巴结肿大，常合并肾脏损害。伴有外周血嗜酸性粒细胞以及血清IgE升高。淋巴结病理检查可见大量嗜酸性粒细胞浸润。

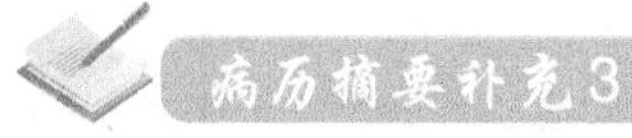

患儿接受“泼尼松”10 mg tid口服治疗，体温恢复正常，淋巴结肿大、触痛逐渐

消退，复查血常规白细胞恢复正常，予出院随访。

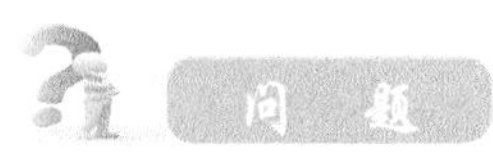

关于组织细胞坏死性淋巴结炎的治疗，下列说法错误的是哪个？

A. 该病的治疗缺乏统一方案

B. 部分患者可自行缓解

C. 可以使用糖皮质激素

D. 抗感染治疗常常是无效的

E. 该病是一种自限性疾病，所以即使病情加重也无须处理

问题解析：答案 E。由治疗的相关段落描述可知，ABCD 均正确。病情加重时应积极治疗，因为该病有可能合并巨噬细胞活化综合征或 DIC。

◎ 治疗

组织细胞坏死性淋巴结炎目前缺乏统一的治疗方案，抗感染治疗常常是无效的。病情诊断明确之后，多数以对症处理为主，部分患儿可能自行缓解。早期淋巴结病灶切除有可能阻止病情进一步发展。

发热时间长、热峰高的患儿，NSAID 治疗效果较差者，可以使用糖皮质激素治疗，疗程 10 天至 3 个月不等。需要注意的是，激素减量过快容易导致病情反复。

复发性或者难治性患者可以使用羟氯喹，也可使用羟氯喹与糖皮质激素联合治疗。部分严重病例合并巨噬细胞活化综合征或 DIC 者，可应用丙种球蛋白。

◎ 临床预后

该病一般预后良好，无严重并发症，复发率为 3%~4%。有报道称，部分患儿在随访中发展为系统性红斑狼疮。

◎ 诊治要点

（1）发热待查的最主要病因是感染。自身免疫性疾病包括系统性红斑狼疮、全身型幼年特发性关节炎及自身炎症性疾病、结节性多动脉炎等。常见的肿瘤性疾病包括白血病、淋巴瘤等。

（2）组织细胞坏死性淋巴结炎是一种自限性疾病，好发于亚洲年轻女性，儿童患者多为学龄期。

（3）病因和发病机制不完全明确，可能与病毒感染以及自身免疫功能紊乱有关。

（4）儿童患者最突出的临床表现是淋巴结肿大与发热。

（5）患儿可以出现肝脾肿大、皮疹、关节疼痛、口腔溃疡及无菌性脑膜炎。

（6）该病的确诊依赖淋巴结病理检查。

（7）抗感染治疗常常是无效的。可以选用 NSAID、糖皮质激素及羟氯喹。

（8）该病一般预后良好，复发率低。

第六章 感 染 科

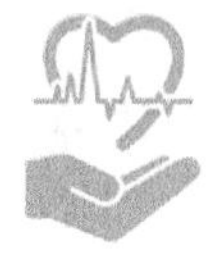

第一节 EB 病毒感染相关传染性单核细胞增多症

学习目标

1. 了解 EB 病毒概述及相关疾病。
2. 了解传染性单核细胞增多症的概述。
3. 掌握传染性单核细胞增多症的临床表现。
4. 掌握传染性单核细胞增多症的诊断及鉴别诊断。
5. 掌握传染性单核细胞增多症的治疗原则。
6. 了解 EB 病毒感染引起的其他疾病概述。

病历摘要

临床特点：患儿，女，5 岁 8 月，因“咽痛 4 天、发热 2 天”入院。患儿 4 天前出现咽痛，稍鼻塞，晚间打鼾。2 天前出现发热，热峰 39.5 ℃，热前无畏寒，热极无抽搐，无皮疹、结膜充血、呕吐、腹痛腹泻，口服布洛芬后体温可降至正常，6~8 小时后体温复升，鼻塞加重，仍有咽痛，于我院门诊复诊。查血常规示白细胞 25.8×10^9/L、中性粒细胞 19.4%、淋巴细胞 62.7%、淋巴细胞绝对计数 16.18×10^9/L、血红蛋白 131 g/L、血小板 360×10^9/L、C 反应蛋白 8.59 mg/L；血涂片示异形淋巴细胞 18%、淋巴细胞 58%、中性粒细胞 20%；腹部超声示肝脾肿大，为进一步治疗收住我科。病程中，患儿精神可，食纳一般，夜眠安、有打鼾，大小便外观无异常，近期体重无明显变化。

既往史、个人史、家族史：无特殊。

查体：体温 38.6 ℃，脉搏 118 次/分，呼吸 28 次/分，体重 20 kg，身高 116 cm，SpO_2 98%（未吸氧下），血压 100/65 mmHg，神志清，精神可，全身未及皮疹，颈部可及肿大淋巴结，约蚕豆大小，质地中，活动度可，无压痛，双眼睑水肿，咽充血，扁桃体Ⅱ度肿大，可及白色分泌物，鼻黏膜苍白水肿，双肺呼吸音粗，未及啰音，心律齐，未及杂音，腹软，肝肋下 3 cm，脾肋下 2 cm，质韧，无压痛。四肢活动可，末梢暖，病理征阴性。

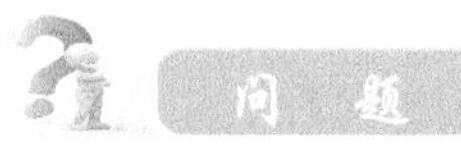

1. 该患儿最可能发生以下哪种疾病?

A. 化脓性扁桃体炎　　B. 传染性单核细胞增多症

C. 川崎病　　D. 急性白血病

2. 该患儿最可能的病原病因是什么?

A. CMV　　B. 人类疱疹病毒

C. EB 病毒　　D. 肠道病毒

问题 1 解析:答案 B。该患儿为学龄前儿童,有发热、明显咽痛、肝脾淋巴结肿大、外周血淋巴细胞计数增高、异型淋巴细胞比例异常增多,临床初步指向传染性单核细胞增多症。

问题 2 解析:答案 C。原发性 EB 病毒感染往往表现为典型的传染性单核细胞增多症,绝大多数病例恢复良好,也可累及中枢神经系统、呼吸系统等,且 EB 病毒具有潜伏及活化特性,可引起多种不同性质、不同严重程度的疾病。

◎ 传染性单核细胞增多症概述

传染性单核细胞增多症(infectious mononucleosis,IM)又称亲吻病,是原发性 EB 病毒感染所致的一种临床综合征,其典型临床"三联征"为发热、咽峡炎和颈部淋巴结肿大,可伴有肝脾肿大,典型外周血特征为淋巴细胞和异型淋巴细胞增加。

IM 通常是一种良性自限性疾病,多数预后良好,少数出现严重并发症。我国儿童 IM 发病的高峰年龄在 4~6 岁。

◎ EB 病毒概述及其相关疾病

EB 病毒(Epstein-Barr virus,EBV)在 1964 年由 Epstein 和 Barr 首先从患恶性淋巴瘤的非洲儿童瘤体组织中发现,1968 年由 Henle 等报道为 IM 的病原病因,此后在世界各地诸多研究中进一步得到证实。EB 病毒属疱疹病毒科,γ 亚科,人类疱疹病毒 4 型,是一种嗜人类淋巴细胞的疱疹病毒,具有潜伏及活化的特性,主要通过唾液传播,也可通过输血和器官移植等方式传播。EB 病毒的结构如图 6-1-1 所示。原发性 EB 病毒感染为患者第一次感染 EB 病毒,其典型临床表现为 IM,在婴幼儿中,也可为无症状感染或其他不典型临床表现。

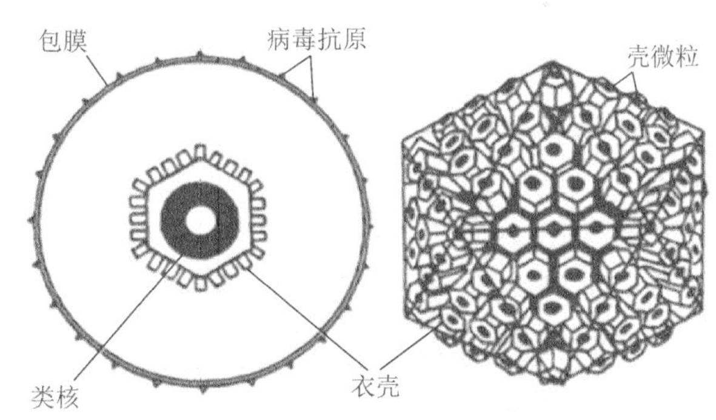

图 6-1-1 EB 病毒结构图

一旦感染 EB 病毒,终身携带,感染者咽部可不定时排泌病毒,成为重要的传染源。机体免疫功能受到抑制和某些因素触发下,潜伏感染的 EB 病毒可被再激活而产生病毒复制,引发相应临床表现或疾病。

1. 感染机制及病理

病毒感染口咽上皮细胞增殖后的淋巴细胞，进而进入血流产生病毒血症，主要是累及全身淋巴组织和具有淋巴细胞的组织及内脏。IM 时 EB 病毒主要感染 B 细胞，继而引起 T 细胞的免疫反应，形成外周血中可见的异型淋巴细胞。主要病理组织学改变是淋巴组织的良性增生，几乎累及所有的脏器和组织，表现为异常的淋巴细胞浸润。

2. EB 病毒感染相关疾病

（1）无症状感染。

（2）非肿瘤性疾病：原发感染，如 IM，以及其他如 EB 病毒脑膜炎、脑炎、心肌炎、间质性肺炎等；持续性感染，如慢性活动性 EB 病毒（CAEBV）感染、EB 病毒相关嗜血细胞性淋巴组织增生症（EBV-HLH）、自身免疫性疾病（系统性红斑狼疮、类风湿关节炎、代谢综合征）。

（3）恶性肿瘤性疾病：Burrkit 淋巴瘤、霍奇金淋巴瘤、鼻咽癌等。

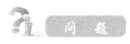

查看学习病例，下列哪些是 IM 常见临床表现？

A. 发热　　B. 咽扁桃体炎

C. 淋巴结肿大　　D. 眼睑水肿

E. 可有肝脾肿大　　F. 皮疹

G. 关节肿痛　　H. 白细胞正常或降低

I. 异型淋巴细胞增高　　J. 嗜酸性粒细胞增高

K. 肝酶异常

问题解析：答案 ABCDEFIK。IM 病例多数有典型的三联征：发热、咽扁桃体炎（图 6-1-2）、淋巴结肿大（图 6-1-3）。除此之外，疾病早期鼻咽黏膜肿胀，故鼻塞、鼾鸣较为明显。同时眼周血液回流不畅，故往往合并眼睑水肿，部分病例疾病初期多因眼睑水肿易被误判为急性肾炎；部分病例可伴颜面、躯干等部位皮疹。病初血象一般以白细胞增高、淋巴细胞比例增高为主，淋巴细胞绝对计数明显增高，异型淋巴细胞可检出；肝脾肿大临床较为多见，多数病例存在肝酶代谢异常，考虑为病毒感染后免疫炎症损伤。

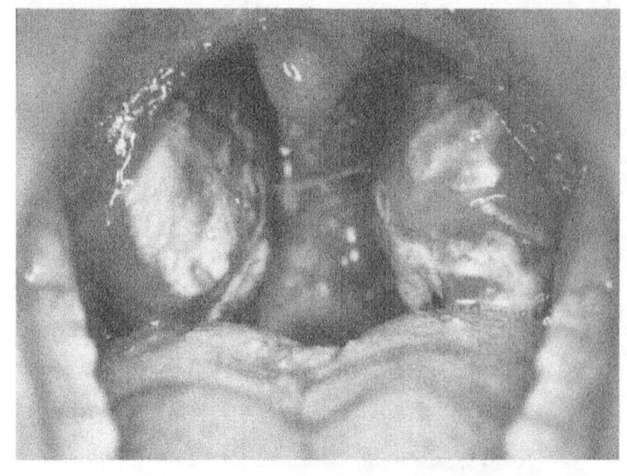

图 6-1-2　患儿咽扁桃体炎表现

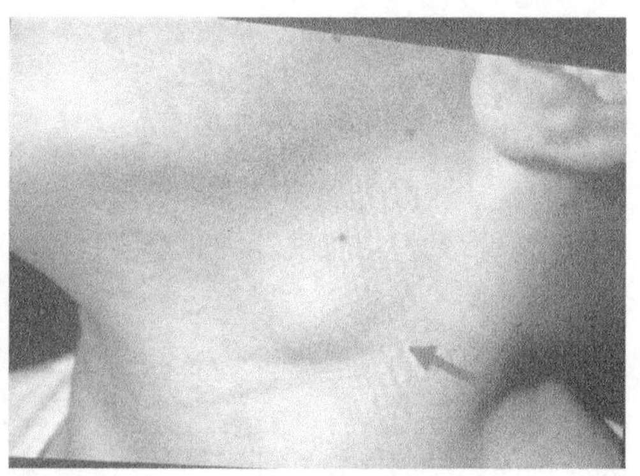

图 6-1-3　患儿颈部淋巴结肿大表现

◎ IM 临床表现

1. 典型表现

（1）发热：90%~100%，1~2 周或更久，幼儿可不明显。

（2）扁桃体炎伴渗出：50%，可伴咽痛。上腭有淤点：25%。

（3）浅表淋巴结肿大：80%~95%，颈部最常见。

（4）脾大：35%~50%。

（5）肝大：45%~70%，可有肝功能异常及黄染。

（6）眼睑水肿：15%~25%。

（7）皮疹：15%~20%，表现多样，可为红斑、荨麻疹、斑丘疹或丘疹等。

2. 不典型表现

无典型 IM 样症状，以某一脏器受累为主，如肝炎、间质性肺炎和脑炎等，若排除其他病原所致，则可诊断为相应脏器炎症。

（1）EB 病毒相关性肝炎：由于 EB 病毒本身不感染肝细胞和胆管上皮细胞，EB 病毒相关的肝损伤往往是 EB 病毒感染后淋巴细胞浸润导致的免疫损伤，因此 EB 病毒肝炎诊断要慎重，注意鉴别其他原因引起的肝炎，如病毒性肝炎、CMV 肝炎、肝豆状核变性以及自身免疫性肝炎等。

（2）EB 病毒间质性肺炎：临床表现符合间质性肺炎诊断，EB 病毒血清学检测提示原发性 EB 病毒感染且肺泡灌洗液中 EB 病毒-DNA 检测阳性或 EB 病毒编码的小 RNA（Epstein-Barr virus encoded small RNA，EBER）原位杂交检测阳性，并排除其他感染，可以确诊为 EB 病毒间质性肺炎；若没有肺泡灌洗液中 EB 病毒检测结果，诊断要谨慎。

（3）EB 病毒脑膜炎或脑炎：临床表现符合中枢神经系统感染，EB 病毒血清学检测提示原发性 EB 病毒感染，且排除其他原因所致脑炎，或脑脊液 EB 病毒 DNA 检测阳性，可以确诊为 EB 病毒脑膜炎或脑炎。脑脊液 EB 病毒特异性抗体检查的结果分析要慎重，一方面要判断该试剂是否适合进行脑脊液检测，另一方面脑炎患儿由于蛋白增加可能有假阳性。

IM 的诊断要点是什么？

A. 典型 IM 临床三联征

B. 淋巴细胞增多≥5×10^{9}/L 或比例≥50%

C. 异型淋巴细胞≥10%或绝对计数≥1×10^{9}/L

D. EB 病毒病原学依据

E. 以上均是

问题解析：答案 E。临床工作中遇到有反复发热、咽峡炎、淋巴结肿大以及肝脾肿大的病例应首先考虑 IM 可能，如果出现典型的血象改变，即淋巴细胞增多≥5×10^{9}/L 或比例≥50%和（或）异型淋巴细胞增多≥10%或绝对计数≥1×10^{9}/L，则可做出临床诊断，进一步检查取得 EB 病毒病原阳性依据，依据 EB 病毒抗体水平判定则可确定诊断。

◎ IM 诊断及鉴别诊断

1. 诊断标准

临床诊断病例：满足下列任意三项临床表现及任意一项非特异性实验室检查。

确诊病例：满足下列任意三项临床表现及任意一项原发性 EB 病毒感染的实验室证据。

（1）临床表现：发热、咽峡炎、颈淋巴结肿大、肝脏肿大、脾脏肿大、眼睑水肿。

（2）原发性 EB 病毒感染的实验室证据：抗 EB 病毒 CA-IgM 和 EB 病毒 CA-IgG 抗体阳性，且抗 EB 病毒 NA-IgG 阴性；单一抗 EB 病毒 CA-IgG 抗体阳性，且 EB 病毒 CA-IgG 为低亲和力抗体。

（3）非特异性实验室检查：外周血异型淋巴细胞比例≥10%，6 岁以上儿童外周血淋巴细胞比例>50%或淋巴细胞绝对值>5.0×10^{6}/L。

2. 鉴别诊断

（1）其他引起类 IM 的病毒感染：CMV、弓形虫、HIV、腺病毒、嗜肝病毒、风疹病毒。前三种病毒感染可见外周血异型淋巴细胞升高 3%~5%，根据病原学检查和外周血常规检测鉴别。

（2）化脓性扁桃体炎：链球菌感染。

（3）川崎病。

◎ EB 病毒特异性抗体检测

EB 病毒特异性抗体检测有助于病毒感染时象的判断，对于 IM 确诊有很大的临床应用价值。对于免疫系统正常的人群来说，EB 病毒感染评估的主要目的是区分急性和既往感染，区分方法包括各种血清学方法。健康人的免疫系统可以快速地抑制病毒的再激活。然而，EB 病毒在免疫抑制的病人体内的扩散是失控的，可造成严重的淋巴组织增生性疾病。

目前实验室对 EB 病毒特异性抗体的检测包括衣壳抗原（cap sid antigen，CA）、早期抗原（early angtigen，EA）、核抗原（nuclear antigen，NA）等。原发性 EB 病毒感染过程中首先产生针对 CA 的 IgG 和 IgM（抗 CA-IgG/IgM）；抗 EB 病毒 CA-IgM 抗体阳性一直是 EB 病毒相关性 IM 的诊断依据。但是，EB 病毒感染后血清学反应复杂多样，有的病例抗 EB 病毒 CA-IgM 产生延迟，有的持续缺失或长时间存在，这给 EB 病毒 IM 的确诊带来一定难度。在急性感染的晚期，抗 EA 复合物抗体出现；在恢复期晚期，抗 NA 复合抗体产生。抗 CA-IgG 和抗 NA-IgG 可持续终身。近年来，检测抗体亲合力成为确定新近感染的可靠方法。免疫系统对病原体感染最初的应答是产生低亲合力的抗体，随着感染的继续和发展，机体逐渐产生与抗原更精确匹配的 IgG 抗体，并且抗体亲合力也逐渐升高。因此，低亲合力抗体的检出一般提示 EB 病毒原发性感染。需要注意的是，免疫缺陷患儿抗体反应往往不足，EB 病毒感染后其血清抗体检测诊断价值则相对有限，推荐进行全血或血浆 EB 病毒 DNA 动态监测辅助评估病毒感染状态。

EB 病毒感染后抗体谱系变化规律：CA-IgM 早期出现，1~2 个月消失，是 EB 病毒新近感染标志；CA-IgG 稍迟出现，逐渐由低亲和力抗体转为高亲和力抗体，可持续多年甚至终身；EA-IgG 感染后 3~4 周出现，可持续 3~6 个月；NA-IgG 感染后 3~4 周出现，持续终身，是既往感染的标志（图 6-1-4）。

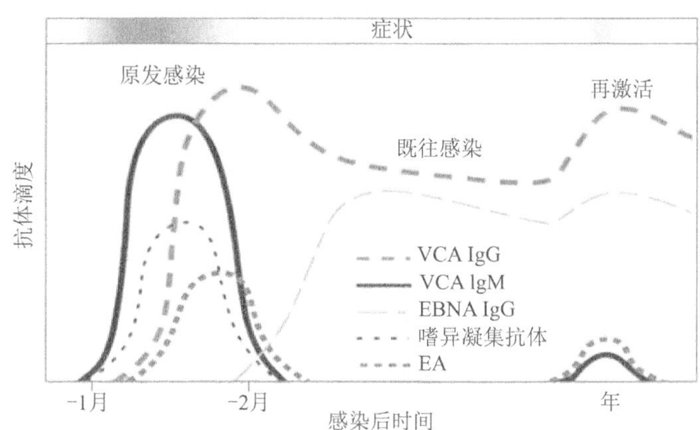

VCA:病毒衣壳抗原；EBNA：EB病毒核抗原；EA：早期抗原。

图 6-1-4 EB 病毒感染后抗体谱系变化

结合 IM 诊断标准，本例患儿有发热、咽峡炎、颈部淋巴结肿大、肝脾肿大、眼睑水肿几项 IM 典型临床表现，外周血异型淋巴细胞比例超过 10%，符合临床诊断标准。进一步辅助检查提示全血及血浆 EB 病毒 DNA 均检出阳性，提示病毒复制活跃（表 6-1-1）。进一步行 EB 病毒抗体检测，结果示 CA-IgM 弱阳性、CA-IgG 阳性、低亲和力，提示原发 EB 病毒感染，系新近感染，推断感染发生时间 1 个月左右；EA-IgG 阳性，该抗体一般感染后 4~6 周达高峰，进一步支持原发 EB 病毒感染，故该病例系 IM 确诊病例（表 6-1-2）。

表 6-1-1 患儿 EB 病毒核酸检测结果

分析项目	检测结果	单位	参考范围
EB 病毒 DNA（全血）	6.28×10^5	copies/mL	低于检测限
EB 病毒 DNA（血浆）	2.01×10^3	copies/mL	低于检测限

表 6-1-2 患儿 EB 病毒抗体检测结果

分析项目	结果	参考范围
EB 病毒 CA-IgG	阳性	阴性
CA-IgG 抗体亲合力	低亲和合力	阴性
EB 病毒 CA-IgM	弱阳性	阴性
EB 病毒 EA-IgG	阳性	阴性
EB 病毒 NA-IgG	阴性	阴性

同时，EB 病毒感染相关疾病的发生基本都涉及细胞免疫功能的参与，临床通常会检测淋巴细胞亚群初步评估细胞免疫功能。检测的淋巴细胞亚群包括 T 细胞（$CD3^+$）、B 细胞（$CD3^-CD19^+$）和 NK 细胞［$CD3^-CD(16^+56)^+$］；T 细胞又分为两个亚群，即辅助性 T 细胞（$CD3^+CD4^+$）和杀伤性 T 细胞（$CD3^+CD8^+$）等（表 6-1-3）。

表 6-1-3 儿童淋巴细胞亚群检测内容

淋巴细胞亚群	标志	百分比/%
$CD19^+CD23^+$	B 细胞/IgE 低亲和力受体	3.8~9.7
$CD3^+$	T 淋巴细胞	64.1~75.8
$CD3^+CD4^+$	$CD4^+$T 细胞（辅助性 T 细胞）	30.1~40.4
$CD3^+CD8^+$	$CD8^+$T 细胞（细胞毒性 T 细胞）	20.7~29.4
$CD3^-CD(16^+56)^+$	NK 细胞	8.1~25.6
$CD3^-CD19^+$	B 细胞	7.3~18.2
$CD4^+/CD8^+$	$CD4^+$T 细胞/$CD8^+$T 细胞	1.0~1.9
$CD45^+$	白细胞	100

体内 B 细胞具有 EB 病毒受体，故先受累，继而引起 T 细胞强烈反应，T 淋巴细胞总数（$CD3^+$）增加，主要是 $CD8^+$T 细胞增加，故而是 $CD4^+/CD8^+$ 比例倒置，可调节机体免疫功能，一方面抑制体液、细胞免疫，使 $CD3^-CD19^+$、$CD19^+CD23^+$ 比例下降；另一方面发挥细胞毒作用，能溶解感染后无免疫活性的靶细胞并使之凋亡。本例患儿淋巴细胞亚群提示感染后细胞免疫功能紊乱（表 6-1-4），也是急性感染的临床特征之一，一般要动态监测指导临床病情评估。

表 6-1-4 患儿淋巴细胞亚群检测结果

分析项目	检测结果	参考范围	单位
$CD3^+$	90.84（↑）	55~78	%
$CD3^+CD4^+$	9.81（↓）	27~53	%
$CD3^+CD8^+$	75.50（↑）	19~34	%
$CD4^+/CD8^+$	0.13（↓）	0.98~1.94	—
$CD3^-CD19^+$	1.96（↓）	10~31	%
$CD3^-CD(16^+56)^+$	7.16	4~26	%
$CD19^+CD23^+$	1.30（↓）	3.80~9.70	%
$CD45^+$	100.00	—	%
淋巴细胞计数	14 519（↑）	1 230~3 100	个/μL
$CD3^+$计数	13 188.57（↑）	700~4 200	个/μL
$CD3^+CD4^+$计数	1 423.94	300~2 000	个/μL
$CD3^+CD8^+$计数	10 961.52（↑）	300~1 800	个/μL
$CD3^-CD19^+$计数	284.79	200~1 600	个/μL
NK 计数	1 039.48（↑）	90~900	个/μL

◎ IM 治疗原则

IM 为良性自限性疾病，多数预后良好，以对症支持治疗为主。

（1）一般治疗：急性期应注意休息，如肝功能损伤明显应卧床休息，并按病毒性肝炎给予护肝降酶治疗。

（2）抗病毒治疗：不常规推荐。阿昔洛韦、伐昔洛韦或更昔洛韦等药物通过抑制病毒多聚酶，终止 DNA 链的延伸而产生相应抗病毒作用。抗病毒治疗可降低病毒复制水平和咽部排泌病毒时间，但并不能减轻病情严重程度、缩短病程和降低并发症的发生率。临床对于病情重、进展快或有并发症者可进行抗病毒治疗，热退后可考虑停用，并发脑炎者可适当延长使用时间至 2~3 周。

（3）抗菌药物的使用：如合并细菌感染，可使用敏感抗菌药物，但忌用氨苄西林和阿莫西林，以免引起超敏反应，加重病情。

（4）糖皮质激素的应用指征：如发生上气道梗阻、脑炎、脑膜炎、心肌炎、溶血性贫血、血小板减少性紫癜等并发症的重症患儿，短疗程应用糖皮质激素可明显减轻症状，可用泼尼松 1 mg/(kg·d)（每日最大剂量不超过 60 mg）或等效激素。

（5）防治脾破裂：限制或避免运动，由于 IM 后脾脏的病理改变恢复很慢，因此患儿尤其是青少年患者应在症状改善 2~3 个月后再剧烈运动；腹部查体动作轻柔；注意处理便秘；少用阿司匹林，因其可能诱发脾破裂及血小板减少。

预防：发病后 6 个月才可献血，移植前检查；避免唾液传播；接种疫苗。

◎ EB 病毒感染相关其他疾病概述

慢性活动性 EB 病毒（CAEBV）感染：原发感染后 EB 病毒进入潜伏感染状态，机体保持健康或亚临床状态，少数原发 EB 病毒感染后病毒持续活动性复制，不进入潜伏感染状态，或处于潜伏感染状态下的 EB 病毒可再次激活且大量复制，机体再次进入病理状态，表现为发热、淋巴结肿大、肝脾肿大和肝功能异常等 IM 样症状持续存在或退而复现，伴多脏器损伤，如间质性肺炎、视网膜炎等严重并发症。病程迁延、反复，可出现严重的并发症，如噬血细胞性淋巴组织细胞增生症（HLH）、淋巴瘤、DIC、肝功能衰竭、消化道溃疡或穿孔、冠状动脉瘤等，预后较差。诊断 CAEBV 感染后，应进一步确定 EB 病毒感染的细胞类型（T 细胞型预后更差），以助于治疗和预后的评估。治疗主要为“三步疗法”，即免疫抑制治疗、联合化疗、异基因造血干细胞移植（allo-HSCT）。

同时满足下列（1）、（2）和（3）条者，可以诊断 CAEBV 感染。

（1）IM 样症状持续或反复发作 3 个月以上。

① IM 样症状：发热、淋巴结肿大和肝脾肿大。

② 其他系统或器官并发症：血液系统（如血细胞减少）、消化道（如出血与溃疡）、肺（如间质性肺炎）、眼（如视网膜炎）、皮肤（如牛痘样水疱及蚊虫过敏）和心血管并发症（包括动脉瘤和心瓣膜病）等。

（2）EB 病毒感染的组织病理损害证据，满足下列条件中的 2 条。

① 血清或血浆 EB 病毒 DNA 阳性，或外周血单核细胞中 EB 病毒 DNA 水平高于 1×

$10^{2.5}$拷贝/μg DNA。

② 受累组织中 EBV-EBERs 原位杂交或 EBV-LMPI 免疫组织化学染色阳性。

③ Southern 杂交在组织或外周血细胞中检测出 EB 病毒 DNA。

（3）排除目前已知自身免疫性疾病、肿瘤性疾病以及免疫缺陷性疾病所致的上述临床表现。

HLH 是一类系统性高炎症反应综合征，是由细胞因子风暴引起的过度炎症反应导致的多脏器损伤。该病起病急，进展迅速，预后较差，病死率超过 50%，疑诊 HLH 需要尽量在最短的时间内（24~48 小时）完成所有 HLH 确诊检查及相关病因学检查（原发或者继发病因），并监测 HLH 相关指标，尽早开始治疗。本病的治疗主要是个体化化疗，采用 HLH-1994 方案，化疗效果不佳的难治性 HLH 或反复发作的 EBV-HLH 应及时进行补救治疗和造血干细胞移植。

同时满足下列（1）和（2）者，可以诊断 EBV-HLH。

（1）HLH 诊断标准：依据 HLH-2004 方案，以下 8 条有 5 条符合即可诊断 HLH。

① 发热。

② 脾脏肿大。

③ 血细胞减少（周围血三系中至少两系减少）：血红蛋白<90 g/L（<4 周龄婴幼儿血红蛋白<100 g/L），中性粒细胞$<1.0\times10^9$/L。

④ 高甘油三脂和（或）低纤维蛋白血症：空腹甘油三酯≥3.0 mmol/L，纤维蛋白原≤1.5 g/L。

⑤ 骨髓、脾或淋巴结中有嗜血现象，无恶性肿瘤现象。

⑥ NK 细胞活力降低或缺乏。

⑦ 血清铁蛋白≥500 mg/L。

⑧ 可溶性 CD25（SIL-2R）≥2 400/mL。

（2）EB 病毒感染的证据：满足下列 2 条之一。

① 血清学抗体检测提示原发性急性 EB 病毒感染［参见 IM 的诊断标准（2）］或活动性感染［参见 CAEBV 的诊断标准（2）］。

② 分子生物学方法包括 PCR、原位杂交和 Southern 杂交从患者血清、骨髓、淋巴结等受累组织中检测到 EB 病毒阳性，如血清和（或）血浆 EB 病毒 DNA 阳性，受累组织中 EBV-EBERs 原位杂交或 EBV-LMPI 免疫组织化学染色阳性。

◎ 诊治要点

（1）EB 病毒感染可引起不同状态下不同性质疾病。

（2）早期识别、系统评估、规范随访至关重要。

第二节 儿童潜伏结核感染

学习目标

1. 了解儿童结核病的流行现状。
2. 了解儿童潜伏结核病的高危人群。
3. 掌握儿童潜伏结核感染的临床判定。
4. 掌握儿童潜伏结核感染的干预原则。

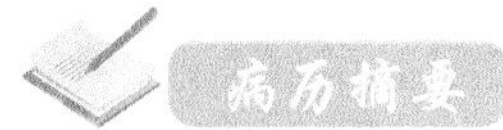

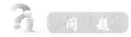

临床特点：患儿，男，4 岁，幼儿园小班。因“咳嗽、发热 10 天”于 2020 年 10 月在当地社区医院门诊就诊。患儿 10 天前出现咳嗽，为阵发性干咳，伴发热，体温 38 ℃左右，精神、食欲尚可。起病 1 周后社区医院查血常规示白细胞 4.6×10^9/L，中性粒细胞 51%，淋巴细胞 39%，C 反应蛋白<0.5 mg/L；全胸片示两肺纹理增深。自服“阿奇霉素、肺力咳”治疗，咳嗽有缓解。患儿既往史无特殊，其母诉患儿祖父近期被诊断为“肺结核”并于当地传染病医院接受正规治疗中，确诊前与患儿及其父母均有密切接触。

1. 作为初诊医师，你会给予本病例怎样的诊疗安排？

A. 对症处理、居家观察

B. 咳嗽、发热好转后正常入学

C. 建议暂不入园，待筛查结果出来后再定

D. 进行结核感染筛查

2. 作为首诊医生，你会进一步完善哪些检查？

A. 结核菌素皮肤试验（TST）　　B. 干扰素释放试验（IGRA）

C. TST 协同 IGRA　　D. 痰液或胃液行结核菌涂片

E. 痰液或胃液行结核菌培养

问题 1 解析：答案 ACD。患儿有呼吸道感染表现，结合年龄特点、咳嗽与发热症状以及血象，病毒感染可能性大，不典型病原如肺炎支原体感染也有可能，且患儿在家中接受阿奇霉素口服后临床症状也有改善，初步评估急性呼吸道感染、结合胸片表现，属于非重症病例。且结合既往病史，患儿应属于免疫状态正常的孩童。但家属提供了重要的流行病学病史，即患儿近期有肺结核确诊病例密切接触史。作为首诊医师，需要就此评定患儿是否存在结核感染可能，本次呼吸道症状是否与之相关。因此，首先对症处理、居家隔离观察、进行积极的结核感染相关筛查是正确的。

问题 2 解析：答案 ABC。患儿生后体健，无明确免疫抑制高危因素，且有明确结核病例密接史，年龄<5 周岁，系结核感染高风险人群，是结核潜伏感染重点筛查对象。

TST 及 IGRA 均可作为筛查手段，条件允许情况下二者联合筛查理论上对于临床判定潜伏感染可能更优，所以首诊医生可以结合实际条件选择 TST 或 IGRA 或者联合筛查。而痰检或抽取胃液进行结核分枝杆菌涂片、培养并不推荐用于初步筛查。

◎ 概述

全球结核病患者中约 12%为儿童与青少年（0~14 周岁；鉴于监测和评价目的，均称儿童）。全球每年约有 120 万新发儿童结核病患者，2019 年约 23 万儿童死于结核，每年 25 000~35 000 的儿童患耐多药结核病（MDR-TB）。此外，超半数的儿童结核患者未被确诊或报告，而这一现象在年幼儿中尤为多见；65%的 5 周岁以下儿童结核患者未被确诊发现；2019 年，全球只有三分之一符合条件的 5 周岁以下家庭密接者接受了结核病预防性治疗（TPT）。基于全球结核病发病现状，目前急需改善儿童与青少年结核病患者及其高风险人群的预防、诊断、治疗以及护理。结合本病例，需要了解以下概念。

儿童结核分枝杆菌潜伏感染（latent tuberculosis infection，LTBI）是指结核分枝杆菌（mycobacterium tuberculosis，MTB）感染机体后，其抗原刺激机体产生持续性免疫应答，通过影像学及症状体征检查等未发现活动性结核病的临床证据。儿童 LTBI 是活动性结核病的潜在患者，为达到全球消除结核病的目标，不仅要对活动性结核病进行早期诊断与治疗，且亟须加强儿童 LTBI 的管理。有肺结核患者接触史、合并 HIV 感染、应用抗肿瘤坏死因子治疗、进行血液透析、进行过器官或骨髓移植、患有尘肺等人群是高风险人群，是 LTBI 筛查的重点对象。

目前各国儿童结核病筛查、治疗策略及流程不同，我国儿科医生大多参考《儿童结核分枝杆菌潜伏感染筛查和预防性治疗专家共识》进行儿童 LTBI 的筛查。基于我国当前国情，开展全人群的儿童 LTBI 筛查尚不可行，对儿童 LTBI 高风险人群进行重点筛查应是当前儿童 LTBI 管理的重点。儿童发生 LTBI 的风险应基于是否与病原学阳性结核病患者有过密切接触史、机体免疫功能状态及年龄等因素进行综合判定。具体要点如下：

（1）有病原学阳性结核病患者密切接触史的儿童 LTBI 主要源于与肺结核患者（尤其是病原学阳性结核病患者）的密切接触。WHO 对结核病家庭接触和密切接触的定义为：在封闭的家庭居所或家庭外的其他场所如社交聚会场所、工作学习场所中与活动性结核病患者（开始抗结核治疗前的 3 个月内）相处一个或多个夜晚，或在白天有频繁或持续的接触。与结核病患者的接触程度与感染及发病风险相关。年龄<5 岁的儿童是家庭活动性肺结核患者密切接触的高危人群，且婴幼儿 LTBI 发生重症结核病的风险高。

（2）免疫功能抑制的儿童，主要包括免疫缺陷病、自身免疫性疾病、HIV 感染、血液系统疾病、严重营养不良、恶性肿瘤、长期使用糖皮质激素及生物制剂、接受或准备进行器官或骨髓移植、接受血液透析等患儿。免疫功能抑制不仅会增加儿童的感染风险，还可加快 LTBI 发展为活动性结核病的进程。

（3）其他人群，如孕前或孕期确诊为结核病的母亲所娩出的新生儿发生宫内感染及进展为先天性结核病的风险高且发病迅速，因此应及早进行 LTBI 筛查并进行临床评估，以排除活动性结核病。此外，处于生长发育期且学习压力较大的在校学生，一旦暴露于活动性结核病，发生 LTBI 甚至聚集性发病的风险也较高。

LTBI 可无任何临床症状和影像学改变，同时也缺乏诊断“金标准”，一般推荐筛查用免疫学检测方法，包括 TST 和 IGRA。

◎ 结核分枝杆菌

结合上述门诊病例我们一起了解了儿童潜伏结核感染的高危人群以及筛查手段的选择，接下来咱们一起熟悉感染元凶——结核分枝杆菌。按照微生物学分类，分枝杆菌归于放线菌目、分枝杆菌科、分枝杆菌属。目前已报道的分枝杆菌有 212 个（198 个菌种，14 个亚种），可分为结核分枝杆菌复合群、麻风分枝杆菌和非结核分枝杆菌三类。其中结核分枝杆菌复合群含 10 个菌种，分别为结核分枝杆菌、牛分枝杆菌（*M. bovis*）、非洲分枝杆菌（*M. africanum*）、田鼠分枝杆菌（*M. micoti*）、卡介苗（*M. bovis*）、山羊分枝杆菌（*M. caprae*）、卡内蒂分枝杆菌（*M. canettii*）、鳍脚分枝杆菌（*M. pinnipedii*）、猫鼬分枝杆菌（*M. mungi*）、羚羊分枝杆菌（*M. orygis*）。其中，结核分枝杆菌简称“结核杆菌”，是人类结核病的病原菌，具有抗酸性，为需氧菌，革兰氏染色阳性，抗酸染色呈红色，分裂繁殖缓慢，固体培养基上 4~6 周才形成菌落。结核分枝杆菌的形态为细长直或稍弯曲、两端圆钝的杆菌，长 1~4 μm，宽 0.3~0.6 μm（图 6-2-1）。

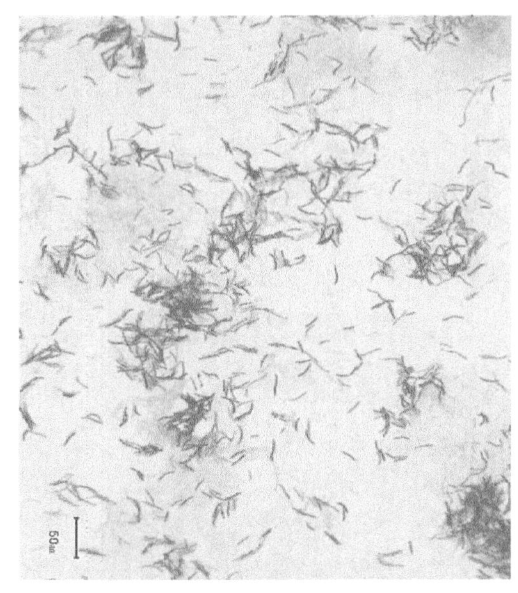

图 6-2-1 结核分枝杆菌抗酸染色镜下表现

同时，进一步了解一下上述介绍的两种常用的结核感染筛查免疫学检测方法的原理及结果判读。

1. TST

该试验基于迟发型超敏反应原理，即机体感染结核分枝杆菌后产生致敏 T 淋巴细胞，再次受到相应的结核分枝杆菌抗原刺激时，已致敏的 T 淋巴细胞释放可溶性淋巴因子，从而导致血管通透性增加，巨噬细胞在局部聚集、浸润，发生皮肤的红肿硬结反应。目前常规采用 5 个单位（5 IU）纯化蛋白衍生物进行皮内注射（通常在左前臂掌侧前三分之一处），72（48~96）小时测量皮肤局部硬结直径。结果判定：硬结平均直径<5 mm 或无反应者为阴性；硬结平均直径≥5 mm 为阳性，其中硬结平均直径≥5 mm 且<10 mm 为一般阳性，硬结平均直径≥10 mm 且<15 mm 为中度阳性，硬结平均直径≥15 mm或局部出现双圈、水泡、坏死及淋巴管炎者为强阳性。TST 所采用的纯化蛋白衍生物与部分非结核分枝杆菌（nontuberculosis mycobacteria，NTM）、卡介苗（bacillus calmette guerin，BCG）菌株具有交叉抗原，检测 LTBI 的特异性较低。

TST 阳性有可能是以下几种情况：

（1）结核分枝杆菌感染：包括结核病和 LTBI 两种状态。

（2）卡介苗接种：新生儿接种卡介苗后，TST 可出现阳性。

（3）非结核分枝杆菌感染：环境中广泛存在非结核分枝杆菌，如果这些非结核分枝杆菌感染人体，正常情况下不会发病，但可以引起 TST 阳性。

（4）其他情况：既往患过结核病或感染过结核分枝杆菌，TST 也会在相当长的时间呈现阳性。

采用 TST 法时儿童 LTBI 的判定标准：BCG 接种成功且无免疫缺陷的儿童，TST 硬结平均直径≥10 mm 时判断为 LTBI；BCG 接种成功，有免疫功能缺陷或接受免疫抑制剂治疗>1 个月的儿童，硬结平均直径≥5 mm 判断为 LTBI；与痰涂片阳性肺结核患者有密切接触的 5 岁以下儿童，TST 硬结平均直径≥5 mm 时判断为 LTBI；BCG 接种未成功且排除非结核分枝杆菌感染的儿童，硬结平均直径≥5 mm 时判断为 LTBI；TST 反应由阴性转为阳性或 2 年内反应直径增加≥10 mm 者也提示有结核分枝杆菌近期感染；TST 结果阴性不支持 LTBI，但应排除免疫功能受损患者（如 HIV 感染者、重症疾病患者、原发或继发的免疫功能缺陷症患者等）或检测方法错误导致的假阴性可能。

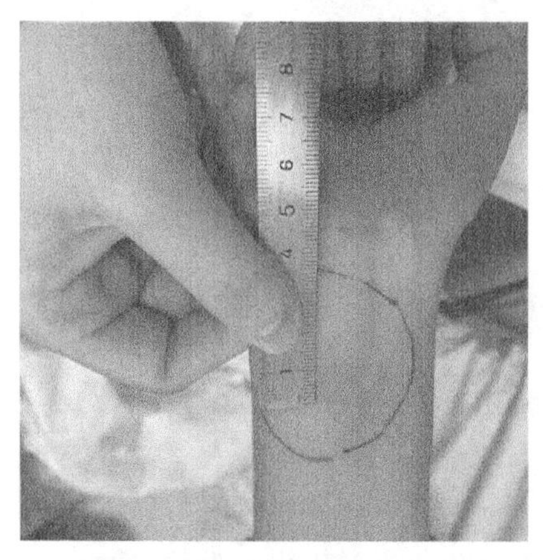

图 6-2-2　TST 结果判读

该患儿在我院门诊评估后完善 TST，结果如图 6-2-2 所示，72 小时 TST 硬结平均直径≥10 mm,追问病史，患儿生后按时接种 BCG，生后至今体健，无反复感染表现，无免疫缺陷高危因素，支持 LTBI 判定。

2. IGRA

IGRA 是用于辅助诊断结核病的一种体外试验方法，主要采用结核分枝杆菌特异性抗原刺激患者前一天抽出的全血中的淋巴细胞，通过不同的方法来测量由致敏的血液淋巴细胞产生干扰素的数量。

IGRA 的临床意义：阳性结果判断为 LTBI。我国 BCG 接种率高，且近年来非结核分枝杆菌分离率逐年升高，IGRA 阳性可考虑排除 BCG 接种反应和大多数非结核分枝杆菌感染，但仍需要结合临床表现排除堪萨斯分枝杆菌、海分枝杆菌和苏尔加分枝杆菌感染的可能。阴性结果不支持 LTBI，但要结合临床表现排除重症疾病、免疫功能缺陷、接受免疫抑制剂治疗、肥胖、糖尿病等情况下可能出现的假阴性结果。

目前国内临床应用主要有两种试剂，一个试剂是 T-SPOT. TB 试剂盒，另一个试剂是结核分枝杆菌感染诊断试剂盒［QuantiFERON-TB Gold（QFT）］，前者采用的是免疫斑点技术，后者采用酶联免疫吸附技术测定。我国常用的是 T-SPOT. TB 检测法，本病例实际筛查也是选择了 T-SPOT. TB 检测法，因而重点介绍。T-SPOT. TB 是用酶联免疫斑点技术，检测对 6 kD 早期分泌靶向抗原（ESAT-6）和 10 kD 培养滤过蛋白肽段库（CFP-10）反应的 T 细胞，以诊断结核感染。这项检查在国内临床上广泛使用已有十年，在最初应用时，很多临床医生对它寄予厚望，感觉有了这个方法，诊断结核不再费力。但是随着检测的增多，结核专科医生慢慢发现其阳性结果并不意味着患者就是结核病，也许只能说明患者曾经感染过。因此，后来又普及了结核分枝杆菌 rpoB 基因突变检测［X-pert MTB/RIF（X-pert）］，这个方法可用于检测结核分枝杆菌复合群DNA与耐药相关的常见突变，使得结核的诊断又上了一个新的台阶。T-SPOT. TB和X-pert MTB的区别见表6-2-1。

表6-2-1 T-SPOT. TB和X-pert MTB比较

比较项目	T-SPOT. TB	X-pert MTB
检测原理	免疫检测法	分子检测法
阳性结果意义	可能为活动性结核，也可能是潜伏期结核或曾经感染过结核	确定结核活动
检测技术	相对简单	相对复杂，技术要求高

IGRA由于有较高的阴性预测值（NPV），对排除非结核意义较大，并可以区分是LTBI还是BCG接种反应。原因在于ESAT-6和CFP-10主要存在于结核分枝杆菌复合群，而在BCG株和大多数的非结核分枝杆菌（堪萨斯分枝杆菌、海分枝杆菌和苏尔加分枝杆菌除外）中不存在，因此IGRA阳性结果有助于诊断结核分枝杆菌感染，排除BCG接种反应和大多数非结核分枝杆菌感染。参考国际应用经验并结合我国国情，IGRA和TST均可用于现阶段儿童LTBI筛查，在经济条件不允许的情况下，可优先选择TST，如TST筛查阳性，且不能明确是否为BCG接种反应和非结核分枝杆菌感染导致的假阳性时，建议采用IGRA进一步验证；考虑到TST可能会导致后续IGRA的假阳性结果，有些国家的指南提出在采用两步法进行检测时，在行TST检测后的3天内或者读取TST结果当天进行IGRA检测。需要强调的是，对于免疫功能抑制且TST或IGRA检测阴性的儿童，建议在免疫功能好转或者免疫抑制剂减量后复查。但也有研究显示，在儿童患者中，IGRA敏感性和特异性较成人低，其敏感性与TST无明显差异。对于本例患儿，在与家属充分沟通后，积极完善了IGRA和TST两种筛查手段，结果均为阳性。大部分家属对于结核感染往往存在疑惑或者心理上难以接受，尤其是儿童LTBI，大多数可能不具备明显的临床症状，条件允许的情况下两种筛查手段的积极完善，可能对于准确判定病情能提供更充分的依据，在循证医学的科学事实面前家属更容易接受临床判定并依据临床医师建议积极干预。

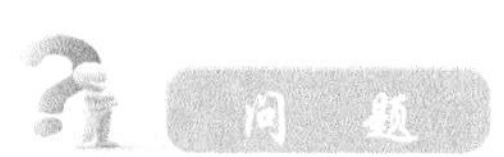

结合上述筛查结果，你会给出怎样的临床建议？

A. 继续观察咳嗽等病情变化，暂时不予特殊处理

B. 有条件者收住入院进一步排除活动性结核感染

C. 建议患儿父母也进行结核筛查

D. 进行预防性抗结核治疗

问题解析：答案BCD。追问病史，患儿祖父系痰菌阳性肺结核病例，理论上密切接触者均建议积极进行结核筛查，尤其是患儿为5岁以下，更应进行积极的预防性抗结核治疗，当然，前提是依据临床表现或有条件者入院积极完成活动性结核病排查。对于小年龄组儿童，可以选择留取胃液进行结核分枝杆菌涂片、培养、分子检测。

◎ 预防性干预

对儿童 LTBI 患者进行有效干预可降低其发展为活动性结核病的可能性，在权衡 LTBI 进展为活动性结核病的风险以及预防性治疗的利弊前提下，建议对以下 LTBI 人群进行预防性干预。

（1）与病原学阳性肺结核患者密切接触的儿童，在排除活动性结核病后，无论 IGRA 和 TST 结果阳性或阴性，在患儿家长知情同意的情况下，以下情况均建议进行预防性治疗：5 岁以下者或者 5 岁以上且来自结核病高发病率地区者；5 岁以上且来自结核病发病率较低地区的儿童，在明确为 LTBI 的情况下，应建议进行预防性治疗。

（2）病原学阴性肺结核患者密切接触儿童，如果 IGRA 或 TST 阴性，应定期随访观察；如果 IGRA 或 TST 阳性，5 岁以下者建议进行预防性治疗，5 岁以上者采取自愿原则进行预防性治疗。

（3）免疫功能抑制儿童，如免疫缺陷病、自身免疫性疾病、血液系统疾病、严重营养不良、恶性肿瘤、长期使用糖皮质激素及生物制剂、器官或骨髓移植、接受血液透析等患儿如果明确为 LTBI 者，均应给予预防性治疗。

（4）孕前或孕期确诊为结核病的母亲所娩出的新生儿，如明确为 LTBI，建议进行预防性治疗；如 IGRA 和 TST 结果阴性，应密切随访。

（5）学校内具有密切接触史的学生明确为 LTBI 者，在学生、家长知情同意的前提下，采取自愿的原则进行预防性治疗。

（6）HIV 阳性的儿童及青少年，无论是否具有活动性结核病接触史并排除活动性结核病，在抗 HIV 治疗的同时，均建议给予 LTBI 预防性治疗；年龄<12 个月的 HIV 感染婴儿，若存在结核病密切接触史，应给予预防性治疗。

（7）符合预防性干预指征但因故未接受治疗者，应建议随访观察，在条件许可的情况下，感染后的前 2 年内每 6 个月复查一次，感染 2 年后每年进行复查，并评估是否有进展为活动性结核病的可能。

◎ 预防性治疗

儿童 LTBI 预防性治疗常规方案：我国相关指南、共识及 WHO 推荐并使用的儿童 LTBI 预防性治疗方案以异烟肼（isoniazid，INH）单用 6 或 9 个月（6 INH 或 9 INH）、INH 和利福平（rifampicin，RFP）联合使用 3～4 个月（3-4 INH+RFP）为常用方案；RFP 单用 3～4 个月（3-4 RFP）作为备选方案。INH 单药治疗方案是目前全球最常使用的 LTBI 预防性治疗方案，其中 6 个月 INH 单药方案（6 INH）作为 LTBI 预防性治疗的首选方案。当然，无论何种方案的应用，抗结核药物的不良反应的监测与及时处理都非常重要。本例患儿收住入院，排查无活动性结核感染依据，经家属同意后应用 3 个月 INH+RFP 联合方案，无不良反应发生，目前仍在门诊随访中。

我国目前仍是结核高负担国家，其中儿童结核病的诊断及治疗亟待专科医生及家属的普遍重视，规范诊治儿童 LTBI 也是需要长期坚持的。只有加强儿童 LTBI 高风险人群的筛查和预防性治疗，严格掌握 LTBI 预防性治疗的指征，定期监测常见抗结核药物的不良反应并给予及时处理，提高儿童 LTBI 的管理力度，才能有效控制儿童结核病。

第三节 流行性感冒

学习目标

1. 了解流行性感冒的流行病学特点。
2. 了解流行性感冒的病原学、发病机制。
3. 掌握流行性感冒的临床特点及诊断。
4. 掌握流行性感冒的防治原则。

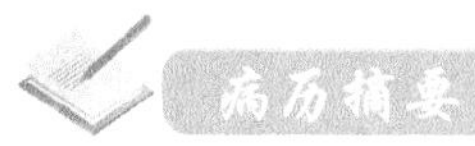

临床特点：患儿，女，10岁，因“发热5天”于2021年12月入院。5天前患儿出现发热、头痛，热峰40.1 ℃，口服“布洛芬”热可退，5~6小时后再次发热，稍头痛，有腹部不适、呕吐1次，为胃内容物，渐有明显咽痛、轻微鼻塞，食欲不振、嗜睡，起病当天社区医院查血常规示白细胞 5.89×10^9/L，中性粒细胞71%，淋巴细胞22%，C反应蛋白<0.5 mg/L。

查体：体温38 ℃，脉搏110次/分，呼吸22次/分，体重40 kg，SpO_2 97%。神志清，精神一般，鼻黏膜稍苍，咽红充血，扁桃体Ⅰ度肿大，颈软，两肺呼吸音粗，未及啰音，心律齐，心音中，各瓣膜区未及杂音。肝脾肋下未及；克尼格征、布鲁津斯基征、巴宾斯基征均阴性。

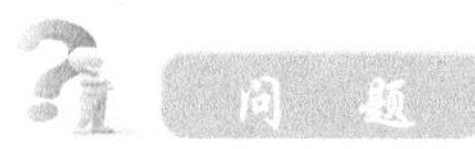

1. 该患儿最可能发生哪种疾病？

A. 疱疹性咽峡炎　　B. 流行性感冒

C. 病毒性脑炎　　D. 诺如病毒感染

2. 作为首诊医生，为进一步明确诊断，你会首先完善哪项检查？

A. 流行病学调研　　B. 神经系统查体

C. 甲乙流咽拭子　　D. 腰椎穿刺术

问题1解析：答案BC。选项中几种疾病都可以表现为反复高热，尤其是A、B、C选项，往往起病初期体温反复较高。疱疹性咽峡炎患者因咽痛拒食明显，也可以有胃肠道反应，一般早期血象偏高，但学龄前儿童较为多见，且12月一般不是疱疹性咽峡炎高发季节，故不作为首先考虑。诺如病毒冬季也会有散发或暴发流行，学龄儿童不少见，但一般早期高热不多见，以反复呕吐伴腹部不适为首发症状，全身症状大多不重，也不作为首先考虑。该患儿高热、精神及食欲欠佳，并有头痛、呕吐，须高度警惕病毒性脑炎。同时结合冬季流行性感冒高发，患儿系学龄儿童、以高热起病、有咽痛表现、合并胃肠道反应、血象白细胞正常、中性粒细胞占优势，也较为符合流行性感冒初期临床特点。故B、C两项为首先考虑方向。

问题 2 解析：答案 A。在临床资料不够充分的情况下，获取更多的临床信息尤为重要。在不能排除流行性感冒的情况下，流行病学调研可为诊断提供重要的依据。通过病史采集，母亲诉患儿班级近两日有类似病症同学十余例，均有反复高热。结合季节特点、相似临床表现病例聚集发病，急性传染病暴发流行可能性大，再加上近期本地区流行性感冒高发背景，考虑本患儿流行性感冒可能性大，可以进行咽拭子快速流行性感冒病原学检测。当然，如果患儿病情难缓解，仍须警惕合并中枢系统感染可能，细致进行神经系统查体、必要时完善脑脊液检测可以辅助排查病毒性脑炎可能。所以，首先选择简便易行、无创的流行病学调研最为合理，也可给初步诊断提供关键依据。

◎ 流行性感冒概述

流行性感冒（influenza）简称“流感”，是由流感病毒（influenza virus）引起的一种急性呼吸道传染病，临床以高热、畏寒、头痛、乏力、全身肌肉酸痛和轻度呼吸道症状为主要特征。流感起病急，大多数为自限性，但部分患者因出现肺炎等并发症或基础疾病加重发展成重症病例，少数危重症病例病情进展快，可因急性呼吸窘迫综合征、ANE 或多器官功能不全等并发症而死亡。

◎ 病原学

流感病毒属正黏病毒科，由薄膜、基质蛋白层及核壳体三部分组成，为单股、负链、分节段 RNA 病毒（图 6-3-1）。根据核蛋白和基质蛋白的抗原性分为甲（A）、乙（B）、丙（C）三型，近年来发现的牛流感病毒归为丁（D）型。其中甲型流感病毒抗原性极易发生变异，多次引起世界性大流行。目前感染人的主要是甲型流感病毒中的 H1N1、H3N2 亚型及乙型流感病毒中的 Victoria 和 Yamagata 系。

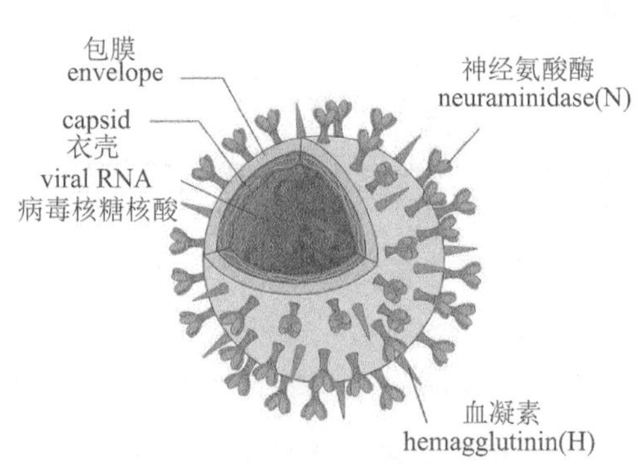

图 6-3-1　流感病毒结构示意图

流感病毒抵抗力较弱，不耐热，56 ℃条件下 30 分钟即可被灭活，对干燥、紫外线、乙醚、乙醇、甲醇、碘伏等常用消毒剂敏感。

◎ 流行病学

1. 传染源

流感患者和隐性感染者是主要传染源。流感从潜伏期末到急性期都有传染性，病初 2~3 天传染性最强，病毒在人呼吸道分泌物中一般持续排毒 3~7 天，儿童、免疫功能受损及重症患者排毒时间可超过 1 周。

2. 传播途径

流感病毒主要通过空气飞沫传播，也可通过口腔、鼻腔、眼睛等处黏膜直接或间接接触传播。接触患者呼吸道分泌物、被污染的物品也可能引起感染。另须警惕，在特定的场所，如人群密集且密闭或通风不良的房间内，病毒也可能通过气溶胶的形式传播。

3. 易感人群

人群普遍易感，儿童及青少年发病率最高，不同流感病毒型别及亚型之间无交叉免疫。

◎ 流行特征

流感呈全球性分布，四季均可发病，每年 10 月我国各地陆续进入流感冬春季流行季节。2013 年，一项针对我国不同区域流感季节性的研究显示，甲型流感年度周期性随纬度增加而增强，空间模式多样化。北纬 33 度以北的北方省份，呈冬季流行模式，每年 1—2 月单一年度高峰；北纬 27 度以南的最南方省份，每年 4—6 月单一年度高峰；两者之间的中纬度地区，每年 1—2 月和 6—8 月的双周期高峰。2018 年，一项我国 2005—2016 年乙型流感流行特征的系统分析显示，乙型流感在中国大部分地区呈单一冬季高发。总体而言，乙型流感的流行强度低于甲型，在部分地区和部分年份，乙型流感的流行强度高于甲型，且 B/Yamagata 和 B/Victoria 系交替占优势，以冬春季流行为主。

流感是人类面临的主要公共健康问题之一，人群普遍易感。20 世纪以来，全球共暴发 5 次全球性的流感大流行，分别为 1918 年至 1919 年“西班牙流感”［A（H1N1）］，1957 年至 1958 年“亚洲流感”［A（H2N2）］，1968 年至 1969 年“香港流感”［A（H3N2）］，1977 年“俄罗斯流感”［A（H1N1）］和 2009 年甲型 H1N1 流感［A（H1N1）pdm09］；其中“西班牙流感”导致 4 000 万～5 000 万人死亡。WHO 报告，每年流感季节性流行在全球可导致 300 万～500 万重症病例，29 万～65 万人死于流感相关呼吸系统疾病。对于临床医师来说，早期识别重症流感病例尤为重要。

重症病例的高危人群有哪些？

A. 年龄<5 岁的儿童（年龄<2 岁者更易发生严重并发症）

B. 年龄≥65 岁的老年人

C. 伴有以下疾病或状况者：慢性呼吸系统疾病、心血管系统疾病（高血压除外）、肾病、肝病、血液系统疾病、神经系统及神经肌肉疾病、代谢及内分泌系统疾病、恶性肿瘤、免疫功能抑制等

D. 肥胖者［体重指数（body mass index，BMI）>30 kg/m^2］

E. 妊娠及围生期妇女

问题解析：答案 ABCDE。结合流感的发病机制，不难看出病毒的直接侵害仅是病情发生发展的一个环节，感染后过度炎症及免疫损伤往往在疾病进展中发挥很大作用，每个受感者本身的免疫状态也决定了易感性以及感染后不同的临床转归。

◎ 发病机制

流感病毒感染人类的靶细胞主要是呼吸道黏膜上皮细胞。病毒首先通过病毒表面的 HA 蛋白与宿主上、下呼吸道或肺泡上皮细胞的唾液酸（SAs）结合，然后病毒体进入宿主细胞内质网系统，与内质网解离后释放病毒核糖核蛋白复合体（vRNP），通过细胞质运输到宿主细胞核。病毒RNA通过宿主细胞翻译系统合成流感病毒的蛋白质和RNA，在宿主细胞中组装成新的病毒体，通过出芽、剪切、释放等过程，形成新的病毒体。在流感病毒感染过程中的不同环节，均有药物的作用靶点。流感病毒也可以感染其他细胞，包括某些免疫细胞，但感染人类的流感病毒HA抗原只能在呼吸道上皮细胞中分离产生新的感染性病毒子代。流感病毒感染后1~3天往往是决定预后的关键时期，跟宿主是否具有保护性抗体及自身免疫功能有关，在流感流行时小年龄的儿童和老年患者中尤为重要。流感病毒感染呼吸道上皮细胞后，最初的致病机制包括病毒感染直接引起肺组织的炎症和免疫系统处理流感病毒感染时继发的炎症反应。这种炎症反应如果进一步加重，可导致肺组织的严重损伤，甚至引起急性呼吸窘迫综合征。

每年流感流行季节，儿童流感罹患率为20%~30%，某些高流行季节年感染率可高达50%左右。5岁以下儿童感染流感病毒后出现重症和住院的风险较高，估计全球每年有数万名5岁以下儿童死于流感相关呼吸道疾病，可能造成沉重的社会和经济负担。儿童重症流感出现比例较高，可能与这些机制相关：婴幼儿天然免疫系统发育不成熟，婴儿和儿童鼻部的炎性细胞因子水平显著高于成人，机体免疫功能异常更易发生感染后过度免疫炎症反应、合并细菌感染和宿主细胞能量代谢衰竭。值得一提的是，近年来各地儿童流感相关脑病，特别是ANE的发病机制目前尚不清楚。

◎ 临床特点

流感潜伏期一般1~7天不等，多为2~4天。

（1）主要症状：急性起病，有发热、畏寒、头痛、乏力、全身肌肉关节酸痛、食欲减退等全身症状，体温可达39~40 ℃。

（2）其他症状：可伴有鼻塞、流涕、咽痛、胸骨后不适、眼结膜充血等症状。感染乙型流感的儿童常以呕吐、腹痛、腹泻为主要表现。部分患者症状轻微或无流感症状。无并发症者呈自限性，多于发病3~4天后发热逐渐消退，全身症状好转，但咳嗽、体力恢复常需1~2周。

（3）实验室检查识别要点——血象变化：没有条件完善病原学检测的情况下，结合流行病学接触史、典型临床表现，外周血象监测也可以在一定程度上帮助临床医生早期识别流感。白细胞计数早期一般在正常范围、中性粒细胞占优势，起病后3~7天白细胞、粒细胞可降至正常水平，C反应蛋白正常或轻度升高。

（4）流感并发症：流感可累及多系统，临床表现多样，可引起相应并发症，因此其临床特点明显区别于普通感冒，两者的鉴别要点见表6-3-1。流感最常侵犯下呼吸道，引起原发性病毒性肺炎，重症流感患者容易合并细菌、真菌等其他病原体感染，严重者可出现急性呼吸窘迫综合征。儿童流感肺炎影像学表现如图6-3-2所示。流感也可引发心肌代谢异常，如心肌炎、心包炎，可见心电图、心脏超声等异常，肌酸激酶升高，严重者可出现心力衰竭。心肌梗死、缺血性心脏病相关住院和死亡的风险明显增加。年长儿肌炎也较常见，主要见于下肢，以小腿腓肠肌疼痛为甚，表现为肌痛、肌无力、血清肌酸激酶及肌红蛋白升高和急性肾损伤等。极少数病例可累及中枢神经系统，引起包括脑炎、脑膜炎、脊髓炎、吉兰-巴雷综合征等并发症，其中ANE多见于儿童。儿童坏死性脑病影像学表现如图6-3-3所示。

表 6-3-1　流感与普通感冒的鉴别要点

项目	流感	普通感冒
致病原	流感病毒	鼻病毒、冠状病毒等
流感病原学检测	阳性	阴性
传染性	强	弱
发病的季节性	有明显季节性（我国北方为 10 月至次年 3 月多发）	季节性不明显
发热程度	多高热（39~40 ℃），可伴寒战	不发热或轻、中度热，无寒战
发热持续时间	3~5 天	1~2 天
全身症状	重，头痛、全身肌肉酸痛、乏力	轻或无
病程	5~10 天	5~7 天
并发症	可合并肺炎、中耳炎、心肌炎、脑膜炎或脑炎	少见

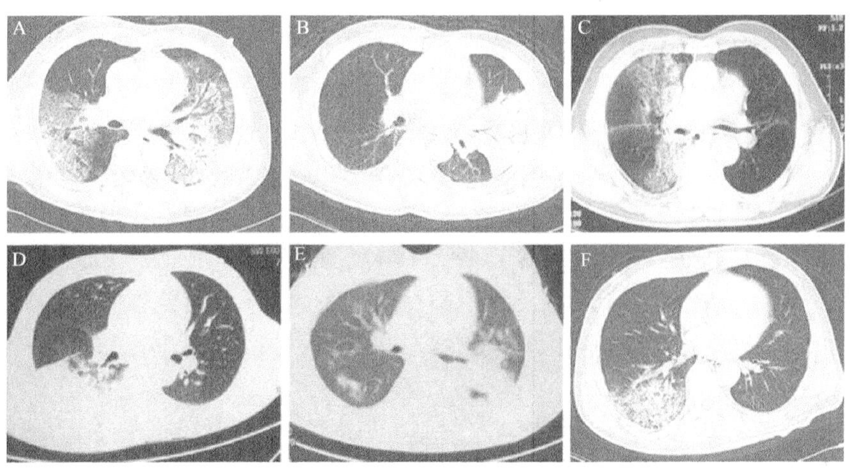

早期双肺多叶段的磨玻璃影及实变影。

图 6-3-2　儿童流感肺炎影像学检查

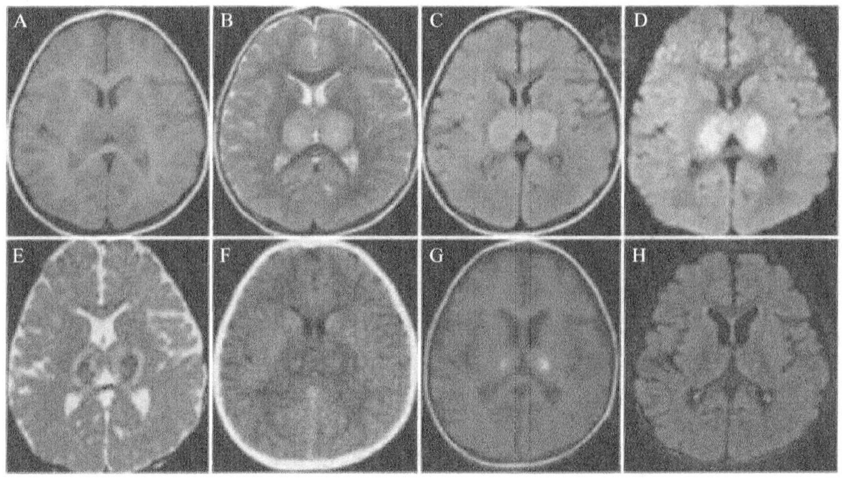

图 6-3-3　儿童流感病毒性相关坏死性脑病头颅影像学检查

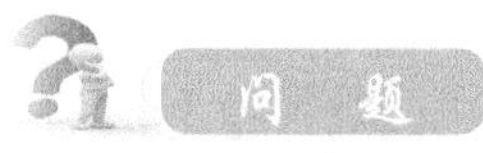

流感的确诊依据是什么？

A. 明确的流行病学接触史 **B. 典型临床表现**

C. 病原学诊断依据 **D. 以上均是**

问题解析：答案D。临床诊治流感和大多数法定传染病类似，详细的流行病学调研对于诊断非常关键，每年各地疾控中心都会全年监测流感疫情，出现本地区流感高发或暴发流行时，会及时发布防控提示。临床医生依据流行病学资料，对于有明确流行病学密切接触史的患者，结合上述罗列的流感典型表现，临床诊断不难。积极完善病原学检测，如咽拭子快速流感检测等，一般比较容易获得病原学判断依据。本例患儿系流感高发季节发病，起病前所在班级有流感确诊病例，本例患儿有密切接触史，因此具备明确的流行病学要素。结合患儿的高热、早期合并胃肠道症状等全身表现，因为精神、食欲差等感染中毒症状重，所以不排除中枢受累可能，应早期收治入院。

◎ 流感的诊断要点

根据流行病学资料及接触史（发病前7天在无有效个人防护的情况下与疑似或确诊流感患者有密切接触，或属于流感样病例聚集发病者之一，或有明确传染他人的证据），以及典型的症状和体征，可建立临床诊断。不典型的散发病例有赖于病原学检测明确诊断，具有以下一种或以上病原学检测结果阳性可明确：流感病毒核酸检测阳性；流感抗原检测阳性；流感病毒培养分离阳性；急性期和恢复期双份血清的流感病毒特异性IgG抗体水平呈4倍或以上升高。

辅助检查：本例患儿在起病第二天查血常规及C反应蛋白检测示白细胞 10.89×10^9/L、中性粒细胞百分比85.7%、淋巴细胞百分比8.4%、血红蛋白134 g/L、血小板 194×10^9/L、C反应蛋白5.15 mg/L；起病第五天复查血常规及C反应蛋白检测示白细胞 2.97×10^9/L、中性粒细胞百分比38.1%、淋巴细胞百分比52.9%、血红蛋白124 g/L、血小板 156×10^9/L、C反应蛋白5.96 mg/L；病程中流感抗原检测示甲型流感抗原阳性、乙型流感抗原阴性，同时甲型流感病毒核酸也呈阳性，系流感确诊病例。

随着民众就医意识的提高、社会及个体对疾病重视程度的提升以及检测手段的不断完备，临床确诊流感似乎不难。但通过上文的学习我们发现，流感危害大，少数病例临床进展快，往往预后不佳，甚至导致患者死亡。因此，对于临床医生来说，如何在高危人群中做到重症及危重病例早期诊断、早期干预尤为重要。

◎ 重症与危重病例

1. 出现以下情况之一者为重症病例

（1）持续高热>3天，伴有剧烈咳嗽，咳脓痰、血痰，或胸痛。

（2）呼吸频率快，呼吸困难，口唇发绀。

（3）神志改变，如反应迟钝、嗜睡、躁动、惊厥等。

（4）严重呕吐、腹泻，出现脱水表现。

（5）合并肺炎。

（6）原有基础疾病明显加重。

（7）需要住院治疗的其他临床情况。

2. 出现以下情况之一者为危重病例

（1）呼吸衰竭。

（2）ANE。

（3）脓毒性休克。

（4）多器官功能不全。

（5）出现其他需要进行监护治疗的严重临床情况。

◎ 治疗

1. 对症处理

大部分流感具有自限性，目前尚无特效药物，主要对症治疗。无并发症患者居家隔离治疗，应卧床休息，饮食宜清淡，多饮水，预防并发症。出现高热、烦躁不安、头痛等症状应予对症处理，可用物理降温或服用对乙酰氨基酚、布洛芬等退热剂。儿童忌用阿司匹林及其他水杨酸制剂，以防发生瑞氏综合征。

2. 抗病毒药物治疗

在发病 48 小时内应尽早开始抗病毒药物治疗，可减少并发症、降低病死率、缩短住院时间。我国目前上市的药物有神经氨酸酶抑制剂、血凝素抑制剂和 M2 离子通道阻滞剂三种。

（1）神经氨酸酶抑制剂：对甲型和乙型流感均有抑制作用。在我国上市的有三个品种，即奥司他韦、扎那米韦和帕拉米韦。奥司他韦为口服剂型，成人剂量每次 75 mg，每日 2 次。1 岁以下儿童推荐剂量：0～8 月龄，每次 3.0 mg/kg，每日 2 次；9～11 月龄，每次 3.5 mg/kg，每日 2 次。1 岁及以上年龄儿童推荐剂量：体重不足 15 kg 者，每次 30 mg，每日 2 次；体重 15～23 kg 者，每次 45 mg，每日 2 次；体重 23～40 kg 者，每次 60 mg，每日 2 次；体重大于 40 kg 者，每次 75 mg，每日 2 次。疗程 5 天，重症患者疗程可适当延长。肾功能不全者要根据肾功能调整剂量。扎那米韦为吸入喷雾剂，适用于成人及 7 岁以上青少年，每次 10 mg，每天 2 次（间隔 12 小时），疗程 5 天，预防用药只需 1 天吸 1 次。帕拉米韦为静脉注射制剂，成人用量为 300～600 mg，小于 30 天新生儿 6 mg/kg，31～90 天婴儿 8 mg/kg，91 天～17 岁儿童 10 mg/kg，每日 1 次，疗程1～5 天。

（2）血凝素抑制剂：阿比多尔可用于成人甲、乙型流感的治疗。用量为每次 200 mg，每日 3 次，疗程 5 天。我国临床应用数据有限，须密切观察疗效和不良反应。

（3）M2 离子通道阻滞剂：包括金刚烷胺和金刚乙胺，仅对甲型流感病毒有抑制作用，但对目前流行的流感病毒株耐药，不推荐使用。

3. 危重症病例治疗

积极治疗原发病，防治并发症，并进行有效的器官保护和功能支持。低氧血症或呼吸衰竭者需要密切监护，及时给予相应的治疗，包括常规氧疗、鼻导管高流量氧疗、无创通气或有创机械通气等。对难治性低氧血症患者，可考虑使用 ECMO。重症流感患者常合并细菌或真菌感染，积极留取标本送检病原学，及时、合理应用抗细菌或抗真菌药物。合并神经系统并发症时应给予降颅压、镇静止惊等对症处理；ANE 无特效治疗，可给予糖皮质激素和丙种球蛋白等治疗。

4. 中医治疗

（1）轻症。

① 风热犯卫：银花、连翘、桑叶、菊花、桔梗、牛蒡子、竹叶、芦根、薄荷（后下）、生甘草，水煎服；清开灵颗粒、疏风解毒胶囊、银翘解毒类等。儿童可选儿童抗感颗粒、小儿豉翘清热颗粒等。

② 热毒袭肺：炙麻黄、杏仁、生石膏（先煎）、知母、浙贝母、桔梗、黄芩、柴胡、生甘草，水煎服；连花清瘟胶囊、莲花清热类制剂等。儿童可选小儿肺热咳喘颗粒、小儿咳喘灵颗粒等。

（2）危重症。

① 毒热壅肺：炙麻黄、生石膏（先煎）、杏仁、知母、鱼腥草、葶苈子、黄芩、浙贝母、生大黄（后下）、青蒿、赤芍、生甘草，水煎服。

② 正虚邪陷：生晒参、炮附子（先煎）、黄连、金银花、生大黄、青蒿、山萸肉、枳实，水煎服。恢复期气阴两虚，用沙参、麦冬、五味子、浙贝母、杏仁、青蒿、炙枇杷叶、焦三仙，水煎服，也可鼻饲或结肠滴注。

◎ 预防

1. 一般预防措施

保持良好的个人卫生习惯，增强体质，勤洗手，保持环境清洁和通风。在流感流行季节尽量少到人群密集场所活动，保持良好的呼吸道卫生习惯，咳嗽或打喷嚏时用上臂或纸巾、毛巾等遮住口鼻，咳嗽或打喷嚏后洗手，尽量避免触摸眼睛、鼻或口。出现流感样症状应注意休息及自我隔离，前往公共场所或就医过程中须戴口罩。

2. 疫苗接种（vaccination）

接种流感疫苗是预防流感最有效的手段，可降低发病率和发生严重并发症的风险。推荐 60 岁及以上老年人、6 月龄至 5 岁儿童、孕妇、6 月龄以下儿童家庭成员和看护人员、慢性病患者和医务人员等重点人群，每年优先接种流感疫苗。

3. 药物预防（chemoprophylaxis）

建议对有重症流感高危因素的密切接触者进行暴露后药物预防，建议不要迟于暴露后 48 小时用药。可使用奥司他韦和扎那米韦等（每次使用剂量同治疗量，每日 1 次，疗程 7 天）。

第四节　手足口病

学习目标

1. 掌握手足口病的定义。

2. 了解手足口病的流行病学、发病机制。

3. 掌握手足口病的诊断及鉴别诊断。
4. 掌握重症手足口病的早期识别要点。
5. 了解手足口病的治疗原则。

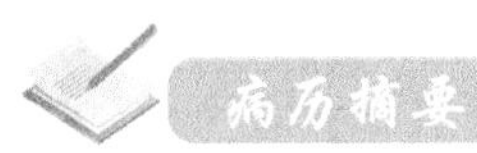

临床特点： 患儿，男，2岁8月，因“手足皮疹伴发热1天”就诊。1天前家属发现患儿出现手足部皮疹，无瘙痒等不适，伴发热，体温38.5 ℃左右，呕吐1次，为胃内容物，非喷射状，睡眠中偶有惊跳，无抽搐，无嗜睡，无激惹、烦躁，偶有单声咳，无鼻塞、流涕，无气急、发绀，无腹痛、腹泻。起病后于社区医院就诊，发现口腔疱疹，查血常规示白细胞 7.89×10^9/L，中性粒细胞72.8%，淋巴细胞23.6%，C反应蛋白<0.5 mg/L，考虑“手足口病”，转至我院急诊。为求进一步诊治，拟“手足口病”收住感染性疾病科。病程中患儿精神尚可，食纳稍减，大小便正常。

个人史、既往史、家族史： 无特殊。

查体： 体温36.8 ℃，脉搏120次/分，呼吸25次/分，体重13 kg，SpO_2 97%。神志清，精神尚可，发育正常，营养中等。毛发分布正常，皮肤弹性正常，无黄染、出血点、水肿，手足、肛周可见散在红色斑丘疹。全身浅表淋巴结无肿大。头颅无畸形，前囟已闭，球结膜无充血；巩膜无黄染，眼球活动正常，两侧瞳孔等大（直径0.3 cm）等圆，对光反射存在。两侧耳廓无畸形，外耳道无溢液。鼻形正常，无鼻翼扇动，咽红充血，咽峡部可及数枚疱疹，扁桃体Ⅰ度肿大，牙龈无红肿。颈软，气管居中，甲状腺不肿大，颈静脉无怒张。胸廓无畸形，呼吸平稳，两侧呼吸运动均等；两肺叩诊呈清音；两肺呼吸音粗，未及啰音。心前区无隆起，无异常搏动，无震颤；心界无扩大；心率120次/分，心音有力，节律齐，各瓣膜区未闻及杂音。腹平坦，对称，未见胃肠蠕动波；腹部柔软，无肌紧张，未触及肿块，肝脾肋下未及；移动性浊音阴性；肠鸣音无亢进，腹部无血管杂音。外生殖器外观正常；肛门周围无糜烂，无直肠脱垂，无肛裂。脊柱呈正常生理弯曲，四肢无畸形，关节局部无红肿，活动正常，肢端无发绀，无杵状指、趾。腹壁反射、膝腱反射存在，克尼格征、布鲁津斯基征、巴宾斯基征均阴性。

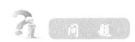

1. 该患儿最可能发生哪种疾病？

A. 疱疹性咽峡炎　　B. 手足口病

C. 疱疹性口腔炎

2. 该疾病的识别标签有哪些？

A. 法定传染病　　B. 学龄儿童多发

C. 学龄前儿童多发　　D. 嗜神经特性

E. 有累及循环系统可能

3. 本病临床特点主要有哪些？

A. 多有发热　　B. 手、足、臀部皮疹

C. 口腔黏膜疱疹　　　　D. 部分病例四肢关节处可出现皮疹

问题 1 解析：答案 B。该患儿有发热、口痛、手足及臀部皮疹，依据本患儿临床症状及体征，首先考虑手足口病。

问题 2 解析：答案 ACDE。手足口病为国家法定传染病，学龄前儿童高发，可累及神经系统引发手足口病脑炎，系重症手足口病。少数病例继续进展可累及循环系统，系危重症手足口病。

问题 3 解析：答案 ABCD。本例患儿年龄 2 岁 8 月，是手足口病高发年龄。通过病史摘要可以看出，该患儿具备发热、手足斑丘疹、口腔疱疹典型临床表现。部分手足口病患儿关节部位也可出现明显皮疹病变。

◎ 手足口病概述

手足口病是由肠道病毒引起的传染性疾病，主要临床表现为手、足、臀部及口腔黏膜斑丘疹及疱疹。手足口病多发于学龄前儿童，尤其是 3 岁以下年龄组发病率最高。少数病例进展较快，可出现脑炎、脑膜炎、脑膜脑炎、脑脊髓炎、神经源性肺水肿、肺出血及循环衰竭等危重症表现。2008 年 5 月起国家将之纳入丙类法定传染病管理。

手足口病已有 60 余年的历史，最早的文字记载是在 1957 年，新西兰首次描述了手足口病的症状、体征，1958 年加拿大学者从该病患者的粪便及咽拭子中分离出柯萨奇病毒 A16 型（coxsackie virus A16，CVA16），1959 年依据其临床表现提出手足口病（hand-foot-mouth disease，HFMD）的命名。而肠道病毒 71 型（enterovirus 71，EV71）于 1972 年在美国纽约手足口病患者中被分离到。20 世纪 70 年代以后，日本监测发现 CVA16 与 EV71 交替流行引起手足口病。至 20 世纪 90 年代后，亚太地区马来西亚、新加坡、澳大利亚、越南、我国台湾及大陆相继出现 EV71 引起的手足口病大规模暴发流行，并出现死亡病例，引起全球关注。

1998 年我国台湾发生有史以来最大规模的手足口病暴发流行，发病人数高达 12 万多人，78 例死亡，EV71 检出率为 59.6%。在 78 例死亡病例中，有 33 例有明确病原类型，其中 32 例为 EV71，1 例为柯萨奇病毒 B5 型（coxsackie virus B5，CVB5）。我国大陆关于手足口病的首次报道见于 1981 年的上海，随后北京、河北、福建、吉林、山东、广东等十几个省市均出现疫情。1983 年及 1986 年天津出现 2 次 CVA16 感染所致的手足口病暴发流行。1987 年武汉研究人员成功从手足口病病人中分离出 EV71，1998 年深圳市也分离到 EV71。2007 年山东省发生手足口病大流行，主要病原体为 EV71；2008 年 3 月安徽省阜阳市手足口病暴发流行，EV71 为优势流行株，并出现死亡病例。随后疫情在全国播散，因此我国原卫生部于 2008 年 5 月 2 日将手足口病列入国家法定丙类传染病。

◎ 手足口病的临床特点

手足口病以手、足及口腔黏膜等部位出现斑丘疹及疱疹为特点（图 6-4-1、图 6-4-2、图 6-4-3、图 6-4-4），大多伴发热，3 岁以下幼儿发病率最高。不同型别肠道病毒引发的手足口病的临床表现有一定差异。EV71 感染引起的皮疹多为斑丘疹，常分布于四肢末端的手足部位，皮疹有小、少、硬的特点，更易引起呕吐、惊跳、肢体抖动等中枢神经系统症状，少数可引起肺水肿、肺出血等危重症，重症病例部分遗留肢体活动障碍、注意力不集中、癫痫等后遗症；而 CVA16 皮疹多样且分布范围广，皮疹可为丘疹、斑丘疹、疱疹、囊疱疹及脓疱疹，以疱疹为主，可累及手、足、臀及肘膝关节之外的部位，如躯干、口周等部位，更易引起发热，热峰高，后期可出现脱甲或指（趾）端蜕皮。肠道病毒各血清型之间无交叉免疫，故人群可多次患病，也可出现不同血清型的混合感染。

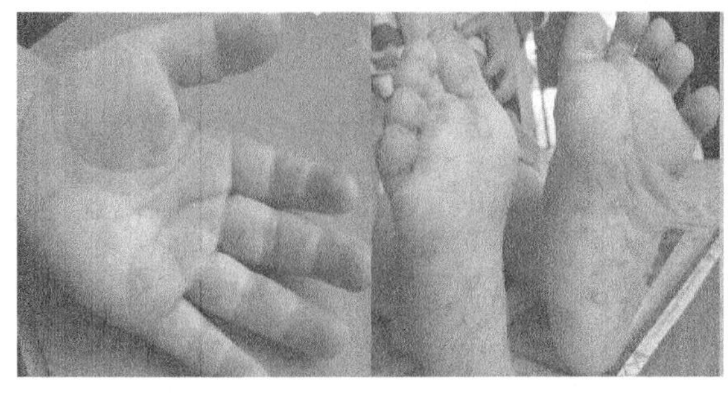

图 6-4-1 手足口病患儿典型手足部皮疹表现

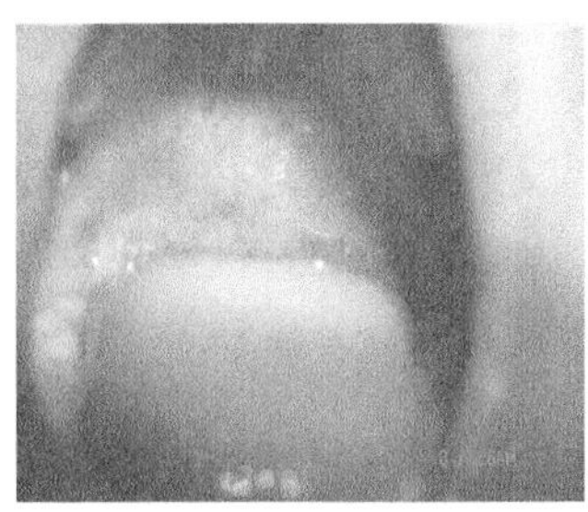

图 6-4-2 手足口病患儿典型口腔黏膜损害

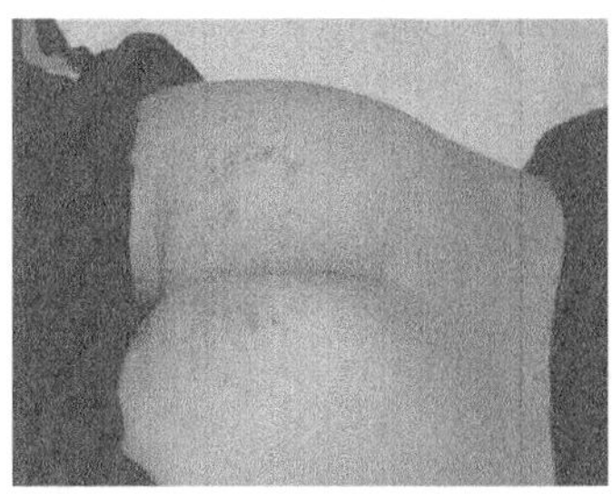

图 6-4-3 手足口病患儿臀部皮疹表现

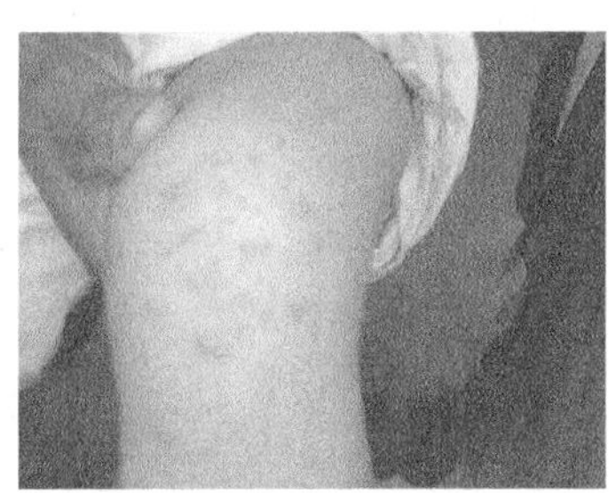

图 6-4-4 手足口病患儿关节皮损表现

◎ 传染病三要素

既然手足口病是传染病，那么在确诊病例环节中，一定不能忘记询问流行病学史，且确诊后不要忘记传染病疫报并采取相应的科学隔离防护。传染病流行病学三要素：传染源、传播途径、易感人群。手足口病也有自己的流行病学要素。

（1）传染源：病人及隐性感染者，人是已知的唯一宿主及传染源。

（2）传播途径：密切接触传播为主，粪-口途径、呼吸道分泌物可传播，也可经疱液及污染的物品接触传播。

（3）易感人群：儿童为主，尤以 3 岁以下婴幼儿多见。

通过追问病史得知，本患儿双胞胎弟弟近期确诊为手足口病，近两日于苏州大学附属儿童医院发热门诊接受诊疗，与本患儿有密切接触。故本患儿最可能的传染源锁定，经验认为其主要通过密切接触传播（粪-口途径为主），且两个孩子均系 3 岁以内幼儿，是本病高发人群。

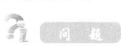

1. 手足口病的确诊依据有哪些？

A. 明确的流行病学接触史　　B. 典型临床表现

C. 病原学诊断依据　　D. 以上均是

2. 手足口病有嗜神经特性，部分病例可快速进展为重症，如何早期识别呢？

A. 反复高热　　B. 不自主肢体抖动

C. 呕吐　　D. 头痛

E. 精神萎软　　F. 肢体无力

问题 1 解析：答案 D。急性感染性疾病大多数具备典型的临床特征，对于传染病来说，详细的流行病学调研对于诊断非常关键，把握上述两点做出及时准确的临床诊断相对不难，但少数病例也会存在临床诊断难点，需要病原学依据佐证才能够做到确诊。本例患儿流行病学接触史明确，临床表现较为典型，入院后肠道病毒核酸测定（咽拭子）肠道病毒 EV71 核酸检测阳性、肠道病毒通用型检测阳性、CVA16 核酸未检出。有病原学依据，系确诊病例。先后两次脑脊液检测，脑脊液常规（第一次）示白细胞计数 208×10^6/L、总细胞计数 230×10^6/L；脑脊液生化示 IgA 2. 81 mg/L、IgG 44. 33 mg/L、IgM 3. 38 mg/L、脑脊液总蛋白538 mg/L、糖 3. 67 mmol/L，符合脑炎诊断，属于重症手足口病。治疗后好转，复查脑脊液常规示白细胞计数 0×10^6/L、总细胞计数 0×10^6/L；脑脊液生化示 IgG 3. 56 mg/L、脑脊液总蛋白 158 mg/L。

通常对于临床接诊病例，明确诊断是第一步，紧接着早期识别危重病人也是至关重要的。首先了解一下手足口病的病理生理机制：肠道病毒感染人体后，主要与咽部和肠道上皮细胞表面相应的病毒受体结合，在扁桃体、咽部和肠道的淋巴结大量复制后释放入血液，可进一步播散到皮肤及黏膜、神经系统、呼吸系统、心脏、肝脏、胰脏、肾上腺等，引起相应组织和器官发生一系列炎症反应，导致相应的临床表现。少数病例因神经系统受累导致血管舒缩功能紊乱及炎性介质大量释放引起心肺衰竭。神经源性肺水肿及循环衰竭是重症手足口病患儿的主要死因，病理生理过程复杂，是中枢神经系统受损后神经、体液和生物活性因子等多因素综合作用的结果。可见手足口病病理生理对应下，将会出现不同严重程度的疾病状态。

依据流行病学资料和典型的临床表现，比较容易得出手足口病的临床诊断，少数危重症病例皮疹不典型，临床诊断困难，需要借助病原学检测手段。临床诊断病例具备以下条件之一即可确诊：肠道病毒（CVA16、EV71 等）特异性核酸检测阳性；分离出肠道病毒，并鉴定为 CVA16、EV71 或其他可引起手足口病的肠道病毒；急性期血清相关病毒 IgM 抗体阳性；恢复期血清相关肠道病毒的中和抗体与急性期相比有 4 倍及以上升高。

问题 2 解析：答案 ABCDEF。手足口病累及中枢神经系统系重症病例，病情进展快，患儿往往表现为反复高热、持续难退，嗜睡、精神差、易惊、谵妄，年长儿可有头痛呕吐主诉，肌阵挛、眼球震颤、共济失调、眼球运动障碍、肢体无力或急性弛缓性麻痹及惊厥。可有脑膜刺激征和腱反射减弱或消失。若临床没有早期识别、及时干预，病情可很快进展并累及循环系统。

◎ 典型表现外的非常规症状

我们发现，本例患儿除了上述典型表现外，还出现了呕吐、睡眠中惊跳，对于病情评估有没有特殊提示呢？本病潜伏期多为 2~10 天，平均 3~5 天，部分孩子密切接触罹患手足口病的玩伴后可于半天内发病。根据疾病的发生发展过程，手足口病可被分为以下五期。

（1）第 1 期（出疹期）：主要表现为发热，手、足、口、臀等部位出疹，可伴有咳嗽、流涕、食欲不振等症状。部分病例仅表现为皮疹或疱疹性咽峡炎，个别病例可无皮疹。典型皮疹表现为斑丘疹、丘疹、疱疹。皮疹周围有炎性红晕，疱疹内液体较少，不疼不痒，皮疹恢复时不结痂、不留疤。不典型皮疹通常小、厚、硬、少，有时可见瘀点、瘀斑。某些型别肠道病毒如 CVA6 和 CVA10 所致皮损严重，皮疹可表现为大疱样改变，伴疼痛及痒感，且不限于手、足、口部位。此期属于手足口病普通型，绝大多数患者在此期痊愈。

（2）第 2 期（神经系统受累期）：少数病例可出现中枢神经系统损害，多发生在病程 1~5 天，表现为精神差、嗜睡、吸吮无力、易惊、头痛、呕吐、烦躁、肢体抖动、肌无力、颈项强直等。此期属于手足口病重症病例重型，大多数患者可痊愈。

（3）第 3 期（心肺功能衰竭前期）：多发生在病程 5 天内，表现为心率和呼吸增快、出冷汗、四肢末梢发凉、皮肤发花、血压升高。此期属于手足口病重症病例危重型。及时识别并正确治疗是降低病死率的关键。

（4）第 4 期（心肺功能衰竭期）：可在第 3 期的基础上迅速进入该期。临床表现为心动过速（个别患儿心动过缓）、呼吸急促、口唇发绀、咳粉红色泡沫痰或血性液体、血压降低或休克。亦有病例以严重脑功能衰竭为主要表现，临床可见抽搐、严重意识障碍等。此期属于手足口病重症危重型，病死率较高。

（5）第 5 期（恢复期）：体温逐渐恢复正常，对血管活性药物的依赖逐渐减少，神经系统受累症状逐渐减轻，心肺功能逐渐恢复，少数可遗留神经系统后遗症。部分手足口病病例（多见于 CVA6、CVA10 感染者）在病后 2~4 周有脱甲的症状，新甲一般于 1~2 个月长出。

对应临床分期，本例患儿入院时除了高热，还有呕吐、惊跳表现，虽然精神反应、生命体征平稳，但仍有合并中枢受累即进入第 2 期可能。这些症状对于评估病情是很有意义的。

◎ 早期识别重症病例

手足口病诊疗指南（2018 年版）强调，重症病例诊疗关键在于及时准确地识别第 2 期和第 3 期，阻止其发展为第 4 期。年龄 3 岁以下、病程 3 天以内和 EV71 感染为重症高危因素，下列指标提示患儿可能发展为重症病例危重型。

（1）持续高热：体温大于 39 ℃，常规退热效果不佳。

（2）神经系统表现：出现精神萎靡、头痛、眼球震颤或上翻、呕吐、易惊、肢体抖动、吸吮无力、站立或坐立不稳等。

（3）呼吸异常：呼吸增快、减慢或节律不整，安静状态下呼吸频率超过 30 次/分。

（4）循环功能障碍：心率增快（>160 次/分）、出冷汗、四肢末梢发凉、皮肤发花、血压升高、毛细血管再充盈时间延长（>2 秒）。

（5）外周血白细胞计数升高：外周血白细胞计数≥15×10^9/L，排除其他感染因素。

（6）血糖升高：出现应激性高血糖，血糖>8. 3 mmol/L。

（7）血乳酸升高：出现循环功能障碍时，通常血乳酸≥2. 0 mmol/L，其升高程度可作为判断预后的参考指标。

越来越多的研究表明，手足口病的发生与基因多态性相关，这也解释了为何部分患儿对手足口病易感，可以在一年内反复患手足口病或连续几年患手足口病。在基因易感性的背景下，因为自身体质背景或其他因素，某些患儿更容易发展为重症或危重症手足口病。

◎ 系统全面评估病情

及早诊断、及时发现高危因素至关重要，还有一些必要的辅助检查可以帮助我们更为全面地评估病情。经验认为，轻症患儿肺部一般无受累。重症及危重症患儿并发神经源性肺水肿时，两肺野透亮度减低，呈磨玻璃样改变，有局限或广泛分布的斑片状、大片状阴影，进展迅速。临床中少数的危重症手足口病进展迅速、危害大，须严密观察，谨防发生。因此，对于收住入院的手足口病患儿，无论是否合并呼吸道症状，均常规建议完善胸部影像学检查。一旦有发生重症或危重症的可能，应严密监测生命体征，可积极完善床边心电图、超声心动图，必要时收住重症监护病房。

◎ 手足口病治疗要点

（1）一般治疗：普通病例门诊治疗。注意隔离，避免交叉感染；清淡饮食；做好口腔和皮肤护理。

（2）病因治疗：目前尚无特效抗肠道病毒药物。研究显示，干扰素 α 喷雾或雾化、利巴韦林静脉滴注早期使用可有一定疗效。若使用利巴韦林，应关注其不良反应和生殖毒性。不应使用阿昔洛韦、更昔洛韦、单磷酸阿糖腺苷等药物治疗。依据我们的治疗经验，对于需要收住入院的手足口病病例，在无禁忌证的情况下，可以选择应用中成药，任何处方药物具体剂量均应根据患儿年龄规范使用，只适用于病症的治疗，不适用于疾病的预防。对于重症及危重症病例也基本以对症、支持治疗为主。

◎ 预防

（1）一般预防措施：保持良好的个人卫生习惯是预防手足口病的关键。让儿童勤洗手，不要让儿童喝生水、吃生冷食物。儿童玩具和常接触到的物品应当定期进行清洁消毒。避免儿童与患手足口病儿童密切接触。

（2）接种疫苗：EV71 型灭活疫苗可用于 6 月龄~5 岁儿童预防 EV71 感染所致的手足口病，基础免疫程序为 2 剂次，间隔 1 个月，鼓励在 12 月龄前完成接种。

（3）加强医院感染控制：医疗机构应当积极做好医院感染预防和控制工作。各级各类医疗机构要加强预检分诊，应当有专门诊室（台）接诊手足口病疑似病例；接诊手足口病病例时，采取标准预防措施，严格执行手卫生，加强诊疗区域环境和物品的消毒，选择中效或高效消毒剂如含氯（溴）消毒剂等进行消毒，75%乙醇和 5%来苏儿对肠道病毒无效。

第七章　风湿免疫科

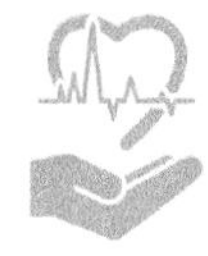

第一节　过敏性紫癜

学习目标

1. 掌握过敏性紫癜的定义。
2. 了解过敏性紫癜的发病机制。
3. 掌握过敏性紫癜的诊断及鉴别诊断。
4. 了解紫癜性肾炎的病理分型。
5. 掌握过敏性紫癜的治疗原则。

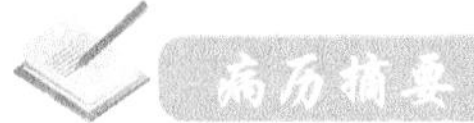

病历摘要

临床特点： 患儿，男，12 岁 4 月，因“双下肢皮疹 1 天”入院。1 周前有“感冒”，今发现双下肢有红色皮疹（图 7-1-1），无瘙痒，无发热，无咳嗽、咳痰，无呕吐、腹泻，无头晕、头痛，无鼻衄或牙龈出血，无胸闷、心悸，无关节疼痛，至门诊就诊。

查体： 双下肢散在红色点状皮疹，略高出皮面，压之不褪色，部分融合成片。血常规示白细胞 10.56×10^9/L，中性粒细胞 78.7%，淋巴细胞 15.6%，血小板 488×10^9/L，超敏 C 反应蛋白 1.03 mg/L。尿常规未见明显异常。

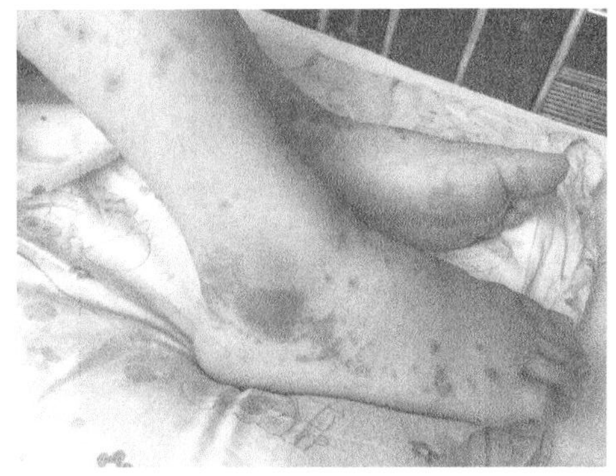

图 7-1-1　该病例皮疹表现

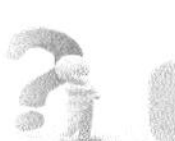

问　题

1. 该男孩需要考虑哪些风湿免疫性疾病？

A. 系统性红斑狼疮　　B. 过敏性紫癜

C. ANCA 相关性血管炎　　D. 结节性红斑

2. 该男孩若患有过敏性紫癜，可能出现哪些其他症状？

A. 血尿　　B. 泡沫尿　　C. 腹痛　　D. 头痛

问题 1 解析：答案 ABC。该患儿血小板计数不低，双下肢有红色皮疹，略高出皮面，压之不褪色，无瘙痒，皮疹表现符合非血小板减少性可触性皮肤紫癜。该患儿仅表现为单纯皮疹，皮疹与典型紫癜相符（详见下文），故考虑过敏性紫癜可能性大，但仍须警惕其他疾病如系统性红斑狼疮、ANCA 相关性血管炎等。

问题 2 解析：答案 ABCD。

◎ 过敏性紫癜概述

过敏性紫癜（Henoch-Schönlein purpura，HSP）是儿童期最常见的血管炎，是主要以小血管炎为病理改变的全身综合征。HSP 临床表现为非血小板减少性可触性皮肤紫癜，伴或不伴腹痛、消化道出血、关节炎/痛、肾脏损害等症状。

◎ 流行病学

HSP 可发生于所有年龄段儿童，年龄最小病例报道为 6 月龄，多见于 2~6 岁，75%患者小于 8 岁，90%患者小于 10 岁。秋冬季发病多见。

◎ 发病机制

该病的病因及发病机制尚未完全阐明，病因可能涉及感染、免疫紊乱、遗传等因素。其发病机制以 IgA 介导的体液免疫异常为主，IgA1 沉积于小血管壁引起的自身炎症反应和组织损伤在 HSP 发病中起重要作用。T 细胞功能改变、细胞因子和炎症介质的参与、凝血与纤溶机制紊乱、易感基因等因素在 HSP 发病中也起着重要作用。

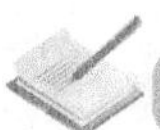
病历摘要补充 1

临床特点：门诊医生诊断 HSP，予氯雷他定口服治疗。1 周后该患儿皮疹仍有反复，双下肢有新发皮疹，伴有双足疼痛，近 2 日出现阵发性腹痛，脐周痛为主，与进食无明显关系，可自行缓解，无呕吐腹泻。至外院门诊就诊，复查血常规示白细胞 10.77×10^9/L，中性粒细胞 72.3%，血小板 322×10^9/L，超敏 C 反应蛋白 2.50 mg/L；查腹部 CT 示腹盆腔肠管扩张积气，盆腔少量积液。今大便中有血凝块，遂至我院门诊就诊，完善粪常规示红细胞（++），隐血（+），门诊拟“HSP、消化道出血”收住院进一步治疗。

查体：体温 36.5 ℃，脉搏 90 次/分，呼吸 18 次/分，血压 100/60 mmHg，身高 149 cm，体重 35 kg，SpO_2 99%，神志清，精神可，咽不红，扁桃体无肿大，双足及双下肢散在红色点状皮疹，略高于皮面，压之不褪色，双肺呼吸音粗，未及啰音，心律齐，心音有力，腹软，脐周压痛，无反跳痛，双足肿胀伴触痛。

问　题

该病例支持患儿 HSP 诊断的要点有哪些？

A. 临床表现：皮疹、腹痛、血便、双足疼痛

B. 临床体征：可触性皮肤紫癜、脐周压痛、双足肿胀伴触痛

C. 辅助检查：血常规示血小板计数无减低

D. 以上都是

问题解析：答案 D。

◎ 临床表现

（1）皮疹：HSP 的常见症状，是 HSP 诊断的必需条件。典型的紫癜多见于四肢及臀部，对称性分布，以伸侧为主，分批出现，面部及躯干较少。紫癜初起呈紫红色斑丘疹，高出皮面，压之不褪色，数日后转为暗紫色，最终呈棕褐色而消退。少数重症患儿紫癜可融合成大疱伴出血性坏死。部分病例可伴有荨麻疹以及血管和神经性水肿。皮肤紫癜一般在 4~6 周后消退，部分患儿间隔数周、数月后又复发。

（2）胃肠道症状：一般以阵发性剧烈腹痛为主，常位于脐周或下腹部，可伴呕吐，但呕血少见。部分患儿可有黑便或血便，偶见并发肠套叠、肠梗阻或肠穿孔者。

（3）关节症状：约 1/3 的病例可出现膝、踝、肘、腕等大关节肿痛，活动受限。关节腔有浆液性积液，但一般无出血，可在数日内消失，不留后遗症。

（4）肾脏损害：发生率为 30%~60%。常见镜下血尿和（或）蛋白尿。

（5）其他系统表现：偶可发生颅内出血，导致惊厥、瘫痪、昏迷、失语。出血倾向包括鼻出血、牙龈出血、咯血、睾丸出血等。偶尔累及循环系统发生心肌炎和心包炎，累及呼吸系统发生喉头水肿、哮喘、肺出血等。

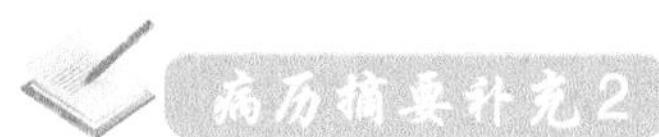

辅助检查： 血常规示白细胞 14.78×10^9/L、血红蛋白 132 g/L、血小板总数 373×10^9/L、中性粒细胞 75%、中性粒细胞绝对计数 11.09×10^9/L，尿常规未见明显异常；凝血常规示 D-二聚体 2 260 μg/L、活化部分凝血活酶时间>180 秒、凝血酶时间>240 秒、凝血酶原时间 16.5 秒；血气分析+电解质示钾 3.4 mmol/L、pH 7.41；体液免疫示补体 C4 0.15 g/L、IgA 3.33 g/L、IgG 13.28 g/L；血肺炎支原体抗体示肺炎支原体 IgG 阳性（+）、肺炎支原体 IgM 阴性（-）；ASO、尿液蛋白谱、24 小时尿蛋白定量、凝血常规、生化全套、HBV-DNA、输血前三项、结核抗体、自身抗体初筛未见明显异常；胸片示心肺未见明显异常；B 超示肝、胰、脾、消化道、双肾、输尿管、膀胱、左肾静脉未见明显异常回声。

诊疗经过： 入院后予饮食管理，予“甲泼尼龙”静脉滴注，患儿仍有反复腹痛，无血便，遂行血液灌流治疗，并予“奥美拉唑”等综合治疗，患儿皮疹消退，无腹痛及关节痛，无新发皮疹，尿检未见明显异常，予出院。

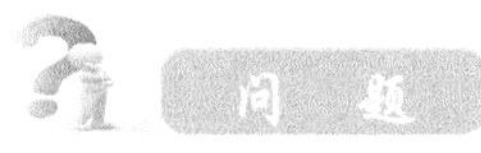

糖皮质激素在 HSP 中的适应证有哪些？

A. 剧烈腹痛、消化道出血　　B. 关节肿痛

C. 单纯皮疹　　D. 肾病水平蛋白尿

问题解析：答案 ABD。

◎ 辅助检查

没有特异性的实验室检查可诊断 HSP。注意确认血小板计数和凝血检查是否正常以与因血小板减少症或凝血功能障碍而表现为紫癜的其他疾病进行鉴别。对于部分表现不典型的患者，如皮疹前出现腹痛或不伴有皮疹时出现腹痛者，可能需要进行消化道内镜检查以帮助诊断。

◎ 诊断与诊断标准

HSP 的诊断标准（EULAR/PReS 统一标准）为可触性（必要条件）皮疹伴如下任何一条：弥漫性腹痛；任何部位活检示 IgA 沉积；关节炎/关节痛；肾脏受损表现［血尿和（或）蛋白尿］。

部分患儿仅表现为单纯皮疹而无其他症状，对于典型皮疹急性发作的患儿，在排除相关疾病后可以临床诊断；对于皮疹不典型或未见急性发作性皮疹者，仍须严格按照标准诊断，必要时行皮肤活检。

◎ 鉴别诊断

对于表现为可触性紫癜的典型皮疹以及伴有腹痛、关节痛和（或）肾脏受累的典型体征的儿童，HSP 的诊断通常很简单。然而，如果表现不典型，尤其是最初没有皮肤表现时，诊断会更加困难。在这些情况下，需要考虑引起紫癜、关节痛、腹痛的其他病因。

1. 紫癜

瘀点和紫癜性皮疹可能与败血症、免疫性血小板减少症（ITP）、溶血性尿毒综合征、白血病和凝血病（如血友病）有关。血小板计数和凝血功能有助于鉴别。

2. 关节炎和关节痛

在大约 15%的 HSP 患者中，关节炎或关节痛可能是首发表现，通常仅在皮肤表现之前一天发生。在患者出现 HSP 的经典紫癜之前，必须考虑关节不适的其他原因，包括血管神经性水肿、外伤、自身免疫性疾病、脓毒性或反应性关节炎以及短暂性滑膜炎。

自身免疫性疾病，如系统性红斑狼疮、幼年型特发性关节炎和风湿热，可能表现为与 HSP 相似的关节症状。HSP 患者的血清补体、抗核抗体和抗双链 DNA 抗体以及类风湿因子（RF）检测通常正常。这些研究的异常结果可能有助于鉴别 HSP 与系统性红斑狼疮、幼年型特发性关节炎。

3. 腹痛

在出现典型皮疹之前，区分急性腹部急症（如阑尾炎）和 HSP 可能很困难。因此，在考虑诊断时，对患儿进行仔细的连续检查至关重要。用于筛查急腹症的影像学检查同样也适用于发生胃肠道并发症（如肠套叠、肠梗死或穿孔）的 HSP 患者。

对于出现呕血、黑便、鲜血便者，除须排除 HSP 引起消化道出血外，尚须排除其他可能的原因，如梅克尔憩室、感染性结肠炎、肠套叠等。须仔细询问出血发作时间及过程、估计失血量和任何相关症状。近期或复发性鼻衄，提示鼻咽出血源的可能性；容易出现瘀伤或出血的病史，提示凝血障碍、血小板功能障碍或血小板减少症；注意询问肝脏、肾脏或心脏病或凝血障碍的个人或家族史。查体时注意检查鼻咽部，若发现黏膜破裂或扁桃体发炎或前鼻孔有前内侧隔静脉损伤，需要考虑吞咽血液可能；对有鲜血便者，需要注意检查有无肛裂。

◎ 治疗

HSP 具有自限性，单纯皮疹通常不需要治疗干预。

（1）一般治疗：有胃肠道损害时需要注意控制饮食。严重腹痛、呕吐、消化道出血等严重胃肠道损害者需要暂时禁食及进行胃肠外营养支持治疗。

（2）抗凝治疗：可予双嘧达莫每日 3～5 mg/kg，分次口服；或阿司匹林，每日 3～5 mg/kg。

（3）关节症状治疗：可使用 NSAID 或口服泼尼松。

（4）胃肠道症状治疗：糖皮质激素可较快缓解急性 HSP 的胃肠道症状，缩短腹痛持续时间。严重胃肠道血管炎可应用甲泼尼龙、丙种球蛋白静滴及血浆置换或血液灌流等。

（5）紫癜性肾炎治疗：需要根据病理分型而定，详见下文。

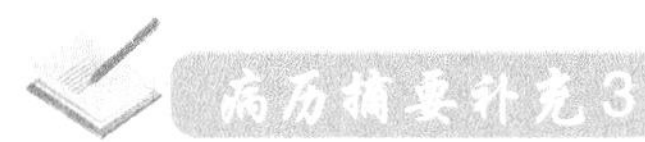

门诊随诊 2 周后患儿查尿常规示蛋白（+），红细胞 236 μmol/L。入院后查 24 小时尿蛋白示总蛋白 1 365. 2 mg，B 超未见左肾静脉受压。初步诊断“紫癜性肾炎”。

◎ 紫癜性肾炎诊断

在过敏性紫癜病程 6 个月内，出现血尿和（或）蛋白尿，即可诊断。其中血尿和蛋白尿的诊断标准分别如下：

（1）血尿：肉眼血尿或 1 周内 3 次镜下血尿（红细胞>3/HP）。

（2）蛋白尿：满足以下任意一项。

① 1 周内 3 次尿常规定性示尿蛋白阳性。

② 24 小时尿蛋白定量>150 mg 或尿蛋白/肌酐（mg/mg）>0. 2。

③ 1 周内 3 次尿微量白蛋白高于正常值。

该患儿入院后完善 B 超引导下经皮肾活检，肾脏病理：共 17 个肾小球，光镜中度肾小球弥漫性系膜增生性改变，伴 1 个肾小球新月体形成；部分肾小球囊壁周围间质轻度纤维增生改变（图 7-1-2）。免疫荧光：可见 IgA、纤维蛋白原沿肾小球系膜及毛细血管袢呈弥散颗粒状沉积（图 7-1-3）。

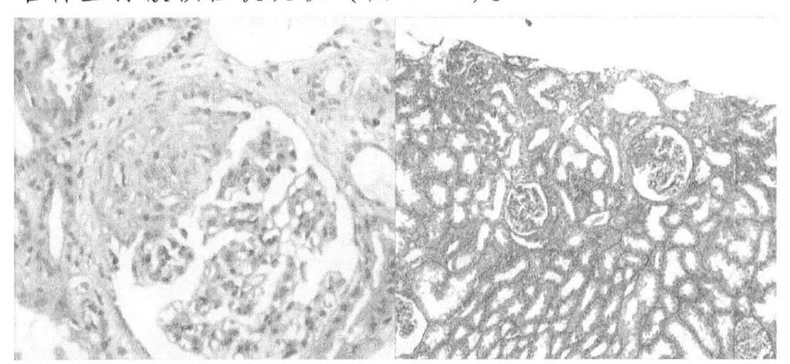

图 7-1-2　光镜下表现

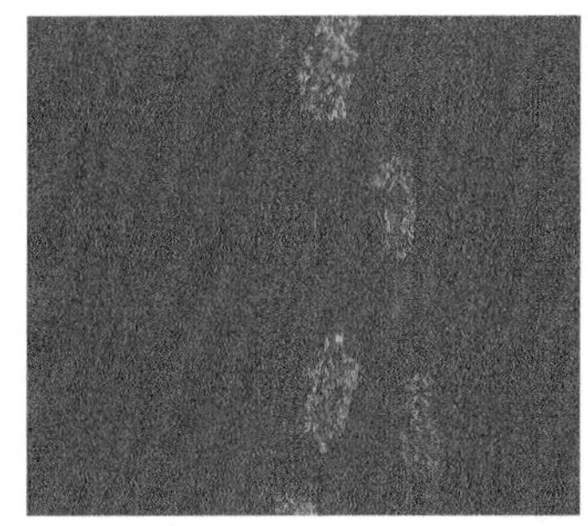

图 7-1-3　免疫荧光下 IgA 沉积

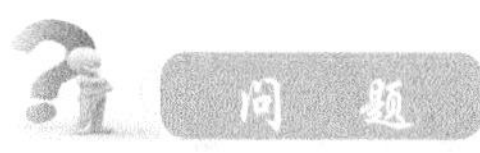

结合患者临床表现、实验室检查及肾脏病理结果，可予该患儿哪些治疗?

A. 抗生素治疗

B. 糖皮质激素联合环磷酰胺

C. ACEI 或 ARB

D. 血液净化

问题解析：答案 BC。该患儿肾脏病理为Ⅲb 级，可予糖皮质激素联合环磷酰胺及 ACEI 或 ARB。

◎ **紫癜性肾炎病理分级**

紫癜性肾炎的病理分级见表 7-1-1。

表 7-1-1 紫癜性肾炎病理分级

分级	分级标准
Ⅰ级	肾小球轻微异常
Ⅱ级	单纯系膜增生，分为：① 局灶节段性；② 弥漫性
Ⅲ级	系膜增生，伴有<50%肾小球新月体形成和（或）节段性病变（硬化、粘连、血栓、坏死），其系膜增生可为：① 局灶节段性；② 弥漫性
Ⅳ级	病变同Ⅲ级，50%~75%的肾小球伴有上述病变，分为：① 局灶节段性；② 弥漫性
Ⅴ级	病变同Ⅲ级，>75%的肾小球伴有上述病变，分为：① 局灶节段性；② 弥漫性
Ⅵ级	膜增生性肾小球肾炎

◎ **紫癜性肾炎治疗**

（1）孤立性血尿或病理Ⅰ级：仅对 HSP 进行相应治疗，应定期随访尿液检查。

（2）孤立性微量蛋白尿或合并镜下血尿或病理Ⅱa 级：建议对于持续蛋白尿>0.5 g/(d·1.73 m^2) 的紫癜性肾炎患儿，予 ACEI 或 ARB 治疗，如贝那普利等。

（3）非肾病水平蛋白尿或病理Ⅱb、Ⅲa 级：可予 ACEI 或 ARB 治疗，必要时也可予糖皮质激素联合环磷酰胺、吗替麦考酚酯等治疗。

（4）肾病水平蛋白尿、肾病综合征、急性肾炎综合征或病理Ⅲb、Ⅳ级：予糖皮质激素联合免疫抑制剂（环磷酰胺、吗替麦考酚酯等）。

糖皮质激素可用泼尼松 1.5~2 mg/(kg·d)，口服 4 周，后逐渐减量，若临床症状较重、肾脏病理呈弥漫性病变或伴有>50%新月体形成，除口服糖皮质激素外，还可加用甲泼尼龙冲击治疗，15~30 mg/(kg·d)，每日最大量不超过 1.0 g，每天或隔天冲击，3 次为一疗程。根据病情可间隔 3~5 天重复 1~2 个疗程。

免疫抑制剂首先在使用糖皮质激素基础上应用。环磷酰胺静脉冲击治疗，常用方法为 8~12 mg/(kg·d)，静脉滴注，连续应用 2 天、间隔 2 周为一疗程；或者每次 500~750 mg/m^2，每月 1 次，共 6 次，环磷酰胺累计量≤168 mg/kg。吗替麦考酚酯用法：

20～30 mg/(kg·d)，分 2 次口服，空腹口服，3～6 个月后逐渐减量，总疗程 12～24 个月。环孢素用法：环孢素 A 口服 4～6 mg/(kg·d)，每 12 小时 1 次，于服药后 1～2 周查血药浓度，维持谷浓度在 100～200 μg/L，诱导期 3～6 个月，诱导有效后逐渐减量；环孢素 A 治疗可显著降低尿蛋白。

（5）急进性肾炎或病理Ⅴ级、Ⅵ级：这类患儿临床症状严重、病情进展较快，治疗方案和前一级类似，现多采用三至四联疗法，常用方案为甲泼尼龙冲击治疗 1～2 个疗程后口服泼尼松+环磷酰胺（或其他免疫抑制剂）+肝素+双嘧达莫。亦有甲泼尼龙联合尿激酶冲击治疗+口服泼尼松+环磷酰胺+肝素+双嘧达莫治疗的文献报道。

（6）其他治疗：抗凝剂和（或）抗血小板聚集药，可予口服双嘧达莫 3～5 mg/(kg·d)，以改善患儿高凝状态，亦可加用尿激酶治疗；扁桃体切除；对重症紫癜性肾炎患儿，可予血浆置换改善预后。

◎ **诊治要点**

（1）详细询问患儿皮疹出现的时间、部位、性质、形态，以及有无伴随的腹痛、血便、关节肿痛及肾脏受累情况，注意起病前有无感染表现。体格检查时应注意皮疹的部位、形态、颜色，以及有无水肿、腹部压痛、关节肿痛等情况。

（2）应完善血常规、尿常规、粪常规及隐血、肝肾功能、自身抗体、体液免疫和腹部超声等辅助检查，必要时完善腹部 CT、消化内镜。对肾脏受累者，可行肾活检评估肾脏病变严重程度。

（3）治疗原则包括去除病因、对症和抗凝治疗。对严重关节症状、严重腹痛伴消化道出血和严重肾脏病变患儿可予糖皮质激素治疗。

（4）急性期监测腹部症状、体征，注意有无消化道出血，后期要注意监测尿常规（肾脏损害可无明显症状及尿液外观改变，故定期监测尿常规尤为重要），肾脏损害影响远期预后。

第二节　系统性红斑狼疮

学习目标

1. 掌握系统性红斑狼疮的定义。
2. 了解系统性红斑狼疮的高危因素、发病机制。
3. 掌握系统性红斑狼疮的临床表现、诊断及鉴别诊断。
4. 掌握系统性红斑狼疮的治疗方案。

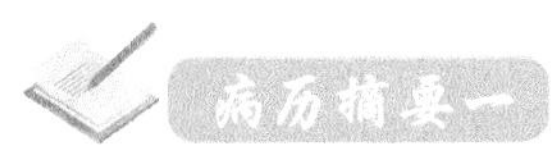

临床特点：患儿，女，13 岁，因“反复面部红斑 9 月余”入院。9 月余前患儿无明显诱因左侧面部出现红斑，外院予外涂药物治疗，效果欠佳，皮疹反复，无明显渗液。近 20 余天，患儿面部皮疹发展为双侧并加重，2 天前出现发热 1 次，热峰 38.3 ℃，热前无寒战，热时无抽搐，自予“布洛芬”口服后体温可退，遂至外院就诊，查血常规示白细胞 5.22×10⁹/L、血红蛋白 83 g/L、血小板 116×10⁹/L、中性粒细胞 67.4%；肝肾功能及体液免疫示白蛋白 40.5 g/L、谷丙转氨酶 16.2 U/L、谷草转氨酶 39.6 U/L，补体 C3 0.37 g/L,补体 C4 0.04 g/L。今为进一步诊治就诊于我院，门诊拟“系统性红斑狼疮（?）”收入院。近日患儿精神反应可，无咳嗽、咳痰，无呕吐、腹泻，无头痛、头晕，无胸闷、心悸，有脱发，食纳可，大小便外观未见异常。

既往史、个人史、家族史：无特殊。

查体：体温 36.7 ℃，血压 105/65 mmHg，脉搏 114 次/分，呼吸 20 次/分，体重 61.8 kg，身高 162 cm，神志清，精神反应可，双侧面颊部可见蝶形红斑，四肢可见陈旧不一皮疹，颈部、腋下可及数枚肿大淋巴结，咽稍红，双肺呼吸音粗，未及啰音，心律齐，心音中，未及杂音，腹软，脾肋下未触及，四肢活动可，末梢暖，无水肿。

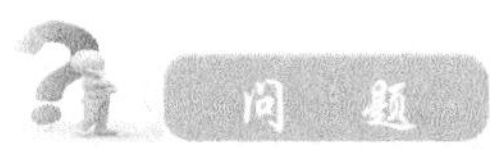

1. 该患儿支持系统性红斑狼疮诊断的要点有哪些?

A. 13 岁，女孩　　B. 发热

C. 双侧面颊部蝶形红斑　　D. 贫血

E. 补体下降

2. 以下与系统性红斑狼疮发病无关的有哪些?

A. 遗传　　B. 病毒　　C. 紫外线　　D. 雌激素

E. 败血症

3. 系统性红斑狼疮皮损最常见的部位在哪?

A. 腹部　　B. 暴露部位　　C. 下肢　　D. 颈部

4. 为明确诊断，该患儿还需要完善哪些检查?

A. 血尿粪三大常规　　B. 生化补体

C. 自身抗体　　D. 红细胞沉降率

E. 心脏彩超　　F. 胸部高分辨 CT

G. 头颅 MRI　　H. 腹部超声

问题 1 解析：答案 ABCDE。

问题 2 解析：答案 E。

问题 3 解析：答案 B。

问题 4 解析：答案 ABCDEFGH。系统性红斑狼疮可累及全身各个系统，所以除了针对诊断系统性红斑狼疮的一些必要的检查，还需要评估全身的脏器，如心、肺、脑、肾等重要脏器的损伤情况。

◎ 概述

系统性红斑狼疮（systemic lupus erythematosus，SLE）是一种侵犯多系统和多脏器的全身结缔组织的自身免疫性疾病。血清中出现以抗核抗体为代表的多种自身抗体和多系统受累是 SLE 的两个主要临床特征。SLE 为儿童常见的风湿性疾病之一。儿童 SLE 较成人病情重，器官损害（特别是肾脏和神经系统）发生率高，常需要更积极的治疗。

◎ 发病机制

SLE 病因和发病机制尚不清楚，可能为在遗传易感性的基础上，在一些外界的环境因素如感染、紫外线等的作用下，机体的免疫内环境失衡、失调，最终结果是产生多种自身抗体。

◎ 临床表现

SLE 临床表现多样，除发热、皮疹等共同表现外，因受累脏器不同而表现不同，常常先后或同时累及泌尿、神经、心血管、血液、呼吸等多个系统，有潜在的致命性。

（1）发热：90%以上儿童出现发热，热型不定。

（2）皮疹：水肿性红斑最常见，典型的有蝶形红斑、盘状红斑、甲周红斑，可有全身多形性红斑，有脱发。

（3）黏膜：口鼻黏膜溃疡、糜烂。

（4）关节、肌肉：大小关节的肿痛，肌痛、肌无力。

（5）肾脏：高达 2/3 的患儿就诊时有肾脏受累。从蛋白尿、镜下血尿、管型尿至肾病综合征、肾功能衰竭都可出现。

（6）心血管：雷诺现象、心肌炎、心包炎、心律失常、静脉炎。

（7）呼吸系统：胸膜炎、肺实质病变、肺不张、肺间质病变、肺动脉高压等。

（8）消化系统：可有腹痛、腹泻、出血、穿孔、梗阻，少数患儿有腹膜炎、腹水。

（9）神经/精神系统：头痛、呕吐、昏迷、惊厥、精神病。

（10）血液系统：红细胞、白细胞、血小板减少，溶血性贫血，全身淋巴结肿大，肝脾大。有些患儿初期仅表现为血小板减少性紫癜，数月或数年后才出现低补体血症和肾脏受累，达到 SLE 诊断标准。

◎ 辅助检查

1. 血常规

贫血，白细胞、血小板减少。

2. 红细胞沉降率

红细胞沉降率增快。

3. 尿常规

蛋白尿、血尿、管型尿。

4. 免疫指标

（1）ANA 阳性：效价常>1∶80，高度敏感性，几乎所有 SLE 患儿 ANA 均阳性，但特异性不强，其他疾病也可阳性。

（2）抗双链 DNA 抗体阳性：特异性高，被认为是 SLE 标志性抗体，同时也是病情活动指标之一。

（3）抗 ENA 抗体：其中抗 Sm 抗体为 SLE 标志性抗体，与疾病活动性无关。其他如抗 RNP 抗体、SSA/SSB 亦可阳性，但特异性不高。

（4）血清补体：CH50、C3、C4 降低是 SLE 病情活动的指标之一。

5. 肾活检

（1）光镜下：分为Ⅰ到Ⅵ型，常见苏木素小体、核碎裂、纤维素样坏死、白金耳及透明血栓。

（2）免疫荧光：各种免疫球蛋白及补体均阳性，即“满堂亮”现象。

（3）电镜下：广泛的上皮下、内皮下及系膜区电子致密物沉积，可出现微管样结构。

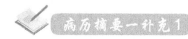

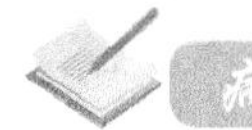
病历摘要—补充1

辅助检查： 血常规+C反应蛋白示白细胞 3.16×10^9/L、超敏C反应蛋白1.23 mg/L、网织红细胞百分比13.03%、血红蛋白74 g/L、血小板总数 96×10^9/L、中性粒细胞54.4%；红细胞沉降率37 mm/h；体液免疫示补体C3 0.41 g/L、补体C4 0.05 g/L、IgA 0.07 g/L、乳酸脱氢酶635.8 U/L；铁蛋白426.9 ng/mL；抗心磷脂抗体定量38.8 U/mL，抗 β_2 糖蛋白1抗体定量64.6 U/mL。直接Coombs试验示1∶512阳性、抗IgG 1∶512、抗C3d 1∶512；24小时尿蛋白定量305 mg；自身抗体初筛示抗AMA-M2可疑(±)、抗rRNP强阳性（+++）、抗Sm强阳性（+++）、抗U1nRNP/Sm强阳性（+++）、抗核抗体颗粒型1∶1 000、抗双链DNA抗体（IFF）阳性（+）1∶1 000；肝肾功能、甲功全套、结核抗体、血片分类、血肺炎支原体抗体、RF、ASO、EB病毒DNA（血浆）、HBV、输血前三项、T-SPOT、ANCA均阴性。心脏彩超（2020-02-27）示正常超声心动图。B超（2020-02-27）示左侧腮腺回声欠均匀，双侧颈部淋巴结稍肿大，脾稍肿大。心电图（2020-02-27）示窦性心动过速。头颅MRI（2020-02-29）未见明显异常。骨髓涂片（2020-02-28）示增生性贫血骨髓象。

问　题

1. 提示该患儿血液系统损害的指标有哪些？

A. 溶血性贫血　　B. 血白细胞下降

C. 血小板下降　　D. 中性粒细胞54%

2. 该患儿的哪种自身抗体对诊断SLE特异性最高？

A. 抗Sm抗体　　B. 抗双链DNA抗体

C. ANA　　D. 抗SSA抗体

3. 该患儿最合适的诊断是什么？

A. 皮肌炎　　B. 溶血性贫血

C. 再生障碍性贫血　　D. SLE

4. 该患儿SLE疾病活动指数是多少？

A. 5　　B. 9　　C. 15　　D. 20

5. 该患儿需要以下哪种药物治疗？

A. 抗生素　　B. 糖皮质激素　　C. 免疫抑制剂　　D. 羟氯喹

问题1解析：答案ABC。

问题 2 解析：答案 B。

问题 3 解析：答案 D。根据 1997 年标准，患儿存在典型蝶形红斑、溶血性贫血、免疫学指标异常（抗 Sm 抗体、抗双链 DNA 抗体阳性）、抗核抗体 1∶1 000，滴度明显异常，11 项标准满足 4 项，可以诊断。

问题 4 解析：答案 B。

问题 5 解析：答案 BCD。

◎ 诊断

SLE 诊断是基于临床和实验室特征的综合评估。目前多用美国风湿病学会（ACR）修订的 SLE 分类标准（表 7-2-1），满足 11 条中 4 条或 4 条以上，排除感染、肿瘤及其他结缔组织病后就可以诊断 SLE，敏感度和特异度分别为 95%和 85%。

表 7-2-1　美国风湿病学会推荐的 SLE 分类标准（1997 年）

标准	定义
颊部红斑	扁平或高起的固定红斑，在两颧突出部位，不累及鼻唇沟
盘状红斑	片状隆起皮肤的红斑，上附有角质脱屑和毛囊栓；陈旧病变可发生萎缩性瘢痕
光过敏	从病史中获得或医生观察到的对日光异常反应的皮疹
口腔溃疡	医生观察到的口腔或鼻咽部溃疡，一般为无痛性
关节炎	非侵蚀性关节炎，累及 2 个或更多的外周关节，特征为有压痛、肿胀或积液
浆膜炎	（1）胸膜炎：有确定的胸膜痛病史或医生听到的胸膜摩擦音或其他胸膜浸润的证据； （2）心包炎：通过心电图、心包摩擦音或其他心包浸润的证据确认
肾脏病变	（1）持续性蛋白尿>0.5 g/d 或（+++）（如未定量）； （2）细胞管型，可以是红细胞、血红蛋白、颗粒、管状或混合管型
神经病变	（1）癫痫发作，排除药物或已知的代谢紊乱（如尿毒症、酮症或电解质紊乱）引起； （2）精神病，排除药物或已知的代谢紊乱（如尿毒症、酮症或电解质紊乱）引起
血液学改变	（1）溶血性贫血伴网织红细胞增多； （2）白细胞减少，2 次或 2 次以上监测均 $<4\times10^9/L$； （3）淋巴细胞减少，2 次或 2 次以上监测均 $<1.5\times10^9/L$； （4）血小板减少，排除药物因素，$<100\times10^9/L$
免疫学异常	（1）anti-DNA：抗天然 DNA 抗体阳性； （2）抗 Sm 抗体阳性； （3）抗磷脂抗体阳性：包括血清 IgG 或 IgM 型抗心磷脂抗体水平异常，或标准方法检测狼疮抗凝物阳性，或至少持续 6 个月的梅毒血清试验假阳性
抗核抗体	在任意时间应用免疫荧光或其他类似方法检测抗核抗体滴度异常，并排除药物诱发的“药物性狼疮”

目前临床应用比较多的为 SLE 疾病活动指数评判标准（SLEDIA），以此来进行病情评估（表 7-2-2）。

表 7-2-2 SLE 疾病活动指数评判标准（SLEDIA）

姓名：　　　　　　　　　性别：　　　　　　　　　年龄：　　　　　　　　　住院号：

计分	临床表现	定义
8	抽搐	近期出现，排除代谢、感染或药物引起
8	精神病	对现实辨认严重障碍，而致正常活动功能改变，包括幻觉、思维无连贯性、思维不合逻辑、稀奇古怪、行为多变、精神紧张等表现。排除尿毒症及药物引起
8	器质性脑综合征	脑功能改变，如定向差、记忆力差、智能减退。临床表现急骤并有波动性，包括意识模糊、思想集中力减退、不能持续注意周围环境，至少伴有下述两项异常：感觉障碍、语言不连贯、失眠、白天困倦、精神运动活动减低或亢进。排除代谢性、感染性或药物引起
8	视觉障碍	狼疮视网膜改变，包括胞样体、视网膜出血、脉络膜浆液渗出或出血、视神经炎。排除高血压、感染或药物引起
8	脑神经功能紊乱	新出现的知觉或运动神经病，涉及脑神经
8	狼疮性头痛	持续严重头痛，可呈偏头痛，麻醉性止痛剂无效
8	脑血管意外	新发的脑血管意外，排除动脉粥样硬化
8	血管炎	溃疡，坏死，手指触痛性结节，甲床周围梗死，碎片状出血，经活检或血管造影证实存在血管炎
4	关节炎	2 个以上关节疼痛伴有炎症体征（如压痛、肿胀或积液）
4	肌炎	近端肌肉疼痛/无力，伴有肌酸磷酸激酶升高，肌电图改变或肌活检证实存在肌炎
4	管型尿	尿中有血红素颗粒或红细胞管型
4	血尿	红细胞>5/HP，排除结石、感染或其他因素
4	蛋白尿	24 小时尿蛋白>0.5 g，新出现或近期 24 小时尿蛋白增加 0.5 g 以上
4	脓尿	白细胞>5/HP，排除感染
2	新的皮疹	新出现或反复出现
2	脱发	新出现或反复出现斑状或广泛脱发
2	黏膜溃疡	新出现或反复出现口腔或鼻溃疡
2	胸膜炎	胸膜炎性疼痛，伴有胸膜摩擦音或胸腔积液或胸膜增厚
2	心包炎	心包疼痛，加上以下至少一项：心包摩擦音、心包积液（心电图或超声心动图证实）
2	低补体	CH50、C3 或 C4 低于正常值低限
2	抗双链 DNA 抗体增加	>25%（Farr 氏法）或高于检测范围
1	发热	>38 ℃，须排除感染因素
1	血小板降低	$<100\times10^9$/L
1	白细胞减少	$<3\times10^9$/L，须排除药物因素

得分：　　　　　　　　　　　　　　　　日期：

注：评分以评估前 10 天以内的症状和检查为准（总分 105 分）。5~9 分为轻度活动；10~14 分为中度活动；≥15 分为重度活动。

◎ 治疗

目前尚无特效的治疗方法，治疗原则为积极控制狼疮活动，改善和阻止脏器损害，坚持长期、规律治疗，加强随访，尽可能减少药物副作用以改善患儿生活质量。

1. 一般治疗

适当休息，合理营养，避免感染，避免日晒，保证钙和维生素 D 摄入，定期评估骨密度，治疗已存在的骨质疏松。

2. 药物治疗

（1）糖皮质激素：除了非轻微病例外，初始治疗都需要应用糖皮质激素来迅速控制炎症；初始治疗可与免疫抑制剂共同使用，目的是早期诱导缓解并减少激素用量，减少糖皮质激素副反应；口服激素初始剂量 1~2 mg/kg，然后递减；病情危重者，可大剂量甲泼尼龙冲击治疗，然后减至口服剂量，必要时可重复冲击治疗 1~2 个疗程。

（2）羟氯喹：建议所有无禁忌患者均使用，需要定期监测眼科并发症。

（3）免疫抑制剂：对于狼疮性肾炎（尤其病理类型为Ⅲ或Ⅳ型的狼疮性肾炎）患儿、神经精神性狼疮和系统性血管炎较重的患儿，环磷酰胺是最主要的免疫抑制剂。用法 8~12 mg/(kg·d)，每 2 周连用 2 天为 1 次，总计 6~8 次；600~800 mg/m^2，每月 1 次。吗替麦考酚酯、他克莫司、硫唑嘌呤、甲氨蝶呤可分别与激素联合应用。

（3）生物制剂：如利妥昔单抗和贝利尤单抗。

（4）其他疗法：免疫球蛋白、血液净化等治疗。

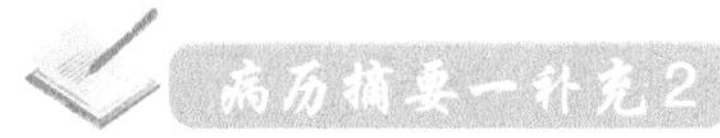

诊治经过：该患儿经“甲泼尼龙、吗替麦考酚酯”治疗后，皮疹转淡，复查血常规示白细胞 12.13×10^{9}/L、超敏 C 反应蛋白<0.5 mg/L、红细胞 3.48×10^{12}/L、网织红细胞百分比 11.59%、血红蛋白 124 g/L、血小板总数 327×10^{9}/L、中性粒细胞 56.7%，病情好转，予出院，门诊随访。

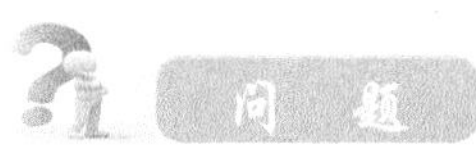

该患儿出院后要尽量避免下列哪些情况？

A. 游泳　　B. 海滩日光浴　　C. 吃芹菜包子　　D. 慢跑

问题解析：答案 BC。SLE 患儿应尽量避免日晒及食用光敏性食物（可诱发皮疹）。常见的光敏性植物有伞形科（香菜、芹菜、茴香）、芸香科（柑橘、柠檬、橙）、桑科（无花果）、豆科（紫云英），以上植物均含有呋喃香豆素，因其含有补骨脂素的结构，是最常见的光敏物质。

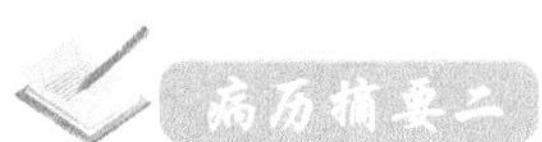

临床特点：患儿，女，13 岁 6 月，因“皮疹 3 月，双下肢水肿 2 周”入院。患儿 3 个月前无明显诱因两颊出现红斑，双手背可见散在红斑，无瘙痒，无破溃，未予重视。2 周前“上呼吸道感染”后出现双下肢水肿，无头晕头痛，无鼻塞流涕，有阵发性咳嗽，无恶心、呕吐，无关节疼痛，无肉眼血尿，无尿急、尿频、尿痛等，起初家属未重视。1 天前家属发现患儿走路跛行，遂至我院门诊就诊，查尿常规示白细胞 707. 8/μL、红细胞4 139. 8/μL、蛋白（++++）、细菌 962. 9/μL，生化全套示白蛋白 18. 3 g/L、尿素14. 5 mmol/L、肌酐 156. 3 μmol/L，补体 C3 0. 39 g/L，补体 C4 0. 07 g/L，为求进一步治疗，门诊拟“SLE（?）”收入我科。

既往史、个人史、家族史：无特殊。

查体：体温 36. 8 ℃，脉搏 89 次/分，呼吸 21 次/分，体重 56 kg，身高 158 cm，血压 140/106 mmHg。神志清，反应可，面颊、双手可见红斑，足部脚趾处可见散在红斑及少许脓性疮面，双侧瞳孔等大等圆，咽喉壁口腔黏膜可见出血点，咽不红，双侧扁桃体无肿大，双肺呼吸音粗，未及干、湿啰音，心音有力，律齐，未及杂音，腹软，未及包块，肝脾肋下未及，神经系统检查阴性，四肢、面部水肿。

辅助检查：血常规示白细胞 6. 49×10^9/L、红细胞 3. 11×10^{12}/L、淋巴细胞 25. 6%、网织红细胞百分比 1. 34%、血红蛋白 87 g/L、中性粒细胞 66. 2%、中性粒细胞绝对计数 4. 3×10^9/L；尿常规示白细胞 53. 5/μL、蛋白 500 mg/dL（+++）、红细胞 77. 7/μL；24 小时尿蛋白定量 3 190. 5 mg；自身抗体示抗核抗体（滴度）阳性（1∶320）、抗双链 DNA 抗体（IFF）阳性（+）、抗双链 DNA（WB 法）弱阳性（+）、抗核小体抗体阳性（++）、抗组蛋白抗体弱阳性（+）；胸部 CT 示两肺炎症，两侧胸腔积液，两侧腋下多发肿大淋巴结（图 7-2-1）；腹部 CT 示腹腔积液，两下腹部脂肪间隙模糊，胰腺饱满，下胸壁及腹壁水肿（图 7-2-2）；B 超示腹、盆腔积液，双肾实质回声增强，双侧腹股沟区及颈部淋巴结肿大，双侧胸腔积液；头颅 CT 示颅骨板障增厚，脑内未见明显异常；心脏彩超示微量心包积液。

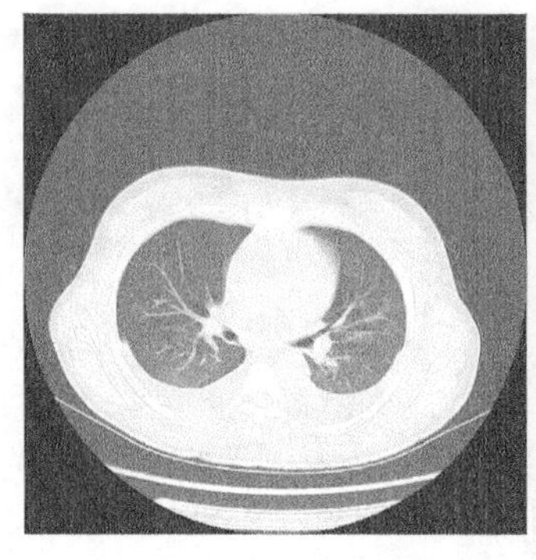
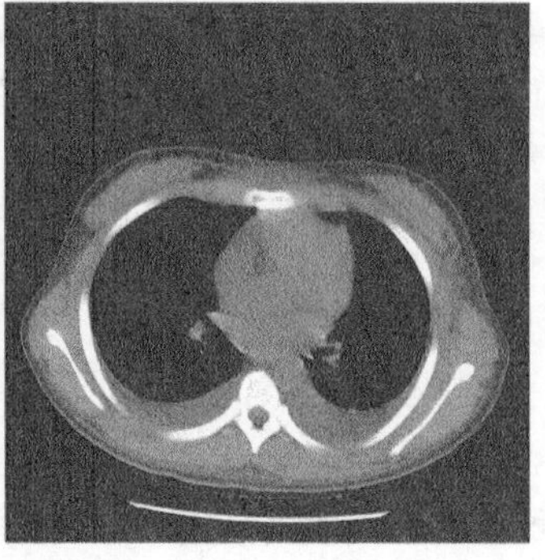

图 7-2-1　胸部 CT

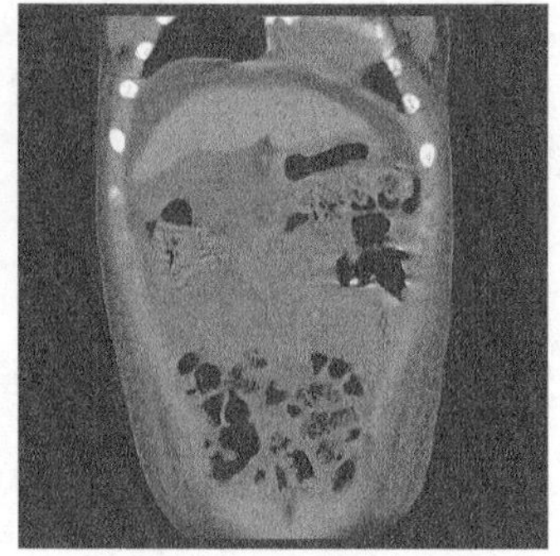

图 7-2-2　腹部 CT

肾穿刺活检光镜报告：符合狼疮性肾炎活动性病变，肾小球弥漫性膜增生性病变，伴局灶性细胞性新月体形成；部分肾小管上皮萎缩，伴管腔内蛋白管型及红细胞管型；间质慢性炎症、纤维组织增生改变（图 7-2-3）。

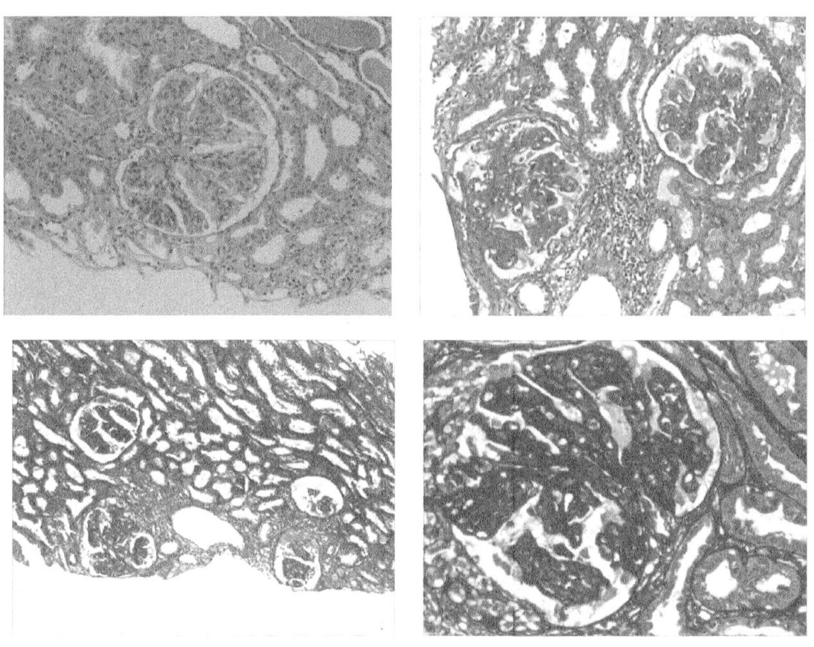

图 7-2-3　患儿肾脏活检光镜

免疫荧光：可见 IgG、IgA、C1q、C3 沿肾小球系膜及毛细血管袢呈弥漫颗粒状荧光沉积（图 7-2-4）。

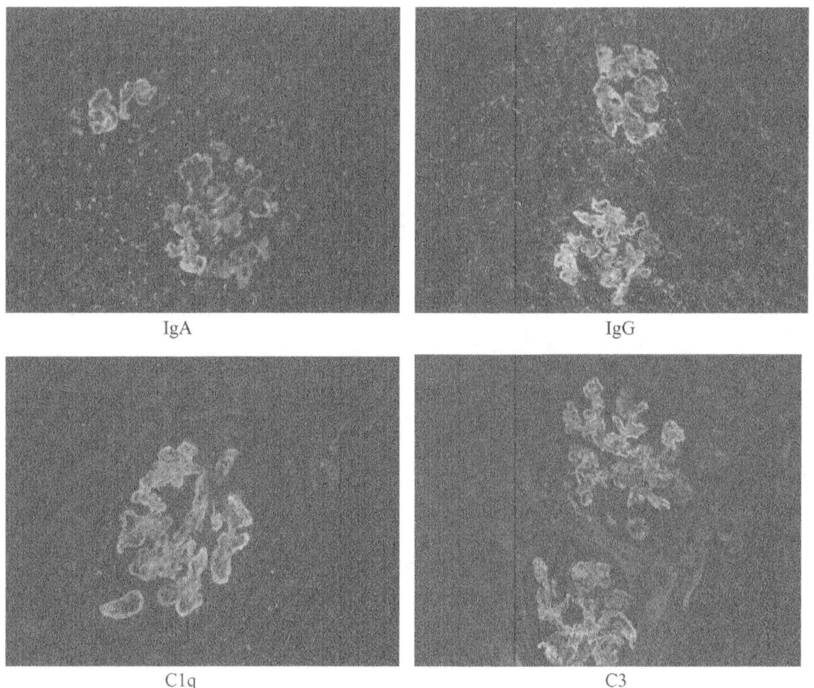

图 7-2-4　肾脏免疫荧光

电镜：电镜下可见多部位电子致密物沉积，基底膜不规则增厚。

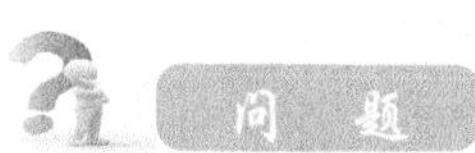

1. 该患儿考虑诊断为什么?

A. SLE

B. 狼疮性肾炎

C. 急性肾炎

D. 原发性肾病综合征

2. 该患儿的哪些表现支持狼疮性肾炎诊断?

A. 水肿　B. 血尿　C. 蛋白尿　D. 低蛋白血症

E. 胸腹腔积液

3. 该患儿肾组织病理免疫学特征是什么?

A. IgA 沉积为主

B. IgG 沉积为主

C. C1q 沉积为主

D. 满堂亮

E. IgM 沉积为主

4. 以下哪些治疗措施是正确的?

A. 羟氯喹　B. 阿司匹林　C. 糖皮质激素　D. 免疫抑制剂

E. 补钙

问题 1 解析:答案 ABC。根据患儿有面部红斑、肾脏损害、双链 DNA 阳性、抗核抗体阳性,满足 1997 年诊断标准 11 项中的 4 项,可诊断为 SLE。24 小时尿蛋白定量明显高于150 mg,肾活检支持狼疮性肾炎诊断;该患儿满足肾病综合征的诊断标准,但有 SLE 病史,考虑为继发性肾病综合征,诊断为狼疮性肾炎更合适。

问题 2 解析:答案 ABCDE。

问题 3 解析:答案 D。

问题 4 解析:答案 ACDE。

◎ 狼疮性肾炎诊断标准

根据中华医学会儿科学分会肾脏病学组建议,SLE 患儿有下列任何一项肾受累表现者即可诊断为狼疮性肾炎。

(1)尿蛋白检查满足以下任何一项者:1 周内 3 次尿蛋白定性检查阳性,24 小时尿蛋白定量>150 mg,1 周内 3 次尿微量白蛋白高于正常值。

(2)离心尿每高倍镜视野(HPF)红细胞>5 个。

(3)肾功能异常,包括肾小球和(或)肾小管功能异常。

(4)肾活检异常。

◎ 狼疮性肾炎治疗原则

(1)尽早行肾活检,以利于依据不同肾脏病理特点制定治疗方案。

(2)积极控制 SLE 的活动性。

(3)坚持长期、正规、合理的药物治疗,并加强随访。

(4)尽可能恢复肾功能或保护残存肾功能,避免狼疮性肾炎复发,避免或减少药物不良反应。

◎ 狼疮性肾炎治疗目标

（1）长期保护肾功能，预防疾病复发，避免治疗相关的损害，改善生活质量和生存率。

（2）完全缓解：尿蛋白/肌酐比值<0.2，或 24 小时尿蛋白定量<150 mg，镜检尿红细胞不明显，肾功能正常。

（3）部分缓解：尿蛋白降低≥50%，非肾病范围；血肌酐稳定（±25%）或改善，但未达正常水平。

（4）治疗目标最好在起始治疗后 6 个月达到，最迟不能超过 12 个月。

目前以国际肾脏病学会和肾脏病理学会（ISN/RPS）2003 年版本的分型标准作为儿童狼疮性肾炎病理分型标准，分为Ⅰ~Ⅵ型，根据病理分型选择治疗药物，大多数患儿需要糖皮质激素和免疫抑制剂治疗，常用的免疫抑制剂有环磷酰胺、吗替麦考酚酯、他克莫司等。

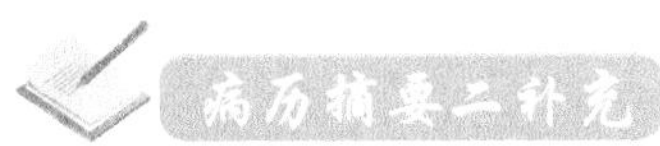

诊治经过：入院后予控制入量、低盐低蛋白饮食，心电、血压、指脉氧监测，氢氯噻嗪、螺内酯利尿，硝苯地平降血压，甲泼尼龙抗炎，羟氯喹改善皮肤症状，甲泼尼龙和环磷酰胺冲击治疗，水肿渐消退，肾功能好转，出院，门诊随访。

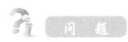

1. 糖皮质激素的不良反应有哪些？

A. 糖代谢异常　B. 脂代谢异常　C. 骨质疏松　D. 生长障碍

E. 低血压

2. 需要注意的环磷酰胺的不良反应有哪些？

A. 脱发　B. 心脏损害　C. 胃肠道反应　D. 出血性膀胱炎

E. 性腺损害

3. 下列关于 SLE 的表述，错误的是哪些？

A. SLE 是治不好的，不治也罢

B. SLE 是自限性疾病，不需要特殊治疗，只要对症支持即可

C. 治疗 SLE 的药物副作用很大，要尽量少用

D. SLE 是儿童常见的自身免疫性疾病，目前尚不能治愈，但预后已有很大改观，正规医院随访治疗很重要，疾病可以得到很好的控制，患儿可正常学习生活；如不规律随访，擅自减停药物，会导致疾病反复发作，重者危及生命

问题 1 解析：答案 ABCD。

问题 2 解析：答案 ACDE。

问题 3 解析：答案 ABC。

◎ 预后

儿童 SLE 预后已有很大改观，5 年生存率近 100%，10 年生存率至少 85%，预后的

改善得益于SLE的早期诊断与正确的积极治疗，但治疗儿童SLE患者不应仅满足于5年或10年生存率提高，应致力于儿童患者达到正常预期寿命，并提高其生存质量。SLE的死亡主要有狼疮性肾炎、神经精神性狼疮、感染这三大原因，其中感染已逐渐成为最重要的死因。SLE是慢性疾病，虽然通常可以很好地控制，但总是存在疾病活动的风险，故一定要规律地随访监测病情。

◎ 诊治要点

（1）SLE是一种全身性自身免疫性疾病，可累及全身各个系统，临床表现多样。对于青春期女孩，有皮疹及肾脏、血液等多系统损害者，要注意筛查SLE。

（2）儿童SLE脏器损害往往较成人重，疾病初期，尤其对有重要脏器损害者，要加强治疗强度。根据病情，必要时大剂量甲泼尼龙冲击治疗并联合免疫抑制剂治疗。

（3）慢性疾病要注意随访监测。SLE常常疾病缓解和活动交替出现，注意监测血常规、尿常规、红细胞沉降率、补体C3、自身抗体。

（4）注意监测及预防药物的不良反应。

第三节　X连锁无丙种球蛋白血症

学习目标

1. 掌握X连锁无丙种球蛋白血症的定义。
2. 了解X连锁无丙种球蛋白血症的发病机制。
3. 掌握X连锁无丙种球蛋白血症的诊断及鉴别诊断。
4. 掌握X连锁无丙种球蛋白血症的治疗原则。

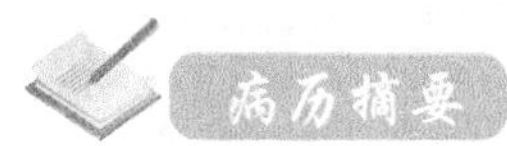

病历摘要

临床特点： 患儿，男，2岁2月，2016年3月20日因“发热1天”入院。患儿1天前无明显诱因出现发热，热峰39.5 ℃，热前无寒战，热极无抽搐，无皮疹，服退热药后热可退，数小时后复升，偶有咳嗽，伴口周疱疹，疱疹破溃流黄色脓液，无咳痰，无鼻塞、流涕，无呕吐，门诊就诊查血常规示白细胞1.74×10^9/L、血红蛋白118 g/L、血小板总数428×10^9/L、中性粒细胞12%、中性粒细胞绝对值0.28×10^9/L、淋巴细胞绝对值0.78×10^9/L、C反应蛋白44 mg/L，为进一步诊治，门诊以“口腔炎、粒细胞缺乏”收入我科。患儿自发病以来精神可，食纳欠佳，夜眠安，大小便无明显异常。

问　题

1. 粒细胞缺乏的病因有哪些?

A. 骨髓粒细胞生成不良，伴成熟障碍，各池粒细胞均有减少（如X线辐射、抗肿瘤药物）

B. 粒细胞成熟障碍伴释放减少（叶酸缺乏、维生素 B_{12} 缺乏、甲氨蝶呤、苯妥英钠、再生障碍性贫血等）

C. 中性粒细胞破坏过多或利用增加（新生儿同种免疫性中性粒细胞减少症、慢性炎症、急性严重感染、败血症、脾功能亢进等）

D. 中性粒细胞分布异常（如婴儿假性粒细胞缺乏症、内毒素血症、过敏反应）

E. 混合型，上述各种原因同时存在，或其中部分原因同时存在（淋巴瘤、白血病、严重感染）

2. 为明确诊断，还需要采取哪些措施？

A. 详细询问患儿既往病史、疫苗接种史、家族史

B. 详细体格检查（肛周脓肿等）

C. 完善尿粪常规、生化、体液免疫、淋巴细胞亚群、血培养、分泌物培养、胸片、腹部超声

D. 必要时骨髓穿刺

问题 1、2 解析：题 1 答案 ABCDE，题 2 答案 ABCD。该患儿发热 1 天入院，有口周疱疹，伴破溃流脓，存在感染。病情分析：需要评估患儿粒细胞缺乏是既往一直存在还是此次感染后继发，注意追溯该患儿既往中性粒细胞水平，注意有无先天性粒细胞缺乏或周期性粒细胞缺乏症可能（根据患儿既往中性粒细胞水平及此次感染控制后中性粒细胞水平恢复正常，判定此次粒细胞减少为继发）；口周疱疹，血常规示白细胞减少，淋巴细胞为主，需要考虑疱疹病毒感染可能；疱疹破溃流脓，考虑继发细菌感染可能性大，患儿血常规粒细胞缺乏，C 反应蛋白明显升高，可能为重症细菌感染消耗所致；该患儿发热 1 天，血常规提示粒细胞缺乏，C 反应蛋白明显升高，感染较重，不同寻常，需要注意评估免疫功能。

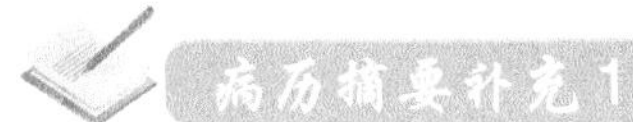

个人史及既往史：患儿系 G_1P_1，足月顺产，出生体重 3 kg，出生时无特殊。生后母乳、奶粉喂养，6 个月时添加辅食，现普食，挑食偏食。3 个月时抬头，6 个月时会翻身，7 个月时能坐，14 个月时能走。按计划进行乙肝、卡介苗、脊髓灰质炎、百白破、麻疹疫苗接种。患儿平时体质尚可，无乙肝、结核、麻疹、水痘等传染病史，无食物及药物过敏史，无手术及重大外伤史，无血制品使用史。

家族史：父母体健，非近亲婚配，否认家族性遗传疾病史。

查体：神志清，精神可，无皮疹，口唇干燥，口周有疱疹，疱疹破溃流黄色脓液，口腔黏膜有破溃，咽红，扁桃体无肿大。颈软，双肺呼吸音粗，无干、湿啰音。心率 108 次/分，心律齐，心音有力，无杂音，心界不大，腹软，触诊不满意。肛门及外生殖器未见明显异常。四肢无畸形，末梢循环可。克尼格征、布鲁津斯基征、巴宾斯基征等病理反射未引出。

辅助检查：血常规示白细胞 1.07×10^9/L、淋巴细胞 81.3%、血红蛋白 120 g/L、血小板总数 449×10^9/L、中性粒细胞 2.8%、中性粒细胞绝对值 0.03×10^9/L、淋巴细胞绝对值 0.87×10^9/L、C 反应蛋白 84.26 mg/L；血片分类示淋巴细胞 92%、中性粒细胞

4%；尿粪常规、肝肾功能正常；体液免疫示补体 C3 0.92 g/L、补体 C4 0.39 g/L、IgA 0.01 g/L、IgG 0.54 g/L、IgM 0.02 g/L；淋巴细胞亚群示 $CD3^+$ 76.8%、$CD3^+CD4^+$ 19.4%、$CD3^+CD8^+$ 33.4%、$CD3^-CD19^+$ 0.3%、$CD19^+CD23^+$ 0.1%、$CD4^+/CD8^+$ 0.6、$CD3^-CD\ (16+56)^+$ 21.5%；降钙素原 3.71 ng/mL；红细胞沉降率正常；皮肤分泌物培养示金黄色葡萄球菌生长；血培养检出金黄色葡萄球菌生长；腹部 B 超示肝胆胰脾双肾未见明显异常；胸片示两肺纹理增深、模糊。

问题

1. 根据目前患儿临床特征及实验室检查，初步考虑诊断是什么？

A. 粒细胞缺乏　　B. 金黄色葡萄球菌败血症

C. X 连锁无丙种球蛋白血症　　D. 白血病

2. 什么情况下需要警惕原发性免疫缺陷病？

A. 疫苗感染　　B. 反复皮肤、软组织感染

C. 婴儿期外周血淋巴细胞计数明显降低　　D. 胸片提示胸腺缺如

3. 低丙种球蛋白病因有哪些？

A. 免疫缺陷病　　B. 婴儿暂时性低丙种球蛋白血症

C. 免疫抑制剂治疗　　D. 肾病综合征

4. 该患儿主要靠什么检查确诊？

A. 基因检查　　B. 骨髓穿刺

C. 胸部 X 线平片　　D. 四唑氮蓝染料试验

5. 该患儿可能的基因突变为（　　）。

A. Btk 基因突变　　B. WAS 基因突变

C. CYBB 基因突变　　D. NCF1 基因突变

问题 1 解析：答案 ABC。

问题 2 解析：答案 ABCD。

问题 3 解析：答案 ABCD。低丙种球蛋白可能原因为生成减少，如多种免疫缺陷病（X 连锁无丙种球蛋白血症、重症联合免疫缺陷病、高 IgM 综合征、婴儿暂时性低丙种球蛋白血症、重症营养不良、免疫抑制剂应用等）；也可能是丢失增多所致，如肾病综合征。

问题 4 解析：答案 A。

问题 5 解析：答案 A。

◎ 背景知识

1. 儿童免疫球蛋白发育特点

由于母体 IgG 能通过胎盘，因此出生时婴儿血清 IgG 水平甚高。随着母体 IgG 消失，婴儿血清 IgG 于生后 3～5 个月降至最低点，自身的 IgG 逐渐产生，于 8～10 岁时达成人水平。IgM 和 IgA 出生时几乎为零，IgM 发育最快，于6～8 岁时达成人水平；IgA 于11～12 岁时接近成人浓度（图 7-3-1）。

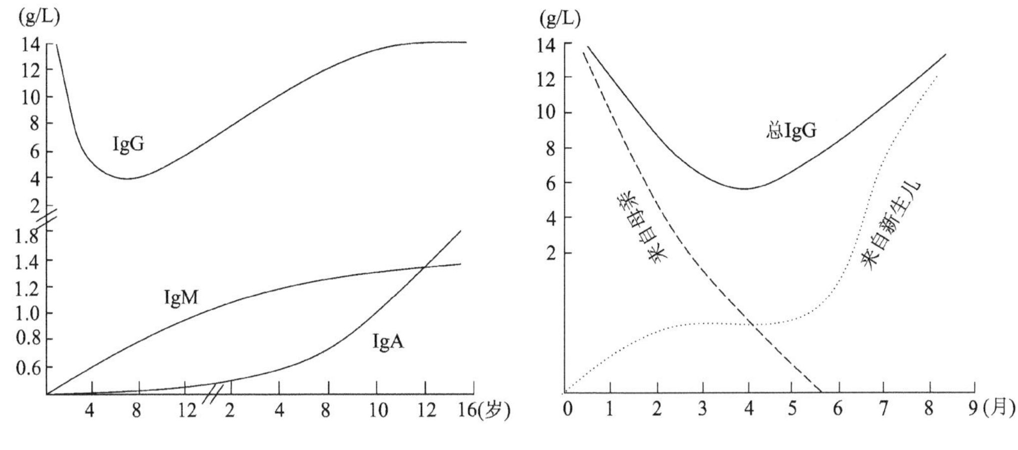

图 7-3-1　免疫球蛋白的个体发育

免疫球蛋白在正常同龄儿均值的 2 SD 可视为正常。年长儿和成人总免疫球蛋白（包括 IgG、IgM 和 IgA）大于 6 g/L 者，应视为正常，低于 4 g/L 或 IgG 低于 2 g/L 时提示缺陷。

2. 淋巴细胞亚群

各淋巴细胞亚群的代表细胞及其意义见表 7-3-1。

表 7-3-1　各淋巴细胞亚群的代表细胞及其意义

CD	代表细胞	意义
CD3^{+}	总 T 细胞	CD3^{+}CD4^{+}细胞数<500/μL 为细胞免疫受损，<200/μL 则为严重缺陷。CD4/CD8 比例<1 时提示细胞免疫被抑制，当<0.3 时，则为严重 T 细胞缺陷。HIV 感染者伴有明显 CD4/CD8 比例下降，而常见变异型免疫缺陷病（CVID）者则比例升高
CD3^{+}CD4^{+}	辅助/诱导性 T 细胞	
CD3^{+}CD8^{+}	细胞毒性 T 细胞	
CD19^{+}	B 细胞	CD19^{+}细胞为 0，T 细胞、NK 细胞正常，所有免疫球蛋白均降低，男性患者首先考虑 X 连锁无丙种球蛋白血症，女性患者应考虑常染色体隐性遗传无丙种球蛋白血症
CD16^{+}CD56^{+}	NK 细胞	T-B^{+}NK^{-}：免疫球蛋白均降低，多见于 X 连锁联合免疫缺陷病（XSCID）； T-B^{-}NK^{-}：免疫球蛋白均降低，多见于网状发育不良，腺苷脱氨酶缺陷（ADA）

3. 原发性免疫缺陷病早期识别线索

疫苗感染，慢性破坏性气道感染，反复皮肤、软组织感染，男性、早发、血小板顽固减少，婴儿期外周血淋巴细胞计数明显降低，男性婴儿糖尿病伴严重水泻，重症 EB 病毒感染，婴幼儿 HLH，良性淋巴结、脾脏肿大伴自身免疫，严重过敏、高 IgE 伴感染。

其他如有原发性免疫缺陷病家族史，婴儿期生长发育迟缓或停滞、脐带脱落延迟（>30 天）、伴或不伴惊厥的低钙血症、持续腹泻、血清免疫球蛋白降低、胸片提示胸腺缺如、淋巴结及扁桃体缺如，也提示原发性免疫缺陷病可能（综合国际上的预警指标）。

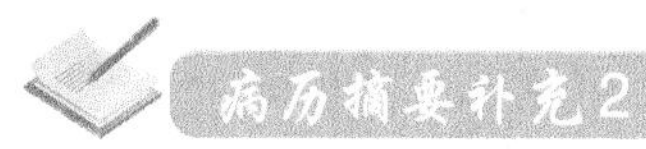

该患儿住院后完善基因检测，经输注“丙种球蛋白”、抗感染治疗后好转出院。2016 年 4 月基因检测提示 BTK 突变（Exon9，c. 781G>T），诊断为“X 连锁无丙种球蛋白血症”。

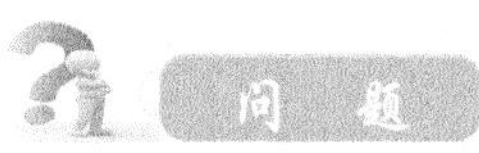

1. 下列关于 X 连锁无丙种球蛋白血症患儿的临床表现错误的是（　　）。

A. 肺炎　　B. 中耳炎　　C. 败血症　　D. 脑膜炎

E. 扁桃体肿大

2. 下列关于患儿治疗的说法错误的是（　　）。

A. 抗感染　　B. 对症支持

C. 定期丙种球蛋白输注　　D. 可接种活疫苗

3. 患儿门诊随诊及治疗的项目包括哪些?

A. 定期输注丙种球蛋白

B. 监测体液免疫

C. 注意监测有无并发风湿免疫疾病（关节炎、皮肌炎）、恶性肿瘤（淋巴瘤）、慢性肺病等

D. 有关节畸形功能丧失，严重支气管扩张，反复中耳炎，骨科、胸外科、五官科诊治

问题 1 解析：答案 E。

问题 2 解析：答案 D。X 连锁无丙种球蛋白血症患儿外周血中 B 细胞显著降低或缺失，各类免疫球蛋白缺乏，易发生感染，因此不能接种活疫苗。

问题 3 解析：答案 ABCD。

◎ X 连锁无丙种球蛋白血症概述

X 连锁无丙种球蛋白血症（X-linked agammaglobulinemia，XLA）是人类 BTK 基因（位于 X 染色体）突变，使 B 细胞系列发育障碍引起的原发性免疫缺陷病。1952 年布鲁顿（Bruton）首先报道本病，故早年又称为布鲁顿病（Bruton disease）。XLA 的临床特点为婴幼儿时期开始发生反复、严重的细菌感染和血清免疫球蛋白显著减少或测不出，外周血 B 淋巴细胞缺如。

◎ 临床特点

（1）细菌性感染：XLA 患儿最突出的临床表现是反复严重的细菌性感染，尤以荚膜化脓性细菌，如溶血性链球菌、嗜血性流感杆菌、金黄色葡萄球菌和假单胞菌属感染最为常见，临床常见反复呼吸道感染、化脓性鼻窦炎、骨髓炎、败血症、化脓性脑膜炎等。XLA 患儿对革兰氏阴性杆菌如致病性大肠杆菌、铜绿假单胞菌等易感性也明显增

高，从而易发生各种急、慢性肠道感染。

（2）病毒性感染：XLA 患儿对于某些肠道病毒，如埃可病毒、柯萨奇病毒及脊髓灰质炎病毒的抵抗力甚差。应注意口服脊髓灰质炎活疫苗可引起患儿肢体瘫痪。XLA 患儿合并肠道病毒感染者，也可发生皮肌炎样综合征，临床表现为四肢皮肤呈棕色伴软组织水肿，可有红色斑丘疹。

（3）其他表现：约 1/3 患儿合并关节炎，受累关节多属较大的关节，如膝、肘关节，患部肿胀，运动受限，红细胞沉降率正常，RF 和抗核抗体阴性，IVIG 治疗有效。

（4）体格检查：反复感染引起慢性消耗体质、苍白、贫血、精神萎靡，扁桃体和腺样体很小或缺如，浅表淋巴结及脾脏不能触及，鼻咽部侧位 X 线检查可见腺样体阴影缺乏或变小。

（5）实验室检查：外周血缺乏 B 细胞和血清免疫球蛋白（包括 IgG、IgM、IgA 和 IgE）明显下降。

◎ 诊断

XLA 可依据实验室指标进行明确诊断、疑似诊断或可能诊断（表 7-3-2）。

表 7-3-2　XLA 各级别诊断标准

诊断级别	实验室指标
明确诊断	男性患儿 CD19$^+$B 淋巴细胞计数<0.02，并符合以下至少 1 项： （1）BTK 基因突变； （2）检测中性粒细胞或单核细胞发现缺乏 BTK mRNA； （3）单核细胞或血小板缺乏 BTK 蛋白； （4）母系的表兄、舅舅或侄子 CD19$^+$B 淋巴细胞计数<0.02
疑似诊断	男性患儿 CD19$^+$B 淋巴细胞计数<0.02，并符合以下全部标准： （1）出生 5 年内表现为反复细菌感染； （2）血清 IgG、IgM 和 IgA 水平低于相应年龄正常值 2 SD； （3）缺乏同族血凝素和（或）对疫苗应答反应差； （4）排除其他可致低丙种球蛋白血症的原因
可能诊断	男性患儿 CD19$^+$B 淋巴细胞计数<0.02，排除其他可致低丙种球蛋白血症的原因，并符合以下至少 1 项： （1）出生 5 年内表现为反复细菌感染； （2）血清 IgG、IgM 和 IgA 水平低于相应年龄正常值 2 SD； （3）缺乏同族血凝素

◎ 鉴别诊断

（1）婴儿生理性低丙种球蛋白状态：本病一般情况下血清 IgG 不低于 300 mg/dL，IgM 和 IgA 含量超过 20 mg/dL，故能与 XLA 相鉴别。个别可疑病例 3 个月后血清 IgG、IgM 和 IgA 呈明显上升趋势，则可排除 XLA。

（2）婴儿暂时性低丙种球蛋白血症：本病血清免疫球蛋白水平不低于 300 mg/dL，IgG 不低于 200 mg/dL，一般于生后 18~30 个月时自然恢复正常。

（3）严重联合免疫缺陷病：发病年龄较 XLA 更早，多于出生后不久即开始发病，病情严重，外周血 T 细胞和 B 细胞数量均显著降低，三种免疫球蛋白均甚低或检测不到。预后较 XLA 更差。

（4）慢性吸收不良综合征和重度营养不良：患儿同时存在血浆低免疫球蛋白血症和低白蛋白血症，而低免疫球蛋白血症的程度较轻，达不到 XLA 的程度。

◎ 治疗

（1）IVIG 替代治疗，每 3~4 周使用 400~600 mg/kg 的静脉用免疫球蛋白，可维持血液 IgG>5 g/L 的谷质量浓度，感染严重者此剂量可给予 2~3 天。

（2）预防性使用抗生素。

（3）在有感染的情况下，须进行积极的抗生素治疗，并延长使用抗生素的疗程。

（4）关节炎治疗，除上述相应治疗外，可使用 NSAID 缓解症状，急性期过后进行关节康复治疗，严重关节畸形影响功能者可择期手术。

（5）伴严重支气管扩张者，胸外科评估是否需要手术治疗。

（6）严重中耳炎患者，五官科会诊治疗。

（7）造血干细胞移植和基因疗法尚在研究中。

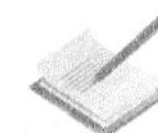

病历摘要补充 3

诊治经过：患儿未随访，未输注“丙种球蛋白”，2018 年 12 月 16 日，患儿因发热 1 天伴血检异常入住 ICU，查血常规示白细胞 54.09×10^9/L、超敏 C 反应蛋白>200.0 mg/L、血红蛋白 97 g/L、血小板总数 572×10^9/L、中性粒细胞 93.4%、中性粒细胞绝对计数 50.52×10^9/L；体液免疫示补体 C4 0.47 g/L、IgA 0.01 g/L、IgG 0.17 g/L；淋巴细胞亚群示 $CD19^+CD23^+$ 0%、$CD3^+$ 90%、$CD3^-CD19^+$ 2.3%；脑脊液常规示白细胞计数 0×10^6/L、总细胞计数 280×10^6/L；脑脊液神经功能示脑脊液 IgG 2.67 mg/L；脑脊液培养提示肺炎链球菌生长。双侧血培养（左、右）提示肺炎链球菌生长；痰鼻病毒核酸检测阳性。胸部 CT 示右肺中叶斑片影，考虑炎症；腹部 CT 示肝脏稍大，膀胱充盈较大；头颅 CT 平扫未见明显异常，附见鼻旁窦及中耳乳突炎。头颅 MRI 示双侧脑室枕角及枕叶表面点状、线状 DWI 高信号；附见双侧鼻旁窦、乳突炎。诊断为“化脓性脑膜炎、败血症”，予“丙种球蛋白”输注、抗感染等治疗后好转，后规律风湿免疫科门诊随访，定期输注“丙种球蛋白”，维持 IgG 谷浓度在 5 mg/dL 左右，至今未发生过严重感染。

◎ 预后

近年来，早期诊断和常规使用 IVIG 替代治疗使本病的预后大为改观。凡未接受正规 IVIG 治疗者，很少能度过幼儿期。2020 年意大利一项 168 例 XLA 患者长期随访研究提示，常规免疫球蛋白替代治疗可降低侵袭性感染的发生率，但是呼吸、皮肤和胃肠道感染仍很常见。随着时间的推移，约 50%的患者出现慢性肺病（40 年随访后为 47%），并伴有慢性鼻窦炎（84%）。恶性肿瘤占 3.7%，揭示了尽管 IVIG 替代治疗降低了侵入性感染的发生率，但它似乎并不影响慢性肺病的发展，需要进一步的研究来改善患者预后。

第四节　附着点炎相关幼年型特发性关节炎

学习目标

1. 掌握附着点炎相关幼年型特发性关节炎的定义。
2. 了解附着点炎相关幼年型特发性关节炎的流行病学、病因、发病机制。
3. 掌握附着点炎相关幼年型特发性关节炎的临床表现、诊断及鉴别诊断。
4. 了解附着点炎相关幼年型特发性关节炎的影像学表现。
5. 掌握附着点炎相关幼年型特发性关节炎的治疗方案。
6. 了解附着点炎相关幼年型特发性关节炎的预后。

临床特点：患儿，女，7岁4月，因“左足跟疼痛半年，双髋部疼痛1月”入院。患儿半年前无明显诱因出现左足跟疼痛，无肿胀，表面不红，无皮疹，无破溃流脓，疼痛以运动时为主，无活动受限。1个月前患儿出现双髋部疼痛，晨起时为主，跑步等运动时加重，无乏力，无弯腰抬手受限，无行走异常，于我院门诊就诊，查人类白细胞抗原B27（HLA-B27）阳性，RF阴性，血常规、红细胞沉降率未见明显异常。为进一步治疗，收住我院。患儿近期无发热，无咳嗽咳痰，无呕吐腹泻等不适。

既往史、个人史：无特殊。

家族史：父亲有“强直性脊柱炎（AS）”病史。

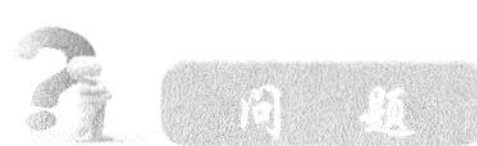

1. 该患儿最可能发生哪种疾患？

A. 附着点炎相关幼年型特发性关节炎　　B. 骨髓炎

C. 感染性关节炎　　D. 血液系统恶性疾病

2. 该患儿患上述疾病的高危因素有哪些？

A. 女性　　B. 家族史

C. 年龄　　D. HLA-B27阳性

问题1解析：答案A。该患儿以慢性关节疼痛为主要表现，病程长，累及左足跟及双侧髋关节，否认外伤、感染史，故可能为附着点炎相关幼年型特发性关节炎。

问题2解析：答案BD。该患儿父亲有AS病史，患儿HLA-B27阳性，均为该病的高危因素。

◎ 附着点炎相关幼年型特发性关节炎概述

幼年型特发性关节炎（juvenile idiopathic arthritis，JIA）是儿童时期常见的结缔组织病，以慢性关节炎为主要特征，并伴有全身多系统受累，也是造成小儿残疾和失明的重要原因。国际风湿病联盟（ILAR）于2001年讨论并于2004年正式发表了关于JIA的定义及分型标准（ILAR标准）。此标准将JIA分为7型，对每一型都进行了详细的定义，并有相应纳入标准及排除标准。JIA定义为：16岁以前起病，持续6周或6周以上的单关节或多关节炎，并排除其他已知的原因。其中第6型为与附着点炎相关的关节炎或与附着点相关的JIA（enthesitis related juvenile idiopathic arthritis，ERA），其临床表现为慢性、进展性关节炎，非对称性累及下肢关节、骶髂关节，可伴急性前葡萄膜炎、腰背痛以及血清RF阴性、HLA-B27阳性、具有家族聚集倾向等特点，6岁以上男性儿童多见。

◎ 病因及发病机制

ERA的发病率在各国报道不一，在欧洲为每年0.28/10万~88.00/10万，而在亚裔中ERA发生率更高，印度可达36%，但在我国内陆目前仍缺乏相关的流行病学资料。本病男性多发，男女之比为（6~9）：1，以8~15岁儿童起病多见。病因至今未明，可能与遗传因素、环境因素、自身免疫功能紊乱和感染等诸多因素相互作用有关。本病有明显家族聚集倾向，一般认为与HLA-B27有显著相关性，国外报道其阳性率有60%~90%。近年来，全基因组扫描和基因连锁分析研究又为该疾病的发病机制提供了新的线索，即除HLA-B27基因外，在非HLA区域同样存在ERA/AS的易感基因。ERAP1基因是继HLA-B27之后第2个被确认的AS易感基因，其他包括IL-17、IL-23、PTPN22、TLR-2/4、MMP等均被报道在ERA、AS的发病过程中发挥重要作用，但尚未见有关细胞因子基因与发病机制一致的见解。

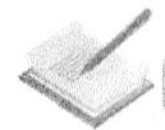

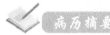

病历摘要补充1

查体： 神志清，精神反应可，颈软，无抵抗，全身浅表淋巴结未及肿大，未及皮疹，心肺腹无特殊，左足跟腱处无明显肿胀，皮温不高，无触压痛，活动度可；双侧“4”字征阳性，Schober试验阴性（5.5 cm），余关节未见异常。

问 题

1. 下列哪些证据支持ERA诊断？

A. 病程大于6周　　B. 家族史

C. “4”字征阳性　　D. HLA-B27阳性

2. 入院后需要进一步完善哪些检查以确诊？

A. 血常规　　B. 自身抗体谱

C. ASO试验　　D. T-SPOT

E. 血、骨髓培养　　F. 骨髓细胞形态学检查

G. 关节超声　　H. 关节MRI

问题1解析：答案ABCD。ERA的诊断首先需满足关节症状超过6周，其次需存在关节炎和（或）附着点炎症伴骶髂关节压痛或炎症性腰骶部疼痛或既往有上述疾病、HLA-B27阳性、6岁以后发病的男性关节炎患儿、急性（症状性）前葡萄膜炎、一级

亲属中有 AS、与附着点炎症相关的关节炎、伴炎症性肠病的骶髂关节炎、瑞特综合征或急性前葡萄膜炎病史等。

问题 2 解析：答案 ABCDEFG。ERA 是排他性诊断，除了评估炎症指标及关节部位炎症情况，还需完善相关检查以进一步排除感染、血液疾病、其他结缔组织病等方可诊断。

◎ 临床表现

儿童 ERA 临床症状多样，可表现为外周关节炎、附着点炎、中轴关节炎及葡萄膜炎等关节外表现。

1. 外周关节炎表现

本病在儿童期更多表现为外周关节受累及全身炎症反应。外周关节炎常以髋关节（约 1/3）、膝关节（1/2）、踝关节和跗骨关节等下肢关节受累为著，上肢关节较少受累，多为非对称性寡关节炎或多关节炎，表现为关节肿痛和活动受限，活动后减轻，部分患儿有夜间痛。

2. 附着点炎表现

约 1/3 患儿早期出现跗骨炎表现，该表现是 ERA 患儿的特异性表现。附着点炎多对称出现，较常累及足底筋膜、跟腱、上下髌骨、胫骨结节、大转子、坐骨结节、髂前上棘、髂嵴等，表现为相应部位的疼痛和（或）肿胀。其中以足跟痛最为常见，占附着点炎的 84.85%。

3. 中轴关节炎表现

患儿在疾病早期可出现外周关节炎和附着点炎，很少发生骶髂关节炎和中轴脊柱炎。随病程发展，ERA 可逐渐出现中轴关节受累，1/3 的患儿可表现为骶髂关节炎和脊柱炎（通常在发病 5~10 年后），部分甚至可进展为 AS。但很少会发展到符合成人诊断标准的影像学双侧骶髂关节炎表现。中轴关节受累是 ERA 患儿的特征性表现，虽 37% 患儿可能合并有骶髂关节炎，但其中约 21%患儿无典型相关临床症状。炎性腰背痛是中轴关节受累的典型临床表现，但在 ERA 中并不常见。

4. 关节外表现

除了肌肉、骨骼症状，ERA 也会影响眼睛、肠、皮肤、心脏和肺。其关节外症状包括全身症状、葡萄膜炎、肠道炎症、亚临床动脉粥样硬化、限制性肺功能障碍、特应质等。本病全身表现轻微，少数重症者有不明原因发热、体重减轻、肌无力和萎缩、疲劳、淋巴结增大、白细胞增多、贫血或其他器官受累。病情危重者可合并巨噬细胞活化综合征（macrophage activation syndrome，MAS）。20%的患儿在病程中会发生急性葡萄膜炎，红眼、眼痛、畏光是常见的临床表现，在 HLA-B27 阳性患者中更为常见，常单侧或双侧交替，一般可自行缓解，反复发作可致视力障碍。

◎ 体格检查

1. “4”字征

被检查者保持平躺仰卧位的姿态，头部、躯干、肢体保持一条水平线。双臂和双手放松放于身体两侧，将一侧下肢的脚踝搭在另一侧肢体膝盖的上面，检查者用一只手按住一侧髂前上棘，另外一只手按住检查一侧下肢的膝关节，双手同时按压。若腰骶部或髋关节出现疼痛，则为阳性（图 7-4-1）。

2. Schober 试验

在髂后上棘连线中点与垂直向上 10 cm 处及向下 5 cm 处各作一标志，测定腰部前屈时两点间的距离，正常人前屈时此两点间距可长达 20 cm 以上（即增加 5 cm 以上）。或测量髂后上棘连线中点与垂直向上10 cm 处点的活动范围，正常人两点间距离≥5 cm（图 7-4-2）。

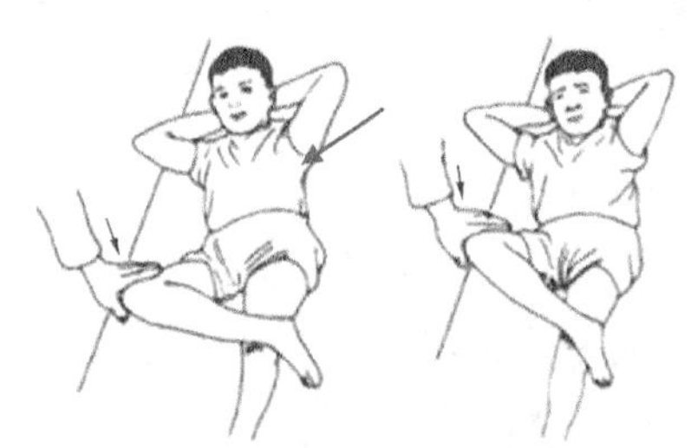

图 7-4-1 “4”字征检查

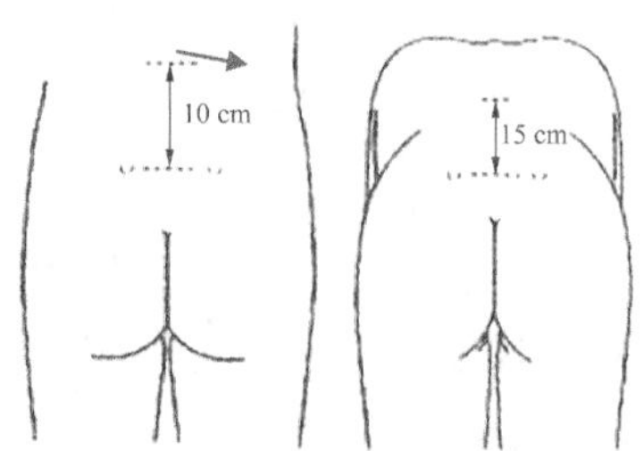

图 7-4-2 Schober 试验

◎ 辅助检查

80%~90%的 ERA 患儿可检测到 HLA-B27 阳性，但 ERA 目前尚无特异性实验室检查手段。红细胞沉降率可轻度或显著增快，可伴轻度贫血。RF 阴性，ANA 可阳性。影像学和实验室检查有助于早期诊断和治疗。儿童在疾病早期，X 线表现往往是阴性的，超声和 MRI 能更早发现炎症，可诊断炎性病变周边关节肌腱鞘、肌腱和黏液囊。此外，MRI 可显示中轴骨和软骨下骨髓水肿，这被认为是炎症的早期迹象。

◎ 诊断与鉴别诊断

1. 诊断标准

本病诊断的最好线索是患者的症状、关节体征和关节外表现及家族史。目前 ERA 的诊断标准仍沿用国际风湿病联盟于 2001 年提出并修订的 JIA 分类标准，即关节炎和附着点炎症，或者关节炎或附着点炎症伴以下至少 2 项：

① 骶髂关节压痛或炎症性腰骶部疼痛或既往有上述疾病。

② HLA-B27 阳性。

③ 6 岁以后发病的男性关节炎患儿。

④ 急性（症状性）前葡萄膜炎。

⑤ 一级亲属中有 AS、与附着点炎症相关的关节炎、伴炎症性肠病的骶髂关节炎、瑞特综合征或急性前葡萄膜炎病史。

尚须排除下列情况：

① 患银屑病或患儿（或一级亲属）有银屑病病史。

② 至少 2 次 RF IgM 阳性，2 次间隔至少 3 个月。

③ 有全身型 JIA 表现。

2. 鉴别诊断

（1）以高热、皮疹等全身症状为主者：全身感染（如败血症、结核和病毒感染等），恶性病（如白血病、淋巴瘤、恶性组织病及其他恶性肿瘤等）。

（2）以关节受累为主者：风湿热、化脓性关节炎、关节结核、创伤性关节炎等。

（3）其他风湿性疾病合并关节炎：SLE、混合性结缔组织病、炎性肠病、银屑病及血管炎综合征（过敏性紫癜、川崎病等）。

（4）其他：脊髓肿瘤、腰椎感染、椎间盘病变、先天性髋关节病变以及溃疡性结肠炎、银屑病、瑞特综合征等合并脊柱炎。

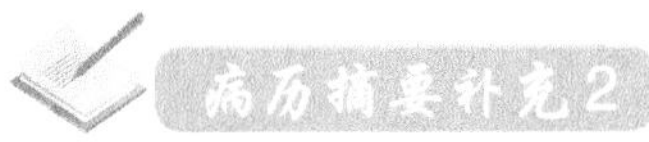

辅助检查：血常规示白细胞 9.88×10^9/L，中性粒细胞百分比 65.1%，血红蛋白 105 g/L，血小板 234×10^9/L，C 反应蛋白<0.5 mg/L，红细胞沉降率 28 mm/h；自身抗体示抗核抗体 1∶100。生化全套、体液免疫、淋巴细胞亚群、凝血常规、血清淀粉样蛋白 A、铁蛋白、粪便钙卫蛋白、白细胞介素-6 未见明显异常。ASO、肺炎支原体抗体、EB 病毒 DNA、T-SPOT、血培养、骨髓培养均阴性。骨髓细胞形态学未见明显异常。

左踝关节超声：左外上踝跟距关节间隙少量积液伴滑膜增厚（图 7-4-3）。

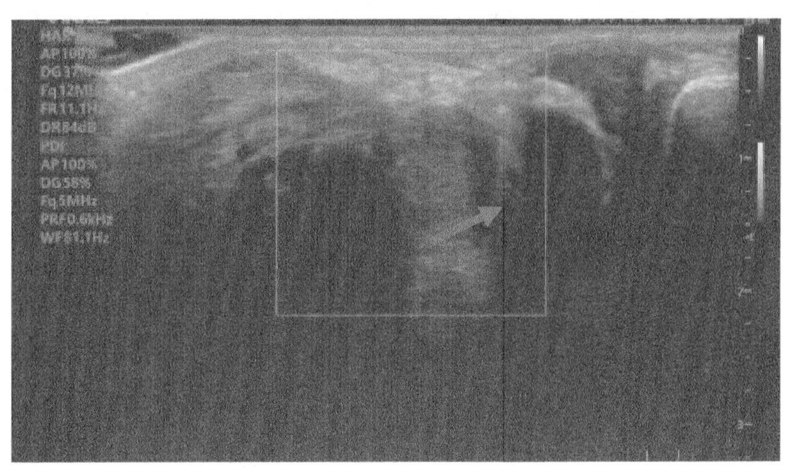

图 7-4-3　左踝关节超声

双侧髋关节 MRI：右骶髂关节髂骨侧、耻骨联合两侧骨质骨髓水肿；右坐骨下缘软组织水肿（图 7-4-4）。

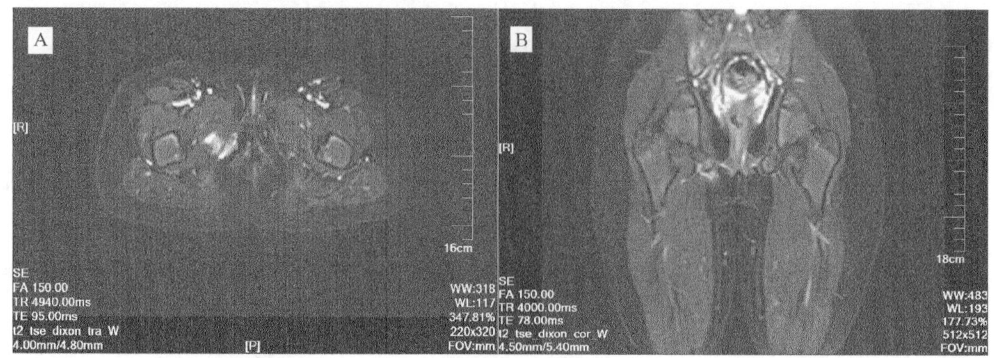

A：冠状位脂肪抑制 T2 加权成像；B：横轴位脂肪抑制 T2 加权成像。

图 7-4-4 双侧髋关节 MRI

左足 MRI：左侧跟骨下缘根底部分肌腱附着处伴相邻肌肉水肿（图 7-4-5）。

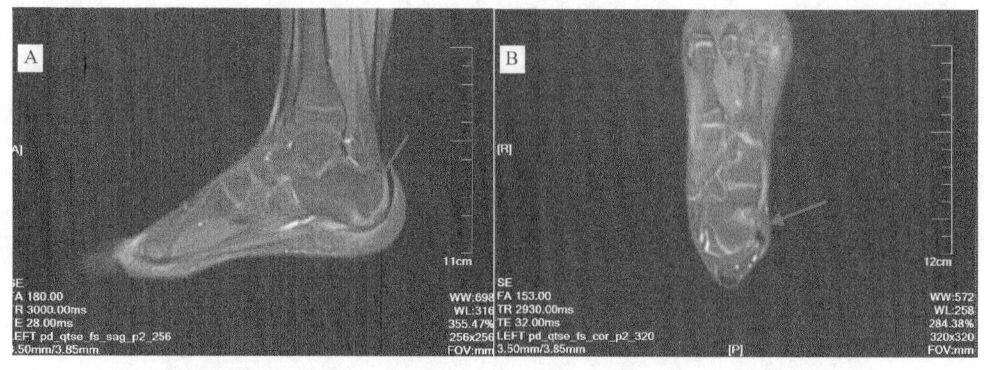

A：矢状位脂肪抑制 T2 加权成像；B：横轴位脂肪抑制 T2 加权成像。

图 7-4-5 左足 MRI

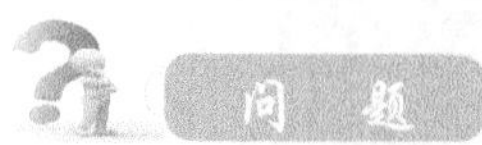

1. 患儿入院后可以选择下列哪些治疗方案？

A. NSAID　　B. 糖皮质激素

C. 缓解病情抗风湿药（DMARD）　　D. 生物制剂

E. 抗生素　　F. 手术

G. 物理治疗

2. 以下哪种生物制剂可用于治疗 ERA？

A. 利妥昔单抗　　B. 依那西普　　C. 托珠单抗　　D. 阿那白滞素

问题解析：题 5 答案 ABCDG，题 6 答案 B。ERA 治疗以缓解疼痛、控制炎症、保持良好的关节功能为主要目标，患儿可适当进行物理治疗，药物治疗有 NSAID、糖皮质激素、DMARD 和生物制剂。大量研究表明，生物制剂 TNF-α 拮抗剂在治疗 ERA，尤其是中轴关节受累时有明显效果。关节严重畸形及功能障碍者需手术治疗。该患儿年龄尚小，现关节功能尚可，首先以物理治疗及药物治疗为主。

◎ 治疗

治疗上以缓解疼痛、控制炎症、保持良好的关节功能为主要目标，及时诊断，早期、合理治疗是改善预后的关键。

1. 健康宣教及物理治疗

首先要对家长及患儿进行相关知识的宣传，说明长期治疗的必要性，同时为患儿树立治疗的信心。患儿可加强功能锻炼及体育活动，以改善姿势和增强腰肌力量。对疼痛或炎性关节或其他软组织病变选择必要的物理治疗。

2. 药物治疗

ERA 的药物治疗包括 NSAID、糖皮质激素、DMARD 和生物制剂。

（1）NSAID：最为经典的一线用药，可以有效缓解炎症所引起的疼痛，但应尽量避免同时使用 2 种以上 NSAID，警惕 NSAID 不良反应的发生。

（2）糖皮质激素：儿童 ERA 患者一般不使用全身性糖皮质激素。对于有活动性关节炎患儿，可局部关节腔或附着点处注射糖皮质激素或全身性短期使用小剂量糖皮质激素（最大不超过 15 mg/d），根据疾病严重程度及患者反应等给予剂量个体化。对于合并前葡萄膜炎患者，可局部应用糖皮质激素滴眼剂控制急性期炎症。

（3）DMARD：对于 ERA 患儿，目前临床上最常使用的传统 DMARD 有甲氨蝶呤（MTX）和柳氮磺胺吡啶（SASP），在疾病的早期阶段即推荐使用 MTX 或 SASP。研究证明患儿对这两类药物的耐受性均较好。但 2019 年 ACR-AF 提出，SASP 对外周关节效果较好，但对于附着点炎和中轴关节效果差，而 MTX 对 ERA 以外的 JIA 效果好。在儿童或青少年骶髂关节炎的治疗推荐中，在活动性骶髂关节炎 NSAID 疗效不佳时，若肿瘤坏死因子（TNF）-α 拮抗剂有禁忌或 1 种以上 TNF-α 拮抗剂疗效不佳，可酌情推荐 SASP 应用，但强烈不推荐使用 MTX 单药。而在活动性附着点炎 NSAID 效果不佳时，建议使用 TNF-α 拮抗剂，而不是 MTX 和 SASP（酌情推荐，证据级别：低）。

（4）生物制剂：生物制剂至今已有依那西普、阿达木单抗、英夫利西单抗以及抗 IL-6 拮抗剂等用于临床治疗。近年来，大量研究表明生物制剂 TNF-α 拮抗剂在治疗 ERA，尤其是中轴关节受累时有明显效果。2019 年 ACR-AF 对于 JIA 的诊治指南中推荐生物制剂治疗 ERA，且效果明显（使用 3 个月，ACR70>70%）。在活动性骶髂关节炎使用 NSAID 疗效不佳时，强烈推荐 TNF-α 拮抗剂治疗优于继续 NSAID 单药治疗。而在活动性附着点炎 NSAID 效果不佳时，建议使用 TNF-α 拮抗剂，而不是 MTX 和 SASP（酌情推荐，证据级别：低）。依那西普为 TNF-α 拮抗剂，是最早被推荐用于 JIA 的生物制剂。多项研究证实，依那西普治疗 ERA 具有稳定的疗效，且安全性良好。阿达木单抗是一种完全人源化的单克隆抗 TNF-α 抗体，其原研药物是全球第 1 个上市的抗 TNF-α 阿达木单抗药物。阿达木单抗已被批准用于 ≥2 岁的多关节型 JIA（FDA 和 EMA）以及≥6 岁的 ERA 患儿。剂量为每 2 周 1 次，体重 10~15 kg 患儿为 10 mg，15~30 kg 患儿为 20 mg，≥30 kg 患儿为 40 mg。

此外，越来越多的报道提出 IL-12/23 和 IL-17 参与 AS 的发病机制，IL-12/23 和 IL-17A 也已成为 AS 治疗的新靶点。以此为靶向治疗的生物制剂，如乌司奴单抗（抗 IL-12/23 人单克隆抗体）和司库奇尤单抗（抗 IL-17A 抗体）在成人 AS 中有良好治疗效果，将来可能会成为治疗 ERA 很有前景的生物制剂。

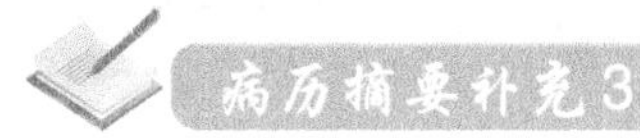

诊治经过：患儿入院后予“布洛芬、糖皮质激素、MTX”等治疗后关节症状好转出院，门诊随访。

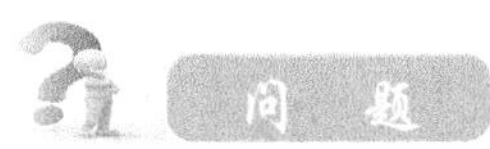

以下可用于患儿疾病活动度评估的工具有哪些？

A. SLEDAI　　B. JADAS　　C. PhGA　　D. SDI
E. JSpADA

问题解析：答案 BCE。儿童关节炎病情评估方法主要由成人发展而来，目前 ERA 疾病活动度评估工具有 JADAS 及 JSpADA，PhGA 为医生总体评价，是 JADAS 的评分项目之一。

◎ 病情评估

疾病活动度评价是 JIA 临床评价的基本组成部分。目前临床评估指标常用 JIA 疾病活动性评分（juvenile arthritis disease activity score，JADAS）和幼年型 SpA 疾病活动指数（juvenile spondyloarthritis disease activity index，JSpADA）。JADAS 的计算为下列变量得分的算术和：医生总体评价（PhGA）、患者总体评价（PtGA）、活动性关节炎个数［71、27 或 10 个关节（分别为 JADAS71、JADAS27 和 JADAS10）］及急性期 ESR。在 ERA 中，活动性关节炎个数评分选择 JADAS27，其纳入的 27 个关节为颈椎（1 个关节）、肘、腕、第 1—3 掌指、第1—5 近端指间、髋、膝和踝关节，但 JADAS 评分缺乏对中轴和附着点炎的评估。为此，Sundaram 等人提出了 JSpADA 评分，包括以下 8 个评估项目：活动性关节炎计数、活动性附着点炎计数、疼痛评分、红细胞沉降率或 C 反应蛋白、晨僵、临床骶髂关节炎、葡萄膜炎及腰背活动度。范围 0~8 分，评分越高，疾病活动度越高，但该评分目前仍需进一步研究验证。

◎ 预后

ERA 患儿的预后差异较大，取决于疾病活动程度及进展程度。预后不良的预测因子包括男性，有类似家族史，早期踝关节、髋关节受累，红细胞沉降率持续增高等。病情活动可持续多年而转入静止状态，但最终发展至整个脊柱受累而强直。女童 AS 发病较男童晚，外周关节如小关节、上肢关节及颈椎受累较男童更常见，但病情较轻，较少累及整个脊柱。本病临床表现特异性较差，容易误诊。若诊断及时，治疗得当，可明显缓解疾病进展，降低关节功能受限程度及致残率。

◎ 诊治要点

（1）ERA 是一种慢性、进展性关节炎，具有家族聚集倾向特点，一般认为其发病与 HLA-B27 具有显著相关性。

（2）如不能早期诊断及治疗，ERA 可造成关节破坏和残疾，部分发展为 AS。

（3）儿童 ERA 临床症状多样，可表现为外周关节炎、附着点炎、中轴关节炎及葡萄膜炎等关节外表现。

（4）超声和 MRI 在 ERA 的诊断中具有重要作用。

（5）ERA 的诊断是排他性诊断。

（6）治疗上以缓解疼痛、控制炎症、保持良好的关节功能为主要目标，及时诊断，早期、合理治疗是改善预后的关键。

（7）ERA 的药物治疗包括 NSAID、糖皮质激素、DMARD 和生物制剂。

（8）对于 ERA 患儿，目前临床上最常使用的传统 DMARD 有 MTX 和 SASP。近年来，大量研究表明生物制剂 TNF-α 拮抗剂在治疗 ERA，尤其是中轴关节受累时有明显效果。

第五节　全身型幼年型特发性关节炎合并巨噬细胞活化综合征

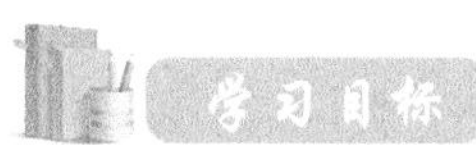

1. 掌握幼年型特发性关节炎的定义。
2. 掌握全身型幼年型特发性关节炎的定义及临床特点。
3. 掌握巨噬细胞活化综合征的诊断标准。
4. 了解全身型幼年型特发性关节炎及巨噬细胞活化综合征的治疗方案。

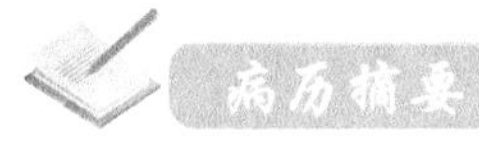

临床特点：患儿，女，5 岁 10 月，因“发热 7 天伴四肢疼痛”至我院就诊。患儿于入院前 7 天出现发热，热峰 39 ℃，热前有寒战，热极无抽搐，精神萎靡，伴双上肢及躯干部出现红色皮疹，口服“布洛芬”后热退，热退后精神可，皮疹可消退。5～6 小时后体温复升，伴有双侧肘关节、手腕、膝关节、踝关节疼痛，无红肿，无破溃，偶有咳嗽，无咳痰，有腹痛，无恶心呕吐，无腹泻，无尿频、尿急、尿痛，无眼红，无四肢硬肿，无口腔溃疡，无盗汗乏力，外院予“头孢匹胺、万古霉素、阿奇霉素”等治疗，患儿仍有反复发热，热峰 41 ℃，热前有寒战，热极无抽搐，仍有关节疼痛，遂转至我院就诊，拟“发热待查”收住入院。病程中患儿热退后精神可，近期体重无明显下降，食纳一般，睡眠可，大小便无异常。

既往史：有“中耳炎”病史，有青霉素皮试阳性史，有海鲜过敏史，其余无特殊。

个人史、家族史：无特殊。

入院前辅助检查：血常规示白细胞 26.15×10^9/L，中性粒细胞 85.2%，红细胞 4.91×10^{12}/L，血红蛋白 131 g/L，血小板 247×10^9/L，C 反应蛋白 145 mg/L；血培养示人葡萄球菌人亚种；呼吸道病原体五联监测示肺炎支原体 IgM 阳性。

查体：体温 36.5 ℃，脉搏 95 次/分，呼吸 20 次/分，体重 34 kg，血压 130/80 mmHg，神志清，精神可，无贫血貌，双上肢及躯干部可见红色斑片状皮疹，稍高于皮面，压之褪色，无瘙痒、破溃、渗液，双侧颈部可及数枚肿大淋巴结，最大约蚕豆大小，有触痛。口腔黏膜光滑，未见溃疡，咽部充血，扁桃体Ⅰ度肿大，未见分泌物。胸廓对称，胸骨无压痛，心律齐，心音有力，未及杂音，呼吸平稳，两肺呼吸音粗，未及啰音，腹软，全腹轻压痛，无反跳痛，肝脏肋下 2 cm，脾脏肋下 2 cm，质韧，双肾无叩击痛。双下肢活动受限，双膝、双侧踝关节有压痛，皮温高，皮面不红，无肿胀。

问 题

1. 依据病史及体格检查，患儿的初步诊断是什么？

A. 化脓性关节炎　　B. 结核感染

C. 败血症　　D. 全身型幼年型特发性关节炎

E. 风湿热　　F. 白血病

2. 该患儿需要进一步完善哪些辅助检查？

A. 血、尿、粪常规　　B. 胸片、腹部 B 超

C. 骨髓涂片、骨髓培养　　D. 自身抗体、RF

E. ASO、支原体、结核、血肥达、真菌、血培养

F. 心脏彩超、心电图、心肌酶谱

问题 1 解析：答案 CD。患儿为学龄前男性，因发热、皮疹、关节疼痛及活动受限为主要表现，无呼吸道、消化道、泌尿道等伴随症状，故按发热、关节痛待查的思路分析如下。

1. 感染性疾病

（1）化脓性关节炎：患儿有发热、关节疼痛及活动受限表现，需要警惕化脓性关节炎。但患儿病程偏长，查体可见关节表面无红肿，皮温不高，全身感染中毒症状不重，抗生素治疗无效，故普通细菌感染导致化脓性关节炎可能性不大，需要警惕特殊病原体感染。

（2）结核感染：患儿有发热、骨关节改变，需要警惕结核感染，但患儿无结核接触史，已接种卡介苗，无咳嗽及某些结核中毒症状，结核感染可能性小。

（3）EB 病毒感染：患儿出现发热、皮疹，查体可见颈部淋巴结、肝脾肿大，需要考虑 EB 病毒感染可能。但病程中患儿无鼻塞、咽痛、眼睑水肿，查体可见扁桃体Ⅰ度肿大，未见白膜，外院及门诊查血常规示白细胞升高，中性粒细胞为主，EB 病毒感染可能性小。

（4）败血症：患儿发热持续 1 周，伴皮疹、关节炎及肝脾肿大，入院前查血常规，C 反应蛋白炎症指标高，外院血培养提示人葡萄球菌人亚种，需考虑败血症。

2. 非感染性疾病

（1）风湿热：患儿为学龄前期儿童，有发热、皮疹、关节疼痛表现，需考虑风湿热，但患儿关节症状非游走性，使用抗生素治疗无效，风湿热可能性小。

（2）川崎病：患儿为学龄前期儿童，持续发热超过 5 天，有皮疹、淋巴结肿大、关节疼痛表现，外院查 C 反应蛋白明显升高，需警惕川崎病，但患儿无结膜充血，无四肢硬肿，无杨梅舌及口唇皲裂等表现，川崎病可能性不大。

（3）全身型幼年型特发性关节炎（systemic juvenile idiopathic arthritis，sJIA）：患儿为学龄前期儿童，持续发热，伴有随发热消长的皮疹及对称性关节疼痛为主要表现，外院抗感染无效，需要高度警惕 sJIA，有待进一步检查排除感染及其他非感染性疾病后确诊。

（4）血液系统肿瘤：患儿有持续发热、关节痛、肝脾淋巴结肿大，需要警惕儿童血液恶性疾病，如白血病、淋巴瘤等。但患儿无明显贫血、消瘦，胸骨无压痛，血常规示三系无下降，该类疾病可能性不大。

问题 2 解析：答案 ABCDEF。行外周血常规、红细胞沉降率、C 反应蛋白检查了解有无急性炎症表现；按诊断思路进行相应感染及非感染性疾病鉴别，如血培养、骨髓培养排除败血症，肝肾功能、EB 病毒病原学检查排除 EB 病毒感染，结核病原学检查排除结核感染，必要时完善腰椎穿刺脑脊液检查排除颅内感染；其他免疫学及非免疫学检查如 ASO、RF、免疫球蛋白、补体、自身抗体、抗环瓜氨酸肽抗体（CCP）等有助于疾病诊断及活动性判断；骨髓细胞学检查、淋巴结活检等排除白血病及淋巴瘤，其他辅助检查，如心脏彩超、心电图、心肌酶谱、肌钙蛋白、胸腹部 CT 及 MRI 等可选择进行。

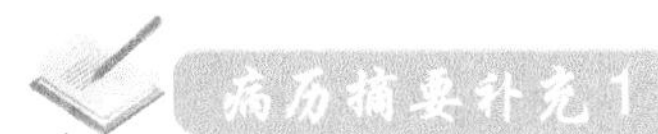

入院后辅助检查： 血常规示白细胞 12.75×10^9/L、中性粒细胞 88.6%、淋巴细胞 7%、血红蛋白 102 g/L、血小板总数 236×10^9/L。肝功能示白蛋白 34.6 g/L、补体 C3 1.67 g/L、谷丙转氨酶 22.3 U/L、谷草转氨酶 53.9 U/L、乳酸脱氢酶 579 U/L，肾功能未见异常。凝血常规示 D-二聚体 8 489 μg/L、抗凝血酶Ⅲ（活性）59.6%、部分凝血活酶时间 37.5 秒、纤维蛋白原 5.34 g/L；红细胞沉降率 101 mm/h；高敏 C 反应蛋白 257.9 mg/L；降钙素原 1.06 ng/mL。铁蛋白>1 650.0 ng/mL；细胞因子示 IL-6 4.0 pg/mL，其余均阴性。

病原学： 肺炎支原体 IgG、IgM 阳性；ASO、EB 病毒、结核抗体、输血前三项、HBV-DNA、双侧血培养、脑脊液常规及生化阴性。

免疫相关： 自身抗体初筛、ANCA、RF、抗心磷脂抗体、CCP、HLA-B27、NK 细胞活性、sCD25 活性阴性。

恶性疾病相关： 骨髓涂片、肿瘤全套阴性。

其他： 血气、水电解质、心肌三项、血涂片、淋巴细胞亚群阴性。

影像学检查： 胸部 CT 平扫示两肺炎症伴两侧胸腔积液（图 7-5-1）。B 超示双侧膝关节髌上囊内积液；双侧颈部淋巴结肿大；肝肿大；双侧胸腔积液、腹腔积液。膝关节 MRI（平扫）示双膝关节囊及髌上囊积液，周围软组织条索状水肿改变（图 7-5-2）。心脏彩超未见异常。

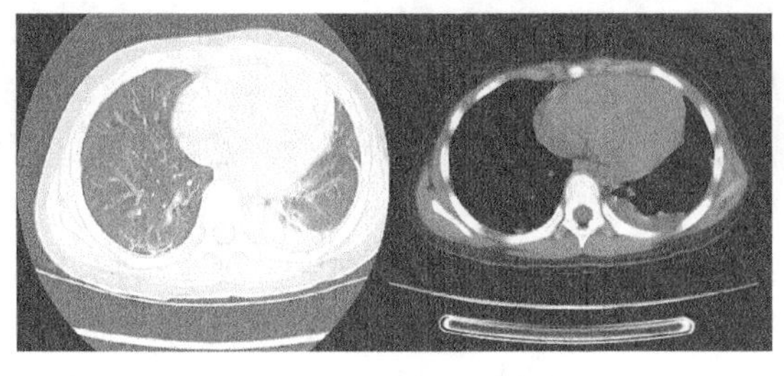

图 7-5-1　胸部 CT 平扫

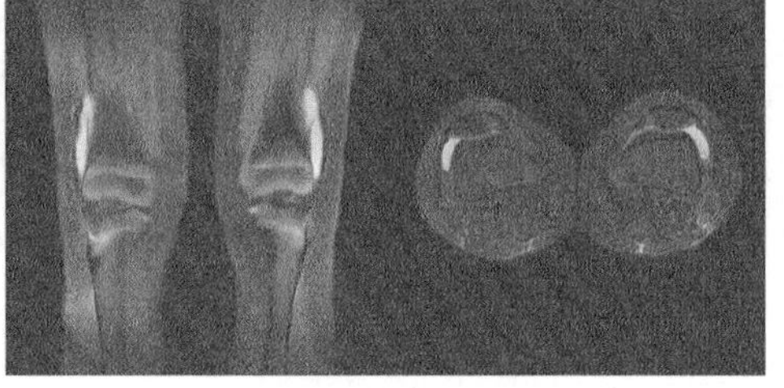

图 7-5-2　关节 B 超

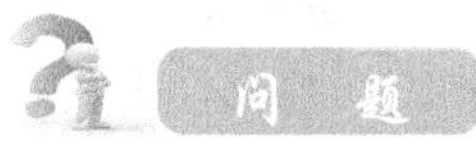

1. 结合辅助检查结果，该患儿的诊断是什么？

A. 化脓性关节炎　　B. 结核感染

C. 败血症　　D. sJIA

E. 风湿热　　F. 白血病

2. 下列关于 sJIA 的临床表现中，不正确的是哪些？

A. 全身症状轻微　　B. 弛张高热

C. 全身皮疹　　D. 肝脾肿大

E. 后期伴关节炎

问题 1、2 解析：题 1 答案 D，题 2 答案 A。根据患儿持续发热超过 1 周，热出疹出、热退疹退，关节炎病史特点，查体见躯干皮疹、双膝和双腕关节压痛、颈部淋巴结及肝脾肿大，以及相关辅助检查结果，排除感染、肿瘤及川崎病等其他风湿性疾病后，诊断为 sJIA。

◎ 概述

JIA 是儿童时期常见的风湿性疾病，以慢性非化脓性滑膜炎为主要特征，可伴有全身多系统受累，是造成小儿残疾和失明的重要原因。国际风湿病学联盟（ILAR）2001 年将 16 岁以下起病，持续 6 周以上的不明原因关节肿胀命名为 JIA。JIA 共分为 7 种类型，分别为全身型、少关节炎型（持续型和扩展型）、多关节炎型（RF 阴性）、多关节炎型（RF 阳性）、银屑病性、ERA 及未分类型。

sJIA 是 JIA 分型之一，定义为每日发热持续 2 周以上，伴有关节炎，同时伴随以下一项或更多症状：短暂的、非固定红斑样皮疹；淋巴结肿大；肝脾肿大；浆膜炎等。需要排除下列情况：银屑病；8 岁以上 HLA-B27 阳性的男性关节炎患儿；家族中一级亲属有 HLA-B27 相关疾病（AS、附着点炎症相关的关节炎、骶髂关节炎或急性前葡萄膜炎）；两次 RF 阳性，两次间隔至少 3 个月。

sJIA 的热型呈弛张高热，热退后精神正常。发热时伴有皮疹，热退后皮疹消失。关节炎表现常延迟。sJIA 诊断困难，需排除感染、败血症、恶性肿瘤、其他风湿免疫病等已知疾病后明确诊断。

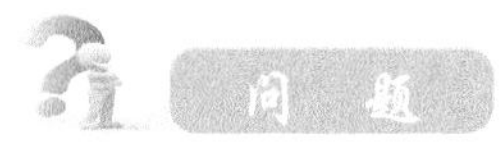

该患儿首选的治疗药物是什么？

A. 布洛芬　　B. MTX　　C. 糖皮质激素　　D. 托珠单抗

E. 头孢唑肟钠

问题解析：答案 A。JIA 的治疗目的在于控制临床症状，抑制关节炎症，维持关节功能和预防关节畸形。针对 sJIA 治疗，迅速退热、缓解关节炎症是关键。

◎ sJIA 治疗

（1）sJIA 轻者只需要口服 NSAID 如布洛芬、双氯芬酸钠，该药是首选用药。

（2）若单用 NSAID，发热和关节炎症不能控制，则可加用糖皮质激素，如甲泼尼龙、醋酸泼尼松等，一旦症状控制，即逐渐减量至停药，严格掌握激素使用指征。若合并巨噬细胞活化综合征，应予甲泼尼龙静脉冲击治疗。注意激素副作用如骨质疏松、股骨头无菌性坏死、严重生长发育障碍等。

（3）关节症状明显时，应联合使用 DMARD，如 MTX、SASP 等。

（4）生物制剂：sJIA 以上治疗无效，IL-6 受体拮抗剂、TNF-α 拮抗剂可显著改善 sJIA 急性期症状，保护关节功能等。

（5）其他治疗：如口服钙剂，注意增加营养和适当运动，体育疗法、物理疗法、心理治疗在本病治疗过程中十分重要。定期眼科检查，筛查有无合并葡萄膜炎。

患儿入院后给予布洛芬联合甲泼尼龙（2 mg/kg）抗炎，头孢唑肟联合阿奇霉素抗感染。患儿体温正常 2 天后再次出现发热，热峰 39. 5 ℃，躯干出现皮疹，伴双膝、踝关节痛，无鼻塞流涕，无咳嗽咳痰，无咽喉痛，无腹痛腹泻，无头痛烦躁，查体示咽部稍红，心肺未见明显异常。复查血常规示白细胞 14. 57×10^9/L、中性粒细胞 87. 8%、淋巴细胞 6. 6%、血红蛋白 115 g/L、血小板总数 301×10^9/L、C 反应蛋白 70. 87 mg/L。凝血常规示纤维蛋白原 3. 72 g/L，铁蛋白 1 680 ng/mL。患儿再次出现发热需要考虑什么原因？

A. 呼吸道感染　　B. 真菌感染

C. 原发病反复　　D. 合并巨噬细胞活化综合征（MAS）

E. 药物热

问题解析：答案 CD。患儿经治疗后体温平稳后反复，需要考虑有无合并感染、sJIA 原发病是否未完全控制、是否合并 MAS。患儿无呼吸、消化道、中枢神经系统等感染症状，C 反应蛋白较前下降，不考虑合并感染。患儿有再次发热，伴躯干皮疹、关节痛，查血小板较前上升，考虑原发病反复的可能性大。但患儿复查血纤维蛋白原较前下降，铁蛋白较前上升，需要警惕 sJIA 合并 MAS 的可能。由药物过敏所致的发热称为药物热，以抗菌药引起者最多见，其次是水杨酸类、碘剂、苯巴比妥等。常伴有皮疹等症状，类似过敏反应表现。该患儿入院后予头孢唑肟、阿奇霉素静滴，后未再更换药

物，且患儿再次出现发热时，未出现新发皮疹等，故不考虑药物热。

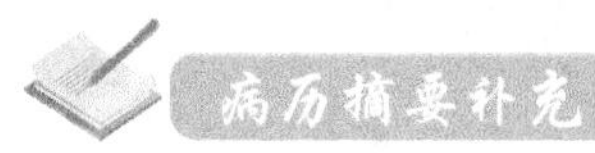

诊治经过：患儿再次出现发热，躯干出现皮疹，伴关节痛，复查血小板 301×10^9/L，纤维蛋白原 3.72 g/L，铁蛋白 1 680 ng/mL。考虑诊断为 sJIA、MAS。予“甲泼尼龙”加量［4 mg/(kg·d)］，并加用“人免疫球蛋白”治疗。患儿体温正常 2 天，躯干皮疹完全消失，双膝、踝关节疼痛缓解。复查血常规示白细胞 13.48×10^9/L、中性粒细胞 79.5%、淋巴细胞 16.5%、血红蛋白 113 g/L、血小板总数 164×10^9/L。C 反应蛋白 61.87 mg/L。考虑近期出院。入院第 10 天，患儿再次出现发热，突发剧烈咳嗽，呼吸急促，伴头痛，眼睑充血明显。查血常规示白细胞 10.1×10^9/L、中性粒细胞 43.8%、淋巴细胞 49.8%、血红蛋白 125 g/L、血小板总数 171×10^9/L。凝血常规示纤维蛋白原 1.37 g/L，铁蛋白 62 010 ng/mL。肝功能示谷丙转氨酶 1 140 U/L、谷草转氨酶 3 224 U/L、乳酸脱氢酶 5 541 U/L。

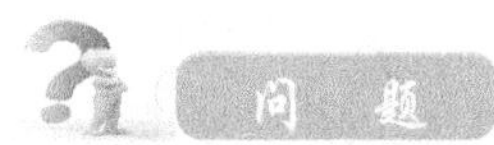

患儿经甲泼尼龙加量、人免疫球蛋白治疗后，病情明显好转，又再次出现发热，突发剧烈咳嗽，呼吸急促，伴头痛，眼睑充血明显。结合辅助检查结果，考虑什么原因？

A. 呼吸道感染　　B. 脑炎

C. 原发病反复　　D. 合并 MAS

E. 迟发性过敏反应

问题解析：答案 D。患儿再次出现发热，铁蛋白、肝酶明显升高，血小板、纤维蛋白原明显下降，考虑合并 MAS。

◎ MAS 概述

MAS 是一种严重的有潜在生命危险的风湿性疾病并发症，最常并发于 sJIA。MAS 发病机制并不清楚，T 淋巴细胞和分化完好的巨噬细胞的增生和过度活化是 MAS 发病基础，持续的过度增生可造成细胞因子，如 TNF-α、IL-1、IL-6 在短期内的瀑布样释放，导致 MAS 的临床特征和实验室改变。

2016 年 EULAR/ACR/PRITO 联合制定的 sJIA 并发 MAS 的分类诊断标准有助于及时识别 MAS。确诊或疑似 sJIA 的发热患者，符合以下标准可以诊断为 MAS：

① 铁蛋白>684 ng/mL。

② 血小板≤181×10^9/L。

③ 谷草转氨酶>48 U/L。

④ 甘油三酯>1 560 mg/L。

⑤ 纤维蛋白原≤3 600 mg/L。

诊断条件：① 为必备条件，②—⑤条满足任意 2 条或 2 条以上。（注：实验室数据异常需排除伴发免疫介导的血小板减少症、传染性肝炎、内脏利什曼病或家族性高脂血症等疾病）

◎ MAS 治疗

MAS 的早期诊断、积极治疗可极大改善预后，目前关于 MAS 治疗，多使用大剂量的肾上腺皮质激素联合 T 淋巴细胞免疫抑制剂（环孢素 A）治疗。

（1）肾上腺皮质激素：MAS 首选治疗方法，需要大剂量甲泼尼龙冲击，剂量为 30 mg/(kg・d)，最大剂量为 1 g/d，连用 3～5 天，改为口服，若病情需要，可重复应用。

（2）环孢素 A：它通过抑制巨噬细胞和 T 细胞而达到治疗 MAS 的有效作用。使用剂量为 2～8 mg/(kg・d)，急性期以静脉给药，病情控制后改为口服，需监测血药浓度（120～200 μg/L）。

（3）生物制剂治疗：生物制剂如 TNF-α 抑制剂（阿达木单抗）、IL-6 拮抗剂（托珠单抗）以及 IL-1 拮抗剂（阿那白滞素）。需要监测中性粒细胞、血小板、肝酶水平和血脂水平，每个月监测 1 次，稳定后每 3 个月监测 1 次。

（4）其他治疗：静脉输注丙种球蛋白冲击治疗、应用 VP16 及血浆置换。

病历摘要补充 3

治疗经过： 结合患儿症状、体征及辅助检查，考虑 MAS。予转 ICU，大剂量“甲泼尼龙”冲击［500 mg/(kg・d)，连续 3 天］、“环孢素”静滴、“人免疫球蛋白”静滴、血液净化治疗。患儿体温正常，无咳嗽、气促，无头痛等表现，复查实验室相关指标基本在正常范围，病情好转出院，门诊定期随访。

第八章　内分泌科

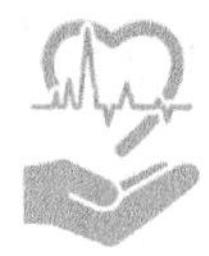

第一节　生长激素缺乏症

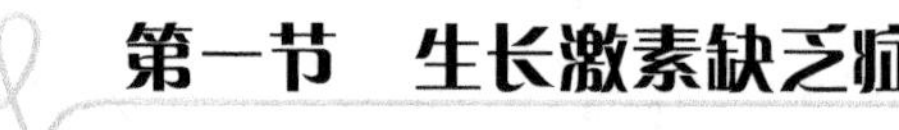

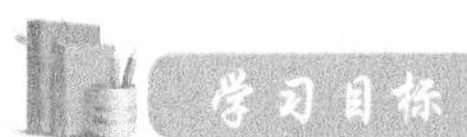

1. 掌握矮小症的定义。
2. 了解矮小症的病因。
3. 掌握生长激素缺乏症的临床表现及诊断要点。
4. 了解生长激素缺乏症的治理。

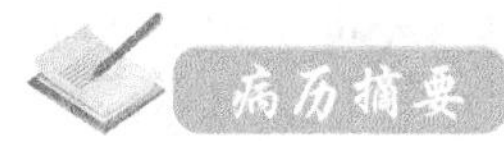

临床特点：患儿，男，5岁，因“生长迟缓4年”来门诊就诊。患儿近4年生长迟缓，近1年年增长2~3 cm，无多饮多尿，无视物模糊，否认慢性疾病史，否认外伤手术史，否认长期外源性激素摄入史。

查体：身高99 cm，体重16 kg，身材匀称，全身皮肤未见皮疹。圆脸，前额突出，下颌小。胸廓无异常，心音有力，律齐，未及杂音，双肺呼吸音清，未及啰音。腹软，皮下脂肪饱满，肝脾肋下未及。四肢及关节未见异常，神经系统查体无异常。外生殖器Tanner Ⅰ期。

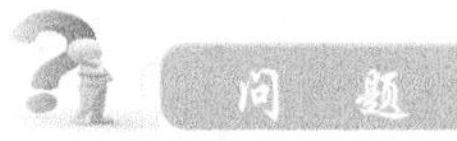

1. 为明确该患儿矮小病因，病史采集中还有哪些是需要重点关注的？

A. 出生史　　B. 运动、语言发育史

C. 家族史　　D. 疫苗接种史

2. 下列哪项不可能是引起该患儿矮小的病因？

A. 生长激素缺乏症　　B. 染色体异常

C. 甲状腺功能减退症　　D. 性早熟

问题1解析：答案ABC。有围生期异常，如臀位产、足先露、横位产、生后窒息等与生长激素缺乏症相关的异常。而小于胎龄儿如无追赶性生长，也可导致矮小症。因此，需要详细询问患儿有无异常出生史、出生体重等。甲状腺功能减退及部分综合征除引起身材矮小外，还影响神经系统发育，患儿可表现为精神发育迟滞，语言及运动发育

落后。家族性矮身材、体质性青春期延迟均为引起矮小的病因，因此需要询问患儿家长身高及青春期发育年龄。

问题 2 解析：答案 D。这四类疾病均可导致儿童终身高矮小，但患儿目前 5 岁，无性发育表现，因此性早熟不是导致患儿目前身高矮小的病因。

◎ 矮小症定义

矮小症是指在相似生活环境下，个体身高低于同种族、同性别和同年龄的正常人群平均身高 2 个标准差（-2 SD），或低于第 3 百分位（-1.88 SD）者。

◎ 矮小症病因

导致矮身材的因素很多，包含内分泌疾病（如生长激素-胰岛素样生长因子-胰岛素样生长因子结合蛋白轴相关病因、甲状腺功能减退、性早熟、皮质醇增多症等）、慢性系统性疾病（如先天性心脏病、哮喘、肾脏疾病等）、染色体异常（如 Turner 综合征）、骨骼系统疾病（如软骨发育不全等）、代谢性疾病（如糖原贮积症等）、宫内发育迟缓、基因突变引起的各类综合征（如 Noonan 综合征、Kabuki 综合征等）、精神心理性身材矮小、特发性矮小（如家族性矮小、体质性青春发育期延迟）等。对于矮小患儿必须进行全面检查以明确病因。应仔细询问病史：患儿母亲的妊娠情况，患儿出生史、出生身长和体重、生长发育史、年生长速率，患儿父母亲的青春发育和家族中矮身材情况等。体格检查除常规项目外，还应正确测量和记录患儿身高及体重，根据其父母身高测算患儿的遗传靶身高及性发育分期。

病历摘要补充 1

既往史：无特殊。

个人史：患儿系足月顺产，臀位产，生后有轻度窒息，出生体重 2.8 kg，身长 49 cm，生后语言及运动发育正常。

家族史：患儿父亲身高 178 cm，母亲身高 167 cm，均否认青春期延迟病史。家族中无矮小患者。

辅助检查：血常规、尿常规、粪常规正常。生化全套示总胆固醇 5.68 mmol/L，甘油三酯 2.21 mmol/L，血糖 3.6 mmol/L，其余正常。微量元素正常。电解质、甲状腺功能、皮质醇、促肾上腺皮质激素（ACTH）、胰岛素正常。生长激素激发试验使用精氨酸及可乐定激发试验，生长激素峰值 2.3 μg/L。胰岛素样生长因子-1（IGF-1）26 mg/L。染色体数 46，XY。骨龄约 2 岁。腹部 B 超未见异常。垂体 MRI 提示空泡蝶鞍。

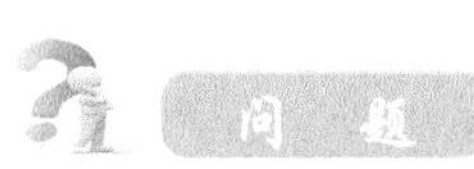

1. 目前病史及辅助检查的结果提示患儿为哪种疾病？

A. 特发性矮小　　B. 生长激素缺乏症

C. 甲状腺功能减退　　D. 生长激素不敏感综合征

2. 该患儿在病程中还可能出现哪些激素缺乏？

A. ACTH 缺乏

B. 促甲状腺激素（TSH）缺乏

C. 黄体生成素（LH）和卵泡刺激素（FSH）缺乏

D. 胰岛素缺乏

问题 1 解析：答案 B。患儿出生时为臀位产，有窒息史，每年生长速率<5 cm，查体皮下脂肪饱满、圆脸、前额突出、下颌小，辅助检查提示骨龄落后，生长激素激发试验示生长激素峰值<5 ng/mL，IGF-1 降低，均符合生长激素缺乏症表现。生长激素不敏感综合征是由靶细胞对生长激素不敏感而导致矮身材。此类患儿临床表现可与生长激素缺乏症患儿相仿，但生长激素激发试验提示生长激素分泌正常。其原因可能为生长激素受体或生长激素结合蛋白异常，细胞内生长激素受体或生长激素受体后缺陷导致信号传导异常；IGF 合成缺陷；IGF 分泌缺陷。该患儿生长激素激发试验提示生长激素缺乏，因此不考虑该疾病。

问题 2 解析：答案 ABC。患儿存在生长激素缺乏，且垂体 MRI 提示空泡蝶鞍，因此可能出现多种垂体激素缺乏，ACTH、TSH、LH、FSH 均为垂体分泌的激素，均有可能出现分泌减少。

◎ 生长激素缺乏症概述

人生长激素（growth hormone，GH）是垂体前叶分泌的一种肽类激素，是人出生后促进生长的最主要激素。其分泌为脉冲式，间隔 3~5 小时。其分泌受下丘脑生长激素释放激素及生长激素释放抑制激素调控，还受到雌激素、睾酮、甲状腺激素等各种激素正向调控，此外焦虑、紧张等应激状态和睡眠等均可对生长激素分泌造成影响。生长激素作用非常广泛。首先，生长激素具有调控生长作用。生长激素可直接刺激骨骺生长板的前软骨细胞或生发层细胞使之分化成软骨细胞，并使这些细胞的 IGF-1 基因开始表达，通过自分泌和旁分泌的方式作用于分化的软骨细胞 IGF-1 受体上，使软骨细胞克隆扩增、肥大，形成成骨细胞，从而促使骨的生长。其次，生长激素还对蛋白质、糖、脂肪代谢起作用。生长激素可促进蛋白质合成，促进氨基酸转运入细胞，出现正氮平衡。生长激素对脂肪有降解作用，生长激素缺乏时病人皮下脂肪增多，尤其在腹部，生长激素治疗后腹部脂肪明显减少，并向外周分布。

生长激素缺乏症（growth hormone deficiency，GHD）指下丘脑-垂体前叶功能障碍造成的生长激素分泌不足引起的生长迟缓。

生长激素缺乏症根据病因可分为以下几类。

1. 特发性

（1）下丘脑-垂体功能障碍：这类患儿下丘脑、垂体无明显病灶，但生长激素分泌不足，其病因不明。由下丘脑功能缺陷所造成的生长激素缺乏症远较垂体功能不足导致者多。其中，因神经递质-神经激素功能途径的缺陷，导致生长激素释放激素分泌不足而导致的身材矮小称为生长激素神经分泌功能障碍（GHND）。这类患儿的生长激素分泌功能在药物激发试验中可能表现正常。

（2）遗传性生长激素缺乏：约 5%的生长激素缺乏症由遗传因素造成，称为遗传性生长激素缺乏。人生长激素基因簇是由编码基因 GH1（GH-N）和 CSHP1、CSH1、GH2、CSH2 等基因组成的长约 55 kb 的 DNA 链。按遗传方式分为Ⅰ、Ⅱ、Ⅲ三型。

① 常染色体隐性遗传Ⅰ型：ⅠA 型 GH1 基因缺失；ⅠB 型 GH1 及其他基因突变，生长激素释放激素受体基因变异。

② 常染色体显性遗传Ⅱ型：GH1 及其他基因变异。

③ X 连锁遗传Ⅲ型：转录因子基因缺陷，如 Pit1、Pmpl、HESX-I、LHX3 等基因突变。

2. 获得性

获得性生长激素缺乏症多为器质性，常继发于下丘脑、垂体或颅内肿瘤、感染、细胞浸润、放射性损伤和头颅创伤等。此外，垂体的发育异常，如不发育、发育不良或空泡蝶鞍等，均可引起生长激素合成和分泌障碍。

3. 暂时性

体质性生长和青春期延迟、社会心理性生长抑制、原发性甲状腺功能减退等均可造成暂时性生长激素分泌功能低下，在外界不良因素消除或原发疾病治疗后即可恢复正常。

◎ 临床表现

特发性生长激素缺乏症多见于男孩，男女患病比例为 3∶1，患儿出生时身高和体重均正常，多在 1 岁后出现生长速度减慢，身长落后比体重低下更为显著，身高低于同年龄、同性别正常健康儿童生长曲线第 3 百分位数（或低于两个标准差），身高年增长小于 5 cm。患儿虽生长落后，但身体各部比例匀称。头颅呈圆形，面容幼稚，脸圆胖，皮肤细腻，头发纤细，下颌和颏部发育不良，牙齿萌出延迟且排列不整齐。骨骼发育落后，骨龄常落后于实际年龄 2 岁以上，但与其身高年龄相仿，骨骺融合较晚。智能发育正常。多数伴青春期发育延迟。有不同程度的糖、脂肪、蛋白质代谢紊乱。表现为运动能力下降，代谢率降低，血胆固醇、甘油三酯、低密度脂蛋白等水平升高，高密度脂蛋白水平降低，有高胰岛素血症和胰岛素抵抗。

部分生长激素缺乏症患儿同时伴有一种或多种其他垂体激素缺乏，这类患儿除生长迟缓外，尚有其他伴随症状：伴有 ACTH 缺乏者易发生低血糖；伴有 TSH 缺乏者可有食欲缺乏、活动少等轻度甲状腺功能不足的症状；伴有促性腺激素缺乏者性腺发育不全，可出现小阴茎，至青春期仍无性器官和第二性征发育。

◎ 实验室检查

患儿入院后除完善一般检查外，还需要评估生长激素-胰岛素样生长因子-1（GH-IGF-1）轴功能。经典的生长激素激发试验包括生理性激发试验（睡眠、运动）和药物激发试验（表 8-1-1）。生理性激发试验要求一定的条件和设备：深睡眠试验必须在脑电图监测下，于睡眠的Ⅲ期或Ⅳ期采血测生长激素才能得到正确的结果；运动试验则必须达到一定的运动强度，才能产生促进生长激素分泌的作用。因此，生理性激发试验在儿童中难以获得可靠的资料。药物激发试验是借助于胰岛素、精氨酸、可乐定、胰高血糖素、左旋多巴等药物促进生长激素分泌而进行的，作用机制随药物而不同。由于任何一种激发试验都有15%的假阳性率（指生长激素分泌低下），因此必须在两项激发试验结果都不正常时，方能确诊生长激素缺乏症。目前多数主张选择作用方式不同的两种药物试验：一种抑制生长抑素的药物（胰岛素、精氨酸、吡啶斯地明）与一种兴奋生长激素释放激素的药物组合。生长激素峰值在药物激发试验过程中<5 μg/L 即为生长激素完全性缺乏（GHD），介于5~10 μg/L 之间为部分缺乏（pGHD），>10 μg/L 则属正常。

表 8-1-1　经典的生长激素激发试验

试验		方法	采血时间
生理性	运动	禁食 4~8 小时后，剧烈活动 15~20 分钟	开始活动后 20~40 分钟
	睡眠	晚间入睡后用脑电图监护	Ⅲ—Ⅳ期睡眠时
药物	胰岛素	0.05~0.1 U/kg，静注	0、15、30、60、90 分钟测血糖及生长激素
	精氨酸	0.5 g/kg，用注射用水配成 5%~10%溶液，30 分钟静滴完	0、30、60、90、120 分钟测生长激素
	可乐定	0.004 mg/kg，1 次口服	同上
	左旋多巴	10 mg/kg，1 次口服	同上

IGF-1 主要以蛋白结合的形式（IGFBPs）存在于血液循环中，其中以 IGFBP-3 为主。IGFBP-3 有运送和调节 IGF-1 的功能，其合成也受 GH-IGF-1 轴的调控，因此 IGF-1 和 IGFBP-3 是检测 GH-IGF-1 轴功能的指标。两者分泌模式与生长激素不同，呈非脉冲式分泌，较少昼夜波动，血液循环中的水平比较稳定。两者的血清浓度随年龄增长和发育进程而增高，且与营养等因素相关，各实验室应建立自己的参考数据。

X 线检查：患儿骨龄通常落后于实际年龄 2 年或 2 年以上。

垂体 MRI：可清楚显示蝶鞍容积大小，垂体前、后叶大小及是否异位等，对生长激素缺乏症诊断具有重要意义。

生长激素基因诊断：对于疑似生长激素基因异常引起的矮身材，可进行基因分子水平分析。

染色体检查：对于矮小患儿具有体态发育异常者应进行核型分析，尤其是女性矮小伴青春期发育延迟者，应常规做染色体分析，排除常见的染色体疾病。

其他垂体激素检测：特发性垂体性生长激素缺乏症中约半数病例伴有其他垂体激素缺乏，而此类激素缺乏的临床表现较隐匿或渐进呈现出 ACTH、TSH、LH、FSH 等缺乏症状。

◎ 诊断

主要诊断依据：匀称性身材矮小，身高落后于同年龄、同性别正常健康儿童生长曲线第 3 百分位数或低于两个标准差；生长缓慢，3 岁以下儿童年生长<7 cm，3 岁至青春期前年生长<5 cm，青春期年生长<6 cm；骨龄落后于实际年龄 2 年以上；两种药物生长激素激发试验，生长激素峰值均<10 μg/L；排除其他疾病影响。

◎ 鉴别诊断

（1）家族性矮身材：父母身高均矮，小儿身高常在第3百分位数左右，但其年生长速率>5 cm，面容无特殊，体态大多匀称，骨龄和年龄相称，智能和性发育正常。

（2）体质性青春期延迟：多见于男孩，青春期开始发育的时间比正常儿童迟3~5年，青春期前生长缓慢，骨龄也相应落后，但身高与骨龄一致，青春期发育后其终身高正常。父母一方特别是父亲常有青春期发育延迟病史。

（3）特发性矮身材：病因不明，出生时身长和体重正常；生长速率稍慢或正常；两项生长激素激发试验，生长激素峰值≥10 μg/L，IGF-1浓度正常；骨龄正常或延迟。无明显的慢性器质性疾病，无染色体异常，无心理和严重的情感障碍等。

（4）先天性卵巢发育不全综合征（Turner综合征）：女孩身材矮小时应考虑本病。本病的临床特点为身材矮小，性发育不全，具有特殊的躯体特征，包括颈短、颈蹼、肘外翻、后发际低、乳距宽、色素痣等。典型的Turner综合征与生长激素缺乏症不难区别，但嵌合型或等臂染色体所致者因症状不典型，应行染色体核型分析以鉴别。

（5）先天性甲状腺功能减退症：该症除有生长发育落后、骨龄明显落后外，还有基础代谢率低、智能低下等特点，故不难与生长激素缺乏症区别。但有些晚发病例症状不明显，需要借助血甲状腺素降低、TSH升高等指标鉴别。

（6）骨骼发育障碍：各种骨、软骨发育不全等，均有特殊的面容和体态，可选择进行骨骼X线片检查或基因分析以鉴别。

（7）其他内分泌代谢病引起的生长落后：先天性肾上腺皮质增生症、性早熟、皮质醇增多症、黏多糖病、糖原贮积症等各有其特殊临床表现，易于鉴别。

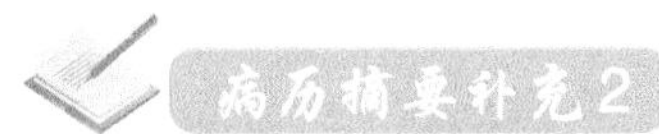

诊治经过：患儿目前诊断为“生长激素缺乏症”，完善全外显子检测未见相关致病基因突变，为“特发性生长激素缺乏症”。医生为患儿采用生长激素治疗，予“生长激素”0.15 IU每晚1次皮下注射。

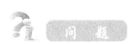

1. 下列哪项是生长激素治疗过程中可能出现的不良反应？

A. 甲状腺功能减退　　B. 特发性良性颅内压增高

C. 股骨头滑脱　　D. 胰岛素及血糖升高

2. 下列哪种说法是错误的？

A. 该患儿身高追赶至同龄儿童平均身高即可停药，无须再用药

B. 治疗过程中须定期监测甲状腺功能、血糖、胰岛素、IGF-1及骨龄等

C. 治疗过程中须警惕TSH、ACTH等垂体激素缺乏

D. 治疗剂量须根据患儿体重、生长速度、IGF-1值进行调整

问题1解析：答案ABCD。甲状腺功能减退、特发性良性颅内压增高、股骨头滑脱、胰岛素及血糖升高均为生长激素相关的不良反应。

问题 2 解析：答案 A。为改善身高，生长激素缺乏症患儿的生长激素疗程宜长，可持续至身高满意或骨骺融合。

◎ 治疗

基因重组人生长激素替代治疗已被广泛应用于治疗生长激素缺乏症，目前大多采用 0.1~0.15 U/(kg·d)，每晚临睡前皮下注射 1 次。治疗的目的是尽可能使患儿的终身高达到正常范围。若经济许可，治疗可持续至骨骺闭合为止。治疗时年龄越小，效果越好，以第一年效果最好，年增长可达到 10 cm 以上，以后生长速度可能逐渐下降。

基因重组人生长激素替代治疗常见以下副作用：

（1）甲状腺功能减低：多在开始注射 2~3 个月后发生，可按需给予左甲状腺素片纠正。

（2）糖代谢改变：长期、较大量使用生长激素可能使患儿发生胰岛素抵抗，空腹血糖和胰岛素水平上升，但很少超过正常高限，停用生长激素数月后即可恢复，在疗程中应注意监测。对有糖尿病家族史者和肥胖患儿尤须注意。

（3）特发性良性颅内压升高：生长激素可引起钠、水潴留，个别患者会出现特发性颅内压升高、外周水肿和血压升高，多发生于慢性肾功能衰竭、Turner 综合征和生长激素缺乏症所致生长障碍患儿，可暂停生长激素治疗，并加用小剂量脱水剂（如氢氯噻嗪）降低颅内压。

（4）抗体产生：由于制剂纯度的不断提高，目前抗体产生率已降低，水溶液制剂更低。

（5）股骨头滑脱、坏死：因为骨骺在治疗后生长加速、肌力增强，所以运动增多时易引起股骨头滑脱、无菌性坏死，致跛行，亦可出现膝关节、髋关节疼痛，呈外旋性病理状态，可暂时停用生长激素并补充维生素 D 和钙片治疗。

（6）注射局部红、肿或皮疹：通常在数日内消失，可继续使用生长激素。目前已甚少见。

（7）诱发肿瘤的可能性：国际上有关组织曾进行过相关调查研究，根据国家合作生长组和药物治疗研究中心等学术机构的大量流行病学资料，包括对肿瘤患者年龄、性别和种族等人群信息进行综合分析，结果显示，对无潜在肿瘤危险因素存在的儿童，生长激素治疗不增加白血病发生和肿瘤复发的危险，但对曾有肿瘤、有家族肿瘤发生遗传倾向、畸形综合征者，长期超生理剂量生长激素应用时须谨慎，治疗过程中应密切监测血清 IGF-1 水平，超过正常参照值+2 SD 者宜暂时停用。

第二节　儿童糖尿病

学习目标

1. 掌握糖尿病的定义。
2. 了解糖尿病的发病机制。

3. 掌握糖尿病的诊断标准及鉴别诊断。

4. 掌握糖尿病的治疗原则。

5. 了解糖尿病的并发症。

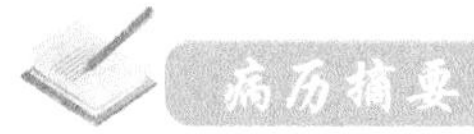

临床特点：患儿，女，6 岁 3 月，因“多饮多尿伴体重减轻 3 月”入院。患儿 3 个月前无明显诱因出现多饮多尿，每日饮水量 3~4 L，尿量较前增多，具体不详，同时出现遗尿，每晚 2~4 次，体重减轻约 3 kg。患儿于外院测空腹末梢血糖 15.2 mmol/L，为进一步诊治，门诊拟“糖尿病”收入院。病程中，患儿无明显多食，无心悸多汗，无发热，无呕吐腹泻，大便正常。

既往史：既往体健，无慢性疾病和手术史，无特殊用药史，无输血史，无药物和食物过敏史。

个人史：患儿为 G_1P_1，足月剖宫产，出生体重 3.3 kg，无出生窒息抢救史，3 月龄会抬头，6 月龄会独坐，1 周岁会走路和说话，目前小学一年级，学习成绩可。

家族史：无特殊。

查体：体温 36.7 ℃，心率 95 次/分，呼吸 20 次/分，血压 91/48 mmHg，身高 115.3 cm，体重 17.6 kg，BMI 13.2 kg/m^2，神志清，精神可，呼吸规则，未见深大呼吸，未闻到烂苹果味，皮肤弹性可，眼窝无凹陷，颈部及腋下未见黑棘皮，口唇不干燥，甲状腺未触及肿大，双肺呼吸音粗，未闻及干、湿啰音，心率齐，心音有力，未闻及杂音，腹软，无压痛，肝脾肋下未及，未触及包块，四肢活动可，肌张力和肌力无异常，无神经系统病理征。

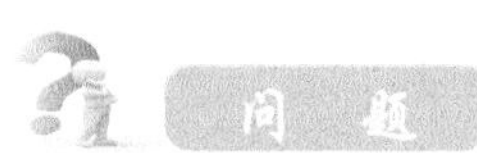

该患儿最可能的诊断是以下哪种？

A. 糖尿病　　B. 甲状腺功能亢进症

C. 尿崩症　　D. 肾小管酸中毒

问题解析：答案 A。该患儿的特点为多饮多尿伴体重减轻，空腹血糖升高，所以考虑糖尿病可能性最大，需要进一步的实验室检查明确诊断和分型。

◎ 糖尿病概述

糖尿病（diabetes mellitus，DM）是胰岛素绝对或者相对缺乏而造成的糖、脂肪、蛋白质代谢紊乱。典型的症状有多饮、多尿、多食和体重减轻，简称“三多一少”。儿童糖尿病以 1 型糖尿病为主，约占儿童期各型糖尿病总数 90%，我国近年发病率为 2/10 万~5/10 万。近年来，1 型糖尿病发病呈低龄化趋势，随着肥胖儿童日趋增多，青少年 2 型糖尿病较前增加。

◎ 病理生理和发病机制

1. 病理生理

糖尿病患儿由于胰岛素分泌不足或缺如，葡萄糖的利用减少，当血糖浓度超过肾阈值时，即产生糖尿。渗透性利尿引起多尿症状，每日丢失大量的水分和电解质，因而造成严重的电解质失衡和慢性脱水。由于机体的代偿作用，患儿渴感增加、饮水增多；又因为组织不能利用葡萄糖，患儿能量不足而产生饥饿感，引起多食。胰岛素不足和胰岛素拮抗激素的增高也促进了脂肪分解，血中脂肪酸增高，肌肉和胰岛素依赖性组织即利用这类游离脂肪酸供能以弥补细胞内葡萄糖不足，而过多的游离脂肪酸在进入肝脏后则在胰高血糖素等生酮激素作用下加速氧化，导致乙酰乙酸、β-羟丁酸等酮体累积在各种体液中，形成酮症酸中毒。血渗透压升高、血和电解质紊乱以及酮症酸中毒等代谢失常的发生，最终都造成中枢神经系统的损伤，甚至导致意识障碍或昏迷。

2. 发病机制

儿童糖尿病各年龄均可发病，但以 5~7 岁和 10~13 岁两组年龄多见，近年来，婴幼儿糖尿病的发生率逐年升高。患病率无性别差异。秋冬季节相对高发。1 型糖尿病的主要病理变化为胰岛 β 细胞数量明显减少，胰岛细胞破坏 80%左右可出现糖尿病临床症状。1 型糖尿病的发生与遗传易感性、胰岛自身免疫及环境因素密切相关。

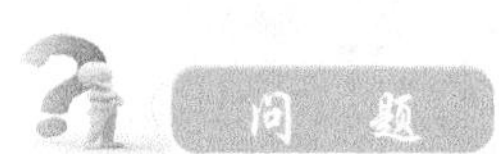

糖尿病的典型症状有哪些？

A. 多饮　　B. 多尿　　C. 多食　　D. 体重减轻

问题解析：答案 ABCD。对于婴幼儿，多饮多尿不易发现，有相当多的患儿常以急性酮症酸中毒为首发症状，表现为胃纳减退、恶心、呕吐、腹痛、关节肌肉疼痛、呼吸深快、呼气中带有酮体味、神志萎靡、嗜睡、反应迟钝，严重者可出现昏迷；学龄儿童亦有因夜间遗尿、夜尿增多而就诊者。在病史较长的年长儿中，消瘦、精神不振、倦怠乏力等体质显著下降的表现颇为突出。

◎ 并发症

1. 急性并发症

（1）糖尿病酮症酸中毒：儿童时期糖尿病有 1/3 以上发生酮症酸中毒，表现为不规则深长呼吸、有酮体味，突然发生恶心、呕吐、厌食或腹痛、腿痛等症状，严重者出现神志改变。常易误诊为肺炎、败血症、急腹症或脑膜炎等。通常血糖甚高，血生化示不同程度酸中毒，血尿酮体增高。

（2）低血糖：胰岛素用量过多或用药后未按时进食而引起。表现为心悸、出汗、饥饿感、头晕或震颤等，严重者可出现昏迷、惊厥，若不及时抢救可死亡。反复低血糖发作可引起脑功能障碍。

（3）感染：与免疫功能障碍有关。

（4）高血糖高渗状态：在儿童中较少见。表现为显著的高血糖，血糖>33.3 mmol/L，但无酸中毒，血尿酮体不明显增高，血浆有效渗透压>320 mmol/L。

2. 慢性并发症

若血糖长期控制不良，糖尿病慢性并发症可发展为不可逆性。

（1）生长障碍：表现为生长落后、矮小，性发育延迟。

（2）糖尿病视网膜病：糖尿病微血管病变中最常见的并发症，90%患者最终将出现此并发症，造成视力障碍、白内障甚至失明。

（3）糖尿病肾病：其患病率随病程而增加，患儿有明显的肾病，表现为水肿、蛋白尿及高血压等，但终末期肾病少见。肾衰竭亦是引起儿童期糖尿病死亡的原因之一。

（4）糖尿病周围神经病变及心血管等病变：儿童糖尿病相对少见。

◎ 实验室检查

1. 血糖和糖化血红蛋白（glycosylated hemoglobin，HbA1c）

（1）血糖增高，空腹血糖≥7.0 mmol/L，随机血糖≥11.1 mmol/L。

（2）HbA1c 由血中葡萄糖与血红蛋白非酶性结合而产生，其寿命周期与红细胞相同，反映过去 2~3 个月的血糖平均水平。正常人<6.5%，若 HbA1c<7.5%，为较理想的控制水平；若 HbA1c>9%，发生糖尿病微血管并发症的风险明显增加。

2. 血电解质

酮症酸中毒时血电解质紊乱，应测血钠、钾、氯、二氧化碳结合力（CO_2CP）、pH、血浆渗透压。

3. 血脂

代谢紊乱期血清胆固醇、甘油三酯均明显增高。

4. 尿液检测

（1）当糖尿病患者血糖超过肾阈值（>8.0 mmol/L）时，尿糖呈现阳性。

（2）糖尿病酮症酸中毒时尿酮体阳性。

（3）尿微量白蛋白排泄率可定量分析尿中白蛋白含量，正常人<20 μg/min（<30 mg/24 h）。持续的 30~299 mg/24 h 蛋白尿是 1 型糖尿病患者早期糖尿病肾病的主要表现。

5. 口服葡萄糖耐量试验（oral glucose tolerance test，OGTT）

空腹或随机血糖能确诊的 1 型糖尿病患者，一般不需要做 OGTT。OGTT 仅用于无明显症状、尿糖偶尔阳性而血糖正常或稍增高的患儿。

6. 抗体测定

检测抗体 GAD、IAA、IA2 和 ICA，主要用于 1 型糖尿病的诊断和鉴别诊断。

7. 内分泌其他激素的检测

如甲状腺激素、ACTH、皮质醇等。

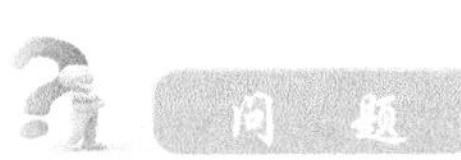

糖尿病的诊断标准是什么？

A. 空腹血糖≥7.0 mmol/L

B. OGTT 负荷后 2 小时血糖≥11.1 mmol/L

C. HbA1c≥6.5%

D. 随机血糖≥11.1 mmol/L 且伴糖尿病症状和体征

问题解析：答案 ABCD。2019 年 WHO 发布的糖尿病诊断标准包括空腹血糖≥

7.0 mmol/L（≥126 mg/dL）；随机血糖≥11.1 mmol/L（≥200 mg/dL）伴糖尿病症状和体征；OGTT 负荷后 2 小时血糖≥11.1 mmol/L（≥200 mg/dL）；HbA1c≥6.5%（HbA1c 测定方法需要美国糖化血红蛋白标准化计划认证）。符合上述标准任何一条即可诊断为糖尿病，符合上述标准但无症状者建议在随后的 1 天重复检测以确认诊断。儿童 1 型糖尿病一旦出现临床症状、尿糖阳性、空腹血糖达7.0 mmol/L 以上和随机血糖在 11.1 mmol/L 以上，不需要做 OGTT 就能确诊。该患儿有糖尿病症状，空腹血糖≥7.0 mmol/L，据此该患儿糖尿病诊断明确，需要进一步分型以指导治疗。

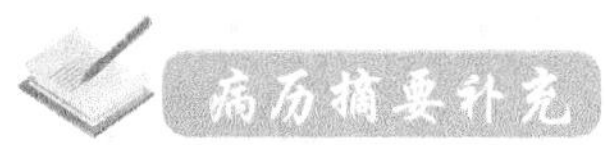

辅助检查：HbA1c 9.2%；血气电解质提示 pH 7.39，BE -3.1 mmol/L，血钠 137 mmol/L，血钾 4.1 mmol/L；尿常规示尿糖（+++），尿酮体（++），尿蛋白阴性，白细胞阴性；甲状腺功能正常；C 肽 0.02 mmol/L；糖尿病相关抗体示胰岛素自身抗体和酸脱羧酶抗体阳性。

诊断：该患儿儿童期起病，病程短，有多饮、多尿、消瘦，无肥胖、黑棘皮征，无糖尿病家族史，HbA1c 升高，C 肽低，糖尿病相关抗体阳性，故患儿进一步诊断为“1 型糖尿病”。

◎ 分型

WHO 新共识将糖尿病分为 6 个亚型，与儿童关系密切的主要为 1 型糖尿病、2 型糖尿病、混合型糖尿病和其他特殊类型糖尿病共 4 个亚型。

（1）1 型糖尿病：又称胰岛素依赖型糖尿病，新共识取消既往的自身免疫型（1A 型）和非自身免疫型（1B 型），认为该分类缺乏临床意义，新增暴发性 1 型糖尿病，该型糖尿病主要见于亚洲东部，常见于成人，但儿童病例也有报道，其临床特征包括突然发病、高血糖持续时间很短（通常少于 1 周）、几乎没有 C 肽分泌、糖尿病酮症酸中毒、胰岛相关自身抗体多阴性、血清胰酶升高、发病前经常出现流感样症状和胃肠道症状。

（2）2 型糖尿病：又称非胰岛素依赖型糖尿病，大多数患儿体型肥胖，伴有黑棘皮征等长期胰岛素抵抗表现，发病时多无明显消瘦，胰岛素相关自身抗体为阴性。

（3）混合型糖尿病：分为成人隐匿性自身免疫性糖尿病和酮症倾向性 2 型糖尿病，儿童隐匿性自身免疫性糖尿病少见，酮症倾向性 2 型糖尿病在非洲裔中相对高发。

（4）未分类型糖尿病：1 型糖尿病患儿初诊时存在超重或肥胖可能分型不清楚，则暂时使用该诊断。

◎ 鉴别诊断

（1）肾性糖尿病：无糖尿病症状，多在体检或者在做尿常规检查时发现，血糖正常，胰岛素分泌正常。

（2）假性高血糖：患者短期大量食入或者输入葡萄糖液，可使尿糖暂时阳性，血糖升高。另外，应激状态时血糖也可一过性升高，须注意鉴别。

（3）甲状腺功能亢进症：该病由于甲状腺素释放增多可引起一系列高代谢表现，

如多食、多饮、消瘦等，须注意鉴别。

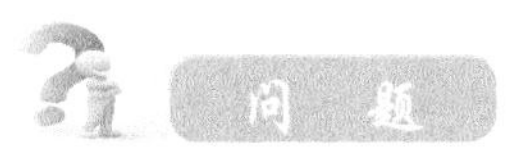

1 型糖尿病的治疗原则有哪些？

A. 胰岛素治疗　　B. 饮食管理　　C. 运动　　D. 血糖监测

E. 糖尿病教育

问题解析：答案 ABCDE。儿童糖尿病的治疗目的是消除临床上高血糖引起的多饮、多尿、多食症状，防止发生糖尿病酮症酸中毒，避免发生低血糖，保持儿童正常的生长和青春期发育，防止发生肥胖，定期筛查自身免疫性疾病和并发症，并做到早诊早治，积极给予精神支持。

◎ 治疗

1. 胰岛素治疗

1 型糖尿病必须用胰岛素治疗。

（1）胰岛素制剂和作用：按作用时间长短分为速效胰岛素类似物、短效胰岛素、中效胰岛素和长效胰岛素类似物四大类别。各类制剂作用时间见表 8-2-1。

表 8-2-1　胰岛素的种类和作用时间

胰岛素种类	起效时间/h	高峰时间/h	作用时间/h
速效	0. 15～0. 35	1～3	3～5
短效	0. 5～1	2～4	5～8
中效	2～4	4～12	12～24
长效	1～4	无高峰	24

（2）新诊患儿：初始胰岛素治疗的剂量为每天 0. 5～1. 0 U/kg，部分缓解期患儿每日<0. 5 U/kg，青春期者常每日 1. 2～1. 5 U/kg 或更高剂量才可以使代谢控制满意。胰岛素治疗方案及剂量需要个体化，方案的选择依据患儿年龄、病程、生活方式及既往健康情况和医师的经验等因素决定。胰岛素的治疗方案很多，如每日 2 次或每日 3 次皮下注射方案、基础-餐前大剂量方案以及胰岛素泵治疗等。胰岛素治疗不可避免地会有低血糖发生，应及时加餐或饮用含糖饮料。

2. 营养管理

热量需要：应满足儿童年龄、生长发育和日常生活的需要。每日总热量（kcal）= 1 000+［年龄×（70～100）］。供能比例按碳水化合物 50%～55%、蛋白质 10%～15%、脂肪 30%配比。全日热量分三大餐和三次点心分配。

3. 运动治疗

运动可使肌肉对葡萄糖利用增加，使血糖的调节得以改善。糖尿病患儿应每天安排适当的运动，在进行大量运动时应注意进食，防止发生低血糖。

4. 儿童糖尿病酮症酸中毒

糖尿病酮症酸中毒是糖尿病最常见的死亡原因，大多是由于脑水肿。治疗应该注意以下几点。

（1）纠正脱水、酸中毒及电解质紊乱：补液方法有48小时均衡补液法和24小时传统补液法，中重度脱水倾向于使用48小时均衡补液法，此种方法一般不需要考虑额外丢失，液体复苏所补的液体量一般无须从总量中扣除。补液总量=累积丢失量+维持量。24小时传统补液法应遵循先快后慢、先浓后淡的原则进行。前8小时输入累积丢失量的1/2，余量在后16小时输入。维持液体24小时均匀输入。维持丢失液体的补充按照丢失多少补多少的原则。对于中重度脱水的患儿，尤其是休克者，最先给予生理盐水10~20 mL/kg，于30~60分钟快速输入，根据外周循环情况可重复使用。但第一小时不超过30 mL/kg，以后根据血钠决定给半张或1/3张不含糖的液体。见排尿后即加入氯化钾40 mmol/L。只有当血pH<6.9时才用碱性液纠正酸中毒，5%碳酸氢钠1~2 mL/kg在1小时以上时间输入，必要时可以重复。

（2）胰岛素应用：胰岛素一般在补液后1小时开始使用。采用小剂量胰岛素持续静脉输入的方式，儿童胰岛素用量为0.05~0.1 U/(kg·h)，加入生理盐水中输入，要监测血糖，血糖下降速度为2~5 mmol/h，防止血糖下降速度过快。

（3）监测：每小时监测血糖1次，每2~4小时重复1次电解质、血糖、尿糖、血气分析监测，直至酸中毒纠正。血清渗透压下降过快有发生脑水肿的危险。

5. 糖尿病教育

糖尿病教育应根据不同的知识层次实行分层教育。

6. 糖尿病监控及并发症筛查

（1）血糖测定：每天应常规测量血糖4次（三餐前和临睡前），每周测1次凌晨2—3时血糖。根据血糖监测情况酌情调整胰岛素用量。

（2）HbA1c：应每2~3个月检测1次。国际青少年糖尿病联盟指南提示，糖尿病患者HbA1c<7.5%为控制理想，>9%为控制不当。

（3）尿微量白蛋白排泄率测定：一般5年以上病史者和青春期患儿每年检测1~2次，以监测早期糖尿病肾病的发生。同时严密观察血压，若发生高血压，应予治疗。

（4）视网膜病变筛查：青春期前诊断的患儿病史5年以上，或者年龄11岁或进入青春期（达到其中条件之一即可）开始进行视网膜病变的筛查。青春期发病的患儿病史2年开始进行视网膜病变的筛查，应每年进行甲状腺功能的筛查。

第三节　先天性甲状腺功能减退症

学习目标

1. 了解先天性甲状腺功能减退症的定义和分类。
2. 了解先天性甲状腺功能减退症的病因和发病机制。
3. 掌握先天性甲状腺功能减退症的临床表现和诊断。
4. 掌握先天性甲状腺功能减退症的治疗原则。

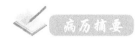

病历摘要

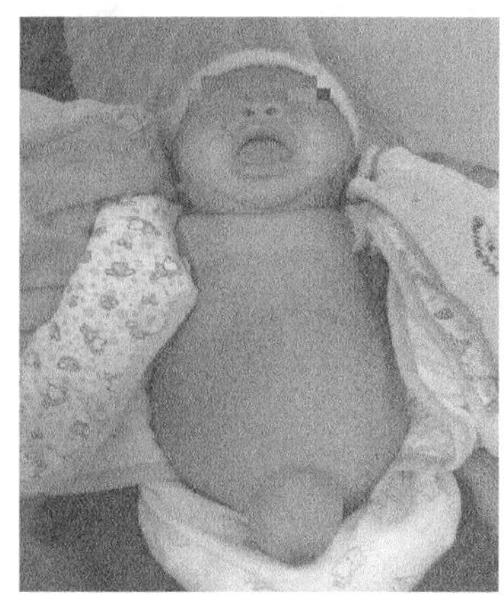

图 8-3-1　患儿外观

临床特点：患儿，男，5 月龄，因“腹胀、便秘、反应低下、少哭 4 个月”来就诊。患儿近 4 个月来出现便秘，大便干结，每周 1 次，伴有腹胀，无呕吐，食纳欠佳。患儿平素哭声较弱，不喜动，较安静。母亲孕期体检，患儿为孕 42^{+3} 周剖宫产出生，出生体重 4 kg，新生儿期黄疸消退延迟，生后未行足底血筛查。

查体：体温 36.0 ℃，体重 8.5 kg。四肢稍凉，皮肤粗糙。毛发枯黄稀疏，前囟约 3 cm × 3 cm。眼距宽，眼睑水肿，唇厚舌大，未萌牙，表情呆滞，哭声嘶哑，心率 78 次/分，心音低钝。腹部膨隆，腹壁可见静脉显露，有脐疝（图 8-3-1）。

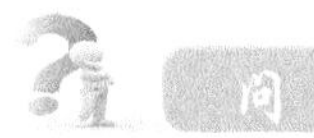

问　题

1. 此患儿最可能的诊断是什么？

A. 先天性巨结肠　　B. 黏多糖贮积症
C. 甲状腺功能减退症　　D. 苯丙酮尿症
E. 染色体病

2. 为了确诊，首选的检查是什么？

A. 染色体检查　　B. 甲状腺吸碘率测定
C. 骨骼 X 线摄片　　D. 甲状腺显像
E. 甲状腺功能测定

问题 1 解析：答案 C。先天性巨结肠可有便秘、腹胀，但面容、智力发育、心率正常，该患儿除腹胀、便秘外，还有皮肤粗糙、反应欠佳、心率慢以及黏液水肿面容，因此不考虑。黏多糖贮积症可有面容粗陋、肝脾肿大、骨骼异常等表现，但无便秘、心率慢、表情淡漠等表现，因此不考虑。苯丙酮尿症可影响患儿智能发育，该病患儿毛发黄，但无腹胀、便秘、心率慢等表现。染色体病可有特殊面容、智能发育落后、多系统异常（伴发先天性心脏病、先天性巨结肠）等表现，但不会有黏液水肿面容，无心率慢等表现，故不支持。

问题 2 解析：答案 E。甲状腺功能减退症诊断须通过甲状腺功能测定来明确。

◎ 概述

先天性甲状腺功能减退症（congenital hypothyroidism）是甲状腺素合成不足或其受体缺陷所导致的一种疾病。

甲状腺的主要功能是合成甲状腺素（T_4）和三碘甲腺原氨酸（T_3）。血液循环中的无机碘被摄取到甲状腺滤泡上皮细胞内，经甲状腺过氧化物酶氧化为活性碘，再与酪氨酸结合成单碘酪氨酸和双碘酪氨酸，两者再分别偶联生成 T_3 和 T_4。这些合成步骤均在甲状腺滤泡上皮细胞合成的甲状腺球蛋白分子上进行。

甲状腺滤泡上皮细胞通过摄粒作用将甲状腺球蛋白形成的胶质小滴摄入胞内，由溶酶体吞噬后将甲状腺球蛋白水解，释放出 T_3 和 T_4。

甲状腺激素的合成和释放受下丘脑分泌的促甲状腺激素释放激素（TRH）和垂体分泌的促甲状腺激素（TSH）的控制，下丘脑产生 TRH，促进垂体前叶产生 TSH，TSH 再促进甲状腺分泌 T_3、T_4。而血清 T_4 则可通过负反馈作用降低垂体对 TRH 的反应性，减少 TSH 的分泌。T_3、T_4 释放入血液循环后，约 70%与甲状腺球蛋白结合，少量与甲状腺结合前白蛋白和白蛋白结合，仅 0.03%的 T_4 和 0.3%的 T_3 为游离状态。

甲状腺激素的主要作用：

（1）产热：能加速体内细胞氧化反应的速度，从而释放能量。

（2）促进生长发育和组织分化：促进细胞组织的生长发育和成熟；促进钙、磷在骨质中的合成代谢和骨、软骨的生长。

（3）对代谢的影响：增加酶的活性，促进新陈代谢；促进蛋白质合成；促进糖的吸收、糖原分解和组织对糖的利用；促进脂肪分解和利用。

（4）对中枢神经系统的影响：甲状腺激素对神经系统的发育及功能调节十分重要。特别在胎儿期和婴儿期，甲状腺激素不足会严重影响脑的发育、分化和成熟，且造成的后果不可逆转。

（5）对消化系统的影响：甲状腺激素分泌过多时，食欲亢进，肠蠕动增加，大便次数多，但性状正常；分泌不足时，常有食欲缺乏、腹胀、便秘等。

（6）对血液循环系统的影响：甲状腺激素能增强 β 肾上腺素能受体对儿茶酚胺的敏感性，故甲状腺功能亢进症患者出现心搏加速、心输出量增加等。

（7）对肌肉的影响：甲状腺激素过多时，常可出现肌肉神经应激性增高。

（8）对维生素代谢的影响：甲状腺激素参与各种代谢，使维生素 B_1、B_2、B_3、C 的需要量增加。同时促进胡萝卜素转变成维生素 A 及维生素 A 转变为视黄醇。

甲状腺功能减退症的症状出现的时间及轻重程度与残留甲状腺组织的多少及甲状腺功能减退的程度有关。其临床表现主要为智能落后、生长发育迟缓、生理功能低下。其临床表现涉及多系统及器官，并因患儿年龄不同，表现有所差异。新生儿期：患儿常为过期产，出生体重常大于第 90 百分位数，身长和头围可正常，前、后囟大；胎便排出延迟，生后常有腹胀、便秘、脐疝，易被误诊为先天性巨结肠；生理性黄疸期延长；患儿常处于睡眠状态，对外界反应低下，肌张力低，吮奶差，呼吸慢，哭声低且少，体温低（常<35 ℃），四肢冷，末梢循环差，皮肤出现斑纹或有硬肿现象等。以上现象均无特异性，极易被误诊为其他疾病。

多数先天性甲状腺功能减退症患儿常在出生半年后出现典型症状。

（1）特殊面容和体态：头大，颈短，皮肤粗糙、面色苍黄，毛发稀疏、干枯无光泽，面部黏液水肿，眼睑水肿，眼距宽，鼻梁低平，唇厚，舌大而宽厚，常伸出口外。患儿身材矮小，躯干长而四肢短小，上部量/下部量>1.5，腹部膨隆，常有脐疝。

（2）神经系统症状：智能发育低下，表情呆板、淡漠，神经反射迟钝；运动发育障碍，如翻身、坐、立、走的时间均延迟，严重者有听力障碍（感音性耳聋）。

（3）生理功能低下：精神差，安静少动，对周围事物反应少，嗜睡，食欲缺乏，声音低哑，体温低而怕冷，脉搏、呼吸缓慢，心音低钝，肌张力低，肠蠕动慢，腹胀，便秘。可伴心包积液。心电图呈低电压，出现 P-R 间期延长、T 波平坦等改变。

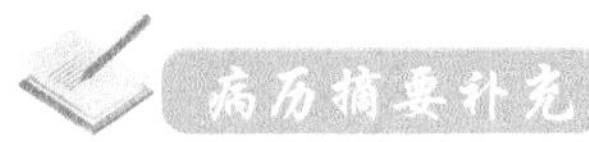

辅助检查：TSH>150 mIU/L（0.51～4.94 mIU/L），游离 T_3 1.2 pmol/L（3.5～7.7 pmol/L），游离 T_4 3.4 pmol/L（11.5～22.7 pmol/L），总 T_3 0.23 nmol/L（0.86～2.26 nmol/L），总 T_4 13.74 pmol/L（78.51～157.78 pmol/L）。甲状腺 B 超提示甲状腺缺如。目前诊断为先天性甲状腺功能减退症，予左甲状腺素钠口服治疗。

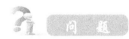

1. 先天性甲状腺功能减退症最常见的病因是以下哪项？
A. 效应器官对甲状腺素无效应　　B. 甲状腺发育不全
C. 甲状腺激素合成缺陷　　D. 甲状腺对 TSH 无反应
2. 先天性甲状腺功能低下可分为哪几类？
A. 原发性、继发性、散发性　　B. 散发性、地方性
C. 碘缺乏性、非碘缺乏性　　D. 遗传性、非遗传性
E. 碘缺乏性、非碘缺乏性、混合性
3. 对于先天性甲状腺功能减退症，下列哪项治疗合理？
A. 治疗至成年后停药
B. 在儿童时期定期调整剂量，终身用药治疗
C. 治疗半年后停药
D. 症状好转后可以逐渐减量并停药
E. 治疗停止后，如果再有症状，可再用药

问题 1 解析：答案 B。甲状腺不发育、发育不全或异位是引起先天性甲状腺功能减退症最主要的原因，约占 90%。

问题 2 解析：答案 B。先天性甲状腺功能减退症根据病因可分为散发性先天性甲状腺功能减退症和地方性先天性甲状腺功能减退症。

问题 3 解析：答案 B。一旦诊断确立，应终身服用甲状腺制剂，以维持正常的生理功能。

◎ 病因分类

先天性甲状腺功能减退症根据病因可分为散发性先天性甲状腺功能减退症和地方性先天性甲状腺功能减退症。

1. 散发性先天性甲状腺功能减退症

（1）甲状腺不发育、发育不全或异位：引起先天性甲状腺功能减退症最主要的原因，约占 90%，多见于女孩。其中 1/3 病例为甲状腺完全缺如，其余为发育不全或在下移过程中停留在异常部位形成异位甲状腺，部分或完全丧失其功能。造成甲状腺发育异

常的原因尚未阐明，可能与遗传因素和免疫介导机制有关。

（2）甲状腺激素合成障碍：导致先天性甲状腺功能减退症的第二位常见原因。多见于甲状腺激素合成和分泌过程中酶（过氧化物酶、偶联酶、脱碘酶及甲状腺球蛋白合成酶等）的缺陷，造成甲状腺激素不足，多为常染色体隐性遗传病。

（3）TSH、TRH 缺乏：亦称为下丘脑-垂体性甲状腺功能减退症或中枢性甲状腺功能减退症，是因垂体分泌 TSH 障碍而引起的，常见于特发性垂体功能低下或下丘脑、垂体发育缺陷，其中 TRH 不足所导致者较多见。TSH 单一缺乏者甚为少见，常与生长激素、催乳素（PRL）、LH 等其他垂体激素缺乏并存，临床上称为多垂体激素缺乏综合征。

（4）甲状腺或靶器官反应低下：前者是由于甲状腺细胞质膜上的 Gsα 蛋白缺陷，使 cAMP 生成障碍，而对 TSH 无反应；后者是因末梢组织 β 甲状腺受体缺陷，从而对 T_3、T_4 不反应，均为罕见病。

（5）母亲因素：母亲服用抗甲状腺药物或母亲患有自身免疫性疾病，存在抗 TSH 受体的自身抗体，均可通过胎盘影响胎儿，造成甲状腺功能减退，亦称暂时性甲状腺功能减退症，通常在 3 个月内消失。

2. 地方性先天性甲状腺功能减退症

多因孕妇饮食缺碘，致使胎儿在胚胎期即因碘缺乏而导致甲状腺功能减退。因在胎儿期碘缺乏而不能合成足量甲状腺激素，影响中枢神经系统发育。临床表现为两种不同的类型，但可互相交叉重叠。

（1）神经性综合征：主要表现为共济失调、痉挛性瘫痪、聋哑、智能低下，但身材正常，甲状腺功能正常或轻度减低。

（2）黏液水肿性综合征：临床上有显著的生长发育和性发育落后、智力低下、黏液性水肿等。血清 T_4 降低、TSH 增高。约 25%患儿有甲状腺肿大。

◎ 实验室检查

（1）新生儿筛查：我国于 1995 年 6 月颁布的《母婴保健法》已将本病列入新生儿筛查的疾病之一。目前多采用出生后 2～3 天的新生儿干血滤纸片检测 TSH 浓度作为初筛，结果大于 20 mU/L 时，再检测血清 T_3、TSH 以确诊。该法为患儿早期确诊、避免神经精神发育严重缺陷、减轻家庭和国家负担的重要防治措施。但该方法只能检出 TSH 增高的原发性甲状腺功能减退症，无法检出中枢性甲状腺功能减退症以及 TSH 延迟升高的患儿。且由于技术及个体差异，约 5%的先天性甲状腺功能减退症无法通过新生儿筛查检出。因此，对新生儿筛查阴性病例，如有可疑症状，应采血再次检查甲状腺功能。危重新生儿或者受过输血治疗的新生儿可能出现筛查假阴性结果，必要时也应再次采血复查；低或极低出生体重儿由于下丘脑-垂体-甲状腺轴反馈建立延迟，可能出现 TSH 延迟升高，为防止新生儿筛查假阴性，可在生后 2～4 周或体重超过 2 500 g 时重新采血复查甲状腺功能。

（2）血清 T_4、T_3、TSH 测定：任何新生儿筛查结果可疑或临床可疑的儿童均应检测血清 T_4 及 TSH 浓度，T_4 下降、TSH 明显升高即可确诊。血清 T_3 浓度可降低或正常。

（3）TRH 刺激试验：若血清 T_4、TSH 均低，则怀疑 TRH、TSH 分泌不足，应进一步做 TRH 激发试验，方法为静脉注射 TRH 7 μg/kg，正常者在注射 20～30 分钟内出现 TSH 峰值，90 分钟后回至基础值。若未出现高峰，应考虑垂体病变。若 TSH 峰值甚高或出现时间延长，则提示下丘脑病变。

（4）X 线检查：患儿骨龄常明显落后于实际年龄。

（5）核素检查：采用静脉注射 $^{99}Tc^{m}$ 后，以单光子发射计算机体层摄影（SPECT）检测患儿甲状腺发育情况及甲状腺的大小、形状和位置。

◎ 诊断与鉴别诊断

根据典型的临床症状和甲状腺功能测定，诊断并不困难。但在新生儿期不易确诊，应对新生儿进行群体筛查。年长儿患病时应与下列疾病鉴别：

（1）先天性巨结肠：患儿出生后即开始便秘、腹胀，并常有脐疝，但其面容、精神反应及哭声等均正常，钡剂灌肠可见结肠痉挛段与扩张段。

（2）21 三体综合征：患儿智能及动作发育落后，但有特殊面容，即眼距宽、外眼角上斜、鼻梁低、舌伸出口外，皮肤及毛发正常，无黏液性水肿，常伴有其他先天畸形。染色体核型分析可鉴别。

（3）佝偻病：患儿虽有动作发育迟缓、生长落后等表现，但智能正常，皮肤正常，无甲状腺功能减退症特殊面容，有佝偻病的体征，血生化和骨骼 X 线可鉴别。

（4）骨骼发育障碍的疾病：如软骨发育不良、黏多糖贮积症等都有生长迟缓症状，骨骼 X 线和尿中代谢物检查可资鉴别。

◎ 治疗

由于先天性甲状腺功能减退症发病率高，在生命早期对神经系统功能损害重且其治疗容易，疗效佳，因此早期诊断、早期治疗至关重要。一旦诊断确立，应终身服用甲状腺制剂，以维持正常的生理功能。

对于新生儿筛查初次结果显示干血滤纸片 TSH 值超过 40 mU/L，同时 B 超显示甲状腺缺如或发育不良者，或伴有先天性甲状腺功能减退症临床症状与体征者，可不必等静脉血检查结果而立即开始左旋甲状腺素钠治疗。对不满足上述条件的筛查阳性新生儿，应等待静脉血检查结果后再决定是否给予治疗。

治疗首选左旋甲状腺素钠，新生儿期先天性甲状腺功能减退症初始治疗剂量 10～15 μg/(kg·d)，每日 1 次口服，尽早使游离 T_4、TSH 恢复正常，游离 T_4 最好在治疗 2 周内达到正常，TSH 在治疗 4 周内达到正常。对于伴有严重先天性心脏病的患儿，初始治疗剂量应减少。治疗 2 周后抽血复查，根据血游离 T_4、TSH 浓度调整治疗。

在随后的随访中，甲状腺激素维持剂量需要个体化。血游离 T_4 应维持在平均值至正常上限范围之内，TSH 应维持在正常范围内。各年龄段替代治疗推荐剂量见表 8-3-1。

表 8-3-1　各年龄段替代治疗推荐剂量

年龄	每日药物剂量/(μg · d^{-1})	每千克体重药物剂量/μg
0~6 个月	25~50	8~10
6~12 个月	50~100	5~8
1~5 岁	75~100	5~6
6~12 岁	100~150	4~5
12 岁到成人	100~200	2~3

用药量可根据甲状腺功能及其临床表现进行适当调整，应使 TSH 浓度正常，血 T_4 正常或偏高值，以备部分 T_4 转变成 T_3。新生儿甲状腺功能减退症治疗的目标为在 2 周内尽快使血清 T_4 水平上升到正常高限，1 个月内使血清 TSH 水平降至正常范围。同时，临床表现可见大便次数及性状正常，食欲好转，腹胀消失，心率维持在正常范围，智能及体格发育改善。

治疗中应监测药物有无过量，过量时可出现心动过速、烦躁、多汗、消瘦、腹痛、腹泻等。因此，在治疗过程中应注意随访，治疗开始时每 2 周随访 1 次，如 T_4 水平合适，则 1 个月后再复查；血清 TSH 和 T_4 正常后，每 3 个月 1 次；服药 1~2 年后，每 6 个月 1 次。在就诊过程中根据血清 T_4 及 TSH 水平调整剂量，并注意监测智能和体格发育状况。

◎ 预后

新生儿筛查阳性确诊后立即开始正规治疗，预后良好。如果出生后 3 个月内开始治疗，预后尚可，则 80%以上的患儿会智能发育正常或接近正常；如果未能及早诊断而在 6 个月后才开始治疗，虽然给予甲状腺激素可改善生长状况，但是智能仍会受到严重损害。

第四节　先天性肾上腺皮质增生症

学习目标

1. 掌握先天性肾上腺皮质增生症的定义。
2. 了解先天性肾上腺皮质增生症的发病机制。
3. 掌握先天性肾上腺皮质增生症的临床表现和实验室检查。
4. 了解先天性肾上腺皮质增生症的鉴别诊断。
5. 掌握先天性肾上腺皮质增生症的治疗原则。

病历摘要

临床特点： 患儿，男，5 月龄，因“皮肤黑 4 月余，呕吐、精神差 1 天”急诊入院。患儿出生后逐渐出现全身皮肤黑，体重增长不佳，1 天前出现呕吐，非喷射性呕吐

5~6 次，为胃内容物，同时精神萎靡，患儿无发热、抽搐等表现。自发病以来，患儿食欲欠佳，喂养困难，无腹泻，尿量一般。

查体：体温 36.5 ℃，心率 140 次/分，呼吸 45 次/分，血压 70/40 mmHg，体重 5.5 kg，神志清，精神萎靡，呼吸稍促，囟门和眼窝凹陷，皮肤干燥弹性差，全身皮肤黑，口唇黏膜、乳晕及阴囊色素沉着，咽部无充血，双肺呼吸音粗，未闻及干、湿啰音，心率齐，心音有力，未闻及明显杂音，腹部软，皮下脂肪薄，肝肋下 2 cm，质软，四肢肌张力无异常，外生殖器男婴外观，阴茎较同龄儿大，睾丸容积约 2 mL。

辅助检查（急诊）：血气电解质示 pH 7.30，BEB −4.7 mmol/L，标准碳酸氢根（SB）16.3 mmol/L，钠 125 mmol/L，钾 6.5 mmol/L，氯 90 mmol/L，血糖 3 mmol/L。

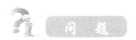

患儿的初步诊断是什么？

A. 中枢神经系统感染

B. 先天性肾上腺皮质增生症

C. 急性胃炎

D. 消化道畸形（幽门狭窄、食管闭锁等）

问题解析：答案 B。患儿出生后早期就诊，临床特点有全身皮肤发黑，体重增加不良，有呕吐、食欲差、精神差。查体可见皮肤黏膜色素黑，脱水消瘦貌，初步血气电解质提示低钠血症、高钾血症、低血糖和代谢性酸中毒的特异性改变。所以先天性肾上腺皮质增生症的可能性大。

◎ 概述

先天性肾上腺皮质增生症（congenital adrenal hyperplasia，CAH）是一组常染色体隐性遗传病，肾上腺类固醇激素合成过程中某种酶的先天缺陷引起肾上腺皮质激素合成不足，经负反馈作用促使下丘脑、垂体分泌的促肾上腺皮质激素释放激素（corticotropin releasing hormone，CRH）和促肾上腺皮质激素（adrenocorticotropic hormone，ACTH）增加，导致肾上腺皮质增生和代谢紊乱。临床主要表现为不同程度的肾上腺皮质功能减退、性发育异常、伴或不伴水盐代谢紊乱与高血压。

CAH 主要包括 21-羟化酶缺乏症（21-hydroxylase deficiency，21-OHD）、11β-羟化酶缺乏症（11β-OHD）、3β-羟类固醇脱氢酶（3β-hydroxysteroid dehydrogenase，3β-HSD）、17α-羟化酶缺乏症（17α-OHD）、胆固醇碳裂解酶缺乏症、类脂性肾上腺增生症等类型。其中 21-OHD 是最为常见的类型，占 CAH 总数的 90%~95%，全世界发病率为 1∶20 000~1∶10 000，我国发病率为 1∶16 466~1∶12 200；11β-OHD 次之，再其次为 3β-HSD，17α-OHD 和胆固醇碳裂解酶缺乏症则十分罕见。

◎ 病理生理和发病机制

1. 解剖

肾上腺皮质分为球状带、束状带和网状带，分别合成盐皮质激素、糖皮质激素和肾上腺性激素。在诸多类固醇激素合成酶中，除 3β-HSD 外，均为细胞色素氧化酶 P450 （cytochrome P450，CYP）家族成员。类固醇激素的生物合成途径见图 8-4-1。

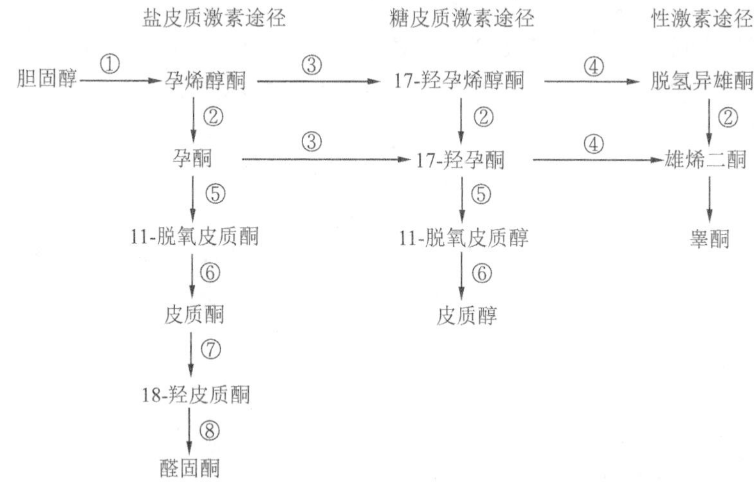

① 20，22-碳裂解酶（CYP11A）；② 3β-羟类固醇脱氢酶（3β-HSD）；③ 17α-羟化酶（CYP17）；④ 17，20-碳裂解酶（CYP17）；⑤ 21-羟化酶（CYP21）；⑥ 11β-羟化酶（CYP11B1）；⑦ 18-羟化酶（CYP11B2）；⑧ 18-羟脱氢酶（CYP11B2）。

图 8-4-1　类固醇激素的生物合成途径

2. 病理生理

正常情况下，下丘脑分泌的 CRH 和垂体分泌的 ACTH 促进肾上腺皮质细胞增生、激素合成和分泌。当血中皮质醇达到一定浓度时，即通过反馈机制使 CRH 和 ACTH 减少。在类固醇激素合成途径中任何一个酶发生缺陷时，都会使血中皮质醇浓度降低，负反馈作用消失，以致 ACTH 分泌增加，刺激肾上腺皮质增生；同时酶缺陷导致前体中间代谢产物增多，经旁路代谢可致肾上腺雄激素产生过多。由于醛固酮合成和分泌在常见类型的 CAH 中亦大多同时受到影响，故常引起血浆肾素活性增高。

3. 致病基因

CAH 的分子病理为相关基因的遗传突变导致编码蛋白缺陷，故为单基因遗传病。

（1）CYP21（P450c21）基因：人类 21-羟化酶基因定位于 6p21.3，由功能基因 CYP21A2 和无活性的假基因 CYP21A 构成，两者高度同源。6p21.3 恰好位于 HLA 基因丛内，导致基因重组频度增加。CYP21A 和 CYP21A2 各由 10 个外显子及 9 个内含子组成。95%以上 21-OHD 患者可发现有 CYP21A2 基因的完全缺失或转位，还发现有假基因来源的 8 个点突变和一个 8 个碱基对的缺失。在某些家族和较少人群中存在其他少有的独立于 CYP21A2 功能基因的假基因无活性突变。

（2）CYP11B（P450c11）基因：P450 基因家族的 11B 亚家族包含两个基因，即 CYP11B1 和 CYP11B2，分别定位于染色体 8q21 和 8q24.3，两个基因相距 45 kb，分别由 9 个外显子和 8 个内含子组成。人类编码 11β-羟化酶的基因为 CYP11B1。CYP11B1 基因失活突变存在于所有 9 个外显子编码区，没有突变热点，至今已发现 30 余种突变位点。CYP11B2 编码一种多功能蛋白酶，兼具 11β-羟化酶、18-羟化酶、18-氧化酶和醛固酮合成酶活性。

（3）CYP17A1（P450c17）基因：人类 CYP17A1 基因定位于 10q24.3，包含 8 个外显子和 7 个内含子，基因全长 6.6 kb。CYP17A1 编码的蛋白酶兼具 17α-羟化酶和 17，20-裂解酶的活性。至今已发现 90 余种突变，包括错义和无义突变、插入、缺失和剪切位点变异。

（4）HSD3B2 基因：与 CAH 发病相关的 3β-HSD 主要由 HSD3B2 基因编码表达，定位于 1p13.1，由 4 个外显子和 3 个内含子组成，基因全长约 7.8 kb。目前已报道超过 30 种基因缺陷，主要包括移码突变、无义突变和错义突变。

◎ 临床表现

1. 21-OHD

典型的 21-OHD 发病率为 1/15 000～1/10 000。根据酶缺乏程度不同，通常将其分为失盐型、单纯男性化型和非经典型。

（1）失盐型：21-羟化酶完全缺乏所致，占 21-OHD 患者总数约 75%。往往出生后 1～4周出现喂养困难、呕吐、腹泻、脱水、体重不增和皮肤色素沉着、难以纠正的低钠血症、高钾血症、代谢性酸中毒、低血糖等。严重者可出现血容量降低、血压下降、休克、循环功能衰竭甚至死亡。男孩 6 个月前多无性早熟表现，女孩出生后可有外生殖器不同程度男性化表现。

（2）单纯男性化型：约占 21-OHD 患者总数的 25%，是 21-羟化酶不完全缺乏所致（酶活性为正常的 1%～11%）。患者不能正常合成 11-脱氧皮质醇、皮质醇、11-脱氧皮质酮，致使其相应前体物质 17-羟孕酮、孕酮和脱氢异雄酮合成增多，临床主要表现为雄激素增高的症状和体征。由于患儿仍有残存的 21-羟化酶活力，能少量合成皮质醇和醛固酮，故没有失盐症状。

男孩表现为同性性早熟，在出生时多无任何症状，到 6 月龄后逐步出现体格生长加速和性早熟，4～5 岁时更趋明显，表现为阴茎增大，但睾丸不增大，出现阴毛、变声、痤疮等，生长加速和肌肉发达，骨龄超前，但成年终身高落后，智能发育正常；女孩在出生时即可出现不同程度的男性化体征，如阴蒂肥大、不同程度的阴唇融合而类似男孩尿道下裂样改变，子宫、卵巢发育正常，亦有生长加速和肌肉发达，骨龄提前，成年终身高落后。

（3）非经典型：多在肾上腺功能初现年龄阶段出现症状。男孩表现为阴毛早现、性早熟、生长加速、骨龄超前；女孩表现为阴毛早现、生长加速、初潮延迟、原发性闭经、多毛症、多囊卵巢综合征及成年后不孕等。

2. 11β-OHD

因 11β-羟化酶缺乏导致的 11-脱氧皮质酮（DOC）和 11-脱氧皮质醇增加，部分患儿出现高血钠、低血钾、碱中毒及高血容量，导致高血压；肾上腺雄激素水平增高，出现高雄激素症状和体征。但一般女孩男性化体征较轻，男孩出生后外生殖器多正常，至儿童期后方出现性早熟体征。非经典型临床表现差异较大，女孩可至青春期因多毛、痤疮和月经不规则而就诊，大多血压正常，男孩有时仅表现为生长加速和阴毛早现，较难与 21-OHD 的非经典型患者区别。ACTH 兴奋试验检测 DOC 有助于鉴别诊断。

3. 3β-HSD 缺乏症

临床表现多样，典型病例出生后即出现失盐和肾上腺皮质功能不全的症状，如厌食、呕吐、脱水、低血钠、高血钾及酸中毒等，严重者因循环衰竭而死亡。男性可有不同程度的外生殖器发育不良，如小阴茎、尿道下裂。女性则出现不同程度男性化。非经典型病例占本症 10%~15%，出生时往往无异常，女孩至青春发育期前后出现轻度雄激素增高体征，如阴毛早现、多毛、痤疮、月经量少及多囊卵巢等。

4. 17α-羟化酶/17，20-裂解酶缺乏症

17α-羟化酶缺乏导致皮质醇合成障碍，17，20-裂解酶活性缺乏导致性激素合成受阻，而 DOC 和皮质酮分泌增多，导致临床发生高血压、低钾性碱中毒和性发育缺陷。因皮质酮有部分糖皮质激素作用，故肾上腺皮质功能不足症状较轻，无生命危险。女性青春期呈幼稚性征和原发性闭经；男性则表现为男性假两性畸形，外生殖器似女性，但无子宫和卵巢。

◎ 21-OHD 实验室检查

（1）血 17-羟孕酮（17-OHP）、ACTH 及睾酮水平增高，其中 17-OHP 可增高达正常的几十倍，是 21-OHD 较可靠的诊断依据。非经典型 21-OHD 的诊断可做快速 ACTH 兴奋试验，静推 ACTH 0.125~0.25 mg，用药前和用药后 30 分钟、60 分钟取血查 17-OHP 和皮质醇。

（2）血浆肾素、血管紧张素、醛固酮水平测定。所有患儿血浆肾素、血管紧张素均有不同程度增高。

（3）血 ACTH、皮质醇测定。经典型 ACTH 明显增高，皮质醇水平降低；非经典型 ACTH、皮质醇水平正常。

（4）血电解质测定。失盐型患者出现低血钠、高血钾、代谢性酸中毒。

（5）影像学检查。对女性男性化和外生殖器性别难辨者应行盆腔和外生殖器 B 超检查。肾上腺 B 超或 CT 可发现肾上腺增生。

（6）对于外生殖器两性难辨者，进一步做染色体核型检查以明确遗传性别。

（7）基因诊断可对 21-OHD 的致病基因 CYP21A2 进行 DNA 序列分析。

◎ 诊断和鉴别诊断

各种类型 CAH 临床特征见表 8-4-1，应将新生儿期失盐型患儿与幽门狭窄、食管闭锁等症相鉴别，将儿童期患儿与性早熟、真两性畸形、男/女性化肾上腺皮质肿瘤、性腺肿瘤等相鉴别。

表 8-4-1　各种类型 CAH 临床特征

酶缺乏	水盐代谢	临床类型
21-羟化酶（失盐型）	失盐	男性性早熟，女性男性化
21-羟化酶（单纯男性化型）	正常	同上
11β-羟化酶	高血压	同上
17α-羟化酶	高血压	男性女性化，女性性幼稚

续表

酶缺乏	水盐代谢	临床类型
3β-羟类固醇脱氢酶	失盐	男性女性化，女性男性化
类脂质肾上腺皮质增生	失盐	男性女性化，女性性幼稚
18-羟化酶	失盐	男、女性性发育正常

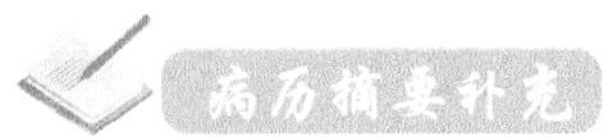

入院后辅助检查：皮质醇（8 am）78 nmol/L（138~690 nmol/L），ACTH（8 am）>1 250 pmol/L（0~10.21 pmol/L），皮质醇（4 pm）78 nmol/L（69~345 nmol/L），ACTH（4 pm）>1 250 pmol/L，睾酮 10.8 nmol/L，硫酸脱氢表雄酮 4.9 μmol/L（<1.63μmol/L），雄烯二酮 6.32 nmol/L（≤2.72 nmol/L），17-羟孕酮>30 ng/mL，卧位醛固酮 75.03 pg/mL（10~160 pg/mL），卧位肾素浓度 114 pg/mL（4~24 pg/mL）；肾上腺超声示双侧肾上腺增生；染色体核型示 46，XY；CAH 相关基因组套示 CYP21A2 存在复合杂合点突变，分别来自父亲和母亲。

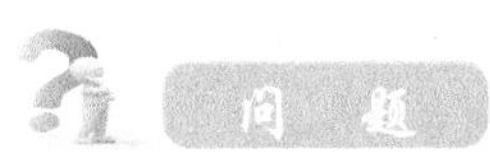

21-OHD 的治疗原则是什么?

A. 纠正水和电解质紊乱
B. 糖、盐皮质激素替代
C. 个体化治疗
D. 应激情况须加大剂量
E. 女性患者及失盐型男女应终身治疗

问题解析：答案 ABCDE。

◎ 治疗

21-ODH 的发病机制为糖皮质激素和盐皮质激素不同程度的合成受阻，肾上腺来源的雄激素合成增多，所以需要补充糖、盐皮质激素以维持机体的生理需要，同时可以抑制 ACTH 分泌，从而抑制肾上腺雄激素的过度分泌。故 21-OHD 的治疗原则为：纠正水和电解质紊乱；儿童首选氢化可的松或醋酸氢化可的松，有失盐者需要补充盐皮质激素；药物剂量应该个体化；应激情况下（如感染、胃肠炎、创伤、手术等）应加大肾上腺皮质激素药物剂量；女性患者及失盐型男女应终身治疗，单纯男性化型的男性患者在进入青春期和成年期后可酌情停药。

（1）糖皮质激素：采用氢化可的松或醋酸氢化可的松替代治疗，儿童剂量按每日 10~20 mg/m^2，总量一般分 2~3 次，每 8~12 小时服用 1 次。新生儿开始治疗剂量宜大些，以抑制 ACTH 分泌和纠正水、电解质紊乱。在应激情况下，激素可增加 2~3 倍。糖皮质激素剂量应根据生长速率、骨成熟度、17-OHP、睾酮、ACTH 等指标调整。

（2）盐皮质激素：9α-氟氢可的松可协同糖皮质激素治疗，可使 ACTH 分泌进一步减少，其生物半衰期为 18~36 小时。常用剂量为 0.05~0.1 mg/d，失盐难以纠正者可加大至 0.2 mg/d，分 2 次口服。对于新生儿和未添加半固体食物喂养的婴儿需要额外补充食盐 1~2 g，大年龄儿童一般不需要 9α-氟氢可的松治疗，每日也需要在饮食中加入 1~2 g 盐。

（3）急性肾上腺皮质功能衰竭处理：纠正脱水；纠正低血钠，可补充生理盐水，必要时补充 3%高张钠，或 9α-氟氢可的松 0.05~0.1 mg/d 口服；氢化可的松 100~150 mg/(m^2·d)，分 3 次静滴，1 周后减量；纠正严重高血钾，如高血钾难以纠正，可予葡萄糖加胰岛素静滴。

（4）外科治疗：应在诊断明确且药物控制前提下行阴蒂退缩成形术，部分严重患儿需要在青春期后行阴道成形术。

（5）生长激素：对于骨骺闭合前骨龄明显加速、预测身材矮小的 CAH 患儿可予生长激素治疗。多项研究证实，生长激素可明显改善 CAH 患儿的最终身高。患者开始治疗的骨龄越小，治疗时间越长，最终身高则越佳。促性腺激素释放激素类似物的联合应用应考虑患者年龄和性早熟的社会影响，而不仅仅单纯以改善身高为目的。

◎ 预防

1. 新生儿筛查

主要对 21-OHD 筛查。目的是避免和预防延迟诊断和治疗造成的以下问题：肾上腺皮质危象导致的死亡，过多雄激素造成患儿日后身材矮小、心理生理发育异常。方法为生后 2~5 天足跟采血滴于特制滤纸片上，采用时间分辨荧光免疫分析法测定 17-OHP 浓度进行早期筛查。

2. 产前诊断

因 CAH 是常染色体隐性遗传病，每生育一胎就有 1/4 概率为 CAH 患者。因此，对家族中有本病先证者的孕妇应做羊水细胞或者取绒毛膜进行产前基因诊断。

第五节　性早熟

学习目标

1. 了解性早熟的定义、正常发育的表现。
2. 了解下丘脑-垂体-性腺轴的功能。
3. 熟悉性早熟的病因和分类。
4. 掌握性早熟的临床表现。
5. 掌握性早熟的诊断依据和鉴别诊断。
6. 了解性早熟的治疗。

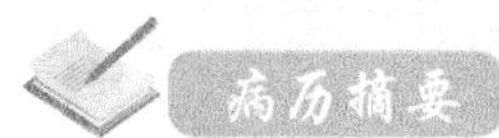

病历摘要

临床特点：患儿，女，6 岁 8 月，近 3 个月出现乳房发育，母亲带她到儿童医院内分泌科门诊就诊，母亲诉患儿近 3 个月乳房进行性增大，身高增长加速，目前没有阴毛、腋毛出现，没有月经来潮，否认有外源性激素摄入史。患儿近期身体状况良好，精神、食纳正常，大小便正常。

既往史、个人史： 无特殊。

家族史： 无特殊，父亲身高 179 cm，母亲身高 166 cm。

查体： 身高 132. 8 cm，体重 31. 2 kg，神志清，精神反应好，呼吸平稳，全身皮肤未见咖啡斑，无痤疮。心肺腹查体未见异常。双乳 B2 期，外阴女幼童状，未见阴毛。

辅助检查： 骨龄提示 10 岁，B 超提示子宫 23 mm×15 mm×18 mm，右侧卵巢 33 mm×15 mm，左侧卵巢 30 mm×11 mm，见数枚直径>4 mm 卵泡。促黄体素释放素（LHRH）激发试验结果见表 8-5-1。

表 8-5-1 患儿 LHRH 激发试验结果

LHRH	0 分钟	30 分钟	60 分钟	90 分钟	120 分钟
LH/($IU \cdot L^{-1}$)	0. 43	6. 65	5. 22	3. 92	2. 71
FSH/($IU \cdot L^{-1}$)	2. 05	7. 49	6. 95	6. 59	5. 48
E2/($pmol \cdot L^{-1}$)	149. 69	—	—	—	—
T/($nmol \cdot L^{-1}$)	<0. 69	—	—	—	—
PRL/($\mu IU \cdot mL^{-1}$)	119. 85	—	—	—	—

甲胎蛋白（AFP）、人绒毛膜促性腺激素（HCG）、癌胚抗原（CEA）、甲功三项正常，垂体 MRI 提示垂体下丘脑未见明显异常。

诊断： 特发性中枢性性早熟。

治疗： 每 28 天注射 1 次促性腺激素释放激素类似物（GnRHa）。

◎ 概述

性早熟定义为女孩在 8 周岁以前、男孩在 9 周岁以前出现第二性征，或者女孩在 10 周岁之前出现月经。性早熟女孩较多见，男女比例约为 1∶4，其发病率为1/10 000～1/5 000。第二性征包括乳房发育、阴毛和腋毛出现、睾丸增大、阴茎增长、变声、胡须出现等，另外外阴分泌物、痤疮出现也经常与青春期发育相关。

◎ 病理生理和发病机制

1. 下丘脑-垂体-性腺轴功能

人类从胎儿期、婴儿期、儿童期、青春期直至完全的性成熟成长过程中生殖系统的发育和功能受下丘脑-垂体-性腺轴（hypothalamic-pituitary-gonadal axis，HPGA）的启动和调控。中枢下丘脑以脉冲形式分泌促性腺激素释放激素（gonadotropin-releasing hormone，GnRH），刺激垂体前叶分泌促性腺激素（Gn），即 LH 和 FSH，促进卵巢和睾丸发育，其分别分泌雌二醇和睾酮。青春期前阶段，中枢神经系统内在的抑制机制和性激素的负反馈作用使下丘脑-垂体-性腺轴保持抑制状态，处于低水平；当青春发育启动后，低水平的性激素不足以发挥抑制作用，从而使下丘脑 GnRH 冲动源激活，GnRH 脉冲分泌频率和峰值明显增加，刺激垂体 LH 和 FSH 分泌的频率和幅度亦增加，随后性激素分泌也增多，第二性征出现和性器官发育。

2. 青春发育的生理过程

一般女孩青春发育首先表现为乳房发育，继而阴毛和外生殖器发育，出现月经初潮和腋毛发育。女孩从乳房开始增大到初潮平均历时 2~2.5 年。男孩青春发育首先表现为睾丸增大，继而阴茎增长、增粗，出现阴毛、腋毛及声音低沉、胡须生长、遗精等，从睾丸增大到遗精出现平均历时 3 年。各种性征从开始出现到发育成熟一般需要 2~5 年。

正常青春发育进程可分为 5 期（Tanner 分期）：Ⅰ期为青春发育前期，Ⅱ、Ⅲ和Ⅳ期分别为青春发育早期、中期和晚期，Ⅴ期为成人期。男女性征发育分期见表 8-5-2。

表 8-5-2 性发育过程分期（Tanner）

分期	乳房（B）	睾丸、阴茎（G）	阴毛（P）	其他
Ⅰ	幼儿型	幼儿型，睾丸直径<2.5 cm（容积 1~3 mL）	无	—
Ⅱ	出现硬结，乳头及乳晕稍增大	双睾和阴囊增大；睾丸直径>2.5 cm（容积4~8 mL）；阴囊皮肤变红、薄、起皱纹；阴茎稍增大	少许稀疏直毛，色浅；女孩限阴唇处；男孩限阴茎根部	生长增速
Ⅲ	乳房和乳晕继续增大，侧面呈半圆状	阴囊、双睾增大，睾丸长径约 3.5 cm（容积 10~15 mL）；阴茎开始增长	毛色变深、变粗，见于耻骨联合上	生长速率渐达高峰；女孩出现腋毛；男孩渐见胡须、痤疮、声音变调
Ⅳ	乳晕、乳头增大，侧面观突起于乳房半圆上	阴囊皮肤色泽变深；阴茎增长、增粗，龟头发育；睾丸长径约 4 cm（容积 15~20 mL）	如同成人，但分布面积较小	生长速率开始下降；女孩见初潮
Ⅴ	成人型	成人型，睾丸直径>4 cm（容积>20 mL）	成人型	—

3. 性早熟的发病机制

儿童中枢性性早熟发病机制复杂，目前尚未完全阐明，与神经内分泌功能密切相关。下丘脑 GnRH 脉冲频率与幅度增加是人体进入青春发育的重要标志，各种原因导致下丘脑-垂体-性腺轴提前兴奋，GnRH 脉冲释放明显增强而导致中枢性性早熟。基因调控是青春期启动的重要原因，目前的临床研究发现，KISS1 基因的功能获得性突变、KISS1R 即 GPR54 基因的功能丧失性突变、MKRN3 环指印迹基因的功能丧失性突变以及 DLK1 印迹基因的功能丧失性突变均是中枢性性早熟重要的单基因致病原因。KISS1 基因是一种肿瘤转移抑制基因，KISS1R 基因编码 1 个 G 蛋白偶联受体，该受体与其配体 Kisspeptin 形成 GnRH 分泌的兴奋性神经调节系统。它们在下丘脑-垂体-性腺轴的上游发挥作用。MKRN3 基因是一种母系印迹基因，DLK1 基因是一种调节细胞生长的基因，它们在下丘脑-垂体-性腺轴的下游发挥作用。除了遗传因素以外，性早熟的发生还涉及环境（包括营养、经济、社会）等因素，此外环境污染物问题可能与此也相关，即一些非甾体类激素样物质影响相关激素身体的敏感性，由此干扰性腺功能。

◎ 临床分类

性早熟按照下丘脑-垂体-性腺轴功能是否提前启动分为中枢性性早熟（central precocious puberty，CPP，又称为 GnRH 依赖性、真性、完全性性早熟）、外周性性早熟（peripheral precocious puberty，亦称非 GnRH 依赖性、假性性早熟）以及不完全性性早熟（又称为部分性性早熟、青春期发育变异型）。

（1）中枢性性早熟：指下丘脑-垂体-性腺轴功能提前激活，导致性腺发育和功能成熟，与正常青春发育成熟机制完全一致，并可具有一定生育能力。中枢性性早熟主要包括继发于中枢神经系统各种器质性病变的中枢性性早熟和特发性中枢性性早熟（idiopathic central precocious puberty，ICPP）两大类。ICPP 是指经检查未发现患儿提前启动青春发育器质性病因的性早熟，此类型以女孩居多，占女孩中枢性性早熟的 80%～90%，亦是中枢性性早熟中最常见的类型；继发性性早熟以男孩居多，约占男孩性早熟的 60%。

（2）外周性性早熟：不受控于下丘脑-垂体-性腺轴功能所致的性发育，有性激素水平的升高，并促使性征提前发育，但无生育能力。

（3）不完全性性早熟：指单纯性乳房早发育、单纯性阴毛早发育和单纯性早初潮。此外，提前出现的性征与其真实性别相一致者称为同性性早熟，反之称为异性性早熟。

◎ 病因

（1）中枢性性早熟：病因包括特发性及非特发性。非特发性病因中最常见的是下丘脑垂体病变，如松果体病、感染、外伤、头颅化疗或放疗等。一些颅内先天畸形，如脑积水、蛛网膜囊肿、中隔-视中隔发育不全、鞍上囊肿等，也可引起中枢性性早熟。其他病因包括原发性甲状腺功能减低、分泌 LH 的腺瘤等。

（2）外周性性早熟：病因包括肾上腺疾病（先天性肾上腺皮质增生症、肾上腺瘤、肾上腺癌）、自律性卵巢囊肿、卵巢颗粒-卵泡膜细胞瘤、畸胎瘤、睾丸间质细胞瘤、外源性激素摄入（含雌激素的药物、食物、化妆品等）、McCune-Albright 综合征。

◎ 临床表现

中枢性性早熟的临床特点是提前出现的性征发育与正常青春发育程序相似，但是临床变异较大，症状发展快慢不一。女孩首先表现为乳房发育，乳头增大，乳晕增大，然后乳房进一步明显增大，乳晕、乳头着色；皮下脂肪增多，出现女性体型；约在乳房发育后一年出现阴毛，腋毛则更迟，常在初潮后出现；大、小阴唇增大，色素沉着，阴道出现白色分泌物；子宫、卵巢增大，可有成熟性排卵和月经。男孩首先表现为睾丸增大（容积≥4 mL），阴囊皮肤皱褶增加，色素加深，阴茎增长、增粗；阴毛、腋毛、胡须生长；声音变低沉；精子生成；肌肉容量增加，皮下脂肪减少。此外，由于过早发育引起患儿生长加速，骨成熟加速，骨龄超过实际年龄而骨骺提前闭合，患儿的终身高可受到影响；由于第二性征过早发育及性成熟，可能带来相应的心理问题或社会行为异常。颅内肿瘤所致者在病程早期常仅有性早熟表现，后期开始出现颅内压增高，有头痛、呕吐、视野缺损等神经系统症状和体征。外周性性早熟临床表现有第二性征出现，性发育过程常与上述规律迥异，但非青春期发动，一般无性腺增大，与下丘脑-垂体-性腺轴的活动无关，而与内源性或外源性性激素水平升高有关。

◎ 辅助检查

1. 骨龄测定

可拍摄左手和腕部 X 线正位片，用 GP（Greulich-Pyle）图谱法或 TW2 或 TW3 法判断骨骼发育是否超前。

2. B 超检查

可根据临床需要，选择检测女孩子宫、卵巢发育情况，可以观察子宫和卵巢大小，卵巢内卵泡数目和大小，卵巢有无囊肿和肿瘤；可以观察男孩睾丸大小和有无肿瘤，肾上腺有无增粗或肿瘤。

3. MRI 或 CT 检查

对怀疑有脑肿瘤和肾上腺皮质病变患儿应该选择进行脑部或腹部扫描，对确诊中枢性性早熟的小年龄女孩和所有男孩均应该做头颅 MRI 检查，以排除占位性病变。

4. 内分泌激素检测

内分泌激素检测包括测定 FSH、LH、雌二醇、睾酮、17-羟孕酮基础值。如果第二性征已达青春中期程度，血清 LH 基础值可以作为初筛，如>5.0 IU/L，即可确定其性腺轴已发动；血雌二醇或睾酮明显升高部分可见于性腺肿瘤；典型先天性肾上腺皮质增生症患儿血清 17-羟孕酮明显升高。检测血甲状腺激素判断有无原发性甲状腺功能减退症。

5. GnRH 激发试验

GnRH 激发试验亦称 LHRH 激发试验，是诊断中枢性性早熟的“金标准”，也是鉴别中枢性性早熟和外周性性早熟的重要依据，但是临床上由于各种因素影响，不能单纯依据 GnRH 激发试验结果进行判断。试验中一般采用静脉内注射 LHRH（戈那瑞林），所用剂量为 2.5 μg/kg，最大剂量为 100 μg，于注射前（基础值）和注射后 30、60、90、120 分钟分别采血测血清 LH 和 FSH 水平，当采用免疫化学发光法（ICMA）检测示 LH 峰值≥5.0 U/L 同时 LH 峰值/FSH 峰值≥0.6 时，考虑性腺轴已经启动。

6. 肿瘤指标

β-HCG 和 AFP 应当纳入基本筛查，是诊断分泌 HCG 生殖细胞的重要线索。

◎ 鉴别诊断

中枢性性早熟需要和以下情况鉴别。

1. 单纯性乳房早发育

单纯性乳房早发育是女孩不完全性性早熟的特殊表现，起病年龄小，常低于 2 岁，乳腺仅轻度发育，常呈周期性变化，不伴有生长加速和骨龄提前，血清雌二醇和 FSH 基础值常轻度增高，GnRH 激发试验中以 FSH 峰值升高为主。由于本病部分患儿可逐步演变为真性性早熟，故应该重视和随访女孩乳房早发育的发生发展过程。

2. 单纯性阴毛早发育

单纯性阴毛早发育属于不完全性性早熟的特殊类型，两性均可以发病，好发于 6 岁左右，除阴毛发育外还可伴有腋毛发育，但是无副性征出现，无性腺发育，也不发生男性化。部分患儿可有明显生长加速和骨龄提前，常有家族史，可能与肾上腺功能早现、过早分泌大量雄激素有关。

3. 外周性性早熟

误服含有性激素的药物或食物是导致儿童外周性性早熟的常见原因。女孩可有不规则阴道出血，且与乳房发育不相称，应该详细询问病史和随访加以确诊。当男孩出现性征发育而睾丸容积仍然与其年龄相称时，应考虑先天性肾上腺皮质增生症、肾上腺肿瘤等。单侧睾丸或卵巢增大者需要排除性腺肿瘤可能性。

4. McCune-Albright 综合征

本症是 G 蛋白 α 亚基基因突变，刺激 cAMP 分泌增加引起，可激活多种内分泌激素受体。患儿除性早熟征象外，尚伴有皮肤咖啡色素斑和骨纤维发育不良，偶见卵巢囊肿。少数患儿可能伴有甲状腺功能亢进或库欣（Cushing）综合征。

◎ 治疗

1. 病因治疗

对于继发性中枢性性早熟，应强调同时进行病因治疗。对于有中枢神经系统病变的中枢性性早熟可考虑手术或放疗，如鞍区肿瘤，特别是出现神经系统症状的肿瘤，多需要手术；但是对于非进行性损害的颅内肿瘤或先天遗传，如下丘脑错构瘤或蛛网膜囊肿等，则宜谨慎处理。

2. GnRHa 治疗

此类药物是将 GnRH（10 肽）分子结构中第六位甘氨酸置换为 D-色氨酸、D-丝氨酸或 D-组氨酸等长效合成激素。该类药物原理是利用下丘脑激素类似物竞争性抑制自身分泌的 GnRH，减少垂体促性腺激素分泌。由于本药可延缓骨骺愈合，因此尽早使用可改善成人期终身高。

◎ 诊治要点

性早熟定义为男孩 9 周岁以前、女孩 8 周岁以前出现第二性征。第二性征包括乳房发育、阴毛和腋毛出现、睾丸增大、阴茎增长、变声、胡须出现等，另外外阴分泌物、痤疮出现也经常与青春期发育相关。根据此定义，该患儿 6 岁 8 月出现乳房发育，故性早熟诊断明确。接下来需要鉴别为哪种类型性早熟。根据学习我们已经知道了性早熟分为中枢性性早熟、外周性性早熟、部分性性早熟（青春期变异）。在病史询问及查体中需要提取鉴别诊断所需信息，如中枢性性早熟及外周性性早熟可伴随身高增长加速，部分性性早熟一般不伴有身高增长加速，故需要询问有无合并身高增长加速。中枢性性早熟与外周性性早熟鉴别点之一就是第二性征出现的顺序是否与正常青春期进程一致，因此需要询问第二性征发育的时间及顺序。小年龄儿童出现性早熟时需要警惕外源性雌激素摄入引起的外周性性早熟，因此要询问是否有误服避孕药病史。

性早熟患儿查体需要特别关注的两处，一为身高体重，中枢性性早熟患儿多伴有生长加速，身高体重一般高于同龄儿童。二为性发育评估，根据前面的讲述我们已经知道性发育的 Tanner 分期，查体时 Tanner 分期可帮助我们评估患儿青春期进展的状况。除此之外，一些特殊体征与某些疾病相关，需要引起重视，如 McCune-Albright 综合征患儿皮肤可出现牛奶咖啡斑，先天性肾上腺皮质增生症患儿可出现皮肤色素沉着，口唇齿龈及指甲颜色较深，这些也需要引起医生的重视。

询问病史及查体结束后，接下来需要进行实验室检查进一步了解患儿性发育情况。骨龄检查是内分泌疾病相关的重要检查之一，骨龄的意义在于评估骨的成熟度，正常儿童骨龄与实际年龄相差 1 岁以内，如果相差超过 2 岁，需要警惕存在内分泌疾病。中枢性性早熟或外周性性早熟持续时间较久，是由于骨骺长期暴露于升高的雌激素水平中，导致骨龄提前。子宫附件 B 超可以直接提示患儿性腺发育状况，多个直径大于 4 mm 卵泡出现提示进入青春期，子宫大小受雌激素影响，即使外源性雌激素摄入导致短期雌激素水平升高，也可引起子宫体积增大。

经过门诊的一系列检查，我们已经对患儿的情况有了初步判断。患儿现 6 岁 8 月，近 3 个月出现乳房发育，呈进行性增大，尚无月经来潮，骨龄及子宫附件 B 超均大于该年龄正常范围，因此考虑为中枢性性早熟可能性大。如果患儿近期乳房有消退，骨龄及子宫附件均与年龄相符，那提示部分性性早熟（单纯性乳房早发育）可能性大。如果该患儿出现子宫明显增大，而骨龄与年龄相仿，则提示雌激素可能为近期快速升高，外周性性早熟可能性更大。当然进一步的鉴别诊断需要进行 LHRH 激发试验，该试验为诊断中枢性性早熟的“金标准”。患儿 LHRH 激发试验结果符合中枢性性早熟标准，且雌二醇有明显升高，故中枢性性早熟诊断明确。如果患儿 LHRH 激发试验 LH、FSH 均低于检测下限，雌二醇却明确升高，则提示为外周性性早熟。经过 LHRH 激发试验后就可以诊断患儿属于哪种类型的性早熟，接下来就需要进一步寻找病因。大部分女性中枢性性早熟均为 ICPP，找不到其致病因素。但小年龄中枢性性早熟、外周性性早熟、男性性早熟多有原发性病因，根据之前所学内容，大家可知有可能的原发性病因有哪些，需要选择相应的检查予以明确。

至此，中枢性性早熟的诊断及鉴别诊断结束。患儿确诊为 ICPP，接下来需要评判是否需要治疗，患儿 6 岁 8 月，现骨龄已 10 岁，预测成年身高受损，因此需要接受治疗。

第九章 神经科

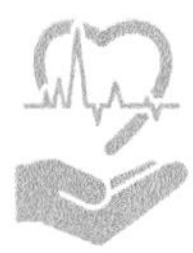

第一节 癫痫

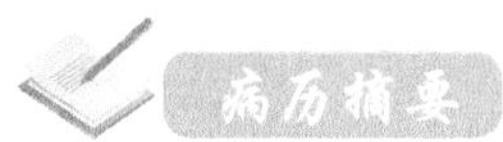

1. 掌握癫痫的分类。
2. 了解常见的癫痫综合征的临床特点。
3. 了解癫痫诊断的步骤。
4. 掌握癫痫持续状态的处理原则。

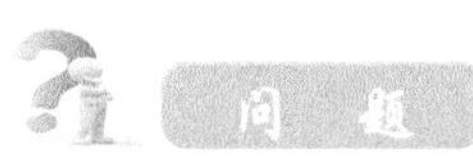

临床特点：患儿，女，1岁，因“间断抽搐4月余”入院。患儿于入院4月余前（6月龄）无明显诱因出现抽搐发作，表现为颈部屈曲，伴双上肢内收，呈“点头拥抱”状发作，成串发作，每次3~5下，每天数次，发作后出现疲倦。

问题

1. 患儿临床发作形式考虑以下哪种形式？

A. 肌阵挛发作　B. 痉挛发作　C. 失张力发作　D. 局灶性发作

2. 在询问病史时，我们需要关注该病人哪些信息？

A. 出生史　B. 家族史　C. 生长发育史　D. 是否有颅脑外伤

问题1解析：答案B。

问题2解析：答案ABCD。

◎ 概述

癫痫是一组由已知或未知病因引起，脑部神经元高度同步化，且常具有自限性的异常放电所导致的综合征。癫痫以反复性、发作性、短暂性、通常为刻板性的中枢神经系统功能失常为特征。由于异常放电神经元的位置不同，放电扩展的范围不同，患者的发作可表现为感觉、运动、意识、精神、行为、自主神经功能障碍或兼而有之，每次发作称为癫痫发作，持续存在的癫痫易感性所导致的反复发作称为癫痫。

◎ 病因

国际抗癫痫联盟将癫痫的病因分为六类：遗传性、结构性、代谢性、免疫性、感染性和其他（不明）原因。较为常见的病因如下：

（1）遗传性：由已知或推测的遗传缺陷所致，癫痫发作是其核心症状。

（2）结构性/代谢性：已证明有显著的结构性/代谢性病变增加其发展为癫痫的风险，可以是获得性的或遗传性的。若考虑为遗传所致，就单独存在这样一类介于遗传缺陷和癫痫之间的疾病。

（3）未知的病因：引起癫痫的原因是未知的，尚需进一步研究以明确其原因。

◎ 分类

1. 2010 国际抗癫痫联盟分类

（1）全面性发作。

① 强直-阵挛（以任何形式的组合）。

② 失神，包括典型失神、不典型失神、伴特殊表现的失神、肌阵挛失神、眼睑肌失神。

③ 肌阵挛，包括肌阵挛、肌阵挛失张力、肌阵挛强直。

④ 阵挛。

⑤ 强直。

⑥ 失张力。

（2）局灶性发作。

（3）不能明确的发作：癫痫性痉挛。

不能明确诊断为以前任何分类中一种类型的发作，在获得进一步信息明确诊断之前，应该考虑属于不能分类的发作，但不能分类不应该作为一个分类类别。

2. 电临床综合征和其他癫痫

（1）新生儿：良性家族性新生儿癫痫（BFNS）、早期肌阵挛性脑病（EME）、大田原综合征。

（2）婴儿期：婴儿游走性部分性发作、West 综合征、婴儿肌阵挛癫痫（MEI）、良性婴儿癫痫、良性家族性婴儿癫痫、Dravet 综合征、非进行性疾病中肌阵挛性脑病。

（3）儿童期：热性惊厥附加症（FS+）（可以起病于婴儿期）、Panayiotopoulos 综合征、伴肌阵挛失张力（以前称站立不能性）发作癫痫、伴中央颞区棘波的良性癫痫（BECT）、常染色体显性遗传夜发性额叶癫痫（ADNFLE）、儿童枕叶癫痫晚发型（Gastaut 型）、伴肌阵挛失神癫痫、Lennox-Gastaut 综合征、慢波睡眠中持续棘慢复合波的癫痫性脑病（CSWS）、Landau-Kleffner 综合征（LKS）、儿童失神癫痫（CAE）。

（4）青少年至成年期：青少年失神癫痫（JAE）、青少年肌阵挛癫痫（JME）、仅有全面强直-阵挛发作的癫痫、进行性肌阵挛癫痫（PME）、伴有听觉特征的常染色体显性遗传性癫痫（ADEAF）、其他家族性颞叶癫痫。

（5）与年龄无特殊关系的癫痫：伴有可变病灶的家族性局灶性癫痫（儿童至成人）、反射性癫痫。

（6）相对明确的癫痫群体：伴有海马硬化（HS）的颞叶内侧癫痫（MTLE）、Rasmussen 综合征、伴下丘脑错构瘤的痴笑性发作、偏侧惊厥-偏瘫综合征。

不符合上述任何诊断类型的癫痫，区分的基础首先要明确是否存在已知的结构异常或代谢情况（推测的病因），而后是发作起始的最初症状（全面性相对于局灶性）：

① 脑结构-代谢异常所致的癫痫，如皮质发育畸形（一侧巨脑回、灰质异位等）、神经皮肤综合征（结节性硬化复合体、Sturge-Weber 等）、肿瘤、感染、外伤、血管瘤、围产期损伤、卒中等。

② 病因不明的癫痫。

③ 伴有癫痫样发作的情况，但习惯上不诊断为癫痫的一个类型，如良性新生儿发作（BNS）、热性惊厥（FS）。

◎ 全面性发作

（1）强直-阵挛发作：发作包括强直期、阵挛期及发作后状态。开始为全身骨骼肌伸肌或屈肌强直性收缩伴意识丧失、呼吸暂停与发绀，即强直期；继之全身反复、短促的猛烈屈曲性抽动，即阵挛期；发作后昏睡，逐渐醒来的过程中可有自动症、头痛、疲乏等发作后状态。发作期脑电图强直期全导 10 Hz 以上的快活动，频率渐慢，波幅增高进入阵挛期的棘波，继之可出现电压低平及慢波。

（2）强直性发作：发作时全身肌肉强直收缩伴意识丧失，使患儿固定于某种姿势，如头眼偏斜、双上肢屈曲或伸直、呼吸暂停、角弓反张等，持续 5～20 秒或更长。发作期脑电图为低波幅 10 Hz 以上的快活动或棘波节律，发作间期脑电图背景活动异常，伴多灶性棘-慢或多棘慢波暴发。

（3）阵挛性发作：仅有肢体、躯干或面部肌肉节律性抽动而无强直发作成分。发作期脑电图为 10 Hz 或 10 Hz 以上的快活动或慢波，有时为棘-慢波。

（4）失神发作：包括典型失神发作和不典型失神发作。

① 典型失神发作：发作时突然停止正在进行的活动，意识丧失但不摔倒，两眼凝视，持续数秒后意识恢复，发作后不能回忆，过度换气往往可以诱发其发作。发作期脑电图全导同步 3 Hz 棘-慢复合波，发作间期背景活动正常。

② 不典型失神发作：与典型失神发作表现类似，但开始及恢复速度均较典型失神发作慢，发作期脑电图为 1.5～2.5 Hz 的全导慢-棘慢复合波。发作间期背景活动异常，多见于伴有广泛性脑损害的患儿。

（5）肌阵挛发作：为突发的全身或部分骨骼肌触电样短暂收缩（0.2 秒），常表现为突然点头、前倾或后仰，或两臂快速抬起，重者致跌倒，轻者感到患儿“抖”了一下。发作期脑电图全导棘-慢或多棘-慢波爆发。

（6）失张力发作：全身或躯体某部分的肌肉张力突然短暂性丧失而引起姿势的改变。表现为头下垂，肩或肢体突然下垂，屈髋、屈膝或跌倒。脑电图发作期多棘-慢波或低波幅快活动，肌电图发作期可见短暂的电静息，与脑电图有锁时关系。

◎ 局灶性发作

（1）无意识或知觉损害：发作中无意识丧失，也无发作后不适现象，持续时间平均 10～20 秒。其中以局灶性运动性发作最常见，表现为面、颈或四肢某部分的强直或阵挛性抽动，特别易见头、眼持续性同向偏斜的旋转性发作。年长儿可能会诉说发作初期有头痛、胸部不适等先兆。有的患儿于局限性运动发作后出现抽搐后肢体短暂麻痹，持续数分钟至数小时后消失，称为Todd麻痹。

（2）有意识或知觉损害：大致相当于原分类“复杂部分性发作”的概念，多起源于颞区或额颞区。可从单纯局灶性发作发展而来，或一开始即有意识部分丧失伴精神行为异常。50%~75%的儿科病例表现为意识混浊情况下的自动症（automatism），如吞咽、咀嚼、解衣扣、摸索行为或自言自语等。少数患者表现为发作性视物过大或过小、听觉异常、冲动行为等。

病历摘要补充1

个人史：患儿为G_1P_1，足月产，剖宫产。出生时无窒息，无产伤。5月龄抬头，10月龄翻身，现不能独坐。

家族史：否认家族中有“癫痫”病史，其母亲可见“面部皮脂腺瘤”及“皮肤色素脱失斑”。

查体：神志清，精神可，头围48 cm，全身可见5处色素脱失斑（图9-1-1）。心肺腹未见明显异常。四肢肌力正常，巴宾斯基征双侧对称阳性。

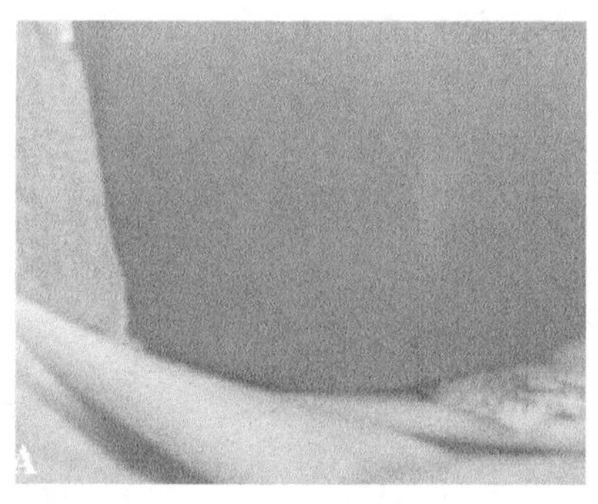

图9-1-1　患儿背部色素脱失斑

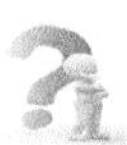

问　题

入院后需要完善以下哪些检查？

A. 血常规　　B. 脑电图

C. 家系全外显子测序　　D. 头颅影像学

问题解析：答案ABCD。

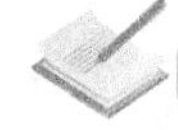

病历摘要补充2

辅助检查：血常规未见明显异常，头颅MRI影像如图9-1-2所示，脑电图（发作间期）结果如图9-1-3所示，全外显子测序（家系）提示患儿及其母亲TSC 2c. 1840-1G>T序列改变。

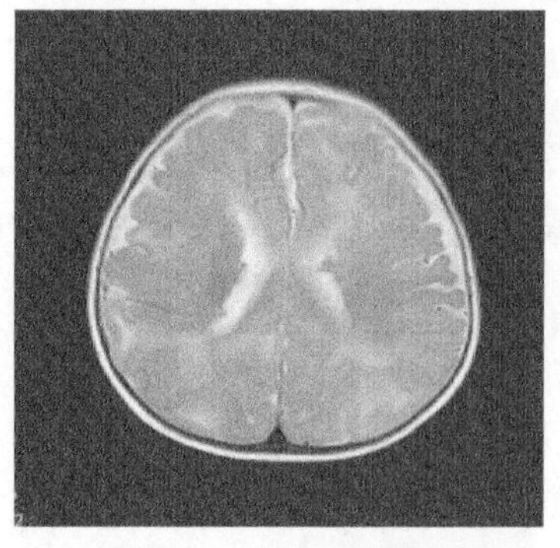

图9-1-2　患者头颅MRI

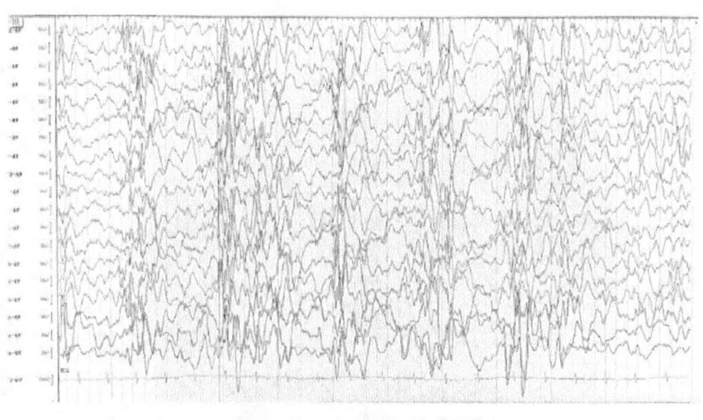

图9-1-3　患者脑电图

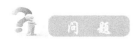

1. 该患儿考虑诊断为何种癫痫综合征？

A. West 综合征　　B. 伴中央颞区棘波的儿童良性癫痫

C. Lennox-Gastaut 综合征　　D. 儿童失神癫痫

2. 该患儿癫痫的诊断主要包含以下哪些方面？

A. 遗传性　　B. 结构性　　C. 感染性　　D. 代谢性

问题 1 解析：答案 A。

问题 2 解析：答案 AB。患儿基因异常，来源于母亲，遗传性病因明确，MRI 提示侧脑室旁结节，故提示存在结构性病因。

◎ 常见电临床综合征

（1）West 综合征：又称婴儿痉挛症。本病以 1 岁前婴儿期起病（生后 4~8 月为高峰）、频繁的痉挛发作、特异性高幅失律脑电图图形以及病后精神运动发育倒退为基本临床特征。痉挛发作主要表现为屈曲性、伸展性和混合性三种形式，但以混合性和屈曲性居多。典型屈曲性痉挛发作时，婴儿呈点头哈腰屈（或伸）腿状，伸展性发作时婴儿呈角弓反张样。痉挛多成串地发作，每串连续数次或数十次，动作急速，可伴有婴儿哭叫。常于思睡和初醒期加重。

（2）Lennox-Gastaut 综合征：占小儿癫痫的 2%~5%，1~14 岁均可发病，以 3~5 岁多见，病因多为症状性或隐源性，25%以上有婴儿痉挛病史。临床表现为频繁的、形式多样的癫痫发作，其中以强直性发作最多见，也是最难控制的发作形式。其次为不典型失神、肌阵挛发作、失张力发作，还可有强直-阵挛、局灶性发作等。多数患儿的智力和运动发育倒退。约 60%的患儿发生癫痫持续状态。脑电图主要为 1.5~2.5 Hz 慢-棘慢复合波及不同发作形式的脑电图特征。预后不良，治疗困难，病死率 4%~7%，是儿童期最常见的一种难治性癫痫综合征。

（3）中央颞区棘波的儿童良性癫痫（BECT）：儿童最常见的一种癫痫综合征，占小儿时期癫痫的 15%~20%。约 30%患者有类似家族史。多数观点认为其属于常染色体显性遗传，但外显率低且有年龄依赖性。通常 2~14 岁之间发病，8~9 岁为高峰，男略多于女。3/4 的发作在入睡后不久及睡醒前。发作大多起始于口面部，呈局灶性发作，如唾液增多、喉头发声、不能主动发声或言语，以及面部抽搐等，但很快继发全身性强直-阵挛发作伴意识丧失，此时才被家人发现，因此经常被描述为全身性抽搐。体检无异常。发作间期脑电图背景正常，在中央区和颞中区可见棘、尖波或棘-慢复合波，一侧、两侧或交替出现，30%的患儿仅在睡眠记录中出现异常。本病预后良好，药物易于控制，生长发育不受影响，大多在 12~16 岁前停止发作，但不到 2%的病例可能继续癫痫发作。

（4）Dravet 综合征：又称婴儿严重肌阵挛性癫痫，是一种临床少见的难治性癫痫综合征，有热性惊厥和癫痫家族史倾向，发病前智力、运动发育正常，1 岁以内起病。首次发作为一侧性或全面性阵挛或强直阵挛，常为发热所诱发，起病后出现肌阵挛、不典型失神、部分性发作等各种方式，病初脑电图正常，随后表现为广泛的、局灶或多灶性棘慢波及多棘慢波。光敏感性可早期出现。患病前精神、智力、运动正常，第二年出现停滞或倒退，并可出现神经系统体征（如共济失调、锥体束征），抗癫痫药物治疗不理想。

◎ 难治性癫痫

难治性癫痫指临床诊断明确，经 2 种选择正确、可耐受的抗癫痫药物足剂量及足疗程（无癫痫发作期至少是治疗前最长发作间期的 3 倍或 1 年）单药或联合治疗仍未达到完全控制者。

◎ 诊断

癫痫诊断分为四个步骤：第一步，判断发作是否为癫痫发作；第二步，根据临床发作及脑电图表现诊断发作类型；第三步，根据临床发作、脑电图特征、神经影像学、年龄、预后、是否合并智力运动落后，诊断癫痫综合征、癫痫相关疾病；第四步，对患儿个体发育及脏器功能进行检查和整体评估。一般按以下步骤搜集诊断依据：

1. 相关病史

（1）发作史：癫痫患儿可无明显异常体征，详细而准确的发作史对诊断特别重要。癫痫发作应具有发作性和重复性这一基本特征。问清从先兆、发作起始到发作全过程的表现，有无意识障碍，是局限性或是全面性发作，发作次数及持续时间，有无任何诱因，以及与睡眠关系等。

（2）提示与脑损伤相关的个人史与过去史：如围生期异常、运动及智力发育落后、颅脑疾病与外伤史等。

（3）家族史：癫痫、精神病及遗传代谢病家族史。

2. 体格检查

做体格检查时尤其要注意与脑部疾患相关的阳性体征，如头围异常、智力低下、瘫痪、锥体束征或各种神经皮肤综合征等。

3. 脑电图检查

脑电图是诊断癫痫最重要的实验室检查，不仅对癫痫的确认有重要价值，而且对临床发作分型和转归分析均有重要价值。脑电图中出现棘波、尖波、棘-慢复合波等痫样发放波者，有利于癫痫的诊断。

4. 影像学检查

所有癫痫患儿均应行颅脑影像学检查，包括 CT、MRI，甚至功能影像学检查。

5. 遗传代谢病筛查

发育落后、发育畸形、喂养困难、反复呕吐、酸中毒、低血糖、毛发与皮肤改变及有家族遗传代谢病史的患儿均应行遗传代谢病筛查。

6. 基因及染色体检测

有明确或可疑遗传性疾病家族史患儿，或与遗传因素密切相关的电临床综合征患儿，须行相关基因或染色体检测。

7. 心理评估

在抗癫痫治疗前及治疗过程中定期行 Gesell 评估及智力测定等检查。

8. 其他检查

血生化、血糖、血氨、乳酸、脑脊液等。

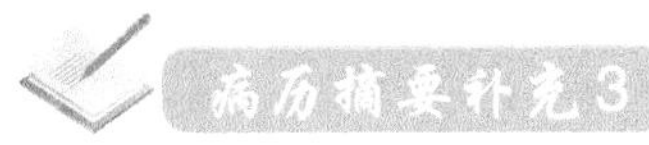

诊断：婴儿痉挛（West 综合征），结节性硬化。

治疗：予 ACTH 冲击治疗，发作较前减少，口服“丙戊酸钠、氨己烯酸”抗癫痫治疗，随访发作减少，复查脑电图背景正常。

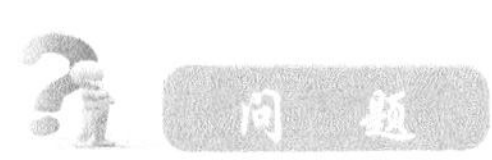

抗癫痫药物的使用原则是什么?

问题解析：抗癫痫药物治疗原则包括充分评估病情并与家长沟通后选择抗癫痫药物；根据发作类型、癫痫综合征类型选择相应的药物；首选单药治疗，治疗困难时联合用药；遵循药代动力学服药，定期监测药物浓度；疗程足，缓慢停药。

◎ 治疗

治疗目的是控制癫痫发作，改善患者生活质量。

1. 一般治疗

发作时防止呼吸道分泌物吸入气管引起呛咳及窒息。平时养成良好的生活习惯，保证充足睡眠，避免过度劳累。注意锻炼身体，提高健康水平，预防上呼吸道感染等疾病。

2. 抗癫痫药物治疗

合理使用抗癫痫药物是当前治疗癫痫的主要手段。抗癫痫药物使用时遵从以下原则是实现合理用药的基础。

（1）首次发作开始用药指征：发病年龄小，婴儿期起病，伴神经系统残疾，如脑性瘫痪、精神运动发育迟滞；患先天性代谢病或神经系统退行性病变，如苯丙酮尿症、结节性硬化症等；首次发作呈癫痫持续状态或成簇发作者；患某些癫痫综合征，如大田原综合征、West 综合征、Lennox-Gastaut 综合征等；有癫痫家族史者；伴头颅影像学异常，尤其是局灶性异常者；脑电图明显异常，如背景活动异常，频繁出现癫痫性放电。

（2）根据发作类型选药：常用药物中，丙戊酸（VPA）与氯硝基安定（CZP）是对大多数发作类型有效的广谱抗癫痫药，而抗癫痫新药中，主要是妥泰（托吡酯，TPM）和拉莫三嗪（LTG）有较广的抗癫痫谱。不同癫痫发作类型的药物选择见表 9-1-3。

表 9-1-3　不同癫痫发作类型的药物选择

发作类型	一线药物	添加药物	可以考虑的药物	可能加重发作的药物
全面强直阵挛发作	丙戊酸、拉莫三嗪、卡马西平、奥卡西平、左乙拉西坦、苯巴比妥	左乙拉西坦、托吡酯、丙戊酸、拉莫三嗪、氯巴占	—	—
强直或失张力发作	丙戊酸	拉莫三嗪	托吡酯、卢非酰胺	卡马西平、奥卡西平、加巴喷丁、普瑞巴林、替加宾、氨己烯酸
失神发作	丙戊酸、乙琥胺、拉莫三嗪	丙戊酸、乙琥胺、拉莫三嗪	氯硝西泮、氯巴占、左乙拉西坦、托吡酯、唑尼沙胺	卡马西平、奥卡西平、苯妥英钠、加巴喷丁、普瑞巴林、替加宾、氨己烯酸
肌阵挛发作	丙戊酸、左乙拉西坦、托吡酯	左乙拉西坦、丙戊酸、托吡酯	氯硝西泮、氯巴占、唑尼沙胺	卡马西平、奥卡西平、苯妥英钠、加巴喷丁、普瑞巴林、替加宾、氨己烯酸
局灶性发作	卡马西平、拉莫三嗪、奥卡西平、左乙拉西坦、丙戊酸	卡马西平、左乙拉西坦、拉莫三嗪、奥卡西平、加巴喷丁、丙戊酸、托吡酯、唑尼沙胺、氯巴占	苯妥英钠、苯巴比妥	—

（3）单药或联合用药的选择：首选单药治疗。但经 2 种单药合理治疗无效，尤其多种发作类型患儿，应考虑 2~3 种作用机制互补的药物联合治疗。

（4）用药剂量个体化：从小剂量开始，依据疗效、患者依从性和血药浓度逐渐增加并调整剂量，达最大疗效或最大血药浓度时为止。一般经 5 个半衰期服药时间可达该药的稳态血浓度。

（5）长期规则服药以保证稳定血药浓度：一般应在服药后完全不发作 2~4 年，又经 3~6 个月逐渐减量过程才能停药。不同发作类型的疗程也不同，失神发作在停止发作 2 年后考虑停药，复杂性局灶性发作、Lennox-Gastaut 综合征等则要停止发作后 4 年考虑停药。婴幼儿期发病、不规则服药、脑电图持续异常以及同时合并大脑功能障碍者，停药后复发率高。青春期来临易致癫痫复发加重，故要避免在这个年龄期减量与停药。

（6）定期复查：密切观察疗效与药物不良反应。除争取持续无临床发作外，至少每年应复查一次常规脑电图检查。针对所用药物主要副作用，定期监测血常规、血小板计数及肝肾功能。在用药初期、联合用药、病情反复或更换新药时，均应监测血药浓度。

3. 激素治疗

激素治疗主要适用于慢波睡眠期癫痫放电持续状态、West 综合征（首选 ACTH）、癫痫性脑病常规抗癫痫治疗效果不好时。

4. 病因治疗

对于继发于脑肿瘤、脑炎、脑血管病等疾病的癫痫，在药物治疗的同时，应去除病因。

5. 生酮饮食治疗

对于药物难治性癫痫，尤其是儿童复杂性肌阵挛癫痫，特别是检测到有丙酮酸脱氢酶缺乏、葡萄糖转运蛋白缺乏时，可以考虑应用此方法。

6. 神经调控

（1）经颅磁刺激（TMS）：重复低频经颅磁刺激（rTMS）技术能够调节大脑皮质网络的兴奋性，用于癫痫患儿的治疗，具有无创、无痛、操作简便和相对安全可靠的特点。

（2）迷走神经刺激术：迷走神经刺激术创伤小，副作用少，术后能减少病人发作的频率，提高病人生活质量，对不适合开颅手术的难治性癫痫是一种有效的治疗方法。

第二节 吉兰-巴雷综合征

学习目标

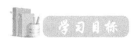

1. 掌握吉兰-巴雷综合征的定义。
2. 掌握吉兰-巴雷综合征的诊断要点。
3. 掌握吉兰-巴雷综合征的治疗原则。

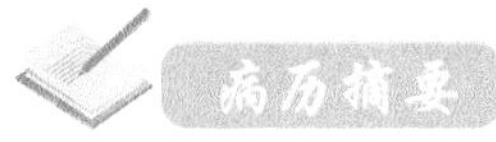

临床特点：患儿，男，5 岁 5 月，因“肢体乏力 5 天”入院。患儿于入院 5 天前双下肢开始出现乏力，伴疼痛，腓肠肌处为主，呈阵发性过电样疼痛，乏力逐渐加重，行走困难，并累及上肢。伴饮水呛咳，声音低哑。

既往史：起病前 2 周有“呼吸道感染”病史。

个人史、家族史：无特殊。

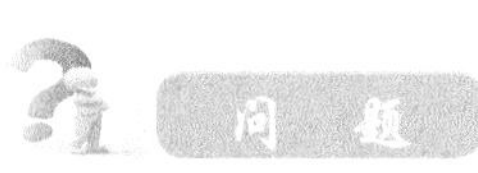

1. 该患儿可能的诊断是以下哪些？

A. 良性肌炎　　B. 吉兰-巴雷综合征

C. 脊髓炎　　D. 急性脑干脑炎

2. 该患儿入院后需要重点关注的病史询问要点是以下哪些？

A. 前驱感染病史　　B. 肌力下降的严重程度

C. 疫苗接种史　　D. 特殊药物服用史

问题 1 解析：答案 ABCD。

问题 2 解析：答案 ABC。

◎ 概述

吉兰-巴雷综合征（Guillain-Barre syndrome，GBS）是一类免疫介导的急性炎性周围神经病。临床特征为急性起病，临床症状多在 2 周左右达到高峰，表现为多发神经根及周围神经损害，常有脑脊液蛋白细胞分离现象。该病包括急性炎症性脱髓鞘性多发性神经病（acute inflammatory demyelinating polyneuropathy，AIDP）、急性运动轴索神经病（acute motor axonal neuropathy，AMAN）、急性运动感觉轴索神经病（acute motor-sensory axonal neuropathy，AMSAN）、Miller-Fisher 综合征（Miller Fisher syndrome，MFS）、急性泛自主神经病（acute panautonomic neuropathy，APN）和急性感觉神经病（acute sensory neuropathy，ASN）等亚型。

◎ 病因

GBS 前驱感染常见。多数 GBS 患者病前 1~4 周伴消化道或呼吸道前驱感染史，许多病毒或细菌与 GBS 有关联，包括空肠弯曲杆菌、EB 病毒、单纯疱疹病毒、非洲淋巴细胞瘤病毒、HBV、流感嗜血杆菌、肺炎支原体等，其中空肠弯曲杆菌最常见，为革兰氏阴性微需氧菌。空肠弯曲杆菌是 GBS 的常见触发因素，约占 20%，在美国和欧洲达 30%，在亚洲更常见，中国和韩国的 AMAN 患者与空肠弯曲杆菌关系更大。空肠弯曲杆菌导致 GBS 的发病机制为空肠弯曲杆菌脂质寡糖和宿主神经节苷脂之间存在相同的抗原决定簇，机体产生抗病原菌抗体，即神经节苷脂抗体（GM1 抗体），人体 GM1 主要存在于郎飞结附近的髓鞘和轴突，同时识别神经节苷脂而发生交叉免疫反应，损伤髓鞘蛋白及轴索。除感染之外，疫苗、手术、免疫抑制剂的使用、妊娠、器官移植等也可能成为诱发 GBS 的因素。

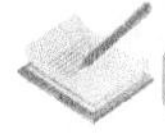

病历摘要补充 1

查体：体温 36 ℃，脉搏 92 次/分，呼吸 22 次/分，体重 29 kg，身高 121 cm，血压 96/60 mmHg，精神可，颈无抵抗，咽反射减弱，双侧鼻唇沟对称，鼓腮、示齿可完成，双肺呼吸音粗，未及啰音，心律齐，心音中，未及杂音，腹软，四肢活动自如，肢端暖，病理征未引出，脑膜刺激征阴性，腱反射未引出，上肢肌力Ⅳ级，下肢肌力Ⅲ级，躯体感觉无减退，自感疼痛，下肢明显，震动觉、位置觉正常，巴宾斯基征阴性。

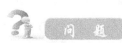

问　题

1. 该患儿需要行以下哪些检查？

A. 头颅及脊髓 MRI　　B. 脑脊液检查

C. 生化及电解质检查　　D. 肌电图检查

2. 该患儿最需要警惕以下哪种情况的发生？

A. 心跳骤停　　B. 眼球麻痹

C. 高血压脑病　　　　　　　　　　D. 感染性休克

问题 1 解析：答案 ABCD。

问题 2 解析：答案 B。患儿肢体乏力呈逐渐上行性进展，并伴随饮水呛咳、声音低哑的表现，咽反射减弱提示有球麻痹症状。

◎ 临床表现

经典型 GBS 患者主要表现为急性对称性肢体瘫痪，疾病多呈单时相、上升性进展，反射减弱或消失，可伴有感觉异常。大部分患者病情在 2 周内达高峰，4 周内不再进展，于 1~2 个月内开始恢复。经典型 GBS 分为 AIDP 和 AMAN，两者主要根据病例特点进行分型，两者临床表现相似。

由于变异型 GBS 临床表现通常只局限于某一部位，因此学者又称其为局限性 GBS，包括 AMSAN、APN、ASN、MFS、颈-咽-臂型、Bickerstaff 脑干脑炎（BBE）。MFS 是研究最多的变异型 GBS 疾病，1936 年 Miller Fisher 首先描述了 MFS 的三联征，即眼外肌麻痹、共济失调、腱反射减弱或消失，本病诊断无须有肌力下降。BBE 是一种非常少见的发生于脑干的免疫性疾病，主要表现为眼外肌麻痹、共济失调、锥体束征、腱反射亢进、病理反射、意识障碍等。其他罕见 GBS 疾病的临床表现：ASN 主要表现为对称性感觉减退、疼痛或麻木、蚁行感等异样感觉，通常无运动神经受累的表现；AMSAN 以运动性及感觉性周围神经轴索广泛性受损为特点，主要表现为对称性肢体无力及感觉障碍；APN 亦十分罕见，可出现广泛性交感神经和副交感神经受损的表象，伴或不伴有肢体无力或感觉异常；颈-咽-臂型主要累及颈肌、口咽肌、肩部肌肉，可出现上述肌肉无力表现，双下肢累及少见。

◎ 实验室检查

1. 脑脊液检查

绝大部分患者会出现脑脊液蛋白细胞分离现象，即脑脊液蛋白含量升高，白细胞数多小于 10×10^6/L，50%GBS 患者在起病 1 周内出现该现象，至 3 周蛋白细胞分离现象可达到 75%。有研究发现，脑脊液蛋白含量多与髓鞘崩解产物、补体、抗体沉积有关，与临床严重程度密切相关。

2. 电生理检查

神经电生理检查对于 GBS 分型至关重要，80%GBS 患者出现传导速度减慢。AIDP 患者可出现运动传导速度减慢、传导阻滞，F 波出现率减低和潜伏期异常。AMAN 特征性运动神经 CMAP 波幅降低，提示轴索损害。AMSAN 患者感觉障碍重，运动及感觉神经轴突均受损。MFS 患者运动神经检查可正常，可出现感觉神经传导速度减慢，SNA 波幅降低，电生理检查并非诊断 MFS 的必需条件。通常认为传导阻滞主要出现在 AIDP 患者中，但近几年也有报道称在 AMAN 出现传导阻滞。

3. 血清神经节苷脂抗体检测

血清神经节苷脂抗体的诊断价值有限，且与检测方法相关。阳性检测结果有助于诊断，尤其是诊断存疑时，但阴性结果不能排除 GBS。至多 90% 的 MFS 患者可检测到抗 GQ1b 抗体，因此在 MFS 中的诊断价值高于经典型 GBS 或其他变异型。对于疑诊 GBS

的患者，不应该为了等待抗体检测结果而延误治疗时机。

◎ 诊断

诊断 GBS 的必要条件有以下几点：

（1）呈急性起病，常有前驱感染史，病情逐渐进展加重，2 周左右达高峰。

（2）对称性肢体、脑神经支配的肌肉无力，腱反射减弱或消失，严重者可累及呼吸功能。

（3）伴或不伴有轻度感觉及自主神经功能异常。

（4）脑脊液存在蛋白细胞分离现象。

（5）神经电生理检查显示周围神经传导速度减慢、传导潜伏期延长、F 波异常、传导阻滞、异常波形离散，严重者出现轴索受损的表现。

（6）病程有自限性。

各型 GBS 有各自的特点：AIDP 基本符合上述诊断标准；AMSAN 则出现感觉和运动神经同时受累的表现，轴索受损明显；AMAN 突出特点为几乎纯运动神经受损，轴索损害明显；ASN 主要为感觉神经动作电位波幅下降或消失；APN 主要为广泛交感神经和副交感神经受累；MFS 主要表现为眼外肌瘫痪、共济失调和腱反射减弱或消失。

◎ 鉴别诊断

（1）中枢神经系统：脑干炎症或感染（如结节病、干燥综合征、视神经脊髓炎谱系疾病或 MOG 抗体相关疾病），脊髓炎症或感染（如结节病、干燥综合征或急性横贯性脊髓炎），恶性肿瘤（如软脑膜转移或神经淋巴瘤病），脑干或脊髓压迫症，脑干卒中，维生素缺乏症（如维生素 B_1 缺乏导致的 Wernicke 脑病、维生素 B_{12} 缺乏导致的脊髓亚急性联合变性），维生素缺乏（如维生素 B_1、维生素 B_{12} 或维生素 E 缺乏），中毒（如药物、酒精、维生素 B_6、铅、铊、砷、有机磷、乙二醇、二甘醇、甲醇或正己烷），危重病多发性神经病，神经痛性肌萎缩，血管炎，感染（如白喉或 HIV 感染）。

（2）神经肌肉接头：重症肌无力，Lambert-Eaton 肌无力综合征，神经毒素（如肉毒毒素、破伤风、蜱麻痹、蛇毒），有机磷中毒。

（3）脊髓前角细胞：急性弛缓性脊髓炎（如脊髓灰质炎病毒、肠道病毒 D68 或 A71、西尼罗病毒、日本脑炎病毒或狂犬病毒）。

（4）肌肉：代谢性疾病或电解质紊乱（如低钾血症、甲状腺毒性低钾周期性瘫痪、低镁血症或低磷血症），肌炎。

（5）神经根：感染（如莱姆病、CMV、HIV、EB 病毒或带状疱疹病毒），压迫症，软脊膜恶性肿瘤，急性横纹肌溶解症，药物中毒性肌病（如秋水仙碱、氯喹、依米丁、他汀），线粒体肌病。

（6）周围神经：慢性炎症性脱髓鞘性多发性神经根神经病，代谢性疾病或电解质紊乱（如低血糖、甲状腺功能减退症、卟啉病、铜缺乏症）。

（7）其他：分离转换障碍或功能性疾病。

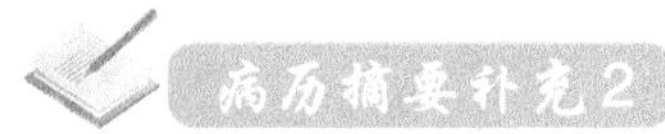

辅助检查：血常规、血气分析及电解质、肝肾功能、肌酸激酶、自身抗体初筛、甲功三项未见明显异常。头颅+脊椎 MRI 平扫未见明显异常。肌电图示双侧胫神经、腓总神经远端潜伏期延长，传导速度减慢，双侧胫神经、腓总神经、尺神经 CMAP 波幅降低，双侧正中神经、右侧尺神经及胫神经 F 波出现率降低；针肌电图示静息状态下，所检肌肉未见明显自发电位出现，提示多发性外周神经源性损害。完善脑脊液检查，脑脊液常规示白细胞计数 3×10^6/L、外观无色，总细胞计数 10×10^6/L；脑脊液生化示氯 135 mmol/L、脑脊液总蛋白 983 mg/L。血清及脑脊液抗 GM1 抗体 IgG 阳性。治疗上予静脉注射用丙种球蛋白（共 2 g/kg）、维生素 B_1、维生素 B_6、赖氨肌醇维 B_{12} 口服等综合治疗，2 周后患儿双上肢肌力Ⅴ级，双下肢恢复至$Ⅳ^+$级，可自行行走，疼痛减轻，双侧腱反射可引出，出院后随访 1 个月症状完全缓解。

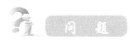

1. 本病患儿典型的脑脊液改变是什么？

2. 出现上述脑脊液改变最常见的时间是在病程的什么时候？

A. 1~3 天　　B. 3~7 天　　C. 2~3 周　　D. 1 个月后

3. 本病的治疗原则是什么？

问题 1 解析：蛋白细胞分离。

问题 2 解析：答案 C。

问题 3 解析：对症支持治疗，免疫调节治疗，营养神经和康复训练。

◎ 治疗

1. 一般治疗

（1）心电监护：对于有明显的自主神经功能障碍者，应给予心电监护；如果出现体位性低血压、高血压、心动过速、心动过缓、严重心脏传导阻滞、窦性停搏，须及时采取相应措施处理。

（2）呼吸道管理：对于伴有呼吸肌受累者，应该严密观察病情，若有明显呼吸困难、肺活量明显降低、血氧分压明显降低，应尽早进行气管插管或气管切开，机械辅助通气。

（3）营养支持：如果延髓支配肌肉麻痹者有吞咽困难和饮水呛咳，需给予鼻饲营养，以保证每日足够热量、维生素，防止电解质紊乱。

（4）其他对症处理：患者如出现尿潴留，则留置尿管以帮助排尿；对有神经性疼痛的患者，适当应用药物缓解疼痛；如出现肺部感染、泌尿系统感染、压疮、下肢深静脉血栓形成，注意给予相应的积极处理，以防止病情加重。

2. 免疫治疗

（1）IVIG：推荐有条件者尽早应用。方法为人血免疫球蛋白 400 mg/(kg·d)，每日 1 次，静脉滴注，连续 3~5 天。

（2）血浆置换：推荐有条件者尽早应用。方法为每次血浆交换量为 30～50 mL/kg，在 1～2 周内进行 3～5 次。血浆置换的禁忌证主要是严重感染、心律失常、心功能不全、凝血系统疾病等。其副作用为血流动力学改变可能造成血压变化、心律失常，使用中心导管可能引发气胸和出血，以及可能合并败血症。

（3）糖皮质激素：国外的多项临床试验结果均显示单独应用糖皮质激素治疗 GBS 无明确疗效，糖皮质激素和 IVIG 联合治疗与单独应用 IVIG 治疗的效果也无显著差异。因此，国外的 GBS 指南均不推荐应用糖皮质激素治疗 GBS。

3. 神经营养

始终应用 B 族维生素治疗，包括维生素 B_1、维生素 B_{12}（氰钴胺、甲钴胺）、维生素 B_6 等。

4. 康复治疗

病情稳定后，早期进行正规的神经功能康复锻炼，以预防废用性肌萎缩和关节挛缩。

◎ 预后

病情一般在 2 周左右达到高峰，继而持续数天至数周后开始恢复，少数患者病情在恢复过程中出现波动。多数患者神经功能在数周至数月内基本恢复，少数遗留持久的神经功能障碍。GBS 病死率约 3%，患者主要死于呼吸衰竭、感染、低血压、严重心律失常等并发症。文献曾报道 Hughes 评分≥3 分提示预后不良。尽管有很多治疗方法，但部分患者仍会遗留一些后遗症，部分患者甚至死亡，死亡原因主要是呼吸衰竭、肺部并发症、自主神经功能障碍等。

GBS 是一组免疫相关的、累及周围神经的急性炎症性疾病。近些年，尽管关于 GBS 谱系疾病的报道越来越多，但该类疾病的临床特征仍存在异质性，诊断存在困难，对于该病的认识仍需进一步的探索。

第三节　热性惊厥

学习目标

1. 掌握热性惊厥的定义。
2. 掌握热性惊厥的临床表现。
3. 掌握热性惊厥的诊断及鉴别诊断。
4. 了解热性惊厥的治疗原则。

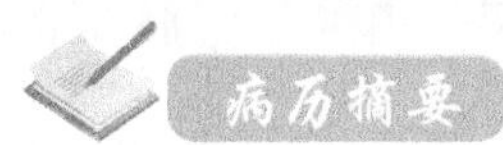

临床特点：患儿，女，1 岁 1 月，因“发热 1 天，抽搐 1 次”入院。患儿入院 1 天前出现发热，热峰 39 ℃，热极出现抽搐，表现为双眼上翻，四肢强直抖动，口唇青紫，呼之不应，口吐白沫，持续约 1 分钟自行缓解，缓解后入睡。病程中患儿热退后精神反应可，无呕吐腹泻，大小便无异常。

1. 该患儿有可能是以下哪些疾病？

A. 脑炎　　B. 热性惊厥　　C. 癫痫　　D. 中毒性脑病

2. 该患儿需要补充的重要病史包括以下哪些？

A. 家族中有无类似病人　　B. 生长发育里程碑是否正常

C. 是否有疫苗接种史　　D. 有无头颅外伤

问题 1 解析：答案 ABCD。

问题 2 解析：答案 ABCD。

◎ 概述

热性惊厥（febrile seizures，FS）发病年龄为 3 月龄～5 岁，根据 2011 年美国儿科学会（AAP）标准，FS 为一次热程中（肛温≥38.5 ℃，腋温≥38 ℃）出现的惊厥发作，无中枢神经系统感染证据及导致惊厥的其他原因，既往也没有无热惊厥史。

◎ 病因及发病机制

（1）未成熟脑：髓鞘形成的过程中过多神经元消亡，突触间联系不完善。

（2）发热：以病毒感染最多见，细菌感染率低（约 2%）。FS 70%以上与上呼吸道感染有关，其他伴发于出疹性疾病、中耳炎、下呼吸道感染以及疫苗接种或非感染性疾病。发热（肛温≥38.5 ℃）为触发因素。

（3）遗传易感性：患儿常有 FS 家族史，对若干大的家系连锁分析提示常染色体显性遗传伴不同外显率的可能性，基因位点在 19p 和 8q13-21。

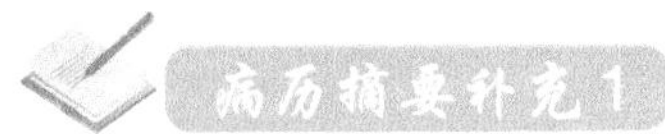

查体：体温 39 ℃，呼吸 36 次/分，脉搏 146 次/分，血压 90/60 mmHg，SpO_2 99%，神志清，反应可，瞳孔等大等圆，对光反射灵敏，呼吸平稳，双肺呼吸音粗，未及啰音，心律齐，心音中等，未及杂音，腹软，颈软，布鲁津斯基征、克尼格征阴性，病理征未引出。

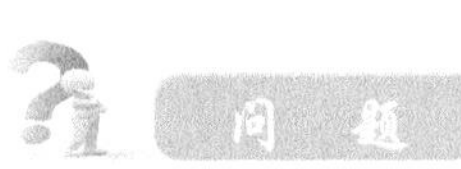

1. 入院后需要进一步完善哪些检查？

A. 腰椎穿刺　　B. 血气电解质　　C. 血常规　　D. 头颅 CT

2. 患儿入院后需要重点关注的临床症状主要包含以下哪些？

A. 体温变化　　B. 抽搐情况　　C. 精神反应　　D. 食纳情况

问题 1 解析：答案 ABCD。

问题 2 解析：答案 ABC。

◎ 临床表现

（1）初次发作在3月龄~5岁之间。

（2）起病24小时内，体温在38 ℃以上或体温骤升过程中突然出现惊厥。

FS的分类及各自的临床特点见表9-3-1。

表9-3-1　FS分类及各自的临床特点

FS	单纯性（SFS）	复杂性（CFS）
惊厥持续时间	<10分钟	≥15分钟
惊厥发作形式	全身性发作	局限性发作或不对称性发作
惊厥发作次数	1次热程中仅1次发作	24小时内反复发作多次（≥2次）

◎ 鉴别诊断

本病是排除性诊断，应与中枢神经系统感染、癫痫、中毒性脑病、代谢紊乱、急性中毒或遗传代谢病等其他病因所致的惊厥发作相鉴别。

（1）中枢神经系统感染：婴幼儿多见，常有发热等感染中毒症状，有惊厥、意识障碍等急性脑功能障碍表现，伴前囟膨隆、头痛、呕吐等颅内压增高表现，脑膜刺激征或病理征阳性，脑脊液检查有助于鉴别诊断。婴幼儿患脑膜炎时临床表现常不典型，易被误诊，故对2岁以下首次FS发作患儿，尤其应注意与中枢神经系统感染相鉴别。

（2）中毒性菌痢：夏季为高峰季节，起病急骤、发展迅速，极为凶险，主要发生于2~7岁儿童，临床以严重毒血症为主要表现，病初肠道症状轻甚至缺乏。根据其临床表现可分为休克型、脑型和混合型，粪便检查或直肠指检有助于鉴别诊断。

（3）癫痫：具有慢性、反复发作性及刻板性特点，临床上常出现反复2次或2次以上的无热痫性发作，而不伴明显感染中毒症状。脑电图可见发作间期或发作期痫性放电。

（4）电解质紊乱：严重呕吐、腹泻、纳差以及代谢性疾病导致电解质紊乱可引起惊厥，本病需完善电解质检查以鉴别。

◎ 辅助检查

为明确发热的病因，排除引起惊厥的其他疾病，同时评估复发及继发癫痫的可能性，为进一步治疗提供依据，应根据病情选择相应辅助检查，包括常规实验室检查、脑脊液检查、脑电图与神经影像学检查。

1. 常规实验室检查

根据病情可选择性检查血常规、血生化、尿及粪常规，夏秋季突发频繁惊厥者应检查粪常规，以鉴别中毒性细菌性痢疾。

2. 脑脊液检查

以下情况推荐进行脑脊液检查：

（1）有原因未明的嗜睡、呕吐或脑膜刺激征和（或）病理征阳性。

（2）6~12月龄未接种流感疫苗、肺炎链球菌疫苗或预防接种史不详者。

（3）已使用抗生素治疗，特别是<18月龄者，因为这个年龄段患儿脑膜炎/脑炎症状和体征不典型，且抗生素治疗可掩盖脑膜炎/脑炎症状。

（4）对于复杂性 FS 患儿应密切观察，必要时进行脑脊液检查，以排除中枢神经系统感染。

3. 脑电图检查

以下特征均为继发癫痫的危险因素，推荐进行脑电图检查与随访：局灶性发作、神经系统发育异常、一级亲属有特发性癫痫病史、有复杂性 FS、惊厥发作次数多。鉴于发热及惊厥发作后均可影响脑电图背景活动，并可能出现非特异性慢波或异常放电，推荐在热退至少 1 周后检查。

4. 神经影像学检查

脑部病变的检出，通常 MRI 较 CT 更敏感，但检查时间相对较长，对镇静要求高。FS 持续状态的患儿急性期可能发生海马肿胀，远期则可能引起海马萎缩，并可能导致日后颞叶癫痫的发生，必要时应复查头颅 MRI。

◎ 留观或住院指征

既往有单纯性 FS 病史的患儿或年龄>18 月龄首次单纯性 FS 发作者，若发热病因明确且临床症状及体征平稳，则无须住院治疗，但应告知家长仍须密切观察病情变化。以下情况需要留院或住院观察：有嗜睡等神经系统症状或异常体征者；首次发作年龄<18 月龄，尤其是已使用抗生素治疗者；FS 的感染原因不明或感染较为严重者；复杂性 FS 或惊厥持续状态患儿，后续病情变化可能较复杂，建议住院观察。

因此，对于年龄小、反复发作、局灶性发作或惊厥持续状态、家族史阳性的患儿应警惕热敏感相关的癫痫综合征，建议至三级医院进行专科评估。

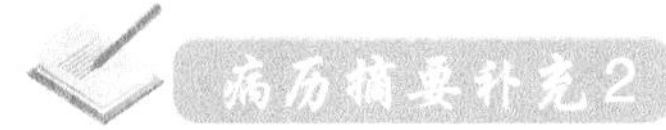

辅助检查： 血常规示白细胞 5.6×10^9/L、血小板总数 240×10^9/L、中性粒细胞 40.9%、淋巴细胞 55.5%，超敏 C 反应蛋白 4 mg/L，血气电解质示 pH 7.40、钠 136 mmol/L、钾 3.9 mmol/L、钙 1.1 mmol/L，头颅 CT 平扫未见明显异常。

诊治经过： 入院后予退热、补液支持治疗，患儿在床位再次出现抽搐发作，双目上翻，口唇青紫，呼之不应，四肢强直抖动。

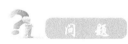

1. 此时需要采取以下哪些措施？

A. 吸氧

B. 监测生命体征

C. 将患儿侧卧，防止其口腔分泌物误吸

D. 将硬质物体放入患儿口腔防止其牙齿咬伤舌部

2. 约 5 分钟后，患儿抽搐仍未停止，此时需要首选的治疗药物是以下哪种？

A. 地西泮　　B. 苯巴比妥　　C. 水合氯醛　　D. 德巴金

问题 1 解析：答案 ABC。

问题 2 解析：答案 A。

◎ 治疗

（一）处理原则

① 控制惊厥发作。

② 解除高热。

③ 治疗原发病。

④ 预防复发。

（二）治疗方案

1. 一般治疗

保持呼吸道通畅，必要时测血压、吸氧、监测生命体征；建立静脉输液通路；对症治疗；退热药物退热；物理降温，补充电解质维持内环境稳定；等等。

2. 终止发作

惊厥持续 5 分钟以上进行止痉药物治疗。

① 苯二氮卓类为一线药物，可用地西泮 0.3~0.5 mg/kg，静脉缓慢注射，最大量不超过 10 mg，可同时应用脱水剂（20%甘露醇每次 3~5 mL/kg）。

② 评估病情，10 分钟无效则重复使用地西泮，或改用苯巴比妥钠（负荷量 20 mg/kg）。

③ 未能建立静脉通路时，3%水合氯醛每次 1.0~1.5 mL/kg 保留灌肠。

3. 病因治疗

针对病因合理选择应用抗感染及抗病毒药物，对合并细菌感染者可加用抗生素治疗，如五水头孢唑啉、头孢唑肟、磺苄西林等，对头孢及青霉素类药物过敏者可选用阿奇霉素、利福霉素等。

（三）预防用药

1. 短期用药

（1）指征：FS 发作>2 次，复杂性 FS 发作时间>15 分钟或持续状态，有≥2 次以上 FS 复发或 FS 继发癫痫危险因素。

（2）用法：地西泮 0.6~1 mg/(kg·d)，分 3 次口服；氯硝西泮 0.05~0.2 mg/(kg·d)，分 3 次口服。

2. 长期用药

（1）指征：复杂性 FS 或复发性 FS 短期用药无效或难以实施者，≥2 次低热发作。

（2）用法：丙戊酸钠 20 mg/(kg·d) 起用，分 2 次口服，疗程 1~2 年；苯巴比妥 3~5 mg/(kg·d)，分 1~2 次口服，疗程 1~2 年。

第四节　化脓性脑膜炎

学习目标

1. 掌握化脓性脑膜炎的定义。

2. 了解化脓性脑膜炎的致病菌、入侵途径。

3. 掌握化脓性脑膜炎的诊断及鉴别诊断。
4. 掌握化脓性脑膜炎的治疗策略。
5. 了解化脓性脑膜炎的并发症。

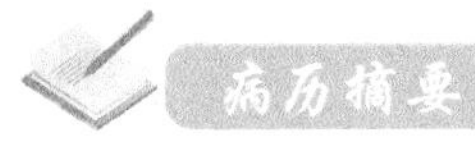

临床特点：患儿，男，3岁9月，因“发热伴头痛3天”入院。入院3天前患儿无明显诱因出现发热，热峰39.7℃，热前有寒战，热极无抽搐，口服布洛芬后体温可退，4~6小时后复升，伴头痛，部位不明，呈持续性，进食后有呕吐，为胃内容物，非喷射性，无腹痛腹泻，无烦躁，无喘息气促，外院予“头孢类药物”补液支持，发热及头痛未见明显好转，至我院就诊。查血常规示白细胞21.28×10^9/L、血小板总数240×10^9/L、中性粒细胞93.9%、淋巴细胞3.5%，超敏C反应蛋白234.97 mg/L，头颅CT平扫未见明显异常。为进一步诊治，门诊拟“细菌性感染”收住入院。病程中，患儿精神差，食纳少，睡眠欠佳，小便量少，大便未见异常。

既往史：患儿既往体质可，10天前有“上呼吸道感染”；否认乙肝、结核、伤寒等传染病史，否认外伤史，否认食物、药物过敏史，否认手术及血制品使用史。

个人史、家族史：无特殊。

查体：体温37.8℃，脉搏118次/分，呼吸30次/分，体重14.5 kg，身高101 cm，SpO_2 98%，神志清，精神萎靡，颈抵抗（+），咽红，扁桃体Ⅱ度肿大，未及异常分泌物，双肺呼吸音粗，未及干、湿啰音，心音可，律不齐，未及杂音，腹软，未及异常包块，四肢活动可，肢端稍凉，布鲁津斯基征（+），克尼格征（+），其他病理征阴性。

辅助检查：白细胞21.28×10^9/L、血小板总数240×10^9/L、中性粒细胞93.9%、淋巴细胞3.5%，超敏C反应蛋白234.97 mg/L，头颅CT平扫未见明显异常。

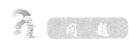

1. 目前该患儿的诊断考虑是什么？
A. 急性扁桃体炎　B. 中耳炎　C. 脑脓肿　D. 化脓性脑膜炎
E. 川崎病
2. 支持该诊断的依据有哪些？
A. 发热头痛3天，伴有呕吐
B. 颈抵抗（+），布鲁津斯基征（+），克尼格征（+）
C. 10天前有上呼吸道感染
D. 白细胞21.28×10^9/L、血小板总数240×10^9/L、中性粒细胞93.9%、淋巴细胞3.5%，超敏C反应蛋白234.97 mg/L
E. 头颅CT平扫未见明显异常
3. 为了明确诊断，首先需要进一步完善哪项检查？
A. 头颅MRI　B. 血培养　C. 血气分析　D. 心脏超声
E. 脑脊液检查

问题解析：题 1 答案 D，题 2 答案 ABCD，题 3 答案 E。患儿 3 岁 9 月，学龄前儿童，急性起病，以发热、头痛为主要症状入院，病程中伴有精神反应差，食纳、睡眠欠佳；重要阳性体征包括精神萎靡和脑膜刺激征阳性。结合以上病史特点，考虑患儿为急性起病伴发热，首先考虑感染性疾病，白细胞及 C 反应蛋白增高，中性粒细胞增高，提示细菌性感染可能。患儿同时伴头痛、呕吐，脑膜刺激征阳性，提示颅内压增高，倾向于中枢神经系统感染性疾病。

◎ 细菌性脑膜炎概述

细菌性脑膜炎（bacterial meningitis），也称化脓性脑膜炎（purulent meningitis），是由各种化脓性细菌引起的脑膜炎症，部分患者累及脑实质，是儿科常见的急性中枢神经系统感染性疾病，是儿童感染性疾病中病死率较高的疾病之一。

◎ 流行病学

儿童细菌性脑膜炎的发生与年龄相关，多发生在 5 岁以内儿童，尤其是婴幼儿。2006—2009 年，中国疾病预防控制中心牵头对我国 4 省近 2 000 万人的流行病学调查数据显示，人群总体发病率为（1.84~2.93）/100 000，5 岁以下儿童发病率为（6.95~22.30）/100 000。细菌性脑膜炎发病的高危因素包括免疫缺陷或免疫功能抑制、外伤性或先天性解剖结构缺陷（如皮毛窦、脑脊液耳漏或鼻漏等）、营养不良、未接种相关疫苗等。近期有呼吸道或邻近器官（耳道和鼻窦）的感染、脑膜炎高发地区旅行史、与细菌性脑膜炎密切接触史者，患病概率增加。

◎ 感染途径

（1）血流感染：致病菌由上呼吸道侵入血流，新生儿的皮肤、胃肠道黏膜和脐部也是常见侵入门户。

（2）邻近器官感染：如中耳炎、乳突炎等扩散波及脑膜。

（3）直接通道感染：如颅骨骨折、神经外科手术、皮肤窦道或脑脊膜膨出，细菌直接进入蛛网膜下腔。

病历摘要补充 1

辅助检查：血常规示白细胞 13.37×10^9/L、超敏 C 反应蛋白 92.07 mg/L、淋巴细胞 14.4%、血红蛋白 114 g/L、血小板总数 257×10^9/L，肝肾功能、血气电解质未见明显异常。脑脊液检查示脑脊液常规白细胞计数 934×10^6/L、脑脊液外观为无色微浑、总细胞计数 1 934×10^6/L；脑脊液生化示 IgA 20.22 mg/L、IgG 313.97 mg/L、IgM 77.32 mg/L、微量白蛋白 487.7 mg/L、总蛋白 3 361 mg/L、糖 0.02 mmol/L。

问　题

1. 本病该患儿年龄段常见的病原有哪些？
2. 该患儿目前的诊断需要注意监测的重要临床症状有哪些？

A. 体温变化　　B. 头痛情况　　C. 瞳孔　　D. 精神反应情况

问题 1 解析：常见病原包括脑膜炎双球菌、肺炎链球菌、流感嗜血杆菌、金黄色葡萄球菌。

问题 2 解析：答案 ABCD。

◎ 致病菌

不同年龄患儿细菌性脑膜炎常见致病菌见表 9-4-1。

表 9-4-1　不同年龄患儿细菌性脑膜炎常见致病菌

年龄	常见致病菌
早期新生儿	革兰氏阴性杆菌（如大肠杆菌、无乳链球菌等）
<3 月龄	革兰氏阴性杆菌（如大肠杆菌、铜绿假单胞菌）、金黄色葡萄球菌
3 月龄~3 岁	流感嗜血杆菌、肺炎链球菌、脑膜炎双球菌
学龄前和学龄期	脑膜炎双球菌、肺炎链球菌、流感嗜血杆菌、金黄色葡萄球菌

◎ 临床症状

细菌性脑膜炎大多急性起病，临床上常出现感染中毒貌、颅内压增高症状和脑膜刺激征。可表现为发热、精神状态和意识改变、呕吐、颈项强直、惊厥发作和局灶性神经功能障碍；在严重颅内压增高时，可有血压升高、心动过缓和呼吸困难等；出现皮疹、瘀斑和紫癜常提示脑膜炎奈瑟菌感染。婴幼儿细菌性脑膜炎临床表现缺乏特异性，可表现为低体温、惊厥、前囟饱满紧张、激惹、意识改变等，但头痛、呕吐、颈项强直等表现不典型，而且脑膜刺激征常缺失。需要强调的是，对于幼儿患者，不能因为没有典型的临床症状和（或）体征就排除细菌性脑膜炎的诊断，还需要依赖脑脊液的检测。

细菌性脑膜炎患儿在有效抗菌药物治疗 48~72 小时后，体温不退或体温下降后再升高；或一般症状好转后又出现意识障碍、惊厥、前囟隆起、头围增大、颅内压增高等症状，须警惕并发硬膜下积液、积脓、积血、脑积水可能；头颅 MRI 或 CT 增强见脑室管膜、脉络丛强化须考虑脑室管膜炎，确诊依靠脑室穿刺。

◎ 实验室检查

1. 脑脊液检查

脑脊液检查是细菌性脑膜炎的主要诊断依据。

（1）细菌性脑膜炎的典型脑脊液变化为外观混浊，压力增高，蛋白升高，糖低或脑脊液与外周血糖比值下降。白细胞计数增多，常高于 $1\ 000\times10^6/L$，但也可低于 $100\times10^6/L$，分类以多核细胞占优势。病程早期或使用抗菌药物治疗后脑脊液可呈不典型改变。

（2）未经抗菌药物治疗患儿脑脊液培养阳性率为 70%~85%，但腰椎穿刺前已经接受抗菌药物治疗者，阳性率明显降低。在国内的多项研究中，病原菌培养阳性率为 25.6%~33.6%。

（3）脑脊液涂片是一种快速病原诊断方法，脑脊液离心后取沉渣镜检，有助于提高阳性率，可以判别革兰氏阳性与阴性菌、球菌与杆菌。

（4）脑脊液 PCR 检测技术受抗菌药物治疗的影响相对较小，检查耗时短，尤其适用于腰椎穿刺前使用了抗菌药物的患儿，但检测时须特别注意排除污染菌和皮肤定植菌的存在。

（5）高通量测序能捕捉到常规检验方法难以发现的细菌及其他少见病原体，可能成为一项重要的病原体辅助检测手段，但其阳性率、假阳性率和假阴性率仍有待大样本研究证实。

2. 外周血培养

血培养对于确定细菌性脑膜炎致病菌和筛选敏感抗菌药物有重要意义。如果检查前使用了抗菌药物，总体阳性率可显著下降。

3. 外周血血常规及炎性标志物

外周血白细胞计数增高、分类以多核细胞为主。C反应蛋白和降钙素原水平明显升高有助于区分细菌性与病毒性脑膜炎。

◎ 影像学检查

头颅CT、MRI平扫+弥散及增强扫描有助于了解颅内病变情况，发现并发症；必要时进行鼻窦及颅底高分辨CT检查，脊髓MRI平扫增强扫描有助于明确是否合并其他基础疾病，如脑脊液鼻漏及耳漏、局部窦道、骨质破坏、中耳胆脂瘤、脊髓内胆脂瘤合并感染等。

病历摘要补充2

诊治经过：脑脊液培养示肺炎链球菌生长。予“头孢曲松、万古霉素”抗感染治疗，“甘露醇、甘油果糖”降颅压，“地塞米松”抗炎，“丙种球蛋白”支持等综合治疗，3天后患儿热退，头痛缓解，“地塞米松”减停，继续抗感染治疗。3周后复查脑脊液，常规示白细胞计数 4×10^6/L、总细胞计数 4×10^6/L；脑脊液生化示IgG 46.08 mg/L、IgM 5.23 mg/L；脑脊液培养示无菌生长。患儿病情好转，予出院。

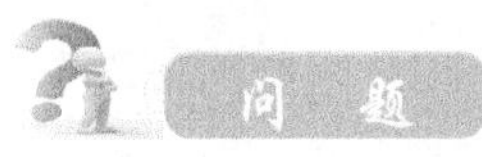

问　题

1. 如果患儿病情好转、体温正常1周，近2天又出现发热、抽搐，应首先考虑的诊断是什么？

A. 脑膜炎复发　　B. 脑膜炎后遗症

C. 脑脓肿　　D. 脑水肿

E. 硬膜下积液

2. 本病患儿治疗的原则是什么？

问题1解析：答案E。

问题2解析：选择对病原菌敏感且可透过血脑屏障的抗生素，要求用药早、剂量足、疗程够；对症治疗，如降颅压、糖皮质激素抗炎；神经系统并发症的治疗。

◎ 诊断流程和鉴别诊断

1. 诊断流程

对于临床怀疑细菌性脑膜炎的患儿，按图9-4-1流程诊断评估。

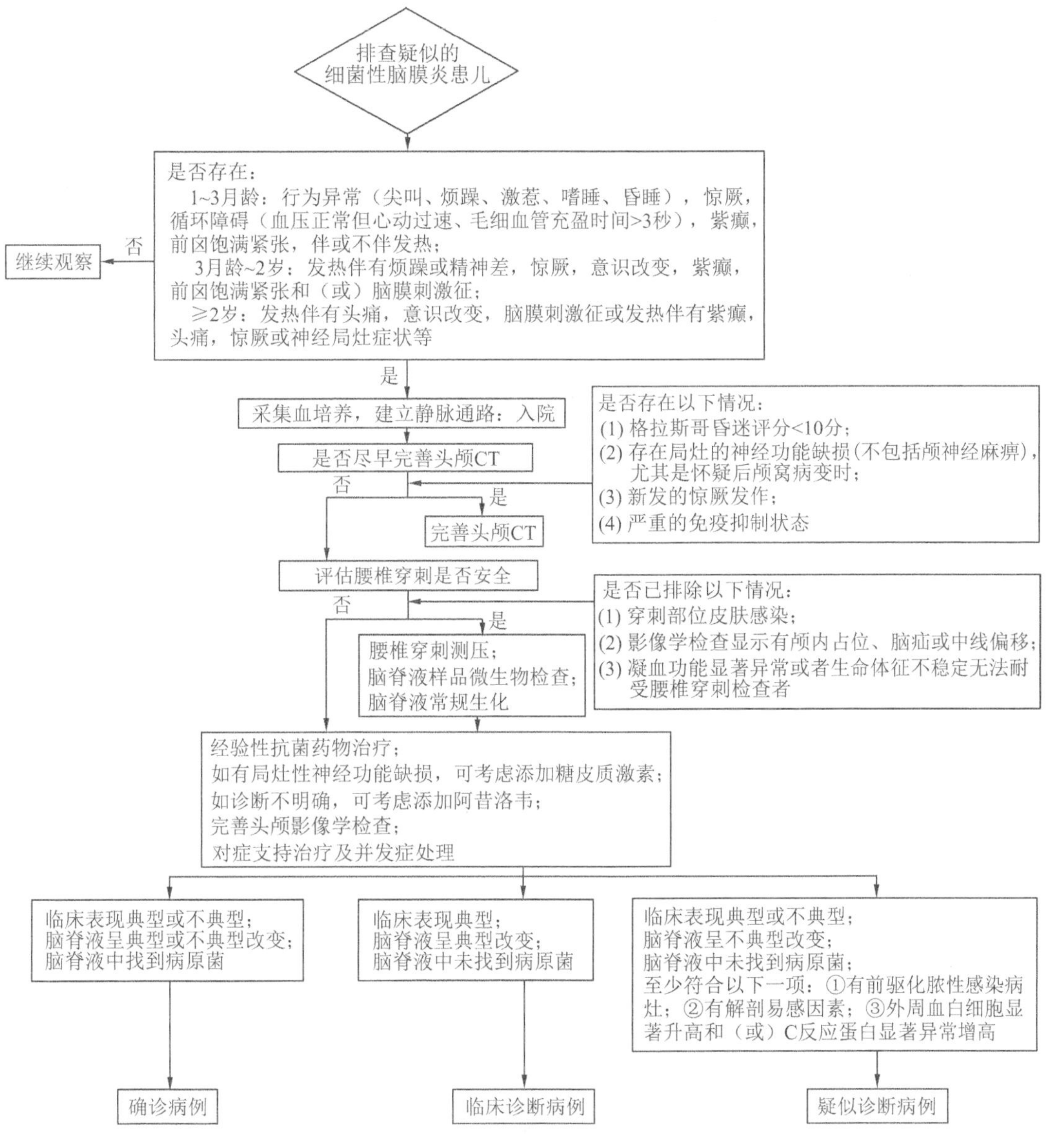

图 9-4-1　细菌性脑膜炎诊断流程

2. 评估是否存在并发症

细菌性脑膜炎并发症发生率高，包括硬膜下积液或积脓、听力障碍、脑积水、脑血管病变、抗利尿激素分泌异常综合征、脑室管膜炎和静脉窦血栓形成等。

3. 鉴别诊断

细菌性脑膜炎主要和病毒性脑膜炎、隐球菌脑膜炎、结核性脑膜炎等颅内感染相鉴别；当患儿临床以抽搐和精神症状为主要改变时，还需要和自身免疫性脑炎、代谢性脑病相鉴别；当患儿出现颅内多发病灶、肉芽肿样改变时，需要和中枢神经系统脱髓鞘疾病、肿瘤性疾病、寄生虫病等相鉴别；还须与无菌性脑膜炎鉴别。

◎ 治疗

（一）抗菌药物治疗

1. 用药原则

对预后较差者，应力求24小时内杀灭脑脊液的致病菌，故应选择对病原菌敏感且能较高浓度透过血脑屏障的药物。急性期静脉用药，要做到用药早、剂量足和疗程够（表9-4-2）。

表9-4-2　细菌性脑膜炎抗菌药物的选择

细菌类型	药敏结果	标准治疗	替代治疗	疗程
肺炎链球菌	青霉素敏感或青霉素耐药	青霉素或阿莫西林	头孢曲松或头孢噻肟	10~14天
	三代头孢菌素敏感	头孢曲松或头孢噻肟	美罗培南或头孢吡肟	10~14天
	头孢菌素不敏感	万古霉素+头孢曲松和(或)头孢噻肟,或利福平+头孢曲松和(或)头孢噻肟,或万古霉素+头孢曲松和(或)头孢噻肟+利福平	利奈唑胺和(或)万古霉素+莫西沙星	10~14天
脑膜炎奈瑟菌	青霉素敏感	青霉素或阿莫西林	头孢曲松或头孢噻肟	7天
	青霉素耐药	头孢曲松或头孢噻肟	头孢吡肟或美罗培南或氯霉素或环丙沙星	7天
李斯特菌	无	阿莫西林或氨苄西林	复方新诺明或莫西沙星或美罗培南或利奈唑胺	≥21天
流感嗜血杆菌	β-内酰胺酶阴性	阿莫西林或氨苄西林	头孢曲松或头孢噻肟	7~10天
	β-内酰胺酶阴性且氨苄西林耐药	头孢曲松或头孢噻肟+美罗培南	环丙沙星	7~10天
	β-内酰胺酶阳性	头孢曲松或头孢噻肟	头孢吡肟或氯霉素或环丙沙星	7~10天
金黄色葡萄球菌	甲氧西林敏感	氟氯西林或萘夫西林或苯唑西林	万古霉素或利奈唑胺或利福平或磷霉素	≥14天
	甲氧西林耐药	万古霉素	复方新诺明或利奈唑胺或利福平或磷霉素	≥14天
	万古霉素耐药	利奈唑胺	利福平或磷霉素或达托霉素	≥14天
大肠杆菌	三代头孢菌素敏感	头孢曲松或头孢噻肟	头孢吡肟或美罗培南或氨曲南或复方新诺明或阿米卡星	≥21天

续表

细菌类型	药敏结果	标准治疗	替代治疗	疗程
大肠杆菌	头孢菌素不敏感	美罗培南	阿米卡星或氨曲南或复方新诺明	≥21 天
无乳链球菌	无	青霉素 G 或氨苄西林	头孢曲松或头孢噻肟或阿米卡星	14~21 天

2. 抗菌药物的初始经验治疗和调整

抗菌药物的选择要从患儿年龄、细菌入颅途径、颅外感染灶、该地区脑膜炎常见细菌谱几个方面综合判断可能的致病细菌，并考虑这些社区获得细菌的耐药情况，做出合理选择，经验性治疗阶段可联合应用抗菌药物。

3. 抗菌药物的疗程

对所有细菌性脑膜炎患儿均应坚持足疗程的抗菌药物治疗，推荐疗程见表 9-4-2。当致病菌不明确时，结合临床疗效建议疗程至少 2 周。对足疗程治疗后效果不满意者，应分析原因，注意排查其他部位病灶及并发症，视情况决定是否延长抗菌药物疗程或调整治疗方案。

4. 停药指征

目前细菌性脑膜炎没有明确的停药指征，现有的停药建议大多基于临床经验。根据国内外研究现状，结合我国实际情况建议，按标准疗程完成治疗并满足以下条件可停用抗菌药物：症状体征消失、体温正常 1 周以上，脑脊液压力正常、细胞数低于 20 个且均为单个核细胞、蛋白和糖正常，脑脊液培养阴性，没有神经系统并发症。

（二）对症支持治疗

对所有细菌性脑膜炎患儿均应密切监测生命体征，维持水、电解质、酸碱平衡，防治脓毒性休克、呼吸或循环衰竭。出现惊厥发作时应积极抗惊厥治疗。

1. 脑水肿、颅内高压的治疗

控制脑水肿、颅内高压可以显著减少患儿神经系统后遗症的发生率和病死率，治疗目标是维持颅内压<20 mmHg 的同时保证脑灌注压为 50~60 mmHg。临床常用高渗性脱水剂，如每次 20%甘露醇 0.5~1.0 g/kg 静脉注射（15 分钟以上），每 4~6 小时重复 1 次，使用时需要监测 24 小时出入水量、电解质、肾功能；可以联合利尿剂治疗。脑积水导致颅内高压时，必要时可以进行连续腰椎穿刺放液或请神经外科会诊进行手术干预。同时正确处理缺氧，水、电解质紊乱，高碳酸血症，惊厥和脑疝危象。

2. 糖皮质激素的应用

根据细菌性脑膜炎的病原菌和病情严重程度决定是否早期应用糖皮质激素。早期糖皮质激素的应用可以降低听力减退或丧失的发生率，对 B 型流感嗜血杆菌脑膜炎有肯定疗效，对儿童肺炎链球菌脑膜炎可能有效，但并不能降低细菌性脑膜炎的总体病死率。常用地塞米松 0.2~0.6 mg/(kg·d)，分 4 次注射，一般连续 2~3 天。

（三）神经系统并发症的处理

1. 硬膜下积液、积脓、积血

头颅 CT 或 MRI 检查可协助诊断。大多数硬膜下积液可以自行吸收，无须特殊处理，不建议经前囟穿刺放液或局部给药治疗；但硬膜下积液量多，或者为积脓、积血改变时往往难以吸收，须请神经外科评估是否需要手术干预。

2. 脑积水

对于交通性脑积水患儿，可考虑腰椎穿刺放液治疗。对于大多数梗阻性脑积水患儿，需请神经外科评估是否需要进行脑室腹腔、脑室心房分流手术或者脑室镜下三脑室底造瘘术。在颅内压过高有脑疝风险，或者生命体征不稳定不能耐受分流手术时，侧脑室外引流可快速、有效改善症状。

3. 脑室管膜炎

确诊脑室管膜炎后，抗菌药物疗程须延长至 6~8 周，必要时侧脑室穿刺引流可用于缓解症状。

4. 抗利尿激素分泌异常综合征

建议适当限制液体摄入，但液体限制应以避免低血容量和低渗透压血症为前提。出现低钠血症时应酌情补充钠盐。须严密监测血电解质水平、24 小时出入水量、尿比重、尿渗透压改变。

5. 听力减退或丧失

发现超过 30 dB 的听力减退或丧失时，须请耳鼻喉科评估，决定进一步检查及干预方案。发现重度及极重度神经性聋时，建议尽早行人工耳蜗植入，如植入延迟，内耳可能发生纤维化或钙化，影响耳蜗植入效果。

6. 癫痫

急性期反复惊厥发作，恢复期仍有发作、呈局灶性发作者，遗留癫痫后遗症的概率较大，建议完善长程视频脑电图检查。继发癫痫的患儿应正规抗癫痫治疗。

7. 智力或行为障碍

进行发育筛查、发育行为评估，如有异常，须让患儿在康复科和神经科就诊，进行语言治疗、技能训练、躯体训练、行为干预、教育辅助等多种康复治疗。

8. 其他

部分患儿可出现脑梗死、静脉窦血栓形成、脑脓肿、智力或行为障碍、视力障碍、轻度瘫痪等长期后遗症，应注意监测、及时处理。

◎ 预后

合理的抗生素治疗和支持治疗降低了本病的死亡率，本病婴幼儿死亡率为 10%。死亡率与病原菌、患儿年龄、脑脊液中细菌量、治疗前惊厥持续时间、并发症相关。10%~20%的幸存者遗留严重的后遗症，常见的有听力丧失、智力倒退、反复惊厥、视力障碍、行为异常。

第十章　心内科

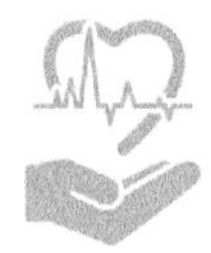

第一节　先天性心脏病（室间隔缺损）

学习目标

1. 了解儿童先天性心脏病的病因、分类等。
2. 掌握室间隔缺损的临床特点、诊断方法。
3. 掌握动脉导管未闭的临床特点。
4. 掌握房间隔缺损的临床特点。
5. 了解先天性心脏病的治疗手段、预后。

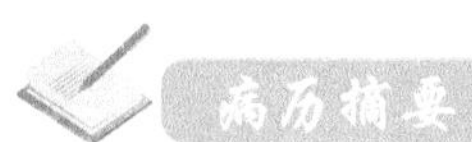

简介：乐乐是一个6月龄的宝宝，在接受社区体检时，被发现心脏听诊异常，故而转诊前来儿童医院心脏专科就诊。通过详细的查体，门诊医生告知乐乐妈妈，乐乐在心脏查体中确实存在一些问题，主要为心前区较明显的杂音，同时乐乐还存在体重、身高落后等情况。

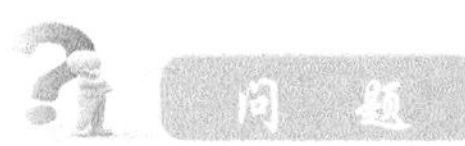

1. 儿童在哪些情况下可能会出现心脏杂音？

A. 先天性心脏病　　B. 心肌炎　　C. 重度贫血　　D. 心肌病

E. 生理状态

2. 儿童最常见的先天性心脏病是什么？

A. 室间隔缺损　　B. 房间隔缺损

C. 动脉导管未闭　　D. 肺动脉瓣狭窄

E. 法洛四联症

问题1解析：答案ABCE。心脏听诊杂音分为病理性杂音和生理性杂音，生理性杂音在儿童期多见，可在发热、运动后出现或明显。

问题2解析：答案A。室间隔缺损是先天性心脏病最常见的类型，约占儿童先天性心脏病的50%。

病历摘要补充1

临床特点：患儿，男，6月龄，因“体检发现心脏异常3天”来我院就诊。患儿自出生后一般情况良好，喂养稍困难，主要表现为纳奶稍费力、时间长等，奶量稍偏少，同时体重增长不良，偶有持续哭闹后口唇青紫的情况，哭闹停止后即可缓解。

既往史：有“肺炎”史1次，“上呼吸道感染”史数次。否认其他特殊疾病史。

个人史：出生体重2 550 g。母孕早期有“呼吸道感染”史，未行药物治疗自行好转，孕期未常规产检。否认出生时窒息、抢救、吸氧史等。

家族史：无特殊。

查体：体重5.9 kg，身高61 cm，脉搏142次/分，呼吸42次/分，SpO_2 97%，神志清，精神尚可，皮下脂肪0.8 cm，面色较红润，无特殊面容，双肺呼吸音粗，未闻及明显啰音，心前区无隆起或凹陷，心音中等，肺动脉第二心音增强，胸骨左缘3、4肋间可闻及3/6级收缩期粗糙杂音，未触及震颤，腹软，肝脾未触及，肌力、肌张力无异常，四肢暖，未见杵状指（趾）。

问　题

1. 结合上述病史，你给出的初步诊断是什么？

A. 先天性心脏病——动脉导管未闭　　B. 先天性心脏病——室间隔缺损

C. 先天性心脏病——法洛四联症　　D. 心功能不全

E. 心肌炎

2. 为进一步明确诊断，首选的检查是什么？

A. X线　　B. 心电图

C. 心脏彩色多普勒超声　　D. 心脏MRI

E. 心脏造影

3. 关于先天性心脏病的常见病因，以下错误的是哪项？

A. 遗传因素　　B. 孕期接触射线

C. 孕早期罹患“感冒”　　D. 孕母长期接触手机、电脑等

E. 代谢性疾病

问题1解析：答案B。患儿以发现心脏杂音为主诉，病史提示喂养困难、体重增长欠佳、易患呼吸道感染。查体肺动脉第二心音增强，胸骨左缘第3、4肋间可闻及3/6级收缩期粗糙杂音，符合室间隔缺损临床特点。

问题2解析：答案C。先天性心脏病首选的检查是超声心动图，操作无创，可辅助诊断大部分先天性心脏病，如室间隔缺损可经心脏超声查看缺损位置、大小、分流情况、是否合并肺动脉高压等。复杂先天性心脏病、合并肺血管异常等情况，则可进一步完善心脏造影、心脏增强CT等检查。

问题3解析：答案D。先天性心脏病的病因为遗传、环境因素综合作用；ABCE均为先天性心脏病可能病因；手机、电脑辐射不属于电离辐射。

病历摘要补充2

辅助检查：心脏彩超检查结果提示室间隔缺损［左房、左室稍增大；心功能正常范围内；室间隔膜周部（流入道+肌小梁）见回声缺失，约 6 mm，缺损口见膜样组织覆着，缺损处左向右分流］（图 10-1-1）。

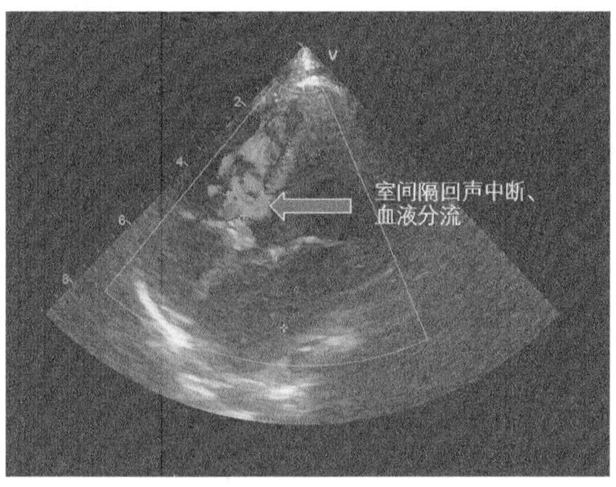

图 10-1-1　室间隔缺损心脏超声图像

◎ 室间隔缺损概述

室间隔缺损（ventricular septal defect，VSD）是小儿先天性心脏病的一种，最为常见，约占 50%。VSD 是胚胎时期室间隔发育不全所致，缺损的存在导致左右心室之间血流沟通，出现了持续的左向右分流（左心压力>右心压力时）。

◎ 病理生理

VSD 的病理生理变化主要取决于缺损大小及肺血管阻力。当缺损较小时（缺损直径<5 mm 或面积<0.5 cm^2/m^2 体表面积），分流量一般较小，血流动力学影响不显著，临床症状常不显著。而当缺损>10 mm或面积>1 cm^2/m^2 体表面积时，左向右分流显著，可出现一系列的体循环供血不足、肺循环血流增加等相关表现；当出现持续的容量性肺动脉高压时，肺小动脉将出现持续的反应性痉挛，导致中层和内膜层逐渐增厚，甚至出现血管梗阻，最终发展为不可逆的阻力性肺动脉高压。此时，右心室收缩压持续超过左心室收缩压，左向右分流逆转为双向分流甚至右向左分流，临床上即出现青紫表现，即为艾森曼格综合征。VSD 解剖示意如图 10-1-2 所示。

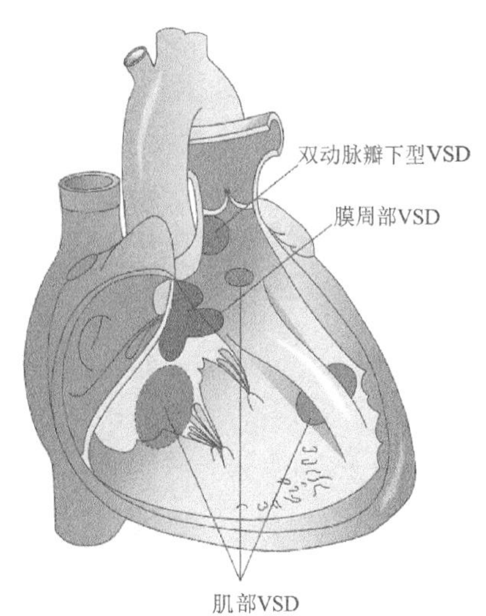

图 10-1-2　VSD 示意图

◎ 临床表现

VSD 的主要病理基础为体循环供血不足、肺循环淤血。体循环供血不足的主要表现为生长发育动能不足、活动量受限、出现充血性心力衰竭等，其中需要注意小月龄婴儿吸吮、纳奶为消耗量较大的活动，故而可有奶量少、纳奶间断、喂养困难等表现；而肺循环淤血则常常表现为反复的呼吸道感染，扩张的肺动脉还可导致喉返神经受压而出现声嘶症状。根据缺损的大小、分流量及疾病的时期，临床症状常有轻重不同。

心脏听诊音频 1

查体可发现胸骨左缘第 3、4 肋间的（3~4）/6 级粗糙的全收缩期杂音，向四周广泛传导，可伴有收缩期震颤；分流量较大时，由于左心充血，可闻及二尖瓣因相对狭窄而产生的较为柔和的舒张中期杂音，肺动脉压力增高则可出现第二心音亢进表现。

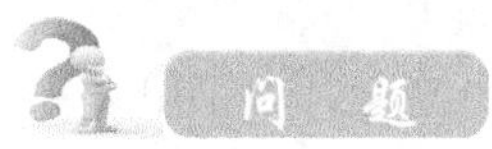

VSD 分流量取决于哪些因素？

A. 缺损面积

B. 心室顺应性

C. 心室间压差

D. 心室与肺动脉压力差

E. 肺小动脉阻力

问题解析：答案 C。VSD 杂音主要取决于通过缺损局部的血液分流量，分流与室间隔水平的压差相关。

◎ **辅助检查**

（1）X 线检查：心脏可呈现不同程度的增大，双室大，以左室为主，伴或不伴左心房增大，肺血管增粗，肺动脉段突出（图 10-1-3）。

（2）心电图：小型 VSD，心电图表现正常；中大型 VSD，常可见以左心室增大为主的双心室增大，伴或不伴左心房增大（图 10-1-4）。

（3）超声心动图检查：心脏超声可明确缺损的数量、大小、位置等，测定心室大小，估测肺动脉压力等。

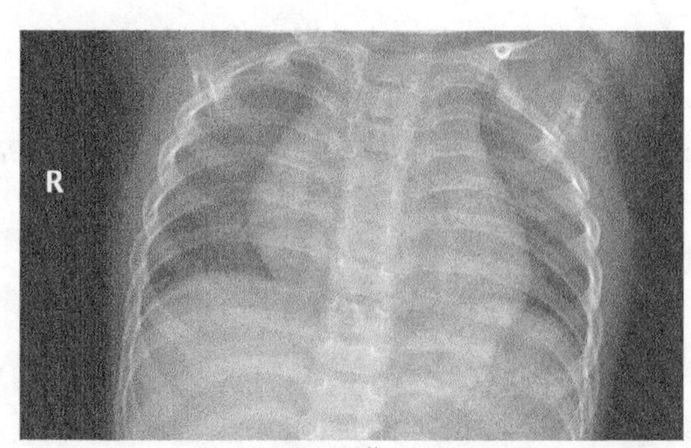

正位

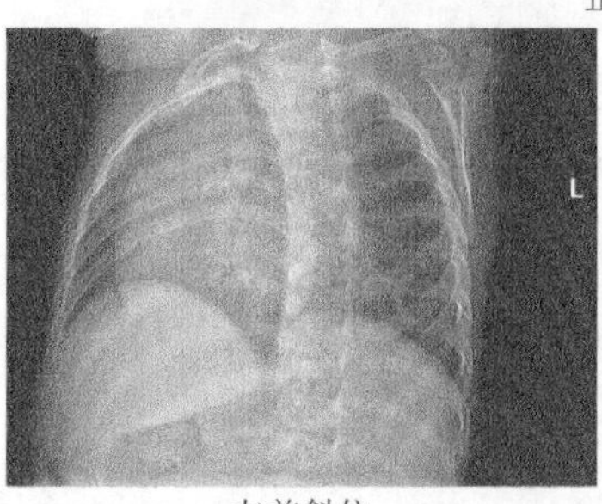

左前斜位

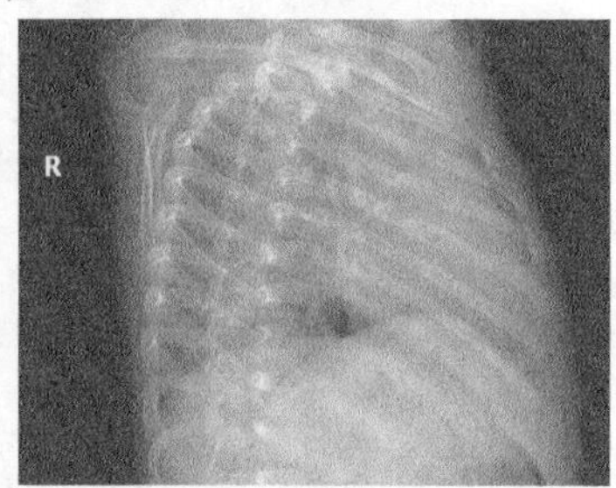

右前斜位

心影饱满（正位片心胸比>0.5，右前斜位示心前间隙明显变窄，左前斜位示心前间隙存在，心影向后增大，部分与脊柱重叠）。

图 10-1-3　心脏三位片（正位、左前斜位、右前斜位）

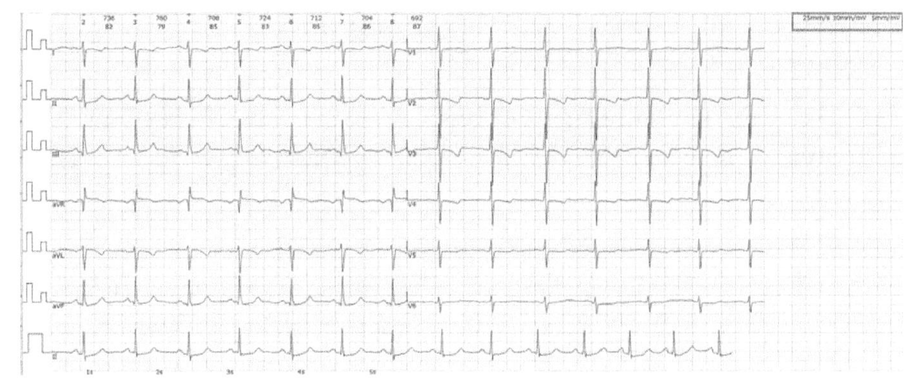

窦性心律，左房大，双室大。

图 10-1-4 十二通道心电图

◎ 疾病延伸：先天性心脏病

先天性心脏病（congenital heart disease，CHD）是胚胎期心脏及大血管发育异常所致的先天性畸形，是儿童最常见的心脏病，发病率在活产新生儿中为6‰~10‰。

先天性心脏病的发病与遗传、母体和环境因素有关。常见的遗传因素有单基因遗传缺陷（如 Williams 综合征、Holt-Oram 综合征、马方综合征等）、染色体畸变（21 三体综合征、18 三体综合征等）、多基因遗传缺陷等。母体因素主要为母体感染、接触有害物质、患有疾病等，特别是妊娠早期患有病毒感染、母体罹患代谢性疾病、孕期接触射线、服用药物等，均可能与本病相关。大多数先天性心脏病的病因尚不清楚，目前认为主要是胎儿遗传因素与周围环境因素相互作用的结果。

临床上，先天性心脏病主要按左、右两侧及大血管之间有无分流进行分类，分为左向右分流型（潜伏青紫型）、右向左分流型（青紫型）、无分流型（无青紫型）。

左向右分流型先天性心脏病的特点是，由于体循环压力高于肺循环，故缺损或分流口两侧的血流常常为自左向右分流而不出现青紫；但当出现急性的右侧压力增高、梗阻性肺动脉高压等情况时，右向左分流出现，而出现暂时性或持续性青紫。常见的类型为房间隔缺损（ASD）、VSD、动脉导管未闭（PDA）。

而右向左分流型先天性心脏病由于右侧前向血流存在梗阻，或本身存在大血管连接异常等情况，故而右心的大量未经氧合的血流进入体循环，常表现为持续性的青紫。临床上常见类型为法洛四联症、大动脉转位等。

当先天性心脏病不存在左右两侧或大血管之间异常分流或通路时，则归类为无分流型先天性心脏病，如肺动脉狭窄、主动脉缩窄等。

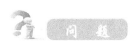

1. 结合上述 VSD 的临床特点，请试着描述左向右分流型先天性心脏病中 ASD 及 PDA 的临床表现。

2. 下列哪种先天性心脏病不会发生艾森曼格综合征？

A. VSD　　　　B. ASD

C. PDA　　　　　　　　　　　　D. 肺动脉狭窄

E. 法洛四联症

问题 1 解析：左向右分流型先天性心脏病的临床特点主要与体循环供血不足、肺循环淤血两方面相关；由于本身结构异常的特异点，血流动力学改变不同，杂音、心脏变化等各异。

问题 2 解析：答案 E。艾森曼格综合征是当左向右分流型先天性心脏病由于持续的肺动脉高压，导致右心室收缩压持续超过左心室收缩压，左向右分流逆转为双向分流甚至右向左分流，临床上出现青紫表现。法洛四联症为右向左分流型先天性心脏病，不符合。

◎ 鉴别诊断

1. 房间隔缺损（atrial septal defect，ASD）

心脏听诊音频 2

本病是由原始心房间隔发育异常所致。按缺损部位，可分为原发孔型、继发孔型、静脉窦型、冠状静脉窦型四个类型，其中继发孔型最为常见（图 10-1-5）。ASD 一般情况下较为轻微，可无明显体征，分流较大者可有消瘦、面苍、活动受限、生长发育迟缓、反复患有呼吸道感染等表现；听诊可闻及第一心音亢进、肺动脉第二心音增强，第二心音固定分裂，胸骨左缘第 2 肋间近胸骨旁可闻及 2~3 级喷射性收缩期杂音。右心房、右心室增大可在 X 线及心电图表现上有所体现，同时大多数 ASD 患儿可有不完全性右束支传导阻滞的图形。超声心动图可辅助确诊。

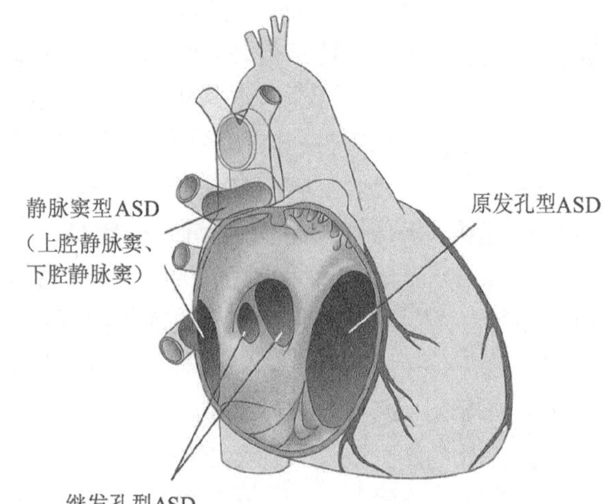

图 10-1-5　ASD 示意图

2. 动脉导管未闭（patent ductus arteriosus，PDA）

心脏听诊音频 3

动脉导管是胎儿时期血液循环的重要通道，其在胎儿出生后约 15 小时即发生功能性关闭，约 80% 在出生后 3 个月解剖性关闭，若持续开放未闭合，即为 PDA。动脉导管细小、分流较小的病例，临床上可无显著症状。导管粗大、分流明显的病例，在婴幼儿期即可有气急、喘息、喂养困难、体重不增等表现，部分患儿可有心前区隆起、鸡胸等表现。心脏杂音常位于胸骨左缘上方，表现为双期连续性的机器样杂音，常伴有震颤，并向左锁骨下、颈部、背部传导。其次，由于双期分流的存在、舒张压降低，导致脉压差增大，可出现水冲脉、股动脉枪击音、毛细血管搏动征等周围血管征。X 线可有左室增大、肺血增多、肺动脉段突出、肺门舞蹈征等表现。超声心动图可辅助确诊。需要注意的是，动脉导管在某些先天性心脏病如肺动脉闭锁、完全性大动脉转位等疾病中，是赖以生存的重要通道，一旦关闭即可导致死亡。

左向右分流型先天性心脏病的特点及鉴别见表 10-1-1。

表 10-1-1　左向右分流型先天性心脏病的特点及鉴别

鉴别项目			ASD	VSD	PDA
症状			① 体循环血量减少；② 肺循环血量增加；③ 一般情况下无青紫，当右心压力超过左心压力时出现青紫		
心脏体征	杂音	部位	胸骨左缘第 2 肋间	胸骨左缘第 3、4 肋间	胸骨左缘上方
		时期	收缩期	全收缩期	双期
		强度	2～3 级	2～5 级	2～4 级
		性质	喷射性杂音	粗糙杂音	连续机器样杂音
		传导	范围小	范围广	向左锁骨下、颈部、背部传导
	震颤		无	可有	常伴有震颤
	第二心音		亢进，固定分裂	亢进	亢进
心电图			不完全性右束支传导阻滞，右心房和右心室肥大	正常；左室大或双室大	左心室肥大，偶有左心房肥大
X 线检查	房室增大		右心房、右心室大，心脏略呈梨形	双室大，以左室增大为主，左房可大	左心室增大，左心房可增大
	主动脉结		缩小	缩小	增大
	肺动脉段		凸出	凸出	凸出
	肺野		充血	充血	充血
	肺门舞蹈征		有	有	有
心脏超声	直接征象		房间隔回声中断	室间隔回声中断	主肺动脉和降主动脉有交通
	间接征象		右房于收缩期可见左房分流过来的彩色相间血流束	右室于收缩期可见左室分流过来的彩色相间血流束	主肺动脉内可见由降主动脉分流过来的彩色相间血流束

ASD 的杂音特点是胸骨左缘第 2 肋间可听到（2～3）/6 级收缩期喷射样杂音，此杂音产生的机制是什么？

A. 血流直接通过缺损部位　　B. 右室流出道相对性狭窄

C. 肺动脉瓣相对关闭不全　　D. 三尖瓣关闭不全

E. 主动脉瓣相对狭窄

问题解析：答案 B。ASD 的杂音机制与 VSD 及 PDA 不同，ASD 致右心容量增大，出现右室流出道及肺动脉瓣的相对狭窄，产生杂音，故杂音位置位于肺动脉瓣区，性质呈喷射样。

◎ 左向右分流型先天性心脏病的治疗要点

1. 一般治疗

（1）应当加强生活护理，尽量减少患呼吸道感染的可能性。

（2）针对喂养困难、体重增长不良等病情，给予高热量饮食等对症方案。

（3）预防接种建议：生长发育良好、无临床症状、心功能无异常的先天性心脏病儿童，以及接受介入或外科手术后 3 个月的儿童，如监测心功能正常，均鼓励接种大部分疫苗。

2. 内科治疗

（1）充血性心力衰竭是左向右分流型先天性心脏病的常见并发症之一，常常并发于左向右分流较大的先天性心脏病（如大型 VSD、粗大型 PDA 等），部分病例在合并感染、应激等情况下诱发。治疗方面主要选用强心利尿扩血管方案。

（2）对于早产儿非依赖性存在的 PDA，可在生后 1 周内给予吲哚美辛口服，以助于导管闭合。

3. 手术治疗

目前先天性心脏病的手术治疗方式主要有介入手术、外科手术及镶嵌治疗。

（1）VSD 的介入治疗指征：年龄≥3 岁且体重≥10 kg 的膜周部 VSD；膜周部 VSD 直径 3~14 mm，有临床症状或有左心超负荷表现，Qp：Qs>1.5；解剖条件合适，VSD 上缘距主动脉瓣距离≥2 mm，VSD 后缘距三尖瓣距离≥2 mm，无主动脉瓣反流及主动脉右冠瓣脱垂；肌部 VSD，年龄≥3 岁，有临床症状或有左心超负荷表现，Qp：Qs>1.5；VSD 外科修补术后残余分流且符合上述介入标准；创伤性 VSD 或心肌梗死后室间隔穿孔且符合上述介入标准；年龄 2~3 岁，有临床症状或有左心超负荷表现的膜周部 VSD 且符合上述介入标准，如患者体重<10 kg，可选择经颈静脉途径；VSD 上缘距主动脉瓣距离≤2 mm，无主动脉瓣脱垂，不合并主动脉瓣轻度以上反流；肌部 VSD，年龄<3 岁，有临床症状或有左心超负荷表现，Qp：Qs>2.0。符合上述指征的 VSD，可采用经皮 VSD 介入封堵治疗。

（2）ASD 的介入治疗：年龄≥2 岁且体重≥10 kg 的继发孔型 ASD 患者；有右心室容量超负荷证据且无肺动脉高压或左心疾病的继发孔型 ASD 患者，无论有无症状，均推荐关闭 ASD；ASD 边缘距冠状静脉窦、上下腔静脉及肺静脉开口距离≥5 mm，与房室瓣距离≥7 mm，缺损适合封堵；合并其他心脏畸形，但可行经皮介入治疗的患者，如 ASD 合并肺动脉瓣狭窄或 PDA 等；年龄<2 岁，有血流动力学意义（Qp：Qs≥1.5）且符合上述介入标准的继发孔型 ASD；如体重<10 kg 或股静脉途径限制（如合并下腔静脉缺如、下腔静脉滤器植入术后等），可选择经颈静脉途径；特殊类型 ASD 如多孔型 ASD、筛孔型 ASD 和后下边缘不良的 ASD，应在临床经验丰富的中心结合 3D 打印、超声引导等技术实施封堵治疗。

（3）PDA 的介入治疗：体重≥4 kg，有左心室容量超负荷证据且解剖条件适合介入的PDA患者，无论有无症状，均推荐首选介入封堵PDA；心腔大小正常的左向右分流的小型PDA，如果通过标准的听诊技术可闻及杂音，建议介入封堵PDA。

根据PDA形态、大小等，选择不同种类的封堵器如弹簧圈、蘑菇伞封堵器等（图10-1-6、图10-1-7）。

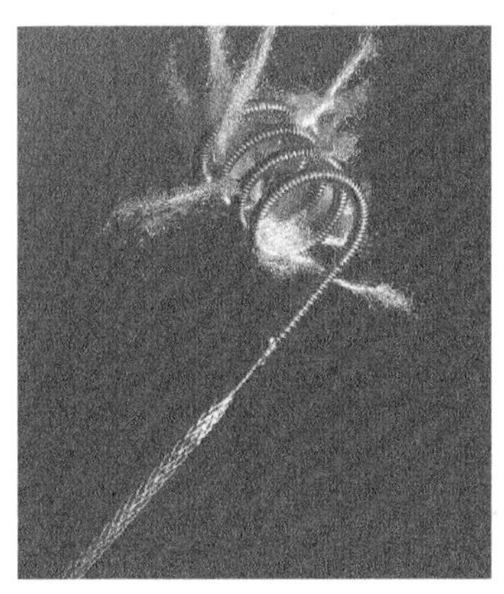
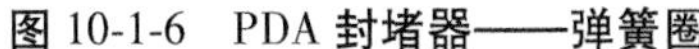

图 10-1-6 PDA 封堵器——弹簧圈

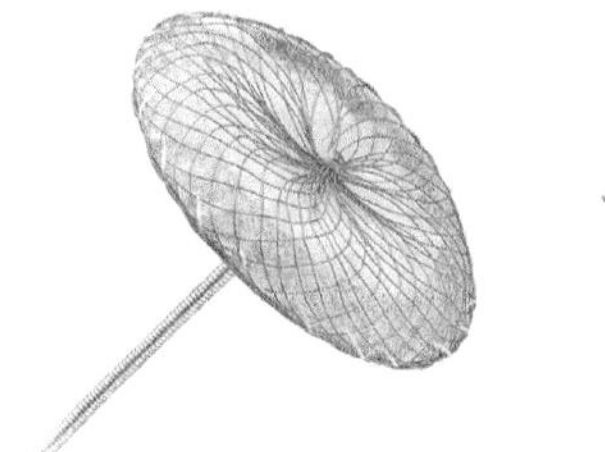
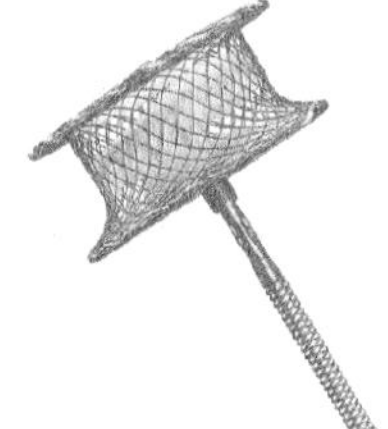

图 10-1-7 心脏介入封堵器——蘑菇伞封堵器

（4）左向右分流先天性心脏病的外科手术治疗：大中型VSD和存在难以控制的充血性心力衰竭者，以及肺动脉压力持续升高超过体循环压力的1/2或肺循环与体循环血流量之比大于2∶1时，应积极接受外科手术治疗。VSD、ASD、PDA如合并其他需要外科手术干预的心脏畸形或不符合介入手术指征时，也应考虑采用外科手术治疗方式。

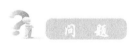

1. 以下情况中，最易发生充血性心力衰竭的类型是哪个？

A. PDA　　B. VSD

C. ASD　　D. 肺动脉瓣狭窄

E. 卵圆孔未闭

2. 请为本例患儿制订合理的治疗、随访方案。

问题1解析：答案A。动脉导管存在于主肺动脉间，其收缩期、舒张期均存在分流，相对VSD/ASD，更易出现心力衰竭病情。

问题2解析：患儿目前6月，存在喂养困难、体重增长欠佳等表现，但不显著；有呼吸道感染史，其中一次为下呼吸道感染，余为上呼吸道感染，现心脏超声提示缺损直径约6 mm，位于膜周部，为左向右分流，左心稍增大。目前无显著的心力衰竭表现，暂无紧急外科手术指征。治疗及随访方案如下：

（1）一般治疗，包括加强护理、预防感染、适当给予高热量饮食。

（2）可予扩血管利尿治疗，减轻心脏负荷，预防心力衰竭发生。

（3）每3~6个月评估一般情况及心脏超声和彩超，缺损无好转或反复下呼吸道感染等情况下，采取择期手术治疗。

第二节　法洛四联症

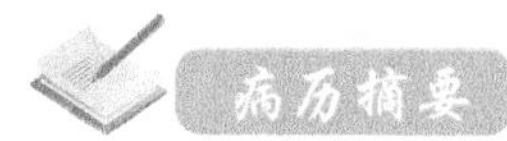

1. 掌握法洛四联症四种畸形的特点及临床表现。
2. 掌握右向左分流型先天性心脏病的临床表现。
3. 了解法洛四联症的治疗手段。

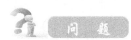

临床特点：患儿，男，9 月龄，因“口唇发绀 9 个月，发现心脏杂音 2 个月”入院。患儿出生后偶有口唇发绀，哭闹后明显，安抚后可好转，家属未重视；后频次及程度逐渐加重，喜抱，偶有气促，无大汗淋漓，无面苍，无抽搐等。2 个月前于当地诊所就诊，查体被发现心脏杂音，医生建议前往专科医院完善心脏彩超等检查，家属未执行并自行离院。1 个月前，家属带患儿来我院就诊，完善心脏彩超提示法洛四联症，建议尽早行手术治疗。因经济、医保等因素，家属于今日来我院办理入院手续拟接受手术等治疗。患儿平素精神良好，食纳、睡眠尚可，大小便未见明显异常。

既往史：患儿既往体质尚可，否认反复呼吸道感染史、特殊患病史等。

个人史：患儿系 G_3P_3，足月自娩出生，否认窒息、抢救、吸氧史。母孕期体健，否认感染史、服药史、毒物射线接触史等，未正规产检。患儿运动发育稍落后，智力发育基本接近同龄儿。

家族史：父母体健，非近亲结婚，患儿有 2 位姐姐，体健。否认特殊家族史、遗传病史等。

问　题

1. 法洛四联症畸形中，不包括下列哪项？

A. 肺动脉口狭窄　　B. VSD

C. 主动脉骑跨　　D. 右心室肥厚

E. ASD

2. 3 月龄儿童，临床诊断存在持续性肺动脉高压，应当排除下列哪种先天性心脏病？

A. ASD　　B. VSD

C. 法洛四联症　　D. PDA

问题 1 解析：答案 E。法洛四联症的四大畸形为大型 VSD、右室流出道梗阻、右心室肥厚及主动脉骑跨。

问题 2 解析：答案 C。法洛四联症由于右室流出道（肺动脉瓣口、瓣上等）狭窄，故肺循环不足，临床上较少出现呼吸道感染情况。

◎ 概述

法洛四联症是儿童最为常见的青紫型先天性心脏病，占先天性心脏病的5%~10%。其四大畸形为：大型VSD、右室流出道梗阻、右心室肥厚及主动脉骑跨。其中，大型VSD及右室流出道梗阻是疾病基础，而右室流出道的狭窄是决定患儿病情严重程度及预后的主要因素。右心室肥厚继发于前两者，而主动脉骑跨在不同病例之间，程度则不完全一致。除此以外，法洛四联症还可合并其他心血管畸形，如左上腔静脉残留、冠状动脉异常、ASD、PDA等。

由于室间隔缺损较大、为非限制性，左、右心室压力基本相等，基于右心室流出道狭窄程度不同，心室水平可为左向右、双向、右向左分流，并继发右心室的代偿性肥厚。当肺动脉狭窄严重时，出现明显的右向左分流，临床则出现明显的青紫。

主动脉骑跨于两心室之上，接受了分别来自左、右心室的氧合血及静脉血；同时由于肺动脉狭窄，肺循环气体交换血流减少，以上因素均进一步加重了青紫程度。

由于持续的缺氧存在，骨髓代偿生成红细胞，导致血液黏滞度高，血流缓慢，进而可引起脑血栓、脑脓肿等。

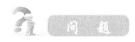

1. 以下不属于右向左分流先天性心脏病的是哪项？

A. 肺动脉瓣狭窄 B. 法洛四联症

C. 完全性大动脉转位 D. 三尖瓣闭锁合并ASD

2. 法洛四联症杂音产生的主要机制是什么？

A. 心室水平的血液分流产生杂音 B. 主动脉瓣骑跨导致杂音形成

C. 右心室肥厚产生杂音 D. 血流经由狭窄的右心室流出道产生的杂音

问题1解析：答案A。肺动脉瓣狭窄属于无分流型先天性心脏病。D选项，由于三尖瓣闭锁，故存在经房间隔水平的右向左分流。

问题2解析：答案D。法洛四联症的杂音主要由于血流经由狭窄的右心室流出道而产生。

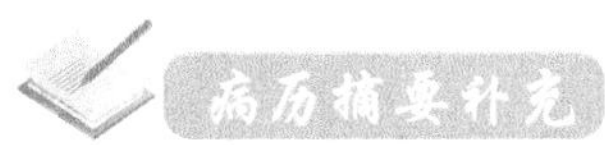

查体：体重8 kg，脉搏130次/分，呼吸28次/分，SpO_2 88%，血压78/55 mmHg，神志清，精神尚可，消瘦，口唇稍青紫，哭闹时明显，无特殊面容，双肺呼吸音粗，未闻及明显啰音，心前区无隆起或凹陷，心音中等，胸骨左缘中上方可闻及4/6级收缩期响亮的喷射性杂音，伴传导，可触及震颤，腹软，肝脾未触及，肌力、肌张力无异常，可见轻度杵状指（趾）。

辅助检查：心脏超声报告法洛四联症（右房、右室增大，左房、左室较小，室间隔增厚，右室壁肥厚约4.5 mm；增宽的主动脉骑跨于室间隔之上，骑跨率约30%；室间隔膜周可见大段回声缺失约12.9 mm，缺失处双向分流；室上嵴前移，右室流出道狭窄，最窄处内径8.5 mm）；心电图示窦性心律（图10-2-1）。

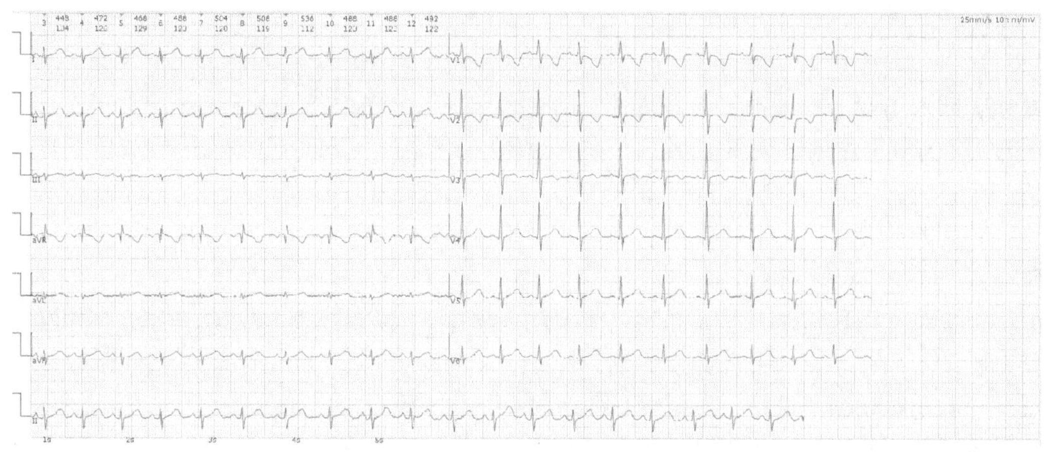

图 10-2-1　心电图

胸部 X 线检查示肺动脉段凹陷，心尖向上（图 10-2-2）。

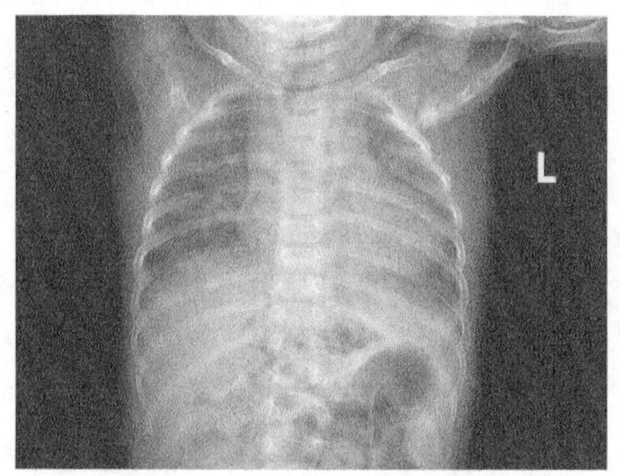

图 10-2-2　胸部 X 线检查

血常规示白细胞 9.2×10^9/L，中性粒细胞 65.1%，淋巴细胞 40.9%，血红蛋白158 g/L，红细胞 5.2×10^{12}/L，血小板 299×10^9/L。

◎ 临床表现

1. 发绀

发绀是当表皮静脉的还原血红蛋白升高至 5 g/100 mL 时出现的皮肤、黏膜颜色变蓝。大多数患者在出生时或出生后不久即出现发绀，程度及出现时间与肺动脉狭窄程度及动脉导管是否关闭有关。常见于唇、甲床、球结膜等，在哭闹、激动、寒冷、活动量增加时加重。

2. 缺氧发作

缺氧发作也称为发绀发作、强直发作或重发绀发作，在轻度发绀的婴儿中也可发生。表现为喘息（快而深的呼吸）、发绀加重及心脏杂音消失。严重者可引发中枢神经系统缺氧加重，甚至死亡。在哭闹、排便、体力活动加剧等情况下，心室水平发生大量右向左分流而诱发。伴发 PaO_2 下降、$PaCO_2$ 升高、pH 下降，刺激呼吸中枢，出现喘息、高频通气，进一步增加了体静脉回流，而回流的体静脉血射入主动脉，导致动脉氧饱和度进一步下降，形成了恶性循环。

3. 蹲踞

患儿多有蹲踞症状，行走、活动时常下蹲片刻。蹲踞时下肢屈曲，可使静脉回心血量减少，减轻了心脏负荷，同时下肢动脉受压，体循环阻力增加，使右向左分流量减少，缺氧症状暂时得以缓解。不会行走的小婴儿常喜欢大人抱起，双下肢呈屈曲状。

4. 杵状指（趾）

杵状指（趾）是由中央性发绀导致的甲床下软组织生长所致。发绀持续 6 个月以上可出现杵状指（趾），故杵状指（趾）常在出生后 6 个月或年龄更大时才出现，最

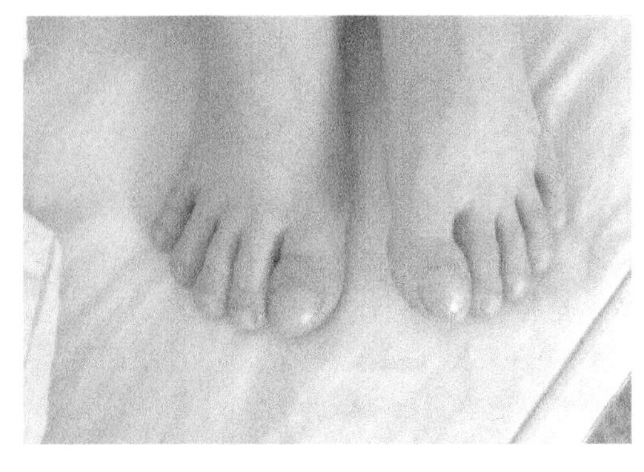

图 10-2-3 杵状趾示意图

早见于拇指（拇趾），且该处最明显。早期表现为指（趾）尖发亮、发红，完全形成后，指（趾）变粗、变宽，甲床凸起（图 10-2-3）。

5. 其他

少数情况下，非发绀型法洛四联症的婴儿可无临床症状或因为室间隔水平大量左向右分流而出现充血性心力衰竭。

6. 体格检查

体格检查时可见不同程度的发绀、气促。胸骨左缘可触及右心室搏动，中上方通常可以触及收缩期震颤，可以听到源于主动脉的喷射性喀喇音。胸骨左缘中上方可闻及长而响亮（3/6～5/6 级）的喷射性收缩期杂音。杂音来自肺动脉狭窄，但是常容易与 VSD 的杂音混淆。年龄较大的婴儿及儿童可见杵状指（趾）。

问 题

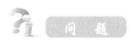

1. 中央型发绀可见于以下哪种情况？

A. 青紫型先天性心脏病　　B. 重症肺炎

C. 药物中毒　　D. 感染性休克

E. 重症脑炎

2. 以下不易发生呼吸道感染的先天性心脏病类型是哪种？请进一步叙述原因。

A. VSD　　B. ASD

C. PDA　　D. 法洛四联症

问题 1 解析：答案 ABE。中央型发绀为动脉血氧不饱和导致的缺氧、发绀情况，一般由心脏、呼吸系统、神经系统（中枢抑制）等情况导致。药物中毒、感染性休克属于周围性发绀。

问题 2 解析：答案 D。ABC 均为左向右分流型先天性心脏病，肺循环淤血是其共同特点之一。法洛四联症患儿由于右室流出道（肺动脉瓣口、瓣上等）狭窄，故肺循环不足，临床上较少出现呼吸道感染情况。

◎ 实验室检查

1. 血常规

外周血红细胞计数及血红蛋白浓度明显增高，红细胞比容增高，血小板降低。

2. 凝血常规

可见凝血酶原时间延长。

3. 心电图

发绀型法洛四联症电轴右偏，非发绀型电轴基本正常。右心室肥厚表现；在非发绀型患者中，可出现双心室肥大。

4. X 线检查

（1）发绀型法洛四联症：心影正常或者小于正常，肺血管影减少。肺动脉段凹陷，心尖向上呈靴形。部分可见右心房增大且右位主动脉。

（2）非发绀型法洛四联症：X 线特征不典型，较难与中小型 VSD 区别。

5. 心脏超声检查

二维超声可见到主动脉内径增宽，骑跨于室间隔之上，室间隔中断，并可判断主动脉骑跨的程度、右心室流出道及肺动脉狭窄程度。此外，右心室、右心房内径增大，左心室内径缩小。彩色多普勒血流显像可见右心室直接将血液注入骑跨的主动脉内。

6. 心导管检查

对外周肺动脉分支发育不良及体肺侧支存在的患者，应完善心导管检查及造影，并进一步了解左心室发育及冠状动脉的情况。

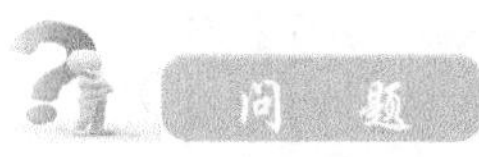

1. 请选出法洛四联症的典型 X 线影像。（　　）

A. 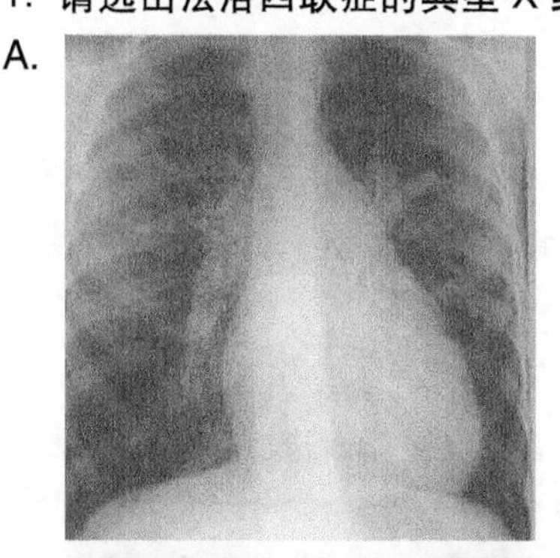

B. 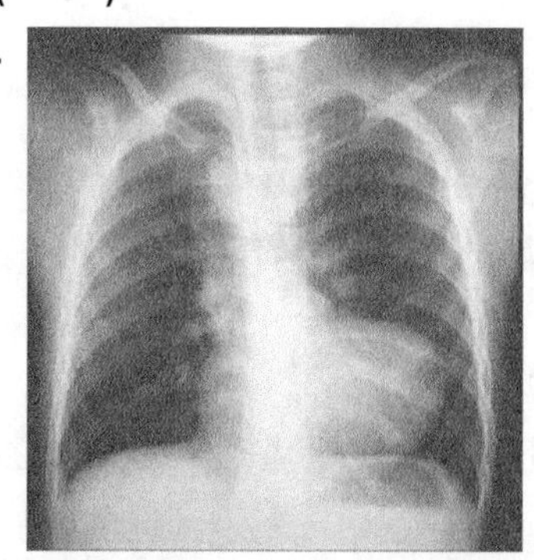

C. 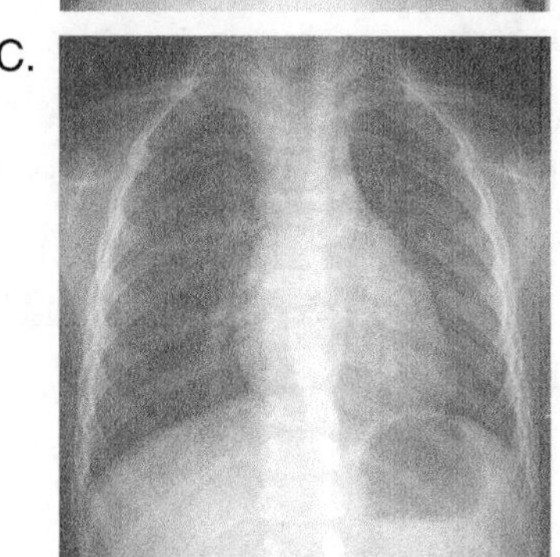

D. 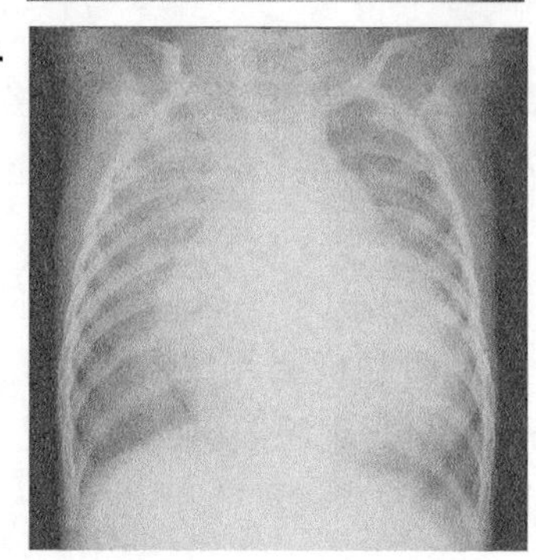

2. 以下哪项临床表现或描述不符合法洛四联症的特点？

A. 差异性发绀　　B. 缺氧发作

C. 中心性发绀　　D. 艾森曼格综合征

E. 蹲踞

问题 1 解析：答案 B。法洛四联症典型 X 线表现为肺动脉段凹陷，心尖上翘，心影呈靴形。

问题 2 解析：答案 AD。差异性发绀为 PDA 的特异性表现，PDA 的患儿血液连续

性左向右分流，由于长期大量血流向肺循环的冲击，因此形成了肺动脉高压，当肺动脉压力超过主动脉压时，左向右分流明显减少或停止，产生肺动脉血流逆向分流入降主动脉，患儿出现差异性发绀，左上肢有轻度青紫，右上肢正常，下半身青紫，呈现双下肢重于双上肢、左上肢重于右上肢的现象。艾森曼格综合征为左向右分流型先天性心脏病，有持续肺高压、青紫特征。

◎ 治疗

1. 一般护理

平时应鼓励饮水，处于感染状态时积极治疗脱水；加强预防感染，防治感染性心内膜炎、脑栓塞等并发症。

2. 缺氧发作的处理

对患儿，特别是婴幼儿，应特别注意缺氧发作的预防及处理，并做好家属识别及紧急处理的宣教工作。

（1）抱起患儿，处于膝胸位，使其体静脉血滞留在下肢，从而暂时减少体静脉血回流，有助于使患儿安静。

（2）吗啡可抑制呼吸中枢，终止过度呼吸。

（3）碳酸氢钠可纠正酸中毒，消除酸中毒对呼吸中枢的刺激作用。

（4）吸氧支持可轻度升高动脉氧饱和度。

（5）其他药物治疗，如氯胺酮可增加体循环血管阻力，并使患儿安静；普萘洛尔可用于急性发作时减慢心率，一定程度上逆转缺氧发作。

3. 手术治疗

随着外科手术水平的不断提高，法洛四联症的手术死亡率不断下降。依据患儿不同病情、年龄等因素，目前主要选择以下方式。

（1）姑息分流术：旨在增加肺血流，目前常用术式为改良 Blalock-Taussig 术。

（2）完全修复手术：手术时机的选择不尽相同，但普遍认为应早期手术。大多数医疗机构的手术适应证为氧饱和度低于 80%、缺氧发作等。

早期手术的优点包括减轻右心室肥厚和纤维化，促进肺动脉和肺泡的正常发育，减少术后室性心律失常与猝死的发生。

第三节 心肌炎

学习目标

1. 了解心肌炎的常见病因。
2. 掌握心肌炎的临床表现。
3. 掌握急性心肌炎的诊断标准、鉴别诊断。
4. 了解心肌炎的治疗及预后。

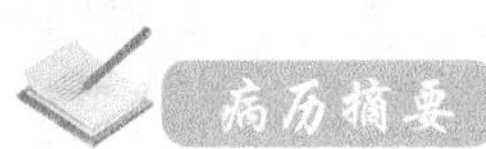

临床特点：患儿，女，9岁，因“精神差、纳差2天，突发晕厥1次”来儿童医院急诊就诊。患儿2天前无明显诱因出现精神不振、嗜睡、食纳减低，偶有恶心，无发热，无咳嗽、流涕，无呕吐、腹泻，无面色异常，未重视，自行予“感冒药、益生菌”等药物口服，无显著好转。今晨，患儿晨起刷牙时突发晕厥，表现为意识丧失、呼之不应、四肢瘫软，伴有面苍，无抽搐，无四肢强直，无大汗淋漓，无大小便失禁。家属立即掐人中，患儿约3分钟后恢复意识，但仍精神差、乏力明显。后经由120送入急诊，立即予监护、平卧、吸氧。

既往史：约10天前接触“感冒”同学后，患有上呼吸道感染，自行服用“抗病毒口服液”，约5天后好转。否认特殊病史，否认手术史、输血史等。

个人史、家族史：无特殊。

查体：体重29 kg，身高139 cm，脉搏52次/分，呼吸18次/分，SpO_2 94%，血压88/58 mmHg，神志尚清，可交流，精神差，面色苍白，颈软，咽稍红，扁桃体未见肿大，双肺呼吸音粗，未闻及明显啰音，心前区无隆起或凹陷，心音低钝，心律绝对不齐，未闻及明显杂音，腹软，肝肋下一指，质地中等，脾未触及，肌力、肌张力无异常，四肢凉，CRT 3秒。生理反射存在，病理反射未引出。

监护仪的心电图提示高度房室传导阻滞，接诊医师初步考虑诊断为“急性心肌炎”。

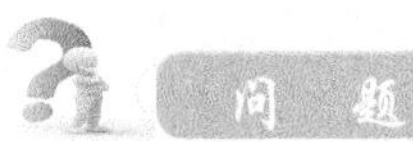

1. 该患儿目前诊断考虑急性心肌炎，其发生晕厥的原因是什么？

A. 急性心肌炎合并脑炎　　B. 心肌炎引起的阿斯发作

C. 感染后中毒性脑病　　D. 原因不明

2. 急诊医师需要完善以下哪些检查以佐证上述初步诊断？

A. 血常规　　B. 血气电解质　　C. 红细胞沉降率　　D. 血培养

E. 心肌酶谱　　F. 心电图　　G. 心脏超声　　H. X线（胸片）

3. 下列哪项不是引起心源性休克的常见病因？

A. 严重腹泻　　B. 心脏压塞

C. 严重心律失常　　D. 重症病毒性心肌炎

E. 严重充血性心力衰竭

问题1解析：答案B。患儿有精神差、纳差等供血不足表现，晕厥表现为站立后突发晕倒、意识不清、软瘫，听诊心率慢，仅52次/分，心音低钝，节律不齐，结合心电图高度房室传导阻滞表现，可初步考虑急性心肌炎并发的脑供血不足、阿斯发作。

问题2解析：答案EFGH。本题主要涉及心肌炎的诊断标准，除阿斯发作、心源性休克外，涉及诊断的主要标准为心电图表现的改变（如ST-T改变、心律失常），心肌标志物的升高，心脏超声提示的心脏增大、活动不协调、心功能下降等，X线提示的心脏增大等情况，均可用于辅助诊断。其他选项与疾病的诊治相关，但不属于心肌炎诊断标准范畴。

问题 3 解析：答案 A。腹泻相关的休克为低血容量性休克。

◎ 概述

心肌炎在临床及病理学上被定义为病变范围主要限于心肌的炎症性疾病，由多种病原体（如病毒、细菌、立克次体、真菌、原虫等）、免疫介导（如急性风湿热、川崎病等）、结缔组织疾病继发、中毒（如药物、缺氧等）等因素引起。

在心肌炎中，病毒性心肌炎最为常见，病毒中的腺病毒、柯萨奇病毒 B 组和埃克病毒是最常见的致病因子。病毒性心肌炎细胞不仅仅是病毒复制造成的心肌损伤，还有细胞介导的免疫反应参与其中。

◎ 临床表现

心肌炎的临床表现轻重不一，部分患儿起病隐匿，以乏力、活动受限、心悸、胸痛等为主要症状，少数重症患儿则可发生心力衰竭并发严重心律失常，甚至心源性休克，死亡率较高。其中，新生儿患病常常进展迅速，可有高热、反应低下、呼吸困难、发绀等表现，伴有神经、肝、肺的并发症。

新生儿患者可有心音弱、心动过速、奔马律、气促、发绀等体征；年长儿则心律失常较为常见。

1. 病毒性心肌炎的主要病理改变是什么？

A. 非特异性心肌间质炎症　　B. 心肌间质的特异性细胞浸润

C. 心肌间质的广泛纤维化　　D. 附壁血栓形成

E. 心肌细胞坏死，遗留瘢痕

2. 急性病毒性心肌炎最常见的病原体是什么？

A. 柯萨奇病毒 B 组　　B. 埃可病毒

C. 腺病毒　　D. 风疹病毒

E. 冠状病毒

问题 1 解析：答案 A。病毒性心肌炎的机制主要为病毒感染引起心肌间质炎症细胞浸润和邻近的心肌细胞坏死、变性，有时病变亦可累及心包或心内膜。

问题 2 解析：答案 A。

◎ 辅助检查

1. 实验室检查

（1）心脏肌钙蛋白（肌钙蛋白 I 和肌钙蛋白 T）水平和心肌酶［肌酸激酶（CK）、肌酸激酶同工酶（CK-MB）］水平可能升高。儿童肌钙蛋白 I 正常值≤2 ng/mL，并经常低于检测水平。肌钙蛋白可能比心肌酶更敏感。

（2）放射性核素扫描（应用镓-67 或锝-99m 焦磷酸盐后）可以明确心肌炎的炎症和坏死的特征性改变。

（3）心内膜心肌活检可以确诊心肌炎。

2. 心电图

心电图上可见一种或多种表现：QRS 低电压、ST-T 改变、P-R 间期延长、Q-T 间期延长、T 波改变等；心律失常如期前收缩、室上性/室性心动过速、心房颤动、房室传导阻滞等。心电图缺乏特异性，应强调动态观察的重要性。

3. 超声心动图

超声心动图可提示心腔扩大、心室壁水肿增厚、左室功能及活动异常，以及心包积液、瓣膜功能异常等情况。

4. X 线检查

X 线检查主要可提示不同程度的心脏扩大。

5. 心脏核磁成像（CMR）

CMR 出现以下 3 项中至少 2 项，提示心肌炎征象：T2 加权相显示局限性或弥漫性高信号，提示心肌水肿；T1 加权相显示早期钆增强，提示心肌充血及毛细血管渗漏；T1 加权相显示至少 1 处非缺血区域分布的局限性晚期延迟钆增强，提示心肌坏死和纤维化。

下列各项检查中，哪项对诊断急性心肌炎意义较大？

A. 谷草转氨酶 **B. 乳酸脱氢酶**

C. 红细胞沉降率 **D. 肌钙蛋白**

E. 白细胞计数

问题解析：答案 D。与急性心肌炎诊断相关的血液指标，主要为心肌标志物，如 CK-MB、肌钙蛋白等，其中肌钙蛋白特异性更高。

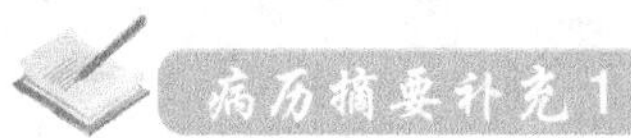

辅助检查：急诊医生开具医嘱完善相关检查，血常规示白细胞 9.3×10^9/L，中性粒细胞 58.7%，淋巴细胞 42.4%，血红蛋白 121 g/L，血小板 324×10^9/L，C 反应蛋白 7.2 mg/L；血气电解质未见明显异常；心肌酶谱结果见表 10-3-1；心电图示窦性心律，三度房室传导阻滞，逸搏心率（图 10-3-1）；超声心动图示左心室收缩力下降，射血分数（EF）、短轴缩短率（FS）下降（图 10-3-2）；头颅 CT 未见明显异常。

表 10-3-1 心肌酶谱结果

项目名称	结果	参考范围
CK-MB 酶质量测定	112. 3 ng/mL（↑）	0~4. 87 ng/mL
超敏肌钙蛋白 T	2 031. 78 pg/mL（↑）	0. 00~14. 00 pg/mL
肌红蛋白	102 ng/mL（↑）	28~72 ng/mL
NT-B 型利钠肽前体	302. 9 pg/mL（↑）	0. 0~125. 0 pg/mL

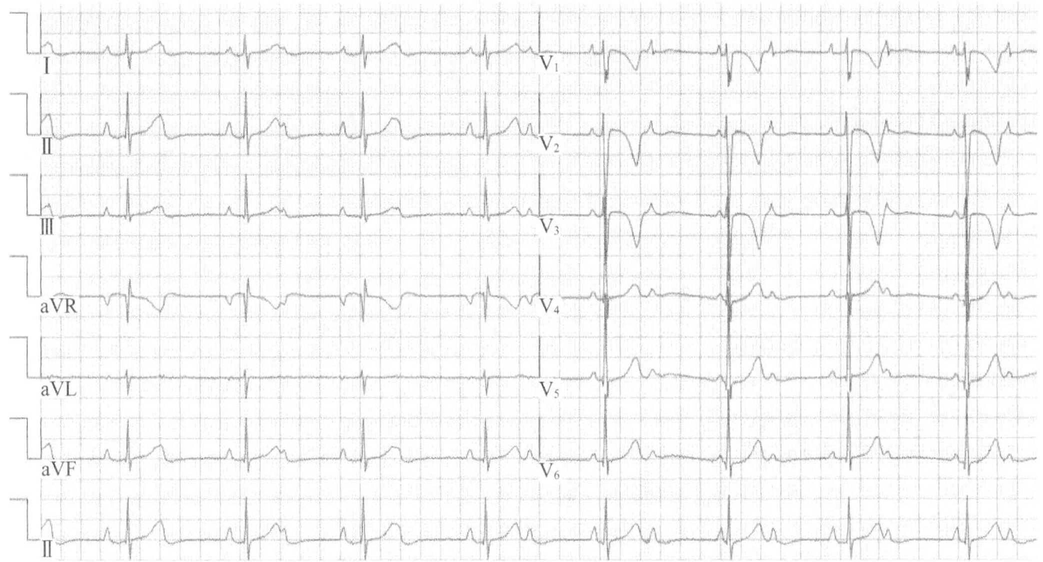

图 10-3-1 心电图

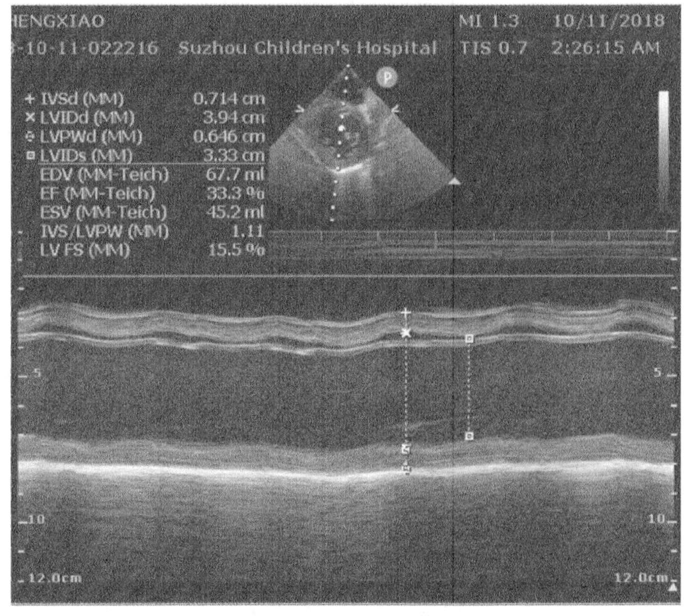

图 10-3-2 超声心动图

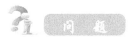

根据病情及上述检查结果，你认为目前该患儿诊断急性心肌炎的依据是否充分？请叙述理由。

问题解析：目前患儿可诊断为急性心肌炎。

参照 2018 年版儿童心肌炎诊断建议，患儿目前符合诊断标准的依据有：阿斯发作；心电图提示高度房室传导阻滞；CK-MB、肌钙蛋白显著升高；心脏超声提示心功能显

著下降，左室收缩不协调，左心室增大；心脏 MRI 暂未完善，且否认心脏相关病史，目前无继发性心脏病因素。以上 5 条依据，满足 3 条以上，故可诊断急性心肌炎。

◎ 临床表现及诊断标准

心肌炎的临床表现轻重不一，重症病例少，但往往进展迅速、危及生命；轻症者病症隐匿，甚至无临床症状，因而存在部分亚临床患者漏诊情况。此外，既往的心肌炎诊断标准虽基于大量临床数据及诊疗经验不断更新，但由于检查手段不足、没有易获得的特异性指标等情况，故临床存在一定的假阳性率。

2018 年更新的《儿童心肌炎诊断建议》首次将心脏 MRI 列入诊断标准中，以提高心肌炎诊断的特异性。

（一）心肌炎的临床诊断

1. 主要临床诊断依据

（1）心功能不全、心源性休克或心脑综合征。

（2）心脏扩大。

（3）血清心肌肌钙蛋白 I、肌钙蛋白 T 或血清 CK-MB 升高，伴动态变化。

（4）显著心电图改变（心电图或 24 小时动态心电图）：以 R 波为主的 2 个或 2 个以上主要导联（Ⅰ、Ⅱ、aVF、V_5）的 ST-T 改变持续 4 天以上伴动态变化；新近发现的窦房、房室传导阻滞，完全性右或左束支传导阻滞，窦性停搏，成联律、成对、多形性或多源性期前收缩，非房室结及房室折返引起的异位性心动过速，心房扑动、心房颤动，心室扑动、心室颤动，QRS 低电压（新生儿除外），异常 Q 波等。

（5）CMR 呈现典型心肌炎症表现。

2. 次要临床诊断依据

（1）前驱感染史，如发病前 1~3 周内有上呼吸道或胃肠道病毒感染史。

（2）胸闷、胸痛、心悸、乏力、头晕、面色苍白、面色发灰、腹痛等症状（至少 2 项），小婴儿可有拒乳、发绀、四肢凉等。

（3）血清乳酸脱氢酶、α-羟丁酸脱氢酶或天冬氨酸转氨酶升高。

（4）心电图轻度异常。

（5）抗心肌抗体阳性。

3. 诊断标准

（1）心肌炎：符合心肌炎主要临床诊断依据≥3 条，或主要临床诊断依据 2 条加次要临床诊断依据≥3 条，并排除其他疾病，可以临床诊断心肌炎。

（2）疑似心肌炎：符合心肌炎主要临床诊断依据 2 条，或主要临床诊断依据 1 条加次要临床诊断依据 2 条，或次要临床诊断依据≥3 条，并排除其他疾病，可以临床诊断疑似心肌炎。凡未达到诊断标准者，均应给予必要的治疗或随诊，根据病情变化，确诊或排除心肌炎。

（二）病毒性心肌炎的诊断标准

在符合心肌炎诊断的基础上，具备病原学确诊指标之一，可确诊为病毒性心肌炎；具备病原学参考指标之一，可临床诊断为病毒性心肌炎。

(三) 心肌炎病理学诊断标准

心肌炎病理诊断主要依据心内膜心肌活检结果：活检标本取样位置至少 3 处，病理及免疫组织化学结果示白细胞≥14 个/mm^2，包含单核细胞 4 个/mm^2 且 $CD3^+$T 淋巴细胞≥7 个/mm^2。心内膜心肌活检阳性结果可以诊断，但阴性结果不能否定诊断。

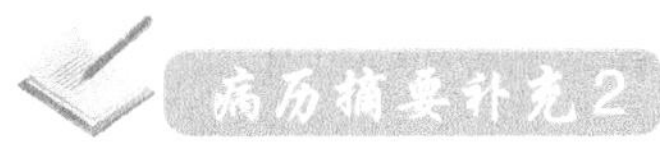

诊疗经过：该患儿为学龄期儿童，起病急，以纳差、精神差为表现，突发晕厥 1 次，查体精神差，面色苍白，心音低钝，心律不齐，四肢凉，CRT 3 秒。查心肌标志物提示 CK-MB、CK、肌钙蛋白显著升高，心电图提示高度房室传导阻滞，心脏超声可见左室活动不协调，心功能下降，故“急性心肌炎”诊断明确。且患儿起病急，发展快，病程第二天出现阿斯发作，存在急性心功能不全表现，未见继发性心脏病因素，故为“暴发性心肌炎”。

收入 ICU 后，立即予监护、吸氧、卧床、镇静，予大剂量丙种球蛋白、甲泼尼龙、磷酸肌酸、辅酶 Q_{10}、维生素 C 等治疗。入院后约 4 小时，患儿自觉胸闷胸痛不适，面苍明显，心电图提示三度房室传导阻滞，监护提示心率 40～55 次/分，血压 78/50 mmHg。经评估，立即予床边安装临时起搏器，调整起搏心率为 60 次/分；予高流量鼻导管吸氧。

◎ 急性暴发性心肌炎

急性暴发性心肌炎（acute fulminant myocarditis，AFM）是病原体直接侵犯或病理性免疫反应导致严重、广泛的心肌细胞损伤与坏死，导致心室收缩功能不全，还可同时侵犯心脏传导系统；短时间发生循环功能障碍、阿-斯综合征甚至心跳骤停的急性重症心肌炎。AFM 占急性心肌炎总数的 20%～30%，其起病急骤，病情进展迅速，如不能及时有效诊治，患者可在数小时至 4 天因严重循环衰竭死亡。其病死率为 9.8%～75%不等。

儿童 AFM 临床表现隐匿且多样，多以心外症状为首发表现，常常与其他常见疾病临床表现相似，易导致诊断延误、危及儿童生命。

AFM 的诊断须符合心肌炎诊断标准，同时还须符合以下条件：入院前有前驱感染病史，如呼吸道感染、消化道感染病史；短期内出现心功能不全或心源性休克等；排除其他继发性因素。

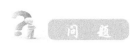

1. 以下哪些症状可为 AFM 的临床首发表现？

A. 呼吸困难、胸闷或胸痛　　B. 急性心功能不全
C. 恶心、呕吐、腹痛　　D. 头痛头晕、晕厥抽搐
E. 少尿、无尿

2. 下列哪项不是 AFM 的诊断依据？

A. 有前驱病毒感染史　　B. 短时间内发生严重心功能不全
C. 有心肌损害的直接证据　　D. 有心肌病病史

问题 1 解析：答案 ABCDE。AFM 常伴发急性心功能不全、心脏传导功能异常，出现脏器供血不足、甚至休克表现，故多系统均可受累。

问题 2 解析：答案 D。心肌病病史为心肌炎的排除依据。

◎ 治疗

（1）急性期：卧床休息，限制活动，减轻心脏负荷；吸氧支持；营养支持。

（2）充血性心功能不全的治疗：速效利尿剂；正性肌力药物；大剂量免疫球蛋白（2 g/kg）；糖皮质激素目前对心肌炎的治疗效果不明确，但对于心肌炎合并心源性休克、致死性心律失常（三度房室传导阻滞、室性心动过速等），建议足量、早期应用；抗心律失常治疗。

（3）生命支持治疗：生命支持治疗是 AFM 各种治疗措施中的重中之重，通过生命支持使心脏得到休息，在系统治疗情况下恢复心脏功能。主要包括循环支持、呼吸支持和肾脏支持。

① 循环支持：对于心动过缓、血流动力学障碍的患者，首先考虑植入临时起搏器。对于血流动力学不稳定的 AFM 患者，推荐尽早使用 ECMO 进行治疗。

② 呼吸支持：AFM 患者如存在呼吸功能障碍，均推荐尽早给予呼吸支持。常用无创呼吸机辅助通气和气道插管人工机械通气两种方式。

③ 肾脏支持：血液净化及连续肾脏替代治疗。

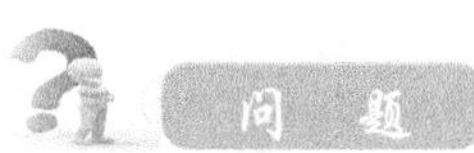

心肌炎患儿在下列哪种情况下可使用糖皮质激素？

A. ST-T 改变　　B. 病理性 Q 波

C. 红细胞沉降率加快　　D. 三度房室传导阻滞

E. 胸痛、胸闷

问题解析：答案 D。心肌炎合并恶性传导阻滞的情况，建议糖皮质激素治疗。

第四节　川崎病

学习目标

1. 了解川崎病的流行病学。
2. 掌握川崎病的临床表现。
3. 掌握川崎病的治疗。
4. 了解川崎病的心脏损害表现及处理。

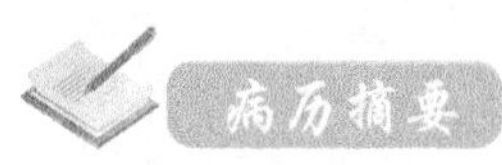

临床特点：患儿，女，1 岁 2 月，因“发热 6 天伴皮疹、眼红”入院。患儿 6 天前

无明显诱因出现发热，热峰高达 39.6 ℃，予布洛芬口服后热可退，5～6 小时即反复，偶有单声咳嗽，无流涕，无呕吐、腹泻，无抽搐、意识障碍，家属予“感冒药”口服。4 天前，患儿躯干出现红色皮疹，无搔抓，无破溃，仍有反复发热，同时热歇缩短，3～4 小时即反复，遂来我院门诊就诊，完善血常规示白细胞 13.2×10^9/L、中性粒细胞 72.1%、淋巴细胞 23.9%、血红蛋白 112 g/L、血小板 219×10^9/L、C 反应蛋白 24.2 mg/L,考虑“细菌性感染、毒素疹（?）”，予“头孢克洛”等口服。至今日，患儿发热情况较前无好转，伴有哭闹、稍烦躁，皮疹渐增多，同时出现眼红，无畏光流泪，无异常分泌物，今再来就诊，复查血常规示白细胞 22.1×10^9/L、中性粒细胞 80.3%、淋巴细胞 18.2%、血红蛋白 108 g/L、血小板 331×10^9/L、C 反应蛋白 132.1 mg/L，门诊医生收住入院进一步诊治。病程中，患儿精神尚可，易哭闹，食纳欠佳，睡眠不稳，大小便未见明显异常。

个人史、既往史、家族史：无特殊。

查体：体温 38.9 ℃，神志清，哭闹烦躁，热性面容，前囟未闭，约 0.8 cm × 0.8 cm，触之平软，躯干、四肢可见红色斑丘疹，部分融合成片，无搔抓，无破溃，左手卡介苗接种处呈充血表现，范围约 0.8 cm，无渗出、破溃，眼结膜充血，未见分泌物，口唇稍红，不显著，无干裂破溃，未见杨梅舌，口腔黏膜稍充血，咽红不显著，双侧颈部淋巴结肿大，约蚕豆大小，触之患儿无明显哭闹，活动度良好，表面无发红、破溃、瘘管等，双肺呼吸音粗，未闻及明显杂音，心律齐，心音中等，未闻及杂音，腹软，肝、脾未触及肿大，四肢暖，无明显硬肿或肢端脱皮，肛周红，少许脱屑。生理反射存在，病理反射未引出。

初步诊断：川崎病（未确诊）。

接诊医师对患儿做出初步诊断为川崎病（未确诊），请回答不能确诊川崎病的原因。

问题解析：首先，川崎病的诊断涉及 6 条临床症状及心脏表现，患儿目前阳性表现为发热、皮疹、眼红、淋巴结肿大。目前有 4 条表现，伴有口唇稍红，但不显著。其次，川崎病的诊断需要进一步排除其他疾病。故目前诊断依据不足。

◎ 概述

川崎病（Kawasaki disease，KD）是一种病因不明的急性自限性血管炎，主要累及中小动脉。本病呈散发或小流行，四季均可发病，以婴幼儿多见，其中 5 岁以下亚裔儿童多见。我国流行病学调查表明，2000—2004 年北京 5 岁以下儿童发病率为 49.4/10 万；发病年龄 5 岁以下者占 87.4%，男女发病比例为 1.83∶1。尽管目前使用大剂量人免疫球蛋白治疗川崎病已广泛推行，但我国川崎病急性期冠状动脉病变（coronary artery lesion，CAL）的发生率仍然高达 15.9%，冠状动脉瘤（coronary artery aneurysm，CAA）的发生率为 1.8%。相关研究表明，CAA 瘤体大小、持续时间与远期预后密切相关，其中以巨大冠状动脉瘤（giant coronary artery aneurysm，GCAA）预后最差，其管腔内血栓形成或内膜增厚可导致冠状动脉狭窄，造成心肌缺血、梗死，严重者可猝死。

◎ **发病机制**

川崎病目前病因不明，流行病学资料提示多种病原（如立克次体、葡萄球菌、链球菌、反转录病毒、支原体）感染等可能与川崎病的发病相关。

在血管病理方面，发热后病程前 10 天，发生全身广泛性微血管炎症，易累及冠状动脉。而髂动脉、股动脉、腋动脉和肾动脉等动脉较少受累。急性期患者可发生冠状动脉病变，并持续 1~3 周。最常见于冠状动脉主干的近段，可呈局部扩张、梭形、囊形、圆柱状或串珠状外观。同时急性期还可见全心炎，如房室传导系统炎症（可造成房室传导阻滞）、心肌炎（急性、慢性心功能不全）、心包炎（心包积液）和心内膜炎（主动脉瓣和二尖瓣受累）等情况。

晚期病变（40 天后）可见冠状动脉病变愈合、纤维化，伴瘤后段管腔血栓形成及狭窄和陈旧性心肌梗死形成的心肌纤维化。存在冠状动脉血栓形成时，可见血小板计数升高。

1. 川崎病本质上是什么？

A. 急性过敏性血管炎症　　B. 免疫机制介导的急性血管炎

C. 感染性血管炎　　D. 物理因素介导的血管炎

E. 婴儿型结节性多动脉炎

2. 川崎病是一种急性全身性血管炎症性疾病，其最常受累且严重的血管是哪一类血管？

A. 大动脉　　B. 小动脉　　C. 毛细血管　　D. 中动脉

E. 大静脉

问题 1 解析：答案 B。

问题 2 解析：答案 D。川崎病主要累及中小动脉，其中最常受累且影响预后的为中动脉（冠状动脉）。

◎ **临床表现**

该病的临床病程可分为 3 期：急性期、亚急性期和恢复期。

1. 急性期（病程 0~10 天）

（1）主要表现：涉及川崎病诊断的 6 个主要临床特点主要存在于急性期。新版川崎病指南重新修正了川崎病主要临床特征的定义。

① 发热：不再强调发热 5 天及以上。

② 皮疹：卡介苗接种处发红纳入皮疹表现（图 10-4-1 A）。

③ 双侧球结膜充血（图 10-4-1 B）。

④ 口唇及口腔的变化：唇红，草莓舌，口咽部黏膜弥漫性充血（图 10-4-1 C）。

⑤ 四肢末梢改变：急性期手足发红、肿胀，恢复期甲周脱皮（图 10-4-1 D、E）。

⑥ 非化脓性颈部淋巴结肿大。

以上6条主要特征中，满足5条及以上，或符合4条的同时合并冠状动脉异常，在排除其他发热性疾病后，即可诊断完全性川崎病（complete Kawasaki disease，cKD）；符合3条临床特征，且发现冠状动脉扩张，排除其他发热性疾病，可诊断为不完全性川崎病（incomplete Kawasaki disease，iKD）。

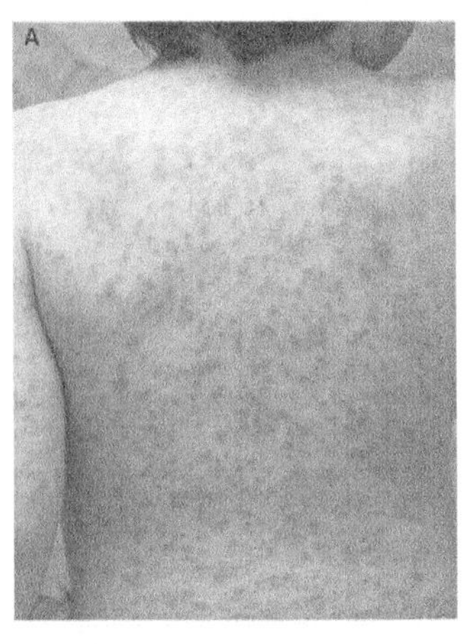
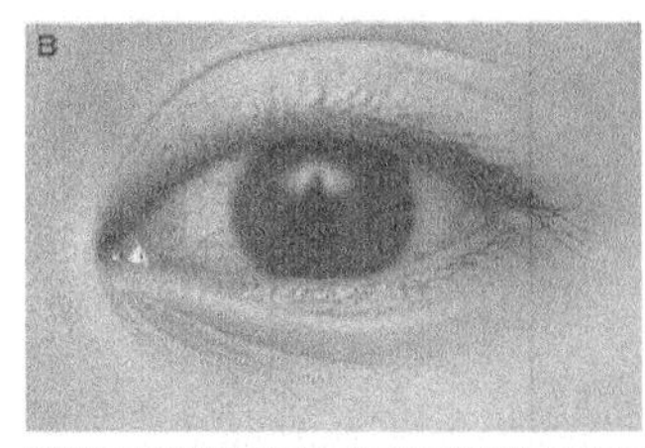
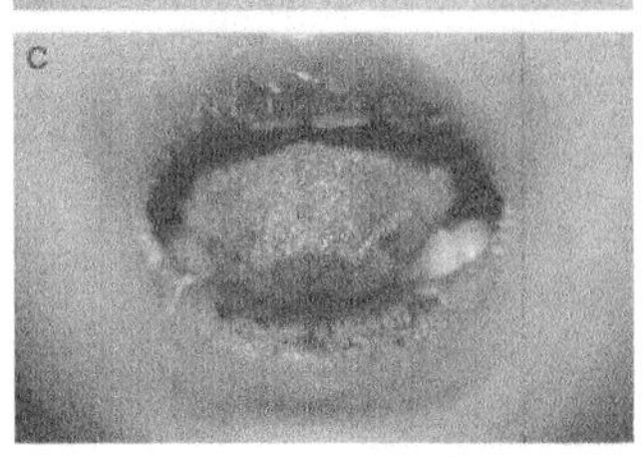
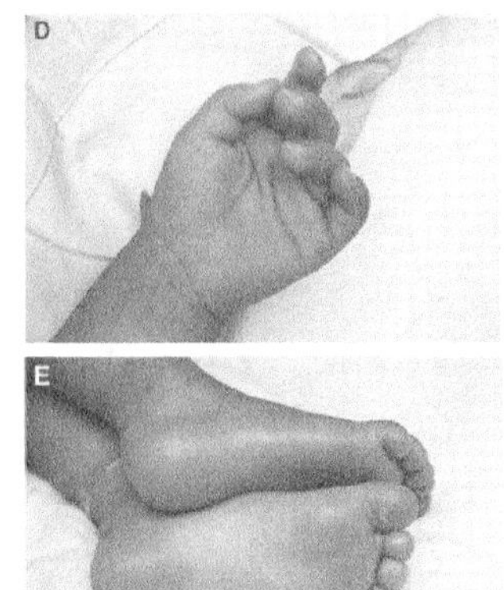

A：皮疹（斑丘疹、弥漫性红斑、多型红斑）；B：结膜改变（双侧对称，无渗出物）；C：口唇变化（口唇红、皲裂，草莓舌，口腔黏膜充血）；D、E：手足掌跖红斑、肿胀，后期可见指（趾）端膜状脱皮。

图10-4-1 川崎病临床特征

川崎病的心脏表现，除冠状动脉受累外，还可涉及心包脏层、心肌、心内膜、瓣膜等，可有如下几种或全部表现：

① 心动过速、奔马律和（或）其他心力衰竭体征。

② 伴心脏增大的左心室功能不全（心肌炎）。

③ 心包积液。

④ 二尖瓣反流杂音。

⑤ 可有心律失常、P-R间期延长、非特异性ST-T改变。肢体导联或心前区导联的异常Q波（宽而深）的心肌梗死表现。

（2）其他表现：除以上主要特点外，川崎病急性期常见其他系统受累。

① 骨骼肌系统：主要为关节炎或关节痛，大小关节均可受累。

② 泌尿生殖系统：无菌性脓尿。

③ 胃肠道系统：腹痛、腹泻、肝功能不全、胆囊积水、黄疸。

④ 中枢神经系统：易激惹、昏睡或半昏迷，无菌性脑膜炎不少见。

2. 亚急性期（病程11~25天）

① 手指或足趾尖具有特征性的脱皮，成膜状脱皮。

② 皮疹、发热或淋巴结肿大消失或显著好转。

③ 出现明显的心血管改变，包括冠状动脉瘤、心包积液、充血性心力衰竭和心肌梗死。

④ 血小板增多，发病2周或更晚时期达到高峰。

3. 恢复期

该期持续至红细胞沉降率、血小板计数恢复至正常。

问题

1. 川崎病的主要临床表现（诊断依据）不包括以下哪项？

A. 高热　　B. 双眼球结合膜充血伴伪膜形成

C. 草莓舌　　D. 恢复期指（趾）端膜状脱皮

E. 颈部淋巴结肿大

2. 以下哪项不是川崎病的临床表现？

A. 血尿、蛋白尿　　B. 肝大、黄疸、腹泻

C. 无菌性脑膜炎　　D. 关节炎或关节痛

E. 激惹、烦躁、抽搐

问题1解析：答案B。川崎病的眼红表现为球结膜充血，但不伴有分泌物、伪膜等。

问题2解析：答案A。川崎病的临床表现多种多样，可累及四肢关节、胃肠道、肝胆系统、神经系统等，累及泌尿系统的主要表现为无菌性脓尿。

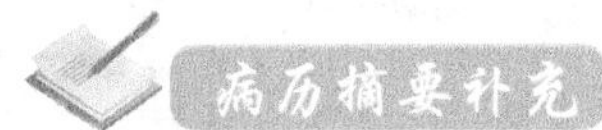

辅助检查：尿常规示白细胞79.3/μL、白细胞酯酶（+）、pH 5、酮体（++）、黏液37.73/μL，尿蛋白阴性，红细胞阴性；粪常规未见异常，隐血阴性；红细胞沉降率43 mm/h；血片分类示淋巴细胞10%、中性粒细胞84%；血气电解质基本在正常范围内；心肌三项（CK、CK-MB、肌红蛋白）阴性；生化全套示肝肾功能在正常范围内，前白蛋白97 mg/L；凝血常规示D-二聚体2 960 μg/L、活化部分凝血活酶时间50.2秒、凝血酶时间13.9秒、凝血酶原时间15.7秒、纤维蛋白原6.06 g/L；降钙素原阴性；血肺炎支原体IgG阳性（+）>300 AU/mL、肺炎支原体IgM阴性（-）0.47 COL；ASO阴性；淋巴细胞亚群，$CD3^+CD4^+$计数215.58个/μL、$CD3^+CD8^+$计数86.96个/μL、$CD3^+$计数319.09个/μL、$CD3^-CD19^+$计数84.59个/μL、$CD4^+/CD8^+$ 2.5个/μL、NK计数42.93个/μL、淋巴细胞计数451个/μL；生化全套示C反应蛋白146.68 mg/L。

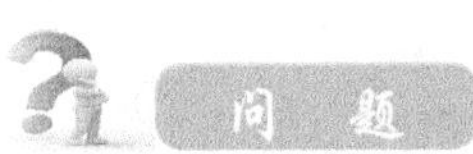

本病例中，为进一步确诊川崎病，需要进一步完善的检查为（　　）。

A. 十二通道心电图　　B. 超声心动图

C. 心血管造影　　D. CMR

E. 心肌标志物

问题解析：答案B。题干选项均为川崎病相关检查，为进一步确诊，需明确冠状动脉情况，故首选超声心动图。

◎ 辅助检查

1. 实验室检查

实验室检查无法为川崎病提供确诊性依据，但可以在急性期为该病诊断及鉴别诊断提供支持。

（1）外周血白细胞增高，以中性粒细胞为主，伴核左移；轻度贫血，血小板早期正常，2~3 周时逐渐升高，恢复期逐渐下降。

（2）急性期炎症反应指标如 C 反应蛋白、红细胞沉降率等可见升高。

（3）血浆纤维蛋白原可见升高。其他可见肝功能指标异常，白蛋白下降，电解质紊乱（如血钠下降），血清 IgG、IgM、IgA 等升高。

（4）尿常规可见脓尿表现（无相符的临床尿路感染表现）。

（5）脑脊液检测无异常或白细胞、蛋白轻度升高。

2. 心电图

心电图表现不具特异性，与心血管受累表现一致，如心律失常、P-R 间期延长、非特异性 ST-T 改变等。

3. 超声心动图

急性期超声检查的主要目的是检测有无冠状动脉瘤和其他心功能不全表现。发病 10 天内极少发生冠状动脉瘤。该时期其他超声表现可提示心脏受累，常见的表现有：血管周围发亮、扩张，血管缺少正常的细末端，可能提示冠状动脉炎（在动脉瘤形成前）；左心室收缩功能降低伴内径扩大；轻度二尖瓣反流；心包积液。

亚急性期及恢复期可见好转、持续或继续进展的冠状动脉扩张，呈梭形、瘤样表现等，甚至可见冠状动脉狭窄、瘤内血栓形成等。一般冠状动脉扩张直径>4 mm 定义为冠状动脉瘤，≥8 mm 为巨大冠状动脉瘤。超声心动图下典型冠状动脉异常如图 10-4-2、图 10-4-3、图 10-4-4 所示。

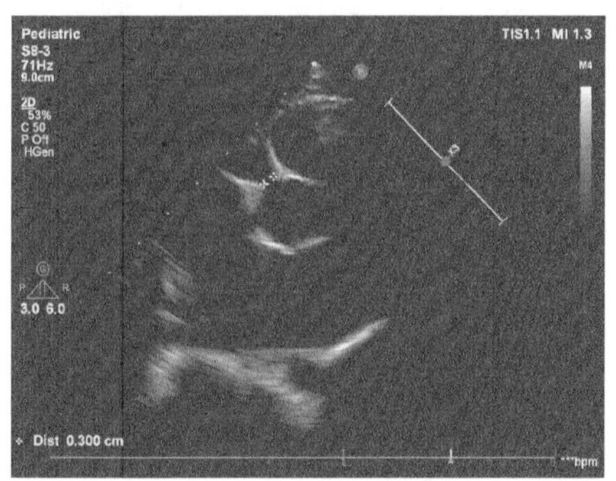

图 10-4-2　右侧冠状动脉开口

因存在人群种族、生活习性等差异，目前指南强烈推荐使用 *Z* 值对冠状动脉进行评估。推荐 *Z* 值评估冠状动脉病变标准为：

（1）无病变：*Z* 值始终<2。

（2）仅冠状动脉扩张：2≤*Z* 值<2.5；或最初 *Z* 值<2，随访期间 *Z* 值下降>1。

（3）小型冠状动脉瘤：2.5≤*Z* 值<5。

（4）中型冠状动脉瘤：5≤*Z* 值<10，或绝对值内径<8 mm。

（5）巨大冠状动脉瘤：*Z* 值≥10，或绝对值内径≥8 mm。且将 *Z* 值≥2.5 定义为长期显著冠状动脉病变（后遗症）。

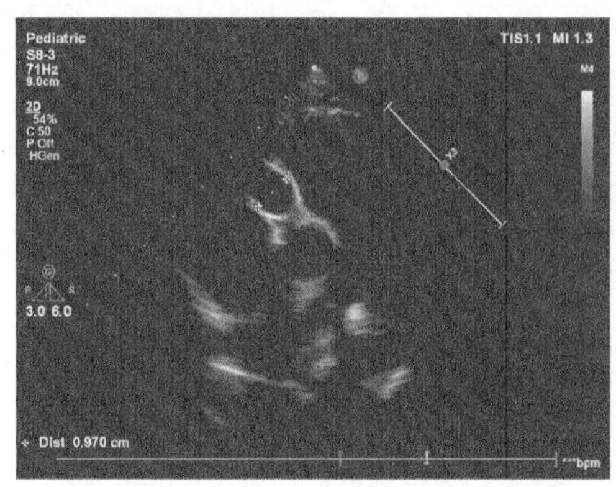

图 10-4-3 右侧冠状动脉瘤样扩张

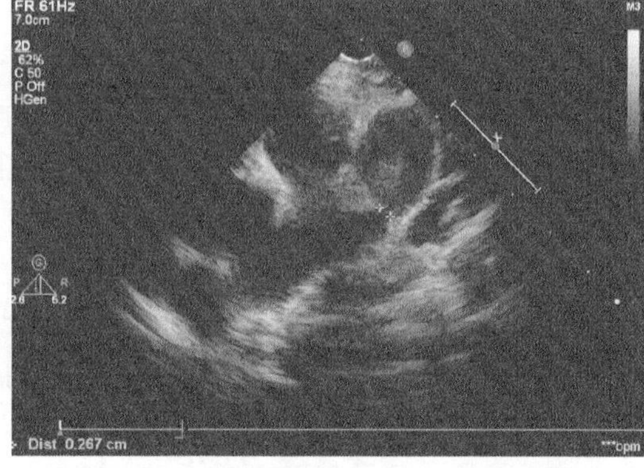

图 10-4-4 冠状动脉瘤样、串珠样扩张

4. 冠状动脉造影

冠状动脉造影是侵入性影像学检查，可以对冠状动脉管腔进行详细的图像评估，是评估冠状动脉狭窄程度、预后预测和治疗指征的“金标准”。目前，随着冠状动脉 MRI 和冠状动脉 CT 等非侵入性成像技术的发展，近年来川崎病后冠状动脉疾病确诊和随访所需的检查数量有所下降。

5. 其他方法

心肌灌注成像、计算机断层血管造影（CTA）（图 10-4-5、图 10-4-6）和 MRI 已被广泛用于检测和诊断心血管后遗症，特别是在年龄较大的儿童中应用较广。

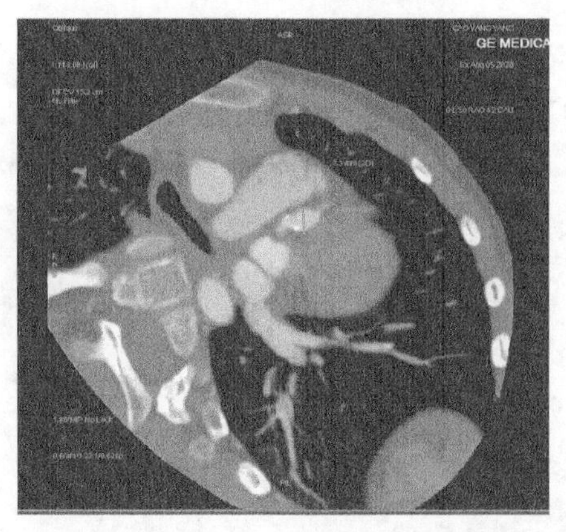

图 10-4-5 CTA 成像显示局部冠状动脉扩张呈瘤样

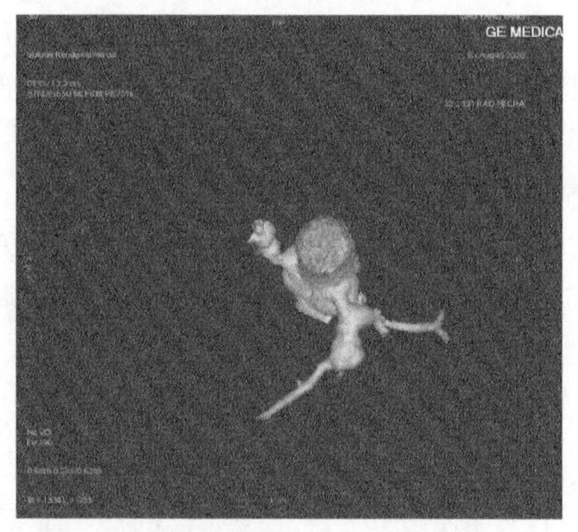

图 10-4-6 冠状动脉 CTA 重建（局部）

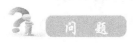

1 岁男孩，确诊川崎病后出院，2 个月后猝死于家中。死前无明显诱因，其死因可能为（　　）。

A. 脑出血　　B. 冠状动脉瘤破裂

C. 脑栓塞　　D. 心肌炎

E. 心包炎

问题解析：答案 B。病例为川崎病患儿，与川崎病预后密切相关的并发症为冠状动

脉病变，且可在亚急性期、恢复期继续进展。心肌炎、心包炎等常发生在急性期、亚急性期，经积极治疗后好转。脑出血、脑栓塞与川崎病相关性低。

◎ 鉴别诊断

川崎病临床表现不具特异性，且常常累及多系统，故其鉴别诊断非常重要。在临床中，必须利用临床表现、病情变化及实验室辅助检查等，排除具有相似表现的疾病。麻疹和A组β溶血性链球菌感染与川崎病最相似。川崎病儿童极易激惹（经常无法抚慰）。另外，川崎病儿童不太可能发生渗出性结膜炎、咽炎、全身性淋巴结病或散在的口腔病变，更可能出现会阴区皮疹。其他与川崎病相似的疾病，如败血症、中枢感染、病毒性皮疹、药物反应，也需要鉴别。

◎ 治疗

川崎病治疗的目标是减轻冠状动脉和心肌的炎症反应，通过抑制血小板聚集防止血栓形成。

（1）丙种球蛋白可显著降低冠状动脉病变的发生率。发病10天内给予大剂量丙种球蛋白（2 g/kg）单次静脉滴注（10~12小时输注完毕）。

（2）急性期给予大剂量阿司匹林［30~50 mg/(kg·d)］起抗炎作用；临床症状好转，炎性指标恢复正常后，改小剂量口服［3~5 mg/(kg·d)］抗血小板、降低血栓风险。

（3）早期研究提示，在应用IVIG前，应用皮质醇激素可能导致冠状动脉瘤发生率升高，也有报道表明，皮质醇激素可缩短热程，降低冠状动脉瘤发生率。目前激素在川崎病早期的应用暂无定论。

（4）其他治疗：对于阿司匹林过敏或有出血反应的病例，可应用氯吡格雷替代治疗；同时双嘧达莫也可用于抗血小板治疗。对症支持治疗，如液体补充、保心、保肝、纠正心功能不全、心律失常的对症治疗等。对于严重的冠状动脉扩张（Z 值>10），需要进行抗凝治疗，一般应用预防量的肝素、华法林等药物，需要监测血小板、凝血功能等指标。出现血栓、冠状动脉阻塞等情况时，需要给予相应的抗凝治疗，甚至冠状动脉搭桥手术。

（5）IVIG非敏感型川崎病的治疗：首剂IVIG后36小时仍发热（体温>38 ℃）者，需考虑IVIG非敏感型川崎病。

① 再次应用足量IVIG（2 g/kg），可有效预防冠状动脉损伤。

② 糖皮质激素联合阿司匹林治疗。

针对IVIG非敏感型川崎病，可以在IVIG使用基础上，使用糖皮质激素联合阿司匹林，有利于缓解疾病炎症状态，改善预后。

◎ 预后

川崎病为自限性疾病，多数预后良好，复发率为1%~2%。未经有效治疗的患儿有10%~20%发生冠状动脉病变，应长期密切随访，每6~12个月1次。冠状动脉扩张或冠状动脉瘤大多于病后2年内逐渐缓解，但常遗留管壁增厚和弹性减弱等功能异常。巨大冠状动脉瘤常不易完全消失，可致血栓形成或管腔狭窄，需要外科手术介入。

问题

1. 有关川崎病的治疗，以下哪项是错误的？

A. 合理的抗生素治疗 B. 对有心肌损害者给予 ATP、辅酶 Q_{10}

C. 注意休息，供给足够水分和营养 D. 早期大剂量阿司匹林口服

E. 大剂量丙种球蛋白滴注

2. 下列哪一项不是应用激素的指征？

A. 过敏性紫癜有腹痛和关节症状 B. 风湿性心脏炎

C. SLE D. 类风湿病伴心包炎

E. 川崎病合并冠状动脉瘤

3. 请你为本例患儿制订全面的治疗计划。

问题 1 解析：答案 A。川崎病为免疫介导的中小血管炎症，为非感染性疾病。已明确的川崎病病例接受抗感染治疗不合理。

问题 2 解析：答案 E。川崎病合并冠状动脉瘤非激素应用指征，川崎病涉及激素治疗指征的情况为 IVIG 不敏感型川崎病。

问题 3 解析：

① 一般治疗，包括休息，注意安抚，适当补充液体。

② 明确川崎病后，给予 IVIG 2 g/kg，单次输注（10~12 小时）；大剂量阿司匹林 30~50 mg/(kg · d)，分次口服。根据其他系统累及情况，适当给予护心、保肝等治疗。

③ 体温平稳48~72 小时，复查 C 反应蛋白、白细胞、中性粒细胞等炎症指标恢复至正常，可改阿司匹林为小剂量，3~5 mg/(kg · d) 口服。

第十一章　血液科

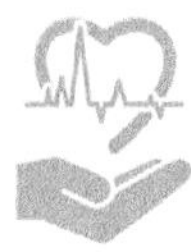

第一节　免疫性血小板减少性紫癜

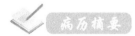

学习目标

1. 了解免疫性血小板减少性紫癜的定义。
2. 了解免疫性血小板减少性紫癜的发病机制。
3. 掌握免疫性血小板减少性紫癜的临床表现。
4. 掌握免疫性血小板减少性紫癜的诊断。
5. 掌握免疫性血小板减少性紫癜的一般治疗原则及一线治疗方案。

病历摘要

临床特点：患儿，男，3月龄，因“皮肤出血点1天”入院。患儿入院当天早晨被发现皮肤出血点，来我院门诊，血常规示血小板 20×10^9/L。门诊拟“血小板减少症”收住院。病程中无发热，无咳嗽，无呕吐腹泻，否认躯体受到外力压迫。患儿1周前曾接种百白破、脊髓灰质炎疫苗。

既往史、个人史、家族史：无特殊。

查体：体温36.4 ℃，呼吸28次/分，脉搏132次/分，身高60 cm，体重6.3 kg。神志清，精神可，前囟门平软，瞳孔对光反射存在，面部、躯干及四肢皮肤散在多发针尖样出血点，压之不褪色。咽无充血，口腔黏膜未见出血点。呼吸平稳，未闻及啰音，心音中等，心律齐。腹软，肝脾无肿大，四肢末梢暖。

问　题

1. 请小结一下病情特点，并做出初步诊断。

2. 血小板减少有多种原因，包括哪些？免疫性血小板减少性紫癜属于哪种原因？

问题1解析：患儿发病前1周曾接种疫苗，可能为诱发因素；主要临床表现为皮肤出血点，血常规示血小板明显减少，提示为出血性疾病。出血性疾病与血小板、凝血系统及血管、外伤等因素相关，结合患儿特点，首先考虑血小板减少导致出血，可初步诊断为免疫性血小板减少性紫癜。

问题2解析：血小板产生于骨髓等处的巨核细胞，分布于外周血及脾脏等脏器。各

种原因导致的血小板无法正常产生及血小板破坏过多（免疫性、机械性、毒素作用等），均可导致血小板减少。有两种特殊情况可导致体内血小板并未减少，但仪器检测血小板水平下降。一种是血小板分布不均，较多的血小板分布于脾脏等，外周血分布则减少；另一种是检测时抗凝剂等因素导致仪器未能正确检测出实际的血小板水平。免疫性血小板减少性紫癜属于免疫因素（自身抗体作用）导致的血小板减少，同时也伴有巨核细胞生成血小板不足。

◎ 概述

原发性免疫性血小板减少性紫癜（immune thrombocytopenic purpura，ITP），曾称为特发性免疫性血小板减少性紫癜（idiopathic thrombocytopenic purpura，ITP），是儿童期最常见的出血性疾病，发病率为（4~5）/10 万。儿童 ITP 为良性自限性疾病，多于感染或疫苗接种数天或数周后发生。

◎ 发病机制

1. 血小板抗体

ITP 的发病机制与血小板特异性自身抗体有关。约 75%的 ITP 病人可检出血小板相关性自身抗体，其免疫球蛋白类型多为 IgG 或 IgA 型，少数为 IgM 型。这类抗体通过 Fab 片段与血小板膜糖蛋白结合。与血小板自身抗体结合的血小板膜糖蛋白抗原多为 GPⅡb/Ⅲa 或 GPⅠb/Ⅸ，少数情况下，血小板自身抗体也可与 GPⅣ和Ⅰa/Ⅱb 结合。结合了自身抗体的血小板因为与单核-巨噬细胞表面的 Fc 受体结合，而易被吞噬破坏。另外，生成血小板的巨核细胞与血小板有共同抗原性，抗血小板抗体同样作用于巨核细胞，抑制巨核细胞的分化、成熟，使血小板进一步减少。

2. 血小板生存期缩短

健康人血小板寿命为 7~10 天，用^{51}Cr 或^{111}In 标记 ITP 病人血小板，测定血小板体内生存期，结果显示血小板生存期明显缩短，为数小时至 1~2 天。脾脏在 ITP 的发病中扮演重要角色：脾脏是产生抗血小板抗体的脏器；巨噬细胞介导的血小板破坏主要发生于脾脏。大部分接受脾切除的 ITP 患者，血小板计数在切脾后快速上升，证实了血小板在髓外破坏增加是 ITP 血小板数量减少的主要原因。

3. 其他

研究发现，细胞免疫等因素也参与了 ITP 的发病，如 T 淋巴细胞能诱导巨核细胞凋亡，Th1/Th2 平衡漂移参与了 ITP 的慢性过程。

◎ 临床表现

1. 起病情况

ITP 起病突然，患儿大多在发病前 1~3 周有感染史，包括病毒性上呼吸道感染、风疹、水痘、麻疹病毒或 EB 病毒感染等，也可见于接种疫苗后。

2. 出血症状

以自发性皮肤和黏膜出血为突出表现，多为针尖样皮内、皮下出血点，少数为瘀斑、血肿，通常分布不均，四肢、易碰撞处相对多见。黏膜出血包括鼻出血、牙龈出血、口腔黏膜出血等，青春期女孩可表现为月经过多。严重的血小板减少可致消化道出血、血尿，甚至颅内出血，可危及生命，但颅内出血发生率<1%。ITP 病情多为自限性，一般 1~6 个月内约 80%的病例可自行缓解，慢性型 ITP 呈反复发作过程，自发性缓解少见，即使缓解也不完全，每次发作可持续数周或数月，甚至迁延多年。部分患儿病程中无任何出血表现。

3. 其他表现

除非有大量出血，否则一般不伴有贫血；ITP 病人无脾大，这是有助于诊断的重要阴性体征，脾大常提示另一类疾病或继发性免疫性血小板减少症。

◎ 实验室检查

1. 血象

外周血血小板数目<100×10^9/L，急性发作期血小板计数常<20×10^9/L，甚至<10×10^9/L，慢性型常为（30~80）×10^9/L。红细胞计数一般正常，失血较多时可伴贫血，通常为正细胞性，白细胞计数与分类正常。

2. 止血和血液凝固试验

出血时间延长，血块退缩不良，束臂试验阳性见于 ITP；而凝血及纤溶机制检查正常。

3. 骨髓

骨髓巨核细胞数目增多或正常；形态上表现为体积增大，可呈单核、胞浆量少、缺乏颗粒等成熟障碍改变。红系和粒系通常正常。对于具有典型临床特点且无须激素治疗者，骨髓检查不作为常规检查项目，但在应用激素治疗前，特别是对于临床特征不典型，或治疗效果不佳者，需进行骨髓检查。

4. 血小板抗体

主要是 PA IgG 增高，但此项检查特异性低，其他免疫性疾病患儿该指标也可增高。目前更关注抗血小板糖蛋白特异性自身抗体，包括抗 GPⅡb/Ⅲa、Ⅰb/Ⅸ、Ⅰa/Ⅱa、Ⅴ、Ⅳ抗体等，对 ITP 诊断有较高的特异性，可对复杂疑难病例的诊断提供帮助，但其敏感性偏低。检测方法包括改良单克隆抗体特异性血小板抗原固定术（MAIPA）、流式微球技术等，可在具备条件的中心开展。

◎ 诊断和鉴别诊断

ITP 的诊断除了结合疾病自身特点外，仍以排除诊断法为主。其诊断要点如下：

（1）至少 2 次血常规检查显示血小板计数减少，血细胞形态无异常。

（2）脾脏一般不增大。

（3）骨髓象巨核细胞数增多或正常，伴成熟障碍。

（4）须排除其他继发性血小板减少症，如自身免疫性疾病、甲状腺疾病、药物诱导的血小板减少、同种免疫性血小板减少、淋巴系统增殖性疾病、骨髓增生异常（再生障碍性贫血和骨髓增生异常综合征）、恶性血液病、慢性肝病脾功能亢进、血小板消耗性减少、感染等所致的继发性血小板减少、假性血小板减少、包括获得性和遗传性血栓性血小板减少性紫癜在内的微血管病性溶血性贫血疾病以及遗传性血小板减少等。

注：对于治疗效果不佳，呈现慢性、难治性（免疫性）血小板减少过程的患儿，

建议定期评估，尽量寻找引起免疫异常的原因，再根据结果和临床治疗反应开展个体化的进一步治疗。

ITP 的鉴别诊断需要考虑以下情况：

（1）假性血小板减少：指因实验技术等原因造成的全血细胞计数仪检测结果低于实际正常值。最常见的原因为乙二胺四乙酸（EDTA）依赖性，少数与血小板冷凝集素或冷凝蛋白有关。EDTA 是全血细胞计数的抗凝剂。一个无出血症状的人如偶然发现血小板计数极低，应想到 EDTA 依赖性假性血小板减少的可能。

（2）生成不良性血小板减少：白血病、骨髓增生异常综合征、再生障碍性贫血等，可致骨髓巨核细胞生成血小板减少。与 ITP 明显不同的是，此类疾病免疫治疗效果不佳，但输血小板短期效果明显。

（3）先天性血小板减少：如 Wiscott-Aldrich 综合征、灰色血小板综合征、MYH9 相关疾病等，为先天因素导致的血小板生成减少，基因检测有助于诊断该类疾病。

（4）血小板破坏过多：如巨大血管瘤、DIC、血栓性血小板减少、某些类型血管性血友病等。感染性疾病如 HIV、HBV、HCV、CMV 感染，以及某些药物，均可致血小板破坏过多，血小板计数下降。

（5）分布异常性血小板减少：脾大时，血小板分布发生改变，更多被脾脏“扣留”，导致外周血小板减少。大量输血、输液时，也可发生稀释性血小板减少。

（6）继发于其他免疫性疾病的血小板减少：如 SLE、抗凝脂综合征等。除血小板减少外，还有其他脏器、组织受免疫攻击的表现，实验室检查发现除血小板抗体外，还存在针对其他组织的自身抗体。

◎ 疾病的分期、分类

（1）新诊断的 ITP：指确诊后 3 个月以内的 ITP。

（2）持续性 ITP：指确诊后 3~12 个月血小板持续减少的 ITP，包括没有自发缓解的患儿和（或）停止治疗后不能维持完全缓解的患儿。

（3）慢性 ITP：指血小板减少持续超过 12 个月的 ITP。

（4）重症 ITP：指血小板 $<10\times10^9$/L，且就诊时存在需要治疗的出血症状或常规治疗中发生了新的出血症状，且需要用其他升高血小板药物治疗或增加现有治疗药物剂量的 ITP。

（5）难治性 ITP：指同时满足以下三个条件的患者。

① 脾切除后无效或者复发。

② 仍需要治疗以降低出血的危险。

③ 排除了其他引起血小板减少症的原因，确诊为 ITP。

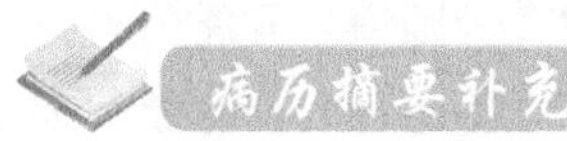

辅助检查：血常规示血红蛋白 111 g/L，红细胞 4.04×10^{12}/L，白细胞 11.76×10^9/L，中性粒细胞 1.51×10^9/L，淋巴细胞 9.13×10^9/L，血小板 12×10^9/L；腹部 B 超示肝脾无肿大；凝血常规无异常；血生化、自身抗体初筛、EB 病毒/CMV/VB19 病毒拷贝数等检查

均无异常；骨髓形态示骨髓有核细胞增生活跃，全片巨核细胞大于100只，以颗粒巨核细胞为主；血小板中小簇状尚可见，大簇状偶见。

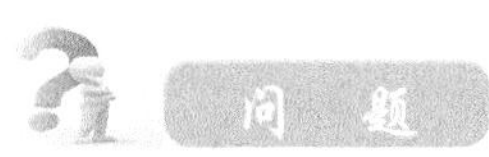

1. 根据症状、体征以及目前所掌握的实验室检查结果，该患儿能否确诊为ITP?

2. 自身免疫性溶血性贫血的诊断，对于针对红细胞的自身抗体的检测很重要（直接抗人球蛋白试验）。这个患儿未进行针对血小板的自身抗体检测，会影响疾病诊断吗?

问题1解析：ITP仍为排他性诊断，无“金标准”，即使各诊断要素均具备，仍需不断排除其他可以引起血小板减少的疾病，特别是血小板未完全恢复正常时。血液科医生常说的“没有恢复的ITP，诊断永远在路上”，就是这个意思。

问题2解析：建议进行针对血小板的自身抗体检测，特别是血小板特异性抗体的检测，对诊断ITP有帮助。但因该检测敏感性不高（许多ITP患儿此检测为阴性），故临床未常规检测血小板抗体。对于诊断存疑、治疗效果不佳者，检测特异性血小板抗体意义较大。另外，不同类型的血小板抗体，对于预后、治疗方式也有提示作用，如抗Ⅰb/Ⅸ的抗体，其破坏血小板的机制并非通过Fc受体介导，激素治疗效果不佳，且脾脏切除效果也差（血小板主要破坏点在肝脏）。

◎ 治疗

（一）一般原则

ITP多为自限性，治疗措施的选择更多取决于出血的症状，而非血小板数目，血小板减少程度与出血程度有时并非一致。出血症状评分系统（表11-1-1）有助于判断出血风险大小，指导如何处理。当血小板≥20×10^9/L，并且无3~4级出血表现时，可先观察随访，不予治疗。在此期间，必须动态观察血小板数目变化，并适当限制患儿活动，避免其受到外伤。以下情况需要积极治疗：血小板<20×10^9/L，或仅有0~2级出血但生活受到疾病干扰，或有3~4级出血表现。

表11-1-1 出血症状评分

等级	出血程度
0级	无出血
1级	轻微、微量出血：有少量瘀点（总数≤100个）和（或）≤5个小瘀斑（直径≤3 cm），无黏膜出血
2级	轻度、少量出血：有较多瘀点（总数>100个）和（或）>5个大瘀斑（直径>3 cm），无黏膜出血
3级	中度、中量出血：有明显的黏膜出血，影响生活
4级	重度、严重出血：黏膜出血导致血红蛋白下降>20 g/L，或怀疑内脏出血

（二）紧急治疗

重症ITP患儿（血小板计数<10×10^9/L），伴胃肠道、泌尿生殖道、颅内等部位的活动性出血或需要急诊手术时，须紧急治疗，措施包括血小板输注、大剂量IVIG和

（或）大剂量甲泼尼龙等。其他非危重症急救状态，由于 ITP 患儿血小板输注无效且后续治疗难度增加，故对不存在威胁生命的出血的患儿不应给予血小板输注。其他措施包括局部加压止血、纤溶抑制剂及活化因子Ⅶ（rhFⅦa）等。

（三）ITP 的一线治疗

1. 糖皮质激素

（1）短疗程治疗：如泼尼松或甲泼尼龙 3~4 mg/(kg·d)，最大剂量 120 mg/d，应用 4~7 天骤停。

（2）常规疗程治疗：以泼尼松为例，初始剂量 1.5~2.0 mg/(kg·d)，最大剂量不超过 60 mg/d，血小板数目 $\geqslant 100\times10^9$/L 后逐渐减量直至停药，一般疗程 4~6 周。也可用等效剂量的其他糖皮质激素制剂代替。若糖皮质激素治疗 4 周仍无反应，说明治疗无效，应迅速减量至停用。

（3）大剂量地塞米松（HD-DXM）冲击治疗：剂量 0.6 mg/(kg·d)，最大剂量 40 mg×4 d，静脉滴注或口服用药。效果不满意时可以在上次应用后 24 天（即 28 天为 1 疗程）再次应用，反复 2~5 次，血小板数目稳定后即可停用。

在糖皮质激素治疗时要充分考虑到药物不良反应。如果长期应用糖皮质激素治疗，部分患儿，尤其是年长儿（>10 岁）可出现骨质疏松、股骨头坏死，应及时进行检查并给予二膦酸盐预防治疗。长期应用激素还可出现高血压、糖尿病、急性胃黏膜病变等，也应积极防治。另外，HBV-DNA 复制水平较高的患者慎用糖皮质激素。

2. IVIG 治疗

常用剂量 400 mg/(kg·d)，应用 3~5 天；或 0.8~1.0 g/(kg·d)，应用 1~2 天，必要时可以重复。作用机制为中和血小板抗体，并抑制血小板抗体产生。有效率可达 75%，但作用时间短暂，且价格较高，常用于 ITP 病人急性出血期，可快速提升血小板，改善出血。IVIG 慎用于 IgA 缺乏患者、糖尿病患者和肾功能不全患者。

（四）ITP 的二线治疗

1. 促血小板生成类药物

此类药物包括重组人血小板生成素、艾曲波帕和罗米司亭等。此类药物作用于巨核细胞等，刺激血小板生成，起效快（1~2 周），耐受性良好，有效率可达 60%以上，但停药后疗效一般不能维持，需要进行个体化的维持治疗。

2. 抗 CD20 单克隆抗体（利妥昔单抗，Rituximab）

有效率为 50%左右，长期反应率为 20%~25%。标准剂量方案为375 mg/m^2，静脉滴注，每周 1 次，共 4 次；小剂量方案每次 100 mg，每周 1 次，共 4 次（或 375 mg/m^2，单次应用）。一般在首次注射 4~8 周内起效。多数儿童耐受良好，但须警惕血清病，且使用半年内可致获得性低丙种球蛋白血症，可并发严重感染，故须定期静脉补充免疫球蛋白。

3. 脾切除

儿童患者应严格掌握适应证，尽可能地推迟切脾时间。在脾切除前，须由有经验的血液专科医生对 ITP 的诊断重新评价，仍诊断为 ITP 者，方可考虑脾切除。ITP 患儿脾切除的指征：现有的一线和二线药物治疗均无反应；有反复严重出血（3~4 级）和

（或）生活受到疾病干扰；病程>1 年，年龄>5 岁。在切脾前需要完成流感嗜血杆菌、脑膜炎双球菌、肺炎链球菌疫苗注射，脾切除后须加强预防感染，一旦发生感染，需要积极抗感染治疗。对于切脾治疗无效或最初有效随后复发的患者，应进一步检查是否存在副脾。50%~80%的 ITP 患者切脾后血小板升高至正常水平，目前尚无预测指标能帮助预判切脾后的疗效。

4. 其他二线药物治疗

可尝试免疫抑制剂治疗，常用的药物包括硫唑嘌呤、长春新碱、环孢素 A 及西罗莫司等，对于慢性/难治性 ITP 可酌情选择。免疫抑制剂治疗 ITP 的总体效果仍有待评价，毒副作用较多，应慎重选择且密切观察，权衡利弊，鼓励医患共决策。

（五）新的治疗选择

口服脾酪氨酸激酶抑制剂福他替尼，该药物可通过抑制脾酪氨酸激酶减少抗体介导的血小板破坏，可用于其他治疗失败的 ITP。其他具有应用前景的治疗包括调节 T 细胞、细胞因子/抗细胞因子、间充质干细胞、地西他滨治疗等。

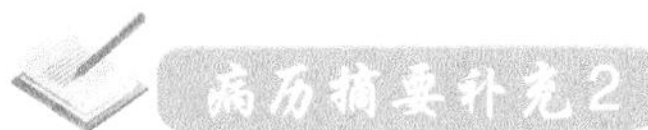

诊治经过：入院后予“卡络磺钠”预防出血，予 IVIG 5 g 输注 1 次，监测血常规，次日血小板升至 43×10^9/L，4 天后血小板升至 214×10^9/L，出院后门诊复诊，血小板均在正常范围内。

问　题

1. 糖皮质激素为 ITP 治疗的一线药物，该患儿为何未行激素治疗？IVIG 的治疗指征是什么？

2. 对于难治性 ITP，需要注意什么？

问题 1 解析：儿童 ITP 有很大的自限性，年龄较小、有呼吸道感染或疫苗接种诱因、IVIG 效果较好的，往往自限性更大。该患儿应用 IVIG 后血小板明显上升，消除了出血风险，故暂未予糖皮质激素治疗，经随访观察，血小板计数一直维持正常值，故无须糖皮质激素治疗。

IVIG 效果明显，但基本不能维持（该患儿血小板计数短时间内迅速上升，是 IVIG 的治疗效果，但后期复查一直维持正常，原因为 ITP 的自发缓解），一般仅用于有明显出血风险时，如存在 3~4 级出血或血小板计数 $<15\times10^9$/L 时。

问题 2 解析：需要注意两方面。一方面，诊断 ITP 是否成立？不典型再生障碍性贫血、骨髓增生异常综合征、SLE 等疾病的早期阶段可能仅表现为血小板减少，所以对于糖皮质激素治疗无效或复发的患者，要对其诊断进行再评估。另外，遗传性血小板减少如 Wiscott-Aldrich 综合征也易误诊为 ITP。一些患儿存在免疫缺陷，如常见变异型免疫缺陷病（CVID）、自身免疫性淋巴增殖综合征（ALPS）等，其基础免疫缺陷可致治疗效果差，病情反复迁延。另一方面，治疗方式如何选择？首先，是否需要积极治疗？血小板 $>30\times10^9$/L 时，一般不易导致明显出血，且多数儿童 ITP 具有自限性，故对于血小板水平尚可的难治性 ITP，可不积极治疗，执行观察与等待（watch and wait）原则。部分难治性 ITP 患儿仍对 IVIG 治疗有反应，但仅应用 IVIG 治疗，这部分患儿达到缓解的概率<10%，故仅在有明显出血倾向时临时使用；糖皮质激素仍是一线治疗药物，但难治性 ITP 患儿激素治疗无效或激素依赖，需充分考虑激素对儿童生长发育的影响等副反应，切不可滥用；促血小板生成类药物及利妥昔单抗等治疗效果肯定，但价格较贵，且多不能长期维持正常血小板水平，需让家长充分了解后再参与治疗决策。脾切除是治疗 ITP 非常有效的一种手段，但脾切除毕竟是一种有创性的治疗，切除后深静脉血栓及感染发生率升高，现一般将脾切除置于促血小板生成药物及利妥昔单抗治疗之后，作为 ITP 二线治疗的第三推荐。需要强调的是，在脾切除前，需重新评估 ITP 的诊断，不同指南推荐的脾切除的时机不同，一般在诊断 ITP 后 6~12 个月。

◎ 预后

儿童 ITP 有很大的自限性，总体预后良好。约 80%患儿一年内恢复正常，之后又有 50%在 5 年内获得缓解。诊断 1.5 年后血小板仍<20×10^9/L 者不足 5%。尽管多数患儿血小板明显降低，但很少发生严重出血，颅内出血的发生率仅 0.1%~0.5%。约 3%的慢性 ITP 为自身免疫性疾病的前驱症状，一段时间后发展为类风湿病、伊文思（Evans）综合征等。

第二节　血友病

学习目标

1. 掌握血友病的定义。
2. 了解血友病的分类及发病机制。
3. 了解血友病的临床表现。
4. 掌握血友病的诊断。
5. 了解血友病的一线治疗方案。

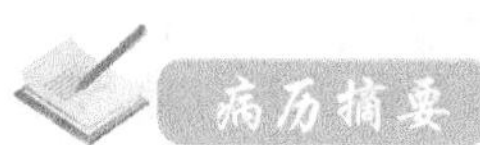

病历摘要

临床特点：患儿，男，9 月 7 天，因“皮肤瘀斑 1 月余”入院。患儿 1 月余前无明显诱因皮肤出现瘀斑，家长未重视，未予处理。近日瘀斑增多、增大，昨天于外院就诊，查血常规示白细胞 10.98×10^9/L，血红蛋白 106 g/L，血小板 390×10^9/L；凝血常规示活化部分凝血活酶时间 147.3 秒。病程中患儿无发热，无外伤，无鼻出血，无血尿、血便，食纳可，精神状态正常。

既往史、个人史、家族史：既往体健，G_1P_1，足月剖宫产，出生体重 3 700 g。出生后母乳喂养至今，未添加辅食。生长发育水平同正常同龄儿。父母非近亲结婚，患儿母亲的外公有血小板减少病史（具体病因不详）。

查体：体温 37 ℃，脉搏 108 次/分，呼吸 30 次/分，体重 10.5 kg。神志清，精神可，营养发育可。四肢可见散在瘀斑，部分稍高出皮面，压之患儿有哭闹，瘀斑不褪色。呼吸平稳，心律齐，腹软，肝脾无肿大。全身关节无肿胀，活动不受限。

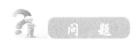

请小结一下病情特点，并做出初步诊断。

问题解析：患儿年龄小，在否认外伤等诱因下，出现皮肤瘀斑，部分为瘀肿，提示为出血性疾病，并且先天性止血、凝血系统疾病可能较大。血常规示血小板计数正常，不考虑血小板减少所致出血，但不排除血小板功能不良；凝血检查发现活化部分凝血活酶时间明显延长，需考虑凝血因子缺乏所致疾病。患儿性别男，年龄小，后天性凝血异常（如自身抗体所致）的可能不大，需考虑遗传性凝血异常，如血友病。

◎ 概述

血友病（hemophilia）是一组X染色体连锁隐性遗传的出血性疾病，分为血友病A（凝血因子Ⅷ缺乏症）和血友病B（凝血因子Ⅸ缺乏症）两型。临床表现为关节、肌肉、内脏等自发性或轻微外伤后出血，反复关节出血导致关节活动障碍。男性人群中，血友病A、B的发病率分别约为1/5 000、1/25 000。所有血友病患者中，血友病A占80%～85%，血友病B占15%～20%。对血友病的早期识别和诊断，以及积极、合理的预防和治疗十分重要，可以避免出血以及出血造成的骨关节病及残疾等并发症，有利于儿童身心的健康成长。

◎ 病因及发病机制

血友病A和B均为典型的X-连锁隐性遗传，缺陷的基因（FⅧ基因和FⅨ基因）均位于X染色体长臂末端。FⅧ基因长186 kb，其缺陷的类型包括最常见的内含子倒位，以及大片段缺失、重排、点突变等；FⅨ基因常见缺陷包括点突变、移码突变、缺失、插入等。基因缺陷的类型与疾病严重度有关，重型血友病A中基因倒位的发生率占40%左右；而在轻至中型血友病A中，核苷酸错义突变的发生率约为86%。

缺乏正常FⅧ、FⅨ等位基因的男性表现出血友病的症状。因血友病患者的Y染色体正常，故其儿子基因型、表型均正常；而其所有的女儿因遗传了带有缺陷基因的X染色体，成为携带者。女性携带者具有来自母方的正常FⅧ、FⅨ等位基因，故无血友病临床症状，但女性携带者将有缺陷的FⅧ、FⅨ基因遗传给她的儿子（1/2为血友病，1/2为正常）和其女儿（1/2正常，1/2为携带者）。

FⅧ与FⅨ均为产生凝血酶的关键因子。正常情况下，组织因子和FⅦ共同激活FⅨ形成FⅨa，FⅨa、FⅧa、钙离子及磷脂组成复合物激活FX，产生FXa，然后FXa作用于凝血酶原形成凝血酶。这个过程中离不开FⅧ和FⅨ的参与，缺乏两者中的任何一种都将严重影响凝血酶和纤维蛋白的产生，导致自发出血或轻微外伤后难以止住的出血。

◎ 诊断

1. 临床表现及分型

血友病A和血友病B的临床表现相似，均为不同程度的出血表现，其特点是延迟、持续而缓慢的渗血。出血程度及发病的早晚与患者血浆中FⅧ或FⅨ活性水平有关。根据出血轻重与血浆中凝血因子活性的水平，本病分为 3 型。

（1）重型：FⅧ或 FⅨ活性<1%，常<2 岁时就出血，在婴儿期开始学爬、学走后出现出血症状。患者出血部位多且严重，常有皮下、肌肉及关节等部位的反复出血，关节血肿、畸形多见。此外还可见皮肤、黏膜出血，如瘀斑、鼻衄、口腔出血等；严重危及生命的出血，如内脏出血、颅内出血等，相对少见。

（2）中间型：FⅧ或 FⅨ活性为 1%~5%，起病多在童年后期，以皮下及肌肉出血居多，亦有关节出血，但反复次数较少，程度也轻于重型。

（3）轻型：FⅧ或 FⅨ活性为 5%~40%，起病多在青少年期，因运动、拔牙或外科手术后出血不止而被发现，出血轻微，可以正常生活、参加运动，极少发生关节血肿。

2. 实验室检查

（1）筛选试验：临床怀疑为出血性疾病时，首先进行血常规、血涂片检查，初步排除血小板异常后，进行凝血常规检测，包括凝血酶原时间、活化部分凝血活酶时间、凝血酶时间、抗凝血酶Ⅲ、纤维蛋白原等。血友病 A、B 通常仅活化部分凝血活酶时间延长，并且可被正常血浆所纠正。但需要注意的是，部分血友病患儿活化部分凝血活酶时间可在正常范围，特别是一些轻型患儿。如高度怀疑血友病，需进行确诊试验。

（2）确诊试验：仅有活化部分凝血活酶时间延长，或其他临床特点提示血友病时，须进一步检测凝血因子 FⅧ、FⅨ、FⅪ、FⅫ活性和血管性血友病因子抗原（vWF:Ag），必要时检测狼疮抗凝物。低于正常的FⅧ或 FⅨ活性水平，在排除血管性血友病和获得性血友病后，具有确诊意义。同时，根据活性水平的高低，将血友病 A 和血友病 B 分为轻、中、重三型。

（3）基因诊断：基因诊断检测到相应 FⅧ、FⅨ基因突变有助于确诊血友病，同时也有助于进行致病基因携带者的诊断及产前诊断。基因变异类型对于病情严重程度及抑制物形成风险均有提示作用。

◎ **鉴别诊断**

（1）获得性血友病：无基因异常的非血友病患儿，因各种因素如恶性肿瘤、自身免疫性疾病、感染等的作用，导致免疫功能紊乱产生抗 FⅧ或 FⅨ自身抗体，中和了相应凝血因子的活性导致凝血功能障碍，临床表现类似血友病。凝血检查结果与血友病相似：活化部分凝血活酶时间延长、FⅧ:C 或 FⅨ:C 减低，但延长的活化部分凝血活酶时间不能被正常血浆所纠正。无出血既往史及家族史、凝血因子抑制物检测结果阳性可诊断。

（2）血管性血友病（von Willebrand disease，vWD）：vWD 发病率为 0.5%~1.5%，远高于血友病 A 或 B，但仅 1%患者有出血表现。出血模式与血友病不同，以皮肤黏膜出血为主。确诊及分型需要检测 von Willebrand 因子（vWF）抗原及活性、胶原结合实验、FⅧ结合实验、血小板黏附和聚集试验等，也可依靠基因诊断。

（3）生理性凝血因子缺乏：生后 0~6 月龄的新生儿和婴幼儿，尤其是早产儿，FⅨ会有一定程度减低，多为正常水平的 20%~30%，之后随月龄增加而逐渐升至正常，需要鉴别。需要注意的是，FⅧ在胎儿出生后就已基本在正常水平。

（4）继发性凝血因子缺乏：肝功能异常、维生素 K 缺乏及 DIC 等可致继发性凝血因子缺乏，但多伴多种凝血因子缺乏。

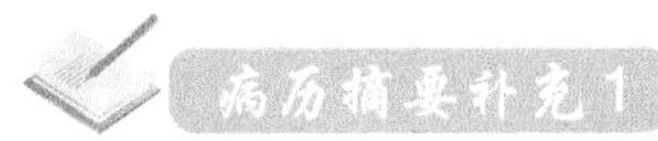

辅助检查： 入院后凝血酶原时间 13.3 秒，抗凝血酶Ⅲ 98%，活化部分凝血活酶时间 125.9 秒；活化部分凝血活酶时间纠正试验能纠正，纠正后为 39 秒；FⅧ活性 0.5%，FⅨ活性 48%，FⅪ活性 37%，FⅫ活性 50%，vWF 水平 125%。D-二聚体 1 630 μg/L。二磷酸腺苷及瑞斯托霉素诱导的血小板聚集均正常。关节超声示双侧膝关节、肘关节未见病理性液性暗区。血生化、自身抗体筛查均无异常。

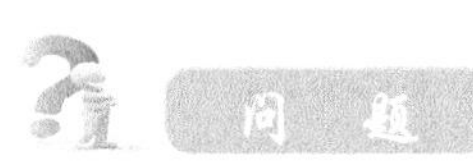

1. 如果没有家族史，是否可以不考虑血友病？

2. 如果患儿是女性，是否就不考虑血友病诊断？

问题 1 解析：作为遗传性疾病，血友病往往有家族史，有助于初步诊断。但多数患儿并无家族史，因为约 30%患儿基因变异为自发突变，并非遗传自母亲；如患儿基因突变遗传自外婆，则其母亲作为携带者，并无出血表现；患儿如有舅舅，遗传外婆的变异基因的可能性为 50%，即仅 50%可能具有血友病表现。

问题 2 解析：由于血友病 A 有伴性遗传的特点，所以女性极低可能罹患该病。但在下述两种情况下，可出现女性血友病患者。其一，在胚胎发育的早期阶段，由于 X 染色体去活化，可出现杂合子型携带者，导致 FⅧ因子浓度降低；其二，当一个男性血友病 A 患者与一个血友病 A 女性携带者婚配时，其女儿将有 50%的可能是血友病患者，但这种概率极低。

◎ 治疗

（一）急性出血时的治疗（按需治疗）

凝血因子替代治疗是目前血友病最有效的急性出血的止血措施。原则是早期、足量、足疗程，根据 FⅧ或 FⅨ的半衰期、稳定性，以及出血严重程度、手术大小及范围，针对性地选择合适的血液制品、剂量和给药方法。

（1）血友病 A：首选 FⅧ制剂，包括基因重组或病毒灭活的血源性 FⅧ制剂。无条件者可选用冷沉淀或新鲜冰冻血浆，但因有传播病毒感染风险，且效果有限，应尽量避免使用。输入 1 IU/kg 的 FⅧ制剂，可使体内 FⅧ:C 提高 2%。FⅧ在体内的半衰期为 8～12 小时，故需每 8～12 小时输注 1 次，以使体内 FⅧ保持在一定水平。

（2）血友病 B：首选 FⅨ制剂，包括基因重组或者病毒灭活的血源性 FⅨ制剂，无条件者可使用凝血酶原复合物（PCC）或新鲜冰冻血浆等。输入 1 IU/kg 的 FⅨ制剂，可使体内 FⅨ:C 提高 1%。FⅨ在体内的半衰期为 18～24 小时，故需要每 24 小时输注 1 次，以使体内 FⅨ保持在一定水平。严重出血或手术时，可每 12 小时输注 1 次。欲达到因子水平和疗程，国内多使用表 11-2-1 所示治疗方案。

凝血因子计算方法：

① FⅧ首次需要量＝（需要达到的 FⅧ浓度－病人基础 FⅧ浓度）×体重（kg）×0.5；首剂用药后，依情可每 8～12 小时输注首剂的一半剂量至完全止血。

② FⅨ首次需要量=（需要达到的FⅨ浓度-病人基础FⅨ浓度）×体重（kg）；首剂用药后，依情可每12~24小时输注首剂的一半剂量至完全止血。

表11-2-1 不同类型出血的治疗

出血类型	预期水平/(IU·dL^{-1})	疗程/天
关节	40~60	1~2（如反应不充分，可延长）
表层肌（髂腰肌除外，无血管神经损伤）	40~60	2~3（如反应不充分，可延长）
髂腰肌和深层肌，有血管神经损伤或大出血	起始：80~100 维持：30~60	起始：1~2 维持：3~5
中枢神经系统/头部	起始：80~100 维持：50	起始：1~7 维持：8~21
咽喉和颈部	起始：80~100 维持：50	起始：1~7 维持：8~14
胃肠道	起始：80~100 维持：50	起始：1~7 维持：3~7
肾脏	50	3~5
深部裂伤	50	5~7

（二）辅助治疗

（1）PRICE原则：制动（Prohibition）、休息（Rest）、冷敷（Ice）、压迫（Compression）、抬高（Elevation）。在肌肉和关节出血时，除需要使用凝血因子以提高因子水平外，还应应用PRICE原则。及时制动可使出血的肌肉和关节处于休息体位，使用冰块或冷物湿敷可有效减轻炎性反应。需要注意冰敷每4~6小时使用1次，每次5~10分钟左右，避免冻伤，直至肿胀和疼痛减轻。

（2）去氨基-8-D-精氨酸加压素（DDAVP）：该药系一种合成的血管升压素同系物，用于治疗轻型血友病A，对部分中型也有效。适用于>2岁的患儿，应用时需要限水，并提前进行预试验。使用后FⅧ水平升高>30%或较前上升>3倍为有效。也有专供血友病患者使用的DDAVP鼻喷剂来治疗轻微出血。反复注射由于贮存池FⅧ：C的“耗竭”，可出现反应耐受，故仅用1~3天。药物副作用包括短暂性颜面潮红、灼热，偶可致血压波动或轻度水、钠潴留。

（3）抗纤维蛋白溶解药物：常用的有氨甲环酸、氨甲苯酸等，对口腔、舌、扁桃体、咽喉部出血及拔牙引起的出血有效，但对关节腔、深部肌肉和内脏出血疗效较差，泌尿系统出血时禁用。避免与凝血酶原复合物合用。

（4）疼痛的治疗：选用对乙酰氨基酚或COX-2类解热镇痛药，疼痛剧烈者可用阿片类药物。禁用阿司匹林和其他NSAID，以避免此类药物加重出血。

（三）预防治疗

预防治疗是指为了预防出血、维持正常关节和肌肉功能而定期给予的规律性替代治疗，分为以下三种：

① 初级预防治疗：规律性持续替代治疗，开始于第 2 次关节出血前及年龄<3 岁且无明确证据（查体或影像学检查）证实存在关节病变。

② 次级预防治疗：规律性持续替代治疗，开始于关节有 2 次或多次出血后，但查体和（或）影像学检查没有发现关节病变。

③ 三级预防治疗：查体和影像学检查证实存在关节病变后才开始规律性持续替代治疗。对儿童患者应设定年关节出血次数<3 次的目标，以尽量避免关节损伤的发生以及关节出血造成的不可逆性关节残疾，所以预防治疗是儿童血友病治疗的首选治疗方法。

预防治疗一般有三种方案：标准剂量方案、中剂量方案及低剂量方案（表 11-2-2）。推荐标准剂量方案，该方案能保持凝血因子谷浓度在>1%水平，达到明显减少出血并保持正常关节、肌肉功能的目的。另外，可根据个体药物代谢动力学研究，制订个体化的预防方案，以获得最优成本效益。需要注意的是，部分患儿的出血与关节损伤并非成正比，因此在临床制定预防治疗方案时还需要定期进行关节结构和功能的评估，以便尽早发现微小的关节病变，及时调整预防治疗方案。

表 11-2-2 常规凝血因子预防治疗的三种方案

预防治疗方案	血友病 A	血友病 B
标准剂量	FⅧ 25~40 IU/kg，每周给药 3 次	FⅨ 40~60 IU/kg，每周给药 2 次
中剂量	FⅧ 15~25 IU/kg，每周给药 3 次	FⅨ 20~40 IU/kg，每周给药 2 次
低剂量	FⅧ 10~15 IU/kg，每周给药 2~3 次	FⅨ 10~15 IU/kg，每周给药 2 次

（四）血友病抑制物治疗

血友病抑制物是血友病患儿体内产生的同种中和抗体，多见于重型血友病。重型血友病 A 和 B 抑制物发生率分别为 20%~30%和 1%~5%。合并持续性抑制物是血友病的严重并发症，将导致出血症状更难控制、致命性出血风险增高，进一步降低生活质量。

1. 并发抑制物时的治疗

急性出血时的治疗：应尽快进行止血治疗（<2 小时）。对低滴度抑制物的出血患者，可以大剂量 FⅧ/FⅨ，按照 1 BU/mL 可以中和 20 U/kg 外源性 FⅧ计算中和体内抗体所需的 FⅧ剂量，并额外增加一定剂量的 FⅧ以达到止血效果。对于低滴度高反应性抑制物患者，考虑到在用药 5~7 天后可能出现免疫记忆应答，可能需要换用旁路因子。对于高滴度抑制物患者，需要直接选用旁路途径制剂凝血酶原复合物或 rFⅦa。特殊情况下（大手术前或旁路因子无法充分控制严重出血时）可应用血浆置换术快速降低抑制物滴度。

2. 抑制物的清除治疗

免疫耐受诱导治疗（ITI）是目前公认的最佳方法，其实质是应用凝血因子进行免疫系统的脱敏，经典的方法是每日输注一定剂量凝血因子，直到检测不出抑制物滴度，并且替代治疗后血浆中因子的升高及半衰期恢复正常。ITI 的同时可应用免疫抑制剂或血浆置换等，以提高成功率。针对血友病 A 抑制物的 ITI 成功率为 57%~91%，但血友病 B 抑制物的 ITI 成功率仅为 25%，且有过敏反应及不可逆性肾损伤风险，因此血友病

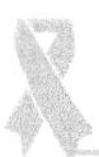

B 抑制物的 ITI 应慎重。针对血友病 A 合并抑制物，有不同的剂量方案进行 ITI。研究表明，大剂量（200 IU/kg，每天 1 次）和低剂量（50 IU/kg，每周 3 次）方案相比，两组的 ITI 成功率没有显著差别，但低剂量组获得成功所需时间更长，且低剂量组治疗过程中出血更频繁。如果 ITI 治疗效果不佳，可考虑二线治疗方法，如利妥昔单抗等。

开始 ITI 的时机：应尽早开始 ITI 治疗；尤其是对有过严重或危及生命的出血者，需要考虑应用旁路因子预防治疗，尽早 ITI 治疗将有利于降低严重出血风险。

（五）长效凝血因子、非凝血因子类制剂和基因治疗

血友病患儿接受凝血因子按需和预防治疗虽然可以有效控制出血，但是仍然面临反复静脉穿刺不便利和抑制物产生的风险。经技术创新，现国际上已经有数种应用聚乙二醇结合、人免疫球蛋白 Fc 片段结合的长效 FⅧ和 FⅨ，这些半衰期明显延长和免疫原性明显降低的长效凝血因子将成为未来应用的主要产品。

艾美赛珠单抗（Emicizumab）是一种双特异性单克隆抗体，能桥接 FⅨa 和 FⅩ（模拟 FⅧa 的辅因子功能），使 FⅨa 激活 FⅩ，恢复内源性凝血通路。因其不会产生 FⅧ抗体，其作用也不受抑制物表达的影响，可用于有/无抑制物的血友病 A 患儿的预防治疗，并且可皮下注射、半衰期长，解决了常规预防治疗时需要频繁静脉穿刺的不便利性问题。须注意，在应用该药期间如发生突破性出血，不伴有抑制物的血友病 A 患儿可用浓缩 FⅧ制剂治疗，而伴有抑制物的血友病 A 患儿仅可以使用 rFⅦa 止血治疗。

基因治疗主要集中在两种技术的探索上：

① 基因添加技术，即引入功能性正常的基因拷贝，以补偿或补充突变基因。

② 基因编辑技术，即对缺陷基因本身直接进行原位校正。基因治疗良好的疗效和安全性已在临床试验中体现，已成为治愈血友病的希望。

（六）血友病关节病变

关节病变是血友病患儿常见和严重的并发症，关节受损和残疾发生时间取决于关节出血的严重程度和治疗方式。为保护关节和避免致残，需要立即开始三级预防治疗和多学科治疗。患儿应当在保证一定凝血因子谷浓度的前提下，进行正规的物理治疗和康复训练，并定期评估，必要时进行滑膜切除、骨关节矫形治疗。

（七）综合评价及关怀

血友病儿童定期综合评估关节结构及功能、活动参与及生活质量。活动的参与可以反映机体作为一个整体的功能状况，推荐血友病患者功能独立性评分（FISH、E-FISH）或血友病活动列表（HAL、Ped-HAL）等工具。生活质量评估工具有加拿大血友病儿童预后和生活质量评估工具（CHO-KLAT）等。多个科室医生护士及社会人员的参与、协调与管理，是提高防治效果的保障。

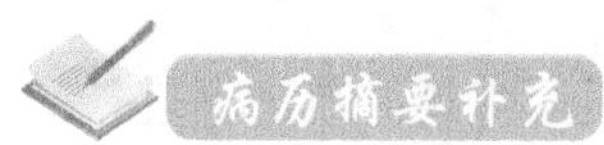

诊治经过：患儿入院后予“（血源性）FⅧ”200 U 输注 3 次（q12h），并应用“氨甲苯酸”静滴，治疗后患儿瘀肿明显消退，触压后患儿无明显哭闹，好转出院。

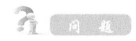

1. 患儿存在表层肌肉出血，治疗时应用 FⅧ是否剂量越大、疗程越长越好？

2. 此患儿出院后，何时开始预防治疗？能否应用低剂量方案？

问题 1 解析：应用大剂量 FⅧ并且长疗程使用，能更快、更好地达到止血和改善肌肉、关节功能的目的，但随之带来的是抑制物产生的风险增加。抑制物的产生与应用剂量大小及累计暴露日数有关，故需要选用合适的剂量及疗程，并在适当的时候检测抑制物。

问题 2 解析：预防治疗需要尽早，但该患儿年龄尚小，不会走、跑，家长严密监护下关节出血可能不大，待其长大能自行行走、跑跳后，关节出血可能明显增大。故出院后暂严密观察，待第 2 次关节出血前且<3 岁时，开始标准方案的预防，这样的做法能减轻经济负担并减少抑制物发生机会。

无论何种剂量的预防方案，均优于不预防而仅仅按需治疗。但预防的目的是减少出血并保护关节、肌肉正常功能，低剂量方案虽然经济，也能减少出血，但长远看并不能明显减少关节病变，最终仍会明显影响患者生活质量，并且总体上防治费用更高。

第三节 自身免疫性溶血性贫血

学习目标

1. 掌握溶血性贫血的定义。
2. 了解自身免疫性溶血性贫血的分类及发病机制。
3. 了解自身免疫性溶血性贫血的临床表现。
4. 掌握自身免疫性溶血性贫血的诊断。
5. 掌握自身免疫性溶血性贫血的一线治疗方案。

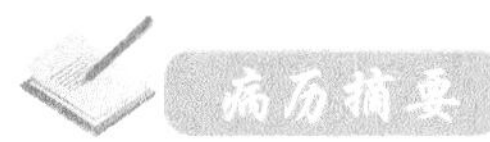

临床特点：患儿，男，3 岁 8 月，因“发热 2 天，尿色深 1 天”入院。患儿入院前 2 天出现发热，热前有畏寒、寒战，热峰达 39.4 ℃，感乏力，次日出现酱油色尿，无尿急、尿痛、尿频，偶有腹痛（具体性质诉不清）。来我院门诊，查血常规示白细胞 9.21×10^9/L、血红蛋白 80 g/L、血小板 354×10^9/L，为进一步诊治，拟“贫血、上呼吸道感染、细菌性感染”收住院。病程中患儿精神欠佳，无明显咳嗽、气急，食纳一般，大便稍稀，次数无增多。

既往史、个人史、家族史：无特殊。

查体：体温 38.7 ℃，脉搏 120 次/分，呼吸 32 次/分，体重 23 kg，SpO_2 97%。神志清，精神反应一般，中度贫血貌，甲床、眼睑、口唇等处显苍白，皮肤及巩膜黄染，口周无发绀，咽部稍充血，扁桃体不大，呼吸平稳，两肺呼吸音粗，未及啰音，心律齐，心音中，心前区未及杂音，腹软，肝脾肋下未及，四肢温，外生殖器无异常，尿道口无红肿。

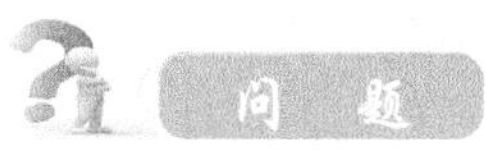

该患儿的临床表现特点是什么？提示可能的诊断有哪些？

问题解析：患儿为学龄前儿童，主要症状为发热、尿色深，主要体征为面色苍白，皮肤、巩膜黄染，咽部稍充血。发热可由多种病因导致，常见的有感染、风湿免疫病及肿瘤等几大类。患儿偶腹痛，稍腹泻，咽部稍充血，提示消化道、呼吸道感染可能，但不能解释尿色深的原因。泌尿道感染时，可有血尿，但非酱油样尿，也暂不考虑。风湿免疫性疾病可有皮疹、关节痛等表现，诊断需实验室指标支持，暂不考虑。患儿面色苍黄、尿色深，结合门诊血常规发现贫血，需考虑溶血性贫血。

◎ 概述

溶血性贫血（hemolytic anemia）是一类因红细胞寿命缩短（破坏速率增加），并超过骨髓造血代偿能力而发生的贫血。轻度溶血时，因红细胞破坏速率在骨髓的代偿范围内，不出现贫血，称为溶血性疾患。溶血性贫血按照病因和发病机制的分类见表11-3-1。

表 11-3-1　溶血性贫血的病因和发病机制分类

分类	内容
遗传性	红细胞膜缺陷： • 遗传性球形红细胞增多症 • 遗传性椭圆形红细胞增多症 • 遗传性口形红细胞增多症 红细胞酶缺乏： • 葡萄糖-6-磷酸脱氢酶缺乏症 • 丙酮酸激酶缺乏症 珠蛋白结构异常和合成障碍： • 血红蛋白病 • 珠蛋白生成障碍性贫血
获得性	免疫性： • 自身免疫性溶血性贫血 • 血型不合输血 • 新生儿溶血病 微血管病性溶血性贫血： • 溶血尿毒症综合征 • 血栓性血小板减少性紫癜 • DIC 感染因素 物理、化学因素

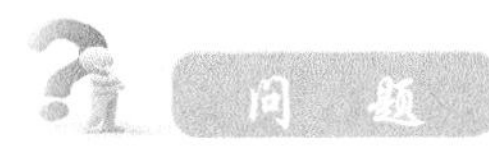

溶血性贫血的临床症状有哪些？

问题解析：溶血发生时可有发热，甚至畏寒、高热。溶血严重，超过骨髓代偿能力时，发生贫血，表现为皮肤黏膜苍白，同时有乏力、心率增快、心前区柔和收缩期杂音等。血管外溶血易致胆红素增高，导致皮肤、巩膜黄染，尿胆红素、尿胆原增多，尿色呈浓茶样。血管内溶血可致尿潜血强阳性，即血红蛋白尿（酱油尿）。部分患者出现肝脏、脾脏增大。

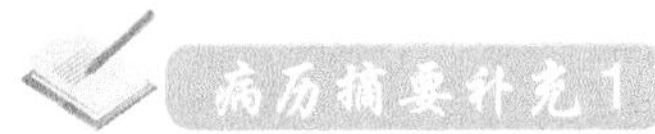

入院后辅助检查：血常规示白细胞 6.07×10^9/L，红细胞计数 2.7×10^{12}/L，血红蛋白 76 g/L，淋巴细胞百分比 16.8%，血小板计数 284×10^9/L，中性粒细胞百分比 73.6%，网织红细胞 1.8%；C 反应蛋白 102.57 mg/L，抗核抗体谱阴性；尿常规示尿液酱油样，轻度混浊，蛋白阴性，酮体（++），尿胆原（+++），胆红素（-），尿潜血（+++），白细胞（-），红细胞（-）；外周血涂片示中性粒细胞85%，淋巴细胞10%，单核细胞5%，血涂片红细胞形态未见明显异常；血生化示总胆红素 48.6 μmol/L（3.4~17.1 μmol/L），直接胆红素 11.17 μmol/L（0~6.8 μmol/L），间接胆红素 37.43 μmol/L（0~17 μmol/L），乳酸脱氢酶 1 212 U/L（172~382 U/L），肌酐 34.6 μmol/L（31~52 μmol/L），尿素氮 7.42 mmol/L（2.9~8.2 mmol/L）；溶血组套示血浆游离血红蛋白 89.1 mg/L（0~40 mg/L），血清结合珠蛋白<3.0 mg/dL（成人 32~205 mg/dL），直接 Coombs 试验示抗 C3d 1∶128 阳性，酸溶血试验、异丙醇试验、血红蛋白电泳、血红蛋白 A2、血红蛋白 F 比例正常，红细胞渗透脆性试验、G6PD 活性等均无异常。

1. 这些实验室检查结果中，哪些指标支持溶血诊断？
2. 是否有实验室检查能确定发生溶血？
3. 结合实验室检查，患儿属于哪种溶血？

问题 1 解析：红细胞计数及血红蛋白含量减少；网织红细胞绝对值及比例增高；尿胆原、尿潜血阳性；总胆红素增高，以间接胆红素为主；乳酸脱氢酶增高；血浆游离血红蛋白增高，血清结合珠蛋白减少。

问题 2 解析：能帮助判断是否存在溶血的实验室指标有多项，如总胆红素、间接胆红素、乳酸脱氢酶、谷草转氨酶、网织红细胞、游离血红蛋白及结合珠蛋白等，但这些指标在溶血时并非全部表现为异常，故正常结果不能作为排除溶血的依据。红细胞寿命测试方法如发射性核素标记法，能可靠判断是否溶血，但未在临床广泛开展。

问题 3 解析：溶血是一个结果，可由多种因素导致，如表 11-3-1 所列。根据溶血组套结果，该患儿直接 Coombs 试验 1∶128 阳性（抗 C3d 阳性），提示红细胞表面存在自身抗体，故诊断自身免疫性溶血性贫血。溶血组套中其他指标阴性，可帮助排除其

他原因溶血，如酸溶血试验和异丙醇试验阴性，基本排除阵发性睡眠性血红蛋白尿；血红蛋白电泳、血红蛋白 A2、血红蛋白 F 无异常，可排除部分血红蛋白病；红细胞渗透脆性正常，暂不考虑遗传学球形红细胞增多症；G6PD 活性正常，不考虑蚕豆病等。

◎ 概述

自身免疫性溶血性贫血（autoimmune hemolytic anemia，AIHA）是由于机体免疫功能紊乱，产生了与红细胞自身抗原起反应的自身抗体，并吸附于红细胞表面，从而引起红细胞破坏加速（溶血）超过骨髓代偿的一种贫血。

◎ 分类

（1）根据病因分类：分为原发性与继发性两类。儿童患者以原发性居多，无明确可引起溶血的基础疾病。引起继发性 AIHA 的基础疾病包括病毒（CMV、EB 病毒等）感染、支原体感染、细菌感染、风湿免疫病、淋巴细胞增殖性疾病、肿瘤等。

（2）根据抗体性质分类：分为温抗体型和冷抗体型，少数可为混合型。温抗体在 37 ℃时作用最强，自身抗体多为 IgG 和（或）补体 C3；冷抗体与红细胞的最佳反应温度为 0~5 ℃，自身抗体多为 IgM。冷抗体包括冷凝集素和冷溶血素，前者导致冷凝集素综合征（cold agglutinin syndrome，CAS），后者导致阵发性冷性血红蛋白尿症（paroxysmal cold hemoglobinuria，PCH）。儿童 AIHA 以温抗体型多见，占 60%~90%。

◎ 发病机制

抗红细胞自身抗体的产生，可能是病毒感染等因素导致红细胞膜抗原性发生变化，也可能与免疫缺陷、恶性肿瘤等所致体内免疫监视功能紊乱有关。红细胞与 IgG 类自身抗体结合后，IgG 的 Fc 段与单核-巨噬细胞上的 Fc 受体结合后被吞噬，发生溶血，溶血的部位主要在脾脏，少部分在肝脏。巨噬细胞还通过其表面蛋白裂解酶部分消化红细胞膜，导致红细胞成为球形，易在脾脏滞留并被清除。另外，补体也参与了红细胞的溶解，具体是被自身抗体和补体结合的红细胞，在经典补体激活途径的作用下，红细胞膜产生内外相通的水溶性通道，导致红细胞肿胀溶解。由温抗体导致的溶血主要为血管外溶血（脾脏），当有补体参与时，可发生血管内溶血。

CAS：冷凝集素 IgM 在合适的低温及补体的参与下，能与红细胞结合并直接溶解红细胞，发生血管内溶血。

PCH：冷溶血素又称 D-L 抗体或冷热抗体，是一种特殊的 IgG 类抗体，在低温（20 ℃以下）时与红细胞膜结合，并开始激活补体，但此时并未完成全部补体的激活程序，故不发生补体介导的溶血，当血液温度回升到 37 ℃时，抗体从红细胞膜上脱落，补体经典激活程序完成，发生溶血。

◎ 临床表现及特点

（1）温抗体型：发病可急可缓，儿童患者多急性发病。起病急骤者，多伴发热、寒战，浓茶样尿或酱油尿，贫血进行性加重，面色苍黄，疲乏无力，腰背痛，呕吐腹泻，部分患儿出现肝、脾肿大。继发性者可同时存在原发病表现。临床经过可呈一定的自限性，起病 1~2 周后溶血可自行停止，3 个月内部分病例完全康复。肾上腺皮质激素治疗效果多数较好，但也有病例溶血慢性、反复发作，治疗效果不佳。

（2）冷抗体型：常见 CAS 及 PCH。CAS 常继发于支原体肺炎、传染性单核细胞增多症、CMV 感染等，起病急骤，可伴肢端发绀和雷诺症，临床过程多呈自限性，原发病痊愈后本病亦随之痊愈。PCH 多继发于先天梅毒、麻疹、腮腺炎、水痘等疾病，少数为原发性，患儿受冷后发病，突然出现急性血管内溶血，表现为发热、寒战、腹痛、腰背痛、贫血和血红蛋白尿，大多持续数小时即缓解，但再受冷时可复发。

◎ 实验室检查

（1）血象及血涂片：血红蛋白降低轻重不一，网织红细胞百分比及绝对数升高。白细胞正常或轻度升高，血小板正常，如降低则提示 Evans 综合征。血涂片可见红细胞大小不均，易见大红细胞、嗜多色性和嗜碱性点彩红细胞、有核红细胞和球形红细胞，严重病例可见红细胞碎片。存在冷凝集素时，红细胞可聚集成小团块通过自动计数仪器，导致平均红细胞体积（MCV）假性增大。

（2）骨髓象：骨髓象提示红系造血明显活跃，粒红比值明显降低，偶见轻度巨幼样变，这与维生素 B_{12} 及叶酸相对缺乏有关。发生再生障碍危象时骨髓呈增生低下象。

（3）血生化：血清胆红素升高，以非结合胆红素为主。乳酸脱氢酶也升高。尿检提示可有血红蛋白尿或含铁血黄素尿，尿胆原增多。

（4）直接抗人球蛋白试验（direct antiglobulin test，DAT）：又称 Coombs 试验，是诊断本病的经典实验室检查。DAT 阳性见于 90%以上的 AIHA 患者。当每个红细胞表面结合 40~200 个 IgG 抗体时，即可发生溶血，但此时 DAT 因敏感性不够而呈阴性结果，在每个红细胞表面结合 200 个以上 IgG 抗体时，DAT 呈阳性结果。故少数患者因检验敏感性不够呈阴性结果时，可换用更敏感的 DAT 方法。另外，DAT 阳性不一定存在溶血性贫血，可有约 15%假阳性，原因有头孢菌素影响、高丙种球蛋白血症、标本有微凝块等。

（5）结合珠蛋白：严重溶血时，血浆游离血红蛋白增高，且可致结合珠蛋白（可结合血浆游离血红蛋白）较低或不存在。需要注意的是，婴儿合成结合珠蛋白能力弱，且结合珠蛋白也是急性期反应物，存在炎症或感染时其浓度可能升高。因此，患者小于 18 个月龄时，可不常规检测结合珠蛋白水平。

（6）冷凝集素试验：多数正常人体内含有自身冷凝集素，但效价低，多<1∶64，反应温度范围也小，无临床意义。高效价、反应温度范围大的自身冷凝集素可致自身免疫性溶血，如典型 CAS 的冷凝集素效价甚至可达 $1:10^5$ 以上。多数 CAS 在 4 ℃时效价>1∶1 000，但也有部分患者为低效价 CAS。

（7）冷热溶血试验：冷溶血素是一种 IgG 抗体，具有双向性特点，为检测此抗体的存在，设计了冷热溶血试验。实验方法为将正常红细胞（与患者同血型）、患者血清及豚鼠血清（提供补体）三者一起孵育，先 0~4 ℃水浴 30 分钟，使冷抗体与红细胞结合并固定补体，再 37 ℃水浴 2 小时，使补体完全激活，如发生溶血则为阳性，说明患者体内有冷溶血素存在。

◎ 诊断和鉴别诊断

有溶血性贫血的临床和实验室依据，检测到红细胞自身抗体（DAT 阳性），可诊断本病。诊断后需进一步确定是原发性还是继发性，故需结合临床症状、病原学检查、自身抗体谱、影像学等进一步明确。

对于 CAS 及 PCH 的诊断，除临床特点及 DAT 阳性外，冷凝集素试验及冷热溶血试验能提供有力的诊断依据。

AIHA 须与其他溶血性贫血相鉴别，包括先天性溶血性疾病、非免疫性因素所致溶血性贫血（溶血尿毒综合征、血栓性血小板减少性紫癜等）及阵发性睡眠性血红蛋白尿症。AIHA 可出现大量球形红细胞，需要注意排除遗传性球形红细胞增多症，后者 DAT 阴性，但要注意遗传性球形红细胞增多症合并 AIHA 的可能。PCH 须与阵发性睡眠性血红蛋白尿相鉴别，后者 DAT 阴性，但 Ham 试验阳性，细胞表面 CD55、CD59 的检测异常结果也有助于鉴别。鉴别诊断流程可参考图 11-3-1。

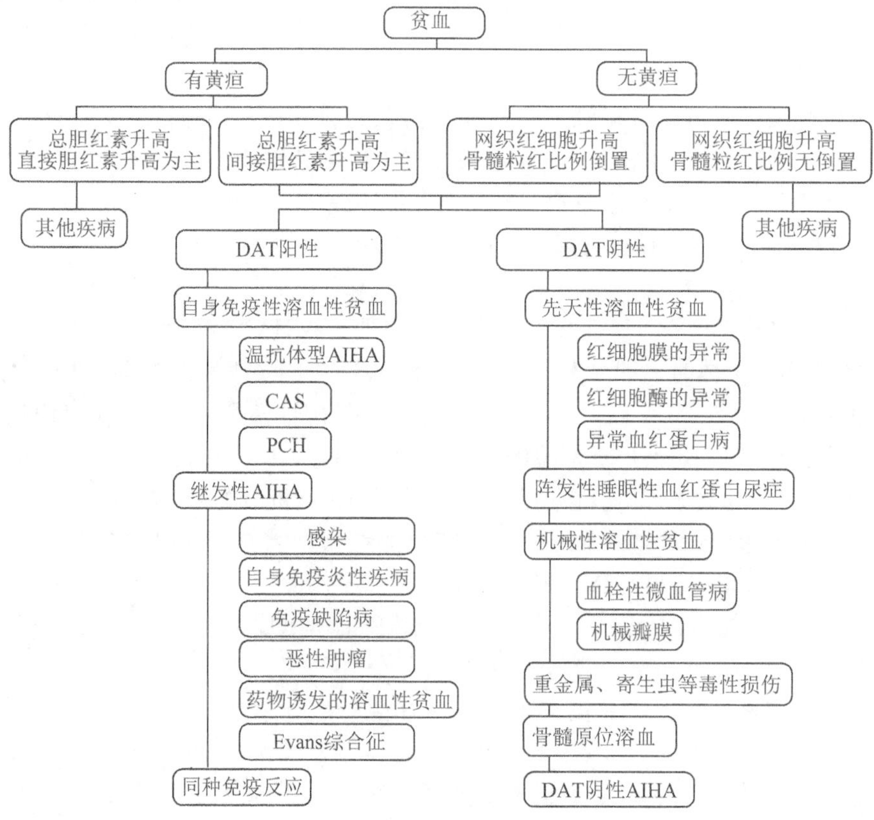

图 11-3-1　贫血诊断流程

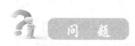

1. 网织红细胞增高是诊断溶血性贫血的重要依据，对于此，有何注意点？
2. 如何应对临床特点高度支持 AIHA 但 DAT 阴性的患儿？
3. 患儿诊断 AIHA 后，如何确定是温抗体型还是冷抗体型？

问题 1 解析：溶血性贫血网织红细胞多增高，但也有不增高甚至降低的时候。可能是因为刚开始发生溶血时，骨髓尚未代偿性增生；网织红细胞也可因自身抗体的作用而减少；发生了再生障碍危象，此危象可由细小病毒 B19 感染或造血原料如叶酸缺乏所致，发生危象时贫血突然加重，网织红细胞减低甚至缺如，全血细胞减少，如为纯红再障危象，则白细胞、血小板正常，骨髓象相应细胞系增生、减低或缺如。

问题 2 解析：可采用更高敏感性实验室方法进行 DAT 检测，如果没有条件进行更高敏感性检测，还可应用糖皮质激素进行治疗，疗效佳者仍可诊断 AIHA。

问题 3 解析：首先可以从临床表现来判断。继发于支原体感染、传染性单核细胞增多症、梅毒等，起病急，受冷时发作，可伴肢端循环不良表现，临床过程有自限性，这些特点提示冷抗体型可能。实验室检查可进一步确定，如 DAT 抗体类型、冷凝集素试验及冷热溶血试验等。但需要注意，实验室检查存在一定比例的假阳性及假阴性结果，并且能开展冷热溶血试验的临床中心并不多，故依靠实验室检查进行区分也存在一定困难。

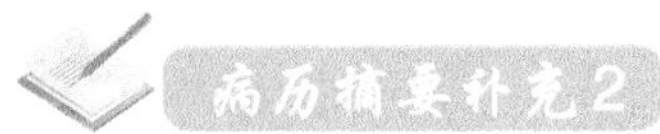

治疗情况及转归：水化、碱化治疗；“甲泼尼龙” 1.5 mg/(kg · d) 静脉滴注；“人血静脉丙种球蛋白” 1 g/kg 应用 1 次；“拉氧头孢” 抗感染治疗；“法莫替丁” 保护胃黏膜；口服“叶酸” 0.4 mg/d。患儿体温降至正常，血红蛋白升至 105 g/L，好转出院后继续口服“甲泼尼龙”，剂量降至 1 mg/(kg · d)，门诊随诊，复查血常规完全恢复正常，网织红细胞比例降至正常范围，“甲泼尼龙” 剂量渐减，以 2 mg qod 的小剂量维持 1 个月后，血象仍正常，复查 DAT 阴性，停激素治疗，后续随访复查血常规均正常。

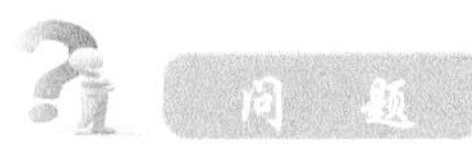

1. 该患儿发病时有高热，是否需要应用抗生素治疗？
2. 该患儿水化、碱化治疗的目的是什么？
3. 该患儿口服补充叶酸的目的是什么？是否需要补铁？
4. 该患儿治疗顺利，效果明显。治疗过程还需要注意什么？
5. 如果诊断明确，但治疗效果不佳，可能有什么潜在原因？
6. 部分 AIHA 患儿伴有血小板减少，对于此，需要注意什么？

问题 1 解析：溶血急性发作可导致发热，这种情况的发热非感染所致，无须积极使用抗生素治疗。但有时情况并非完全如此，如果其他临床特点及实验室指标提示细菌性感染，则可适当使用抗生素治疗。该患儿偶腹痛，稍腹泻，咽部稍充血，提示消化道、呼吸道感染可能，加上 C 反应蛋白较高，故使用拉氧头孢进行治疗。

问题 2 解析：溶血，特别是血管内溶血时，伴有大量红细胞内物质释放入血浆，可能导致血红蛋白血症、高钾血症、高尿酸血症等，肾功能等也可能受损，可通过充分补液及碱化等措施进行干预。

问题 3 解析：溶血时一般伴有骨髓代偿增生，需要更多的叶酸等造血原料，故在治疗过程中需适当补充叶酸。如果有血红蛋白尿发生，则伴有铁丢失，可适当口服铁剂。

问题 4 解析：激素治疗存在一定副作用，须警惕；部分患儿导致 AIHA 的原发病在诊断 AIHA 后一段时间才显现出来，如 SLE 及淋巴增殖性疾病，需要定期反复排查。

问题5解析：免疫缺陷病如Wiskott-Aldrich综合征（WAS）、CVID、ALPS等，易发生AIHA，且治疗效果相对不佳，故临床上须警惕此类疾病，特别是治疗效果不佳时。

问题6解析：在自身抗体的作用下，溶血及血小板减少可同时或相继发生，这种情况诊断为Evans综合征，如果全血细胞减少，则可诊断为自身免疫性全血细胞减少。这些情况与CVID及ALPS等存在一定联系，总体上较单纯AIHA更难治，激素及脾脏切除等有一定疗效，但易复发。病程中更须动态观察，警惕出现SLE等。

◎ 治疗

1. 病因治疗

有病因可寻的继发性患者应治疗原发病。感染所致者常表现为病情急且呈自限性的特点，有效控制感染后溶血即可缓解甚至治愈。对继发于恶性肿瘤者应采取有效治疗措施，如实体瘤的手术切除和恶性B细胞增殖性疾病的化学治疗。

2. 输血

本病输血应严格掌握适应证，仅少数重症患者需要输血支持。自身抗体可阻断红细胞表面抗原位点，导致交叉配血困难，且输入的红细胞也可因自身抗体的影响发生溶血，输血后血红蛋白上升幅度不大且很快下降，甚至因输入的红细胞带有补体成分，溶血可加重，故输血仅限于严重贫血危及生命者，以选用洗涤红细胞为宜（洗涤的过程清除了补体）。针对CAS及PCH，交叉配血尚需在不同温度下（包括在低温4 ℃）进行，且输注前须将红细胞预热至37 ℃。

需要注意的是，为挽救病情严重者生命，即使交叉配血困难也应设法输红细胞支持。一般血红蛋白50~70 g/L时可考虑输血，<50 g/L时应当输血。部分患儿因血红蛋白下降较慢，能耐受较严重贫血，故需要结合患儿一般状况综合考虑是否输血。交叉配血困难时，选用多份标本交叉配血中反应最弱的血源输注。为能及时输注，可不强调使用洗涤红细胞。输血速度应缓慢，观察有无输血反应，输血前应用糖皮质激素可一定程度上避免输血反应，提升输血效果。

3. 糖皮质激素

糖皮质激素是治疗温抗体型AIHA的首选和主要药物。糖皮质激素作用机制可能为：减少抗体产生，降低抗体和红细胞膜上抗原之间的亲和力，减少巨噬细胞膜的Fc和C3受体量。临床常选用泼尼松，开始剂量1~1.5 mg/(kg·d)，分次口服。也可根据临床情况换算成地塞米松、甲泼尼龙等治疗。治疗有效者1周左右血红蛋白上升，每周可升高20~30 g/L。血红蛋白达100 g/L以上时可减量，恢复正常水平后可维持原剂量1个月，然后逐渐减量。减量速度酌情而定，一般每周减少5~10 mg，待减至每日15 mg以下时，须低剂量维持至少3个月。因病情存在个体差异，合适的疗程尚无定论，为防止激素减停导致AIHA复发，常须以较慢的速度进行激素减量，并以小剂量维持一段时间。在停止激素治疗前复查网织红细胞、乳酸脱氢酶、结合珠蛋白及DAT，结果正常时停药较为可取。

对于急性重型AIHA，激素起始剂量须更大，甲泼尼龙静滴剂量可达3~5 mg/(kg·d)，甚至更大剂量（最大剂量为1 g/d，连续3天），7~14天才能控制病情。另外，对于严重溶血病例，可在临床诊断疑似AIHA时应用激素治疗，而不必等待DAT结果。

约 80%以上的患者糖皮质激素治疗有效。将糖皮质激素足剂量治疗 3 周病情无改善视为治疗无效。对激素治疗无效或维持量每日超过 15 mg 者，应考虑更换其他疗法。对于激素减停后复发者，可再次试用激素治疗。

长期应用糖皮质激素的副作用包括激素面容、感染倾向、高血压、消化道溃疡、糖尿病、体液潴留和骨质疏松等，须警惕。

4. 利妥昔单抗

利妥昔单抗是人鼠嵌合的抗 CD20 的单克隆抗体，针对 CD20 阳性 B 淋巴细胞，其作用机制复杂，不但能清除 B 淋巴细胞，还能使受调理的 B 细胞诱导单核细胞、巨核细胞等脱离自身抗体复合物，促使自身反应性 T 细胞恢复正常免疫功能。用于 AIHA 的治疗剂量为 375 mg/m^2，每周 1 次，共 4 次。难治/复发 AIHA 的治疗反应率为 60%～85%。另一种用法为小剂量治疗，100 mg/m^2，每周 1 次，共 4 次。目前认为，小剂量利妥昔单抗去除 B 细胞的能力和持续时间与标准剂量相似，两种疗效也相似，但小剂量疗效持续时间短。利妥昔单抗治疗有效者中仍有部分存在复发，复发后再次使用利妥昔单抗仍有效。

利妥昔单抗治疗后，丙种球蛋白水平降低等原因可导致免疫力下降，故应用后可定期输注人 IVIG，并口服复方新诺明预防卡氏肺孢子菌肺炎。

5. 大剂量 IVIG

大剂量丙种球蛋白通过与单核-巨噬细胞 Fc 受体结合，减少致敏红细胞被吞噬。多应用于温抗体型且病情严重者，可取得短期疗效，剂量为 0.4 g/(kg·d)，连续 5 天静脉输注；或 1 g/(kg·d)，连续 2 天冲击治疗。虽然临床较多使用，但不同于治疗免疫性血小板减少症的确切疗效，大剂量 IVIG 治疗 AIHA 的疗效常引起争议，加上价格昂贵，许多临床指南未将 IVIG 纳入治疗方法。

6. 免疫抑制剂

用于糖皮质激素、利妥昔单抗等治疗无效的患者。环磷酰胺和硫唑嘌呤是最常用的免疫抑制剂。环磷酰胺 1.5～2 mg/(kg·d)，可先与糖皮质激素合用 3 个月，然后停用激素，单纯用免疫抑制剂 6 个月，再逐渐减量停药，有效率报道不一。此类免疫抑制剂为细胞毒药物，治疗期间须密切观察其副作用。环孢素治疗本病已有成功报道，但其确切疗效需进一步观察。

7. 脾切除

对于温抗体型 AIHA，脾脏是产生自身抗体的器官，也是致敏红细胞破坏的主要场所，故可切脾治疗。本病脾切除的适应证包括糖皮质激素治疗无效、激素维持量每日超过 15 mg、不能耐受激素治疗或有激素应用禁忌证。目前尚无术前预测手术效果的可靠方法，脾切除的总有效率为 60%～75%。对切脾禁忌者可行脾区放射治疗。脾脏切除后感染风险增加，特别是幼儿在脾切除后存在荚膜细菌所致脓毒症风险，因此 3 岁以下患儿应避免脾切除，最好延迟至 6 岁后进行，且手术前应完成肺炎球菌等疫苗接种。需要注意的是，脾切除对于 PCH 及 CAS 效果不佳。

8. 造血干细胞移植

造血干细胞移植治疗 AIHA 已有治疗成功的报道，仅用于其他所有治疗均无效的重

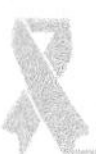

症患者。

9. CAS 及 PCH 的治疗

CAS 及 PCH 的治疗不同于温抗体型 AIHA。这两类溶血均有一定自限性，主要为支持治疗，并让患儿注意保暖，避免受寒，在积极治疗原发病的基础上，轻症者多自行恢复，但对于重症者，因糖皮质激素及脾切除多数效果不佳，可考虑利妥昔单抗及环磷酰胺等免疫抑制剂治疗。

10. 其他治疗

其他治疗包括达那唑、血浆置换、依库珠单抗（Eculizumab）等。血小板输注、胸腺切除等均有治疗本病的报道，因资料有限，其确切价值待探讨。

治疗流程可参考图 11-3-2。

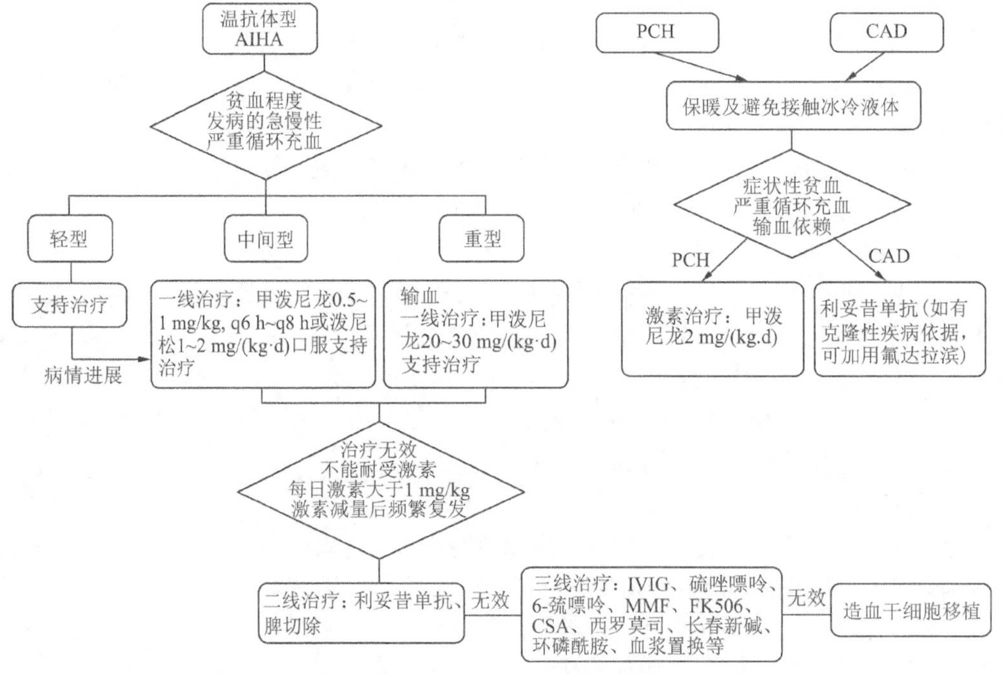

图 11-3-2　AIHA 的治疗流程

参考文献

［1］林乐语，何小军，郭伟，等. 2017 年美国心脏协会儿童基础生命支持及心肺复苏质量的重点更新——美国心脏协会心肺复苏及心血管急救指南更新［J］. 中华急诊医学杂志，2017，26（12）：1373-1374.

［2］TANNO L K，BIERRENBACH A L，SIMONS F E R，et al. Critical view of anaphylaxis epidemiology：open questions and new perspectives［J］. Allergy Asthma Clin Immunol，2018，14：12.

［3］CARDONA V，ANSOTEGUI I J，EBISAWA M，et al. World allergy organization anaphylaxis guidance 2020［J］. World Allergy Organ J，2020，13（10）：100472.

［4］WANG Y C，ALLEN K J，SUAINI N H A，et al. The global incidence and prevalence of anaphylaxis in children in the general population：A systematic review［J］. Allergy，2019，74（6）：1063-1080.

［5］齐文旗，张斌，郑忠骏，等. 拯救脓毒症运动：2021 年国际脓毒症和脓毒性休克管理指南［J］. 中华急诊医学杂志，2021，30（11）：1300-1304.

［6］中华医学会内分泌学分会. 嗜铬细胞瘤和副神经节瘤诊断治疗专家共识（2020 版）［J］. 中华内分泌代谢杂志，2020，36（9）：737-750.

［7］JAIN A，BARACCO R，KAPUR G. Pheochromocytoma and paraganglioma-an update on diagnosis，evaluation，and management［J］. Pediatr Nephrol，2020，35（4）：581-594.

［8］UÇAKTÜRK S A，MENGEN E，AZAK E，et al. Catecholamine-induced myocarditis in a child with pheochromocytoma［J］. J Clin Res Pediatr Endocrinol，2020，12（2）：202-205.

［9］FONKALSRUD E W. Pheochromocytoma in childhood［J］. Prog Pediatr Surg，1991，26：103-111.

［10］兰卫华，蓝保华，刘秋礼. 嗜铬细胞瘤和副神经节瘤遗传学和基因诊断的研究进展［J］. 临床泌尿外科杂志，2019，34（12）：1003-1008.

［11］刘春峰，卢志超. 2015 国际小儿急性呼吸窘迫综合征专家共识解读［J］. 中国小儿急救医学，2015，22（12）：829-835.

［12］喻文亮. 小儿急性呼吸窘迫综合征诊疗技术规范——南京医科大学附属南京儿童医院急诊医学科/重症医学科诊疗技术规范［J］. 中国小儿急救医学，2016，23（4）：217-221.

［13］王叶青，钱素云，李科纯，等. 儿童急性坏死性脑病的流行病学特点及预后研究进展［J］. 中国小儿急救医学，2021，28（10）：910-913.

［14］PASQUEL F J，UMPIERREZ G E. Hyperosmolar hyperglycemic state：a historic review of the clinical presentation，diagnosis，and treatment［J］. Diabetes Care，2014，37

(11): 3124-3131.

[15] MORALES A E, ROSENBLOOM A L. Death caused by hyperglycemic hyperosmolar state at the onset of type 2 diabetes [J]. J Pediatr, 2004, 144 (2): 270-273.

[16] STONER G D. Hyperosmolar hyperglycemic state [J]. Am Fam Physician, 2017, 96 (11): 729-736.

[17] ZEITLER P, HAQQ A, ROSENBLOOM A, et al. Hyperglycemic hyperosmolar syndrome in children: pathophysiological considerations and suggested guidelines for treatment [J]. J Pediatr, 2011, 158 (1): 9-14.

[18] 中国医师协会内分泌代谢科医师分会，中国住院患者血糖管理专家组. 中国住院患者血糖管理专家共识 [J]. 中华内分泌代谢杂志，2017，33 (1): 1-10.

[19] 王宝丽，胡伦阳，蒋勇，等. ICU 患者应激性高血糖治疗的研究进展 [J]. 中华危重症医学杂志（电子版），2019，12 (4): 276-280.

[20] 乔海平，刘刚，易泉英，等. 小儿新发 1 型糖尿病酮症酸中毒与小儿应激性高血糖的临床诊断与鉴别 [J]. 海南医学，2012，23 (2): 15-17.

[21] 张菁菁，王东霞，张卫群. 血糖和糖化血清蛋白联合检测在应激性高血糖鉴别中的价值 [J]. 中国现代药物应用，2009 (3): 63-64.

[22] DUNGAN K M, BRAITHWAITE S S, PREISER J C. Stress hyperglycaemia [J]. Lancet, 2009, 373 (9677): 1798-1807.

[23] KHAN S A, IBRAHIM M N, ANWAR UL H. Frequency and mortality associated with hyperglycemia in critically ill children [J]. J Coll Physicians Surg Pak, 2015, 25 (12): 878-881.

[24] CHEN Z R, JI W, WANG Y Q, et al. Etiology of acute bronchiolitis and the relationship with meteorological conditions in hospitalized infants in China [J]. J Formos Med Assoc, 2014, 113 (7): 463-469.

[25] MEISSNER H C. Viral bronchiolitis in children [J]. N Engl J Med, 2016, 374 (1): 62-72.

[26]《中华儿科杂志》编辑委员会，中华医学会儿科学分会呼吸学组. 毛细支气管炎诊断、治疗与预防专家共识（2014 年版）[J]. 中华儿科杂志，2015，53 (3): 168-171.

[27] Bronchiolitis in children: diagnosis and management [M]. London: National Institute for Health and Care Excellence (NICE), 2021.

[28] WAITES K B, TALKINGTON D F. Mycoplasma pneumoniae and its role as a human pathogen [J]. Clin Microbiol Rev, 2004, 17 (4): 697-728.

[29] 潘长旺，陈成水. 肺炎支原体肺炎 [M]. 北京：人民卫生出版社，2014.

[30] WAITES K B, XIAO L, LIU Y, et al. Mycoplasma pneumoniae from the Respiratory Tract and Beyond [J]. Clin Microbiol Rev, 2017, 30 (3): 747-809.

[31] CHEN Z, JI W, WANG Y, et al. Epidemiology and associations with climatic conditions of Mycoplasma pneumoniae and Chlamydophila pneumoniae infections among Chinese children hospitalized with acute respiratory infections [J]. Ital J Pediatr, 2013, 39: 34.

［32］杨雪，陆国平. 肺炎支原体感染后的少见并发症［J］. 中国小儿急救医学，2021，28（1）：12-15.

［33］OLSON D，WATKINS L K，DEMIRJIAN A，et al. Outbreak of Mycoplasma pneumoniae-associated Stevens-Johnson syndrome［J］. Pediatrics，2015，136（2）：e386-e394.

［34］MIYASHITA N，KAWAI Y，INAMURA N，et al. Setting a standard for the initiation of steroid therapy in refractory or severe Mycoplasma pneumoniae pneumonia in adolescents and adults［J］. J Infect Chemother，2015，21（3）：153-160.

［35］SHIEH W J. Human adenovirus infections in pediatric population-An update on clinico-pathologic correlation［J］. Biomed J，2022，45（1）：38-49.

［36］徐雪花，杨迪元，卢根. 儿童腺病毒肺炎肺损伤机制的研究进展［J］. 中华实用儿科临床杂志，2021，36（4）：308-310.

［37］中华人民共和国国家卫生健康委员会，国家中医药管理局. 儿童腺病毒肺炎诊疗规范（2019 年版）［J］. 2019，12（3）：161-166.

［38］方峰. 儿童腺病毒肺炎的病原诊断与抗病毒治疗［J］. 中华实用儿科临床杂志，2020，35（22）：1681-1684.

［39］王岩，彭芸. 儿童腺病毒肺炎的影像学特点［J］. 中国小儿急救医学，2019，26（10）：725-728.

［40］黄浩，陈瑜，马丽娅，等. 儿童重症腺病毒肺炎的临床特征及高危因素分析［J］. 中华儿科杂志，2021，59（1）：14-19.

［41］中华儿科杂志编辑委员会，中华医学会儿科学分会呼吸学组，中国医师协会儿科医师分会儿童呼吸专业委员会. 儿童支气管哮喘规范化诊治建议（2020 年版）［J］. 中华儿科杂志，2020，58（9）：708-717.

［42］中华医学会儿科学分会呼吸学组，《中华儿科杂志》编辑委员会. 儿童支气管哮喘诊断与防治指南（2016 年版）［J］. 中华儿科杂志，2016，54（3）：167-181.

［43］中华医学会儿科学分会呼吸学组. 儿童闭塞性细支气管炎的诊断与治疗建议［J］. 中华儿科杂志，2012，50（10）：743-745.

［44］COLOM A J，TEPER A M. Post-infectious bronchiolitis obliterans［J］. Pediatr Pulmonol，2019，54（2）：212-219.

［45］李思洁. 儿童闭塞性细支气管炎的研究进展［J］. 国际儿科学杂志，2017，44（5）：316-323.

［46］中华医学会儿科学分会消化学组，中华医学会儿科学分会感染学组，《中华儿科杂志》编辑委员会. 儿童腹泻病诊断治疗原则的专家共识［J］. 中华儿科杂志，2009，47（8）：634-636.

［47］郑跃杰，武庆斌，方峰，等. 儿童抗生素相关性腹泻诊断、治疗和预防专家共识［J］. 中华实用儿科临床杂志，2021，36（6）：424-430.

［48］颜艳燕，谢新宝，王建设.《2018 年北美小儿胃肠病、肝脏病和营养胰腺学会临床报告：儿童急性胰腺炎的管理》摘译［J］. 临床肝胆病杂志，2018，34（5）：982-986.

[49] 王志华. 儿童急性胰腺炎的病因 [J]. 临床儿科杂志，2015，33 (11)：990-993.

[50] 许玲芬，孙梅. 儿童急性胰腺炎的营养支持疗法 [J]. 中华实用儿科临床杂志，2019，34 (7)：492-495.

[51] 苏芹. 儿童胃炎的病因及治疗方法探讨 [J]. 医学信息，2015，28 (22)：307.

[52] 岳玉林，张燕，韩军，等. 儿童幽门螺杆菌感染慢性胃炎与 Th17 细胞水平的关系 [J]. 中华实用儿科临床杂志，2014，29 (22)：1717-1720.

[53] 赵茜茜，李中跃. 2018 年欧洲儿童胃肠病学、肝病学和营养协会波尔图炎症性肠病组关于儿童炎症性肠病内镜检查指导意见解读 [J]. 临床儿科杂志，2020，38 (5)：395-399.

[54] 单承颜，张清清，肖园，等. 儿童炎症性肠病肠外表现发生率及危险因素 [J]. 中华儿科杂志，2019，57 (9)：694-699.

[55] 罗优优，陈洁. 儿童炎症性肠病的营养治疗 [J]. 中华实用儿科临床杂志，2019，34 (7)：485-487.

[56] 方浩然，李中跃. 2018 年北美及欧洲小儿胃肠病、肝病和营养协会儿童胃食管反流及胃食管反流病临床指南解读 [J]. 中华儿科杂志，2019，57 (3)：181-186.

[57] 周雪莲，欧弼悠. 动态胃、食管双 pH 监测小儿胃食管反流 [J]. 实用儿科临床杂志，2001，16 (6)：401-402.

[58] 中华医学会儿科学分会感染消化学组，中华儿科杂志编辑委员会. 小儿慢性胃炎、消化性溃疡诊断治疗推荐方案 [J]. 现代实用医学，2000，15 (8)：509-510.

[59] 许春娣. 小儿消化性溃疡的诊断与治疗 [J]. 中国实用儿科杂志，2000，15 (3)：143-145.

[60] 董琛，黄志华. 婴儿胆汁淤积性肝病的诊断及鉴别诊断 [J]. 中华实用儿科临床杂志，2018，33 (19)：1441-1447.

[61] 舒赛男，黄志华. 婴儿胆汁淤积性肝病的营养管理 [J]. 中华实用儿科临床杂志，2019，34 (7)：488-491.

[62] NUÑEZ A, BENAVENTE I, BLANCO D, et al. [Oxidative stress in perinatal asphyxia and hypoxic-ischaemic encephalopathy] [J]. An Pediatr (Engl Ed), 2018, 88 (4): 221-228.

[63] 陈小娜，姜毅. 2018 昆士兰临床指南：缺氧缺血性脑病介绍 [J]. 中华新生儿科杂志（中英文），2019，34 (1)：77-78.

[64] SARNAT H B, SARNAT M S. Neonatal encephalopathy following fetal distress. A clinical and electroencephalographic study [J]. Arch Neurol, 1976, 33 (10): 696-705.

[65] 卫生部新生儿疾病重点实验室，复旦大学附属儿科医院，编辑部中国循证儿科杂志，等. 足月儿缺氧缺血性脑病循证治疗指南（2011-标准版）[J]. 中国循证儿科杂志，2011，6 (5)：327-335.

[66] WASSINK G, DAVIDSON J O, DHILLON S K, et al. Therapeutic hypothermia in neonatal hypoxic - ischemic encephalopathy [J]. Curr Neurol Neurosci Rep, 2019, 19

(2): 2.

[67] CHETTRI S, BHAT B V, ADHISIVAM B. Current concepts in the management of meconium aspiration syndrome [J]. Indian J Pediatr, 2016, 83 (10): 1125-1130.

[68] 中国新生儿复苏项目专家组. 国际新生儿复苏教程更新及中国实施意见 [J]. 中华围产医学杂志, 2018, 21 (2): 73-80.

[69] NATARAJAN C K, SANKAR M J, JAIN K, et al. Surfactant therapy and antibiotics in neonates with meconium aspiration syndrome: a systematic review and meta-analysis [J]. J Perinatol, 2016, 36 Suppl 1: S49-S54.

[70] 中华医学会儿科学分会新生儿学组, 编辑委员会中华儿科杂志. 新生儿肺动脉高压诊治专家共识 [J]. 中华儿科杂志, 2017, 55 (3): 163-168.

[71] 中国医师协会新生儿科医师分会. 一氧化氮吸入治疗在新生儿重症监护病房的应用指南 (2019 版) [J]. 发育医学电子杂志, 2019, 7 (4): 241-248.

[72] 邓益斌, 何娜, 王惠敏, 等. 早发型与晚发型新生儿败血症临床特征及病原学比较 [J]. 儿科药学杂志, 2021, 27 (8): 33-35.

[73] 中华医学会儿科学分会新生儿学组, 中国医师协会新生儿科医师分会感染专业委员会. 新生儿败血症诊断及治疗专家共识 (2019 年版) [J]. 中华儿科杂志, 2019, 57 (4): 252-257.

[74] PUOPOLO K M, BENITZ W E, ZAOUTIS T E. Management of neonates born at >/ =35 0/7 weeks´ gestation with suspected or proven early-onset bacterial sepsis [J]. Pediatrics, 2018, 142 (6): e20182894.

[75] 湖南省新生儿医疗质量控制中心, 湖南省医学会围产医学专业委员会新生儿学组. 早产儿早发型败血症的诊断与抗生素使用建议: 湖南省新生儿科专家共识 [J]. 中国当代儿科杂志, 2020, 22 (1): 1-6.

[76] VERANI J R, MCGEE L, SCHRAG S J. Prevention of perinatal group B streptococcal disease--revised guidelines from CDC, 2010 [J]. MMWR Recomm Rep, 2010, 59 (RR-10): 1-36.

[77] LENFESTEY M W, NEU J. Gastrointestinal development: implications for management of preterm and term infants [J]. Gastroenterol Clin North Am, 2018, 47 (4): 773-791.

[78] 中华医学会小儿外科分会新生儿外科学组. 新生儿坏死性小肠结肠炎外科手术治疗专家共识 [J]. 中华小儿外科杂志, 2016, 37 (10): 724-728.

[79] VAN DRUTEN J, KHASHU M, CHAN S S, et al. Abdominal ultrasound should become part of standard care for early diagnosis and management of necrotising enterocolitis: a narrative review [J]. Arch Dis Child Fetal Neonatal Ed, 2019, 104 (5): F551-F559.

[80] 中国医师协会新生儿科医师分会循证专业委员会. 新生儿坏死性小肠结肠炎临床诊疗指南 (2020) [J]. 中国当代儿科杂志, 2021, 23 (1): 1-11.

[81] BI L W, YAN B L, YANG Q Y, et al. Probiotic strategies to prevent necrotizing enterocolitis in preterm infants: a meta-analysis [J]. Pediatr Surg Int, 2019, 35 (10): 1143-1162.

[82] 刘敬，冯星，胡才宝，等. 新生儿肺脏疾病超声诊断指南 [J]. 中国当代儿科杂志，2019，21 (2)：105-113.

[83] 中华医学会儿科学分会新生儿学组，中华儿科杂志编辑委员会. 中国新生儿肺表面活性物质临床应用专家共识（2021 版） [J]. 中华儿科杂志，2021，59 (8)：627-632.

[84] 黄晓芳，冯琪. 2019 版欧洲新生儿呼吸窘迫综合征防治指南更新要点 [J]. 中华新生儿科杂志（中英文），2019，34 (4)：310-315.

[85] ASKIE L M, DARLOW B A, FINER N, et al. Association between oxygen saturation targeting and death or disability in extremely preterm infants in the neonatal oxygenation prospective meta-analysis collaboration [J]. JAMA, 2018, 319 (21): 2190-2201.

[86] 中华医学会儿科学分会新生儿学组，编辑委员会中华儿科杂志. 新生儿高胆红素血症诊断和治疗专家共识 [J]. 中华儿科杂志，2014，52 (10)：745-748.

[87] BHUTANI V K, WONG R J, STEVENSON D K. Hyperbilirubinemia in preterm neonates [J]. Clin Perinatol, 2016, 43 (2): 215-232.

[88] American Academy of Pediatrics Subcommittee on Hyperbilirubinemia. Management of hyperbilirubinemia in the newborn infant 35 or more weeks of gestation [J]. Pediatrics, 2004, 114 (1): 297-316.

[89] MAISELS M J, WATCHKO J F, BHUTANI V K, et al. An approach to the management of hyperbilirubinemia in the preterm infant less than 35 weeks of gestation [J]. J Perinatol, 2012, 32 (9): 660-664.

[90]《新生儿黄疸规范化用药指导专家建议》专家编写组. 新生儿黄疸规范化用药指导专家建议 [J]. 中国医药导报，2019，16 (27)：105-110.

[91] 刘凤奎，陈海平. 血尿临床诊断思路 [J]. 中国临床医生杂志，2016，44 (2)：22-25.

[92] 江载芳，申昆玲，沈颖. 诸福棠实用儿科学 [M]. 8 版. 北京：人民卫生出版社，2015.

[93] 雷蕾，陈植，刘小荣. 儿童急性链球菌感染后肾小球肾炎与 C3 肾小球病的临床分析 [J]. 中华实用儿科临床杂志，2022，37 (21)：1660-1664.

[94] 中华医学会儿科学分会肾脏学组. 泌尿道感染诊治循证指南（2016）[J]. 中华儿科杂志，2017，55 (12)：898-901.

[95] 王辉，沈颖. 儿童原发性膀胱输尿管反流诊治现状及建议 [J]. 中华实用儿科临床杂志，2020，35 (5)：326-330.

[96] 沈茜. 儿童泌尿道感染诊治规范 [J]. 中华实用儿科临床杂志，2021，36 (5)：337-341.

[97] 中华医学会儿科学分会肾脏学组. 儿童激素敏感、复发/依赖肾病综合征诊治循证指南（2016）[J]. 中华儿科杂志，2017，55 (10)：729-734.

[98] 中华医学会儿科学分会肾脏学组. 激素耐药型肾病综合征诊治循证指南（2016）[J]. 中华儿科杂志，2017，55 (11)：805-809.

［99］ Kidney Disease：Improving Global Outcomes（KDIGO）Glomerular Diseases Work Group. KDIGO 2021 Clinical Practice Guideline for the management of glomerular diseases ［J］. Kidney Int，2021，100（4S）：S1-S276.

［100］ 田秀娟，黄晨. IgA 肾病免疫炎症发病机制研究进展［J］. 中华肾脏病杂志，2020，36（5）：400-405.

［101］ 余自华，李政. 良性家族性血尿研究进展［J］. 中华实用儿科临床杂志，2017，32（5）：321-323.

［102］ 曾彩虹. IgA 肾病病理评估［J］. 中华医学杂志，2020，100（30）：2332-2335.

［103］ 中华医学会儿科学分会肾脏学组. 原发性 IgA 肾病诊治循证指南（2016）［J］. 中华儿科杂志，2017，55（9）：643-646.

［104］《中华传染病杂志》编辑委员会. 发热待查诊治专家共识［J］. 中华传染病杂志，2017，35（11）：641-655.

［105］ 李春年，吴小军. 组织细胞坏死性淋巴结炎的研究进展［J］. 医学综述，2017，23（22）：4484-4488.

［106］ 杜华，师永红，师迎旭. 组织细胞坏死性淋巴结炎 84 例的临床病理和免疫表型特点［J］. 中华病理学杂志，2016，45（2）：86-90.

［107］ 李芳芳，赵林胜，李崇巍. 儿童组织细胞坏死性淋巴结炎 70 例临床分析及淋巴结活检的意义［J］. 中华实用儿科临床杂志，2021，36（17）：1325-1327.

［108］ 方峰，俞蕙. 小儿传染病学［M］. 4 版. 北京：人民卫生出版社，2014.

［110］ 中华人民共和国国家卫生健康委员会，国家中医药管理局. 流行性感冒诊疗方案（2020 年版）［J］. 中华临床感染病杂志，2020，13（6）：401-405.

［111］ 国家呼吸系统疾病临床医学研究中心，中华医学会儿科学分会呼吸学组. 儿童流感诊断与治疗专家共识（2020 年版）［J］. 中华实用儿科临床杂志，2020，35（17）：1281-1288.

［112］ 秦强，谢正德，申昆玲. 美国感染病协会关于季节性流感诊断、治疗、药物预防和机构内流感暴发应对措施 2018 指南更新儿童相关内容解读［J］. 中华实用儿科临床杂志，2019，34（2）：87-90.

［113］ 卓秀伟，丁昌红，刘明，等. 儿童流感相关脑病 40 例临床影像学特征及预后分析［J］. 中华实用儿科临床杂志，2021，36（24）：1876-1881.

［114］ 赵宏伟，谢正德，许黎黎. 流感病毒相关性脑病/脑炎研究进展［J］. 中华实用儿科临床杂志，2021，36（15）：1194-1198.

［115］ 中国中西医结合学会儿科专业委员会呼吸学组，中华中医药学会儿童健康协同创新平台专家组. 儿童流行性感冒中西医结合防治专家共识［J］. 国际儿科学杂志，2021，48（10）：651-656.

［116］ 蔡艳艳，周卫芳，尤海章，等. 2010-2013 年苏州地区儿童手足口病的流行病学及病原特征［J］. 实用医学杂志，2014，30（23）：3875-3876.

［117］ CHEN Z，SUN H，YAN Y，et al. Epidemiological profiles of hand，foot，and mouth disease，including meteorological factors，in Suzhou，China［J］. Arch Virol，2015，

160（1）：315-321.

［118］钱素云，李兴旺．我国手足口病流行及诊治进展十年回首［J］．中华儿科杂志，2018，56（5）：321-323.

［119］中华人民共和国国家卫生健康委员会．手足口病诊疗指南（2018 年版）［J］．中华临床感染病杂志，2018，11（3）：161-166.

［120］中华医学会儿科学分会感染学组，全国儿童 EB 病毒感染协作组．儿童 EB 病感染相关疾病的诊断和治疗原则专家共识［J］．中华儿科杂志，2021，59（11）：905-911.

［121］中华人民共和国国家卫生健康委员会．儿童慢性活动性 EB 病毒感染诊疗规范（2021 年版）［J］．全科医学临床与教育，2021，19（11）：964-965，984.

［122］中华医学会儿科学分会感染学组，全国儿童 EB 病毒感染协作组．儿童主要非肿瘤性 EB 病毒感染相关疾病的诊断和治疗原则建议［J］．中华儿科杂志，2016，54（8）：563-568.

［123］中华医学会结核病学分会儿童结核病专业委员会．儿童结核分枝杆菌潜伏感染筛查和预防性治疗专家共识［J］．中华结核和呼吸杂志，2020，43（4）：345-349.

［124］焦伟伟，申阿东．儿童结核病药物治疗现状及进展［J］．中华实用儿科临床杂志，2020，35（10）：753-758.

［125］World Health Organization. Latent tuberculosis infection: Updated and consolidated guidelines for programmatic management［M］. Geneva: World Health Organization, 2018.

［126］World Health Organization. Guidance for national tuberculosis programmes on the management of tuberculosis in children (Second edition)［M］. Geneva: World Health Organization, 2014.

［127］中华医学会结核病学分会，《中华结核和呼吸杂志》编辑委员会．γ-干扰素释放试验在中国应用的建议［J］．中华结核和呼吸杂志，2014，37（10）：744-747.

［128］中华医学会结核病学分会，抗结核药物超说明书用法专家共识编写组．抗结核药物超说明书用法专家共识［J］．中华结核和呼吸杂志，2018，41（6）：447460.

［129］中华医学会儿科学分会免疫学组，《中华儿科杂志》编辑委员会．儿童过敏性紫癜循证诊治建议［J］．中华儿科杂志，2013，51（7）：502-507.

［130］中华医学会儿科学分会肾脏学组．紫癜性肾炎诊治循证指南（2016）［J］．中华儿科杂志，2017，55（9）：647-651.

［131］宋红梅．幼年特发性关节炎的诊断［J］．临床儿科杂志，2011，29（1）：18-21.

［132］BARUT K, ADROVIC A, SAHIN S, et al. Prognosis, complications and treatment response in systemic juvenile idiopathic arthritis patients: A single-center experience［J］. Int J Rheum Dis, 2019, 22（9）：1661-1669.

［133］PETTY R E, SOUTHWOOD T R, MANNERS P, et al. International League of Associations for Rheumatology classification of juvenile idiopathic arthritis: second revision, Edmonton, 2001［J］. J Rheumatol, 2004, 31（2）：390-392.

［134］ RAVELLI A，MINOIA F，DAVÌ S，et al. 2016 Classification Criteria for Macrophage Activation Syndrome Complicating Systemic Juvenile Idiopathic Arthritis：A European League Against Rheumatism/American College of Rheumatology/Paediatric Rheumatology International Trials Organisation Collaborative Initiative ［J］. Ann Rheum Dis，2016，68（3）：481-489.

［135］ 全国儿童风湿病协作组. 儿童风湿病诊断及治疗专家共识（二）［J］. 临床儿科杂志，2010，28（11）：1089-1094.

［136］ 马慧慧，俞海国. 巨噬细胞活化综合征的再认识［J］. 中华实用儿科临床杂志，2017，32（3）：238-240.

［137］ Martini A，Ravelli A，Avcin T，et al. Toward new classification criteria for juvenile idiopathic arthritis：First steps，Pediatric Rheumatology International Trials Organization International Consensus ［J］. J Rheumatol，2019，46（2）：190-197.

［138］ COLBERT R A. Classification of juvenile spondyloarthritis：Enthesitis-related arthritis and beyond ［J］. Nat Rev Rheumatol，2010，6（8）：477-485.

［139］ 于文文，赵东宝. 遗传因素在强直性脊柱炎发病机制中的研究进展［J］. 医学综述，2016，22（20）：3961-3965.

［140］ RINGOLD S，ANGELES-HAN S T，BEUKELMAN T，et al. 2019 American College of Rheumatology/Arthritis Foundation Guideline for the treatment of juvenile idiopathic arthritis：Therapeutic approaches for non-systemic polyarthritis，sacroiliitis，and enthesitis ［J］. Arthritis Rheumatol，2019，71（6）：846-863.

［141］ CONSOLARO A，RUPERTO N，BAZSO A，et al. Development and validation of a composite disease activity score for juvenile idiopathic arthritis ［J］. Arthritis Rheum，2009，61（5）：658-666.

［142］ SUNDARAM T G，MUHAMMED H，AGGARWAL A，et al. A prospective study of novel disease activity indices for ankylosing spondylitis ［J］. Rheumatol Int，2020，40（11）：1843-1849.

［143］ 中华医学会儿科学分会免疫学组，《中华儿科杂志》编辑委员会. 儿童系统性红斑狼疮诊疗建议［J］. 中华儿科杂志，2011，49（7）：506-514.

［144］ 邓江红，李彩凤. 儿童系统性红斑狼疮治疗进展［J］. 中国实用儿科杂志，2016，31（1）：67-71.

［145］ 中华医学会儿科学分会肾脏学组. 狼疮性肾炎诊治循证指南（2016）［J］. 中华儿科杂志，2018，56（2）：88-94.

［146］ 中华医学会儿科学分会. 儿科免疫系统疾病诊疗规范［M］. 北京：人民卫生出版社，2016.

［147］ 廖清奎. 儿科症状鉴别诊断学［M］. 3 版. 北京：人民卫生出版社，2016.

［148］ LOUGARIS V，SORESINA A，BARONIO M，et al. Long-term follow-up of 168 patients with X-linked agammaglobulinemia reveals increased morbidity and mortality ［J］. J Allergy Clin Immunol，2020，146（2）：429-437.

［149］中华医学会儿科学分会内分泌遗传代谢学组. 矮身材儿童诊治指南［J］. 中华儿科杂志，2008，46（6），428-430.

［150］中华医学会儿科学分会内分泌遗传代谢学组，《中华儿科杂志》编辑委员会，梁雁. 基因重组人生长激素儿科临床规范应用的建议［J］. 中华儿科杂志，2013，51（6）：426-432.

［151］中华医学会儿科学分会内分泌遗传代谢学组，《中华儿科杂志编辑委员会》. 中国儿童 1 型糖尿病标准化诊断和治疗专家共识（2020 版）［J］. 中华儿科杂志，2020，58（6）：447-453.

［152］ZHAO Z H，SUN C J，WANG C F，et al. Rapidly rising incidence of childhood type 1 diabetes in Chinese population：epidemiology in Shanghai during 1997-2011［J］. Acta Diabetol，2014，51（6）：947-953.

［153］WU H B，ZHONG J M，HU R Y，et al. Rapidly rising incidence of type 1 diabetes in children and adolescents aged 0-19 years in Zhejiang China，2007 to 2013［J］. Diabet Med，2016，33（10）：1339-1346.

［154］中华医学会儿科学分会内分泌遗传代谢学组，中华预防医学会儿童保健分会新生儿疾病筛查学组. 先天性甲状腺功能减低症诊疗共识［J］. 中华儿科杂志，2011，49（6），421-423.

［155］SPEISER P W，ARLT W，AUCHUS R J，et al. Congenital adrenl hyperplasia due to steroid 21-hydroxylase deficiency：an endocrine society clinical practice guideline［J］. J Clin Endocrinol Metab，2018，103（11）：4043-4088.

［156］中国抗癫痫协会. 临床诊疗指南：癫痫病分册［M］. 北京：人民卫生出版社，2023.

［157］CURATOLO P，NABBOUT R，LAGAE L，et al. Management of epilepsy associated with tuberous sclerosis complex：Updated clinical recommendations［J］. Eur J Paediatr Neurol，2018，22（5）：738-748.

［158］JASTI A K，SELMI C，SARMIENTO-MONROY J C，et al. Guillain-Barré syndrome：causes，immunopathogenic mechanisms and treatment［J］. Expert Rev Clin Immunol，2016，12（11）：1175-1189.

［159］王艺，孙若鹏，陆国平，等. 儿童癫痫持续状态诊断治疗的中国专家共识（2022）［J］. 癫痫杂志，2022，8（5）：383-389.

［160］ROSEN B A. Guiuain-Barre syndmme［J］. Pediatrics in Review，2012，33（4）：164-171.

［161］刘明生，蒲传强，崔丽英. 中国吉兰-巴雷综合征诊治指南 2019 解读［J］. 中华神经科杂志，2019，52（11）：877-882.

［162］陈嘉欣，冯慧宇. 重视常见神经免疫疾病激素冲击治疗和减量方案的规范性［J］. 中华神经科杂志，2021，54（9）：876-884.

［163］王艺，秦炯，刘智胜，等. 热性惊厥诊断治疗与管理专家共识（2017 实用版）［J］. 中华实用儿科临床杂志，2017，32（18）：1379-1382.

［164］徐瑜欣，钟建民. 热敏感相关癫痫的早期识别与诊断［J］. 中国当代儿科杂志，2021，23（7）：749-754.

［165］中华医学会儿科学分会神经学组. 儿童社区获得性细菌性脑膜炎诊断与治疗专家共识［J］. 中华儿科杂志，2019，57（8）：584-591.

［166］中华医学会神经病学分会感染性疾病与脑脊液细胞学学组. 脑脊液细胞学临床规范应用专家共识［J］. 中华神经科杂志，2020，53（11）：875-881.

［167］国家卫生健康委员会国家结构性心脏病介入质量控制中心，国家心血管病中心结构性心脏病介入质量控制中心，中华医学会心血管病学分会先心病经皮介入治疗指南工作组，等. 常见先天性心脏病经皮介入治疗指南（2021版）［J］. 中华医学杂志，2021，101（38）：3054-3076.

［168］吕海涛，朱轶姮，张钧，等. 特殊健康状态儿童预防接种专家共识之五——先天性心脏病与预防接种［J］. 中国实用儿科杂志，2019，34（1）：2-4.

［169］SILVESTRY F E，COHEN M S，ARMSBY L B，et al. Guidelines for the echocardiographic assessment of atrial septal defect and patent foramen ovale：From the American Society of Echocardiography and Society for Cardiac Angiography and Interventions［J］. J Am Soc Echocardiogr，2015，28（8）：910-958.

［170］MCCRINDLE B W，ROWLEY A H，NEWBURGER J W，et al. Diagnosis，treatment，and long-term management of Kawasaki disease：A scientific statement for health professionals from the American Heart Association［J］. Circulation，2017，135（17）：e927-e999.

［171］FUKAZAWA R，KOBAYASHI J，AYUSAWA M，et al. JCS/JSCS 2020 Guideline on diagnosis and management of cardiovascular sequelae in Kawasaki disease［J］. Circ J，2020，84（8）：1348-1407.

［172］国家卫生健康委办公厅. 儿童血友病诊疗规范（2019年版）［J］. 全科医学临床与教育，2020，18（1）：4-9.

［173］SRIVASTAVA A，SANTAGOSTINO E，DOUGALL A，et al. WFH Guidelines for the management of hemophilia，3rd edition［J］. Haemophilia，2020，26 Suppl 6：1-158.

［174］BHARDWAJ R，RATH G，GOYAL A K. Advancement in the treatment of haemophilia［J］. Int J Biol Macromol，2018，118（Pt A）：289-295.

［175］BARCELLINI W，ZANINONI A，GIANNOTTA J A，et al. New insights in autoimmune hemolytic anemia：From pathogenesis to therapy stage 1［J］. J Clin Med，2020，9（12）：3859.

［176］FAN J J，HE H L，ZHAO W L，et al. Clinical features and treatment outcomes of childhood autoimmune hemolytic anemia：A retrospective analysis of 68 cases［J］. J Pediatr Hematol Oncol，2016，38（2）：e50-e55.

［177］BARCELLINI W，ZAJA F，ZANINONI A，et al. Low-dose rituximab in adult patients with idiopathic autoimmune hemolytic anemia：clinical efficacy and biologic studies［J］. Blood，2012，119（16）：3691-3697.